癌診療指針のための
病理診断プラクティス
肝・胆・膵腫瘍

大阪大学名誉教授
総編集 **青笹克之**
慶應義塾大学医学部病理学
専門編集 **坂元亨宇**　　副編集　平岡伸介　尾島英知

中山書店

刊行にあたって

　腫瘍および類縁疾患の診断において，病理診断はつねに中心的な位置を占める．近年の病理診断技法の進歩と専門的な知識の集積はめざましい．一方，画像医学の進歩は病態の精緻な把握を可能としてきた．加えて分子レベルでの腫瘍の特性解析は個々の患者への適切な治療法の選択へと道を拓きつつある．このような状況において，腫瘍医療に携わる臨床医の最低限知るべき病理診断に関する知識と病理医が知るべき最先端治療の情報は飛躍的に増加してきている．

　昨今，腫瘍の病理形態，画像所見，分子レベルでの異常などを総合した治療方針の決定が強く求められており，もちろん現場サイドにおいても診断から治療への有機的な連携への期待が高まっている．このため病理医，臨床医ともに診断・治療の流れのなかでの両者の役割を相互に理解することが必要となる．いいかえれば，診断と治療の最新の進歩と限界を臨床医と病理医の双方が熟知していることが求められているのである．

　今般の企画は，癌の診断・治療の第一線にある病理医・臨床医にむけて腫瘍の病理診断の実際的かつスタンダードな知識を提供することを目的としている．このため，本シリーズでは各臓器ごとに「病理診断の流れとポイント」を概説した後に，診断に際して必要とされる「基本的知識」を簡明かつ総説的に示した．個々の疾患の診断についてのセッションでは写真とシェーマを豊富に用いて治療方針の決定に役立つ「診断のポイント」と「鑑別診断のフローチャート」を示した．また，日常業務の現場での使いやすさを考え，説明の文章は箇条書きとして簡明にした．編集は各臓器癌の病理診断の第一線で活躍している病理医にお願いし，執筆は病理医と腫瘍臨床の現場で実績のある外科，内科，放射線科医に加わって頂き，腫瘍の病理診断から治療までの一連の流れが理解できるように努めた．

　本書が腫瘍医療に携わる臨床医と病理医を中心とした関係者に広く活用されることを期待している．

2010 年 11 月
大阪大学大学院医学系研究科
病態病理学教室教授
青笹克之

序

　癌は死因の第1位を占め，3人に1人が癌で死亡する時代であるが，癌全体を見ると，早期診断・治療の向上によって5年生存率は改善傾向にあり，治る癌も増えてきている．そのようななかで，今回対象とした肝胆膵癌はいずれの癌も，頻度もさることながら，5大癌をしのぎ死因の上位を占めている．これは，癌自体の生物学的な悪性度が高いことや診断・治療の難しさが原因として考えられるが，肝癌と胆膵癌ではその状況は大きく異なっている．肝細胞癌はハイリスク群が明確で，発癌早期の病変に関する知見も蓄積されている．それに対して，膵管癌，胆道癌は早期診断がいまだに困難な癌の代表であり，発癌初期の変化に関する知見も断片的である．病理学的にも，前者が髄様の結節性の腫瘍を形成するのに対して，後者は硬化型の浸潤性腫瘍を形成し，その性状は大きく異なる．

　このような違いもあり，従来多くの書籍は，肝癌と膵胆道癌を別々に特集してきた．しかし，肝と膵は胆道を介して繋がった一つの単位としてみることもできる．そして，それぞれの代表的な癌は，先にも述べた通り性状が大きく異なるが，肝内に生じる肝内胆管癌は，肝細胞癌に近い病変から胆道癌に近い病変までみられ，胆道癌と膵管癌には類似性が多いことから，これらは一連の病変としてとらえられるという一面も有している．

　今回，このような違いと類似性を有する一つの領域をあえて1冊の本に濃縮することで，より実践に役立つ本ができたのではないかと考える．紙幅の制約により，対象疾患が限られ，まれな疾患の記述は簡略化されているが，実践的かつスタンダードな知識の提供を目的とするプラクティスシリーズのコンセプトとメリットを最大限に生かすことができたのではないかと考えている．また，本シリーズにおいては初の試みであるが，胆・膵を専門とする副編集2人との共同作業体制をとることで，肝胆膵それぞれにバランスよく細部にも目の行き届いた内容になったと考える．

　本書が，臨床の現場で日々腫瘍と向き合い闘っている多くの臨床医ならびに病理医のお役に立てることを願っている．

2014年10月

慶應義塾大学医学部病理学教授

坂元　亨宇

癌診療指針のための
病理診断プラクティス
肝・胆・膵腫瘍

Contents

1章 病理診断の流れとポイント

肝腫瘍の診断	坂元亨宇	2
胆道腫瘍の診断	尾島英知	6
膵腫瘍の診断	平岡伸介	14

2章 診断のための基本知識

肝胆膵の画像診断	女屋博昭，堀越浩幸	24
肝生検と局所（ラジオ波）治療	泉　並木	34
膵・胆道の内視鏡下生検・細胞診	権　勉成，真口宏介，潟沼朗生	40
病理診断と外科治療	上坂克彦	47
分子標的治療	岡野尚弘，古瀬純司	53

3章 肝・胆・膵腫瘍の概要と鑑別診断

肝腫瘍

肝細胞癌	坂元亨宇	62
混合型肝癌	杜　雯林，坂元亨宇	74
肝芽腫	谷川　健，鹿毛政義	79
肝内胆管癌	相島慎一	88
胆管嚢胞腺癌・腺腫	相島慎一	97
肝原発の非上皮性腫瘍	中島　収，矢野博久	104
転移性腫瘍	原田憲一，池田博子，中沼安二	117
肝細胞腺腫	近藤福雄，副島友莉恵，福里利夫	129
限局性結節性過形成とその他の過形成結節	中島　収，矢野博久	139
まれな肝腫瘍	大部　誠	147

胆道腫瘍

肝外胆管癌	尾島英知	159
胆嚢癌	吉澤忠司，鬼島　宏	170
腺腫	吉澤忠司，鬼島　宏	182
上皮内腫瘍	全　陽	190
腫瘍類似病変	西川祐司	201
まれな胆道腫瘍	吉澤忠司，鬼島　宏	218

※参考文献は巻末にまとめました．

膵腫瘍
膵管癌	平岡伸介	227
膵管内腫瘍	古川　徹	241
漿液性・粘液性囊胞腫瘍	齋藤倫寛，福嶋敬宜	254
充実性偽乳頭状腫瘍	能登原憲司	266
膵神経内分泌腫瘍	永田耕治，清水道生	274
腫瘍類似病変	小嶋基寛	287
まれな膵腫瘍	大池信之	294

4章　病理検体の取り扱い
肝	尾島英知	308
胆道	尾島英知	316
膵	平岡伸介	325

5章　症例の実際
症例1　CK19陽性肝細胞癌	辻川華子，坂元亨宇	332
症例2　慢性肝障害に伴う多発肝癌	眞杉洋平，坂元亨宇	335
症例3　囊胞形成を伴う肝内胆管癌	眞杉洋平，坂元亨宇	340
症例4　臨床的に肝門部胆管癌と鑑別困難なMirizzi症候群の一例	橋本大輝，江崎　稔，尾島英知	344
症例5　粘液産生胆管癌	永　滋教，江崎　稔，尾島英知	348
症例6　微小な膵管癌	江崎　稔，平岡伸介	351
症例7　主膵管内にポリープ状に増殖進展する膵腫瘍	江崎　稔，平岡伸介	355

参考文献	358
索引	368

執筆者一覧
(執筆順)

坂元 亨宇	慶應義塾大学医学部病理学教室
尾島 英知	慶應義塾大学医学部病理学教室
平岡 伸介	国立がん研究センター中央病院病理臨床検査科
女屋 博昭	群馬県立がんセンター放射線診断部
堀越 浩幸	群馬県立がんセンター放射線診断部
泉 並木	武蔵野赤十字病院消化器科
権 勉成	手稲渓仁会病院消化器病センター
真口 宏介	手稲渓仁会病院消化器病センター
潟沼 朗生	手稲渓仁会病院消化器病センター
上坂 克彦	静岡県立静岡がんセンター肝胆膵外科
岡野 尚弘	杏林大学医学部内科学腫瘍内科
古瀬 純司	杏林大学医学部内科学腫瘍内科
杜 雯林	慶應義塾大学医学部病理学教室
谷川 健	久留米大学医学部附属病院病理部
鹿毛 政義	久留米大学医学部附属病院病理部
相島 慎一	佐賀大学医学部病因病態科学講座診断病理学分野
中島 収	久留米大学病院 臨床検査部
矢野 博久	久留米大学医学部病理学講座
原田 憲一	金沢大学医薬保健研究域医学系形態機能病理
池田 博子	金沢大学附属病院病理部
中沼 安二	静岡県立がんセンター病理診断科
近藤 福雄	帝京大学医学部附属病院病理診断科
副島 友莉恵	東京医科歯科大学分子病態検査学分野
福里 利夫	帝京大学医学部病理学講座
大部 誠	北里大学医療衛生学部病理学
吉澤 忠司	弘前大学大学院医学研究科病理生命科学講座
鬼島 宏	弘前大学大学院医学研究科病理生命科学講座
全 陽	神戸大学大学院病理ネットワーク学
西川 祐司	旭川医科大学病理学講座腫瘍病理分野
古川 徹	東京女子医科大学統合医科学研究所
齋藤 倫寛	自治医科大学附属病院病理診断部
福嶋 敬宜	自治医科大学附属病院病理診断部
能登原憲司	倉敷中央病院病理診断科
永田 耕治	埼玉医科大学国際医療センター病理診断科
清水 道生	埼玉医科大学国際医療センター病理診断科
小嶋 基寛	国立がん研究センター東病院臨床開発センター臨床腫瘍病理分野
大池 信之	昭和大学藤が丘病院臨床病理診断科
辻川 華子	慶應義塾大学医学部病理学教室
眞杉 洋平	慶應義塾大学医学部病理学教室
橋本 大輝	国立がん研究センター中央病院病理科
江崎 稔	国立がん研究センター中央病院肝胆膵外科
永 滋教	慶應義塾大学医学部一般・消化器外科

1章 病理診断の流れとポイント

肝腫瘍の診断

肝腫瘍の診断にあたっては，腫瘍性病変以外に，再生結節，過形成性結節などの反応性の腫瘍類似病変を鑑別する必要がある．肝細胞癌が最も高頻度に認められることを念頭に，肝細胞癌を中心とした鑑別が基本となる．さらに，肝細胞性腫瘍か非肝細胞性腫瘍か，原発性か転移性かの鑑別を行い，診断する．

臨床所見

肝細胞癌の多くが，C 型肝炎あるいは B 型肝炎の持続感染による慢性肝炎・肝硬変を背景に有することから，慢性の肝障害の有無が診断のポイントとなる 表1 ．肝腫瘍のほとんどは臨床症状を伴わず，画像診断でのみ指摘されることが多いため，画像所見を参考にして診断を進めることが重要である．

病変の症状

- 肝は沈黙の臓器とも呼ばれ，発癌の背景となる慢性肝炎のみならず腫瘍性病変も，臨床症状をきたすことなく進展することが多い．そのため症状が顕在化した段階では，病変が高度に進行し，治療が困難であることが多い．
- 肝機能検査や肝炎ウイルス感染のスクリーニングの普及により，高リスク群のフォローアップが可能となり，画像診断にて小型の腫瘍性病変が多く検出されるようになってきた．

画像診断

- 肝の画像診断は，超音波，CT，MRI が基本となる．
- 肝において，周囲と性状が異なる占拠性病変を検出する．さらに造影剤を用いる

表1 肝細胞性上皮性結節性病変の分類と背景肝病変

	主な背景肝病変
肝細胞癌	障害肝
混合型肝癌	障害肝
肝芽腫	正常肝
異型結節	障害肝
大型再生結節	障害肝
肝細胞腺腫	正常肝
限局性結節性過形成	正常肝
結節性再生性過形成	正常肝
限局性脂肪化	正常・障害肝

ことで血流の評価が行われる．造影早期における流入血の変化と，造影後期における結節からの血液の流出のパターンを評価することで，腫瘍性病変の鑑別がなされる．早期相で濃染し，後期相で造影剤が抜ける wash-in, wash-out パターンは，診断アルゴリズムにおいても，肝細胞癌診断の典型的な画像所見として位置づけられている．

- Kupffer 細胞機能の評価（悪性化に伴う Kupffer 機能の低下など），肝細胞特異的造影剤を用いた MRI（肝細胞相における取り込み低下による発癌早期病変の検出など）では，病変の性状に迫る詳細な情報が提供される．

病理診断の手順

　肝腫瘍の診断は，肝切除と肝生検による診断が基本となるが，いずれの場合も主に超音波所見を頼りに部分切除ないし生検されているため，病変が検体中に採取されていることを確認し，切除検体ではその広がりを評価することがまず重要となる．

病変の認識

- 早期肝細胞癌，異型結節といった初期病変，非腫瘍性の結節性病変である再生結節，過形成性結節においては，結節自体を標本上で認識することが難しいことも少なくない．そこでまず肉眼的には，色調の変化，小葉構造ないし肝障害に伴う偽小葉構造の不明瞭化を観察する．
- 顕微鏡的には，既存の肝小葉の構造が保たれているか，門脈域と中心静脈・肝静脈は規則的に認められるかを参考に観察することで，結節の領域が認識しやすくなる 図1．併せて門脈や胆管の不明瞭化，異常な血管の増加などを観察する．

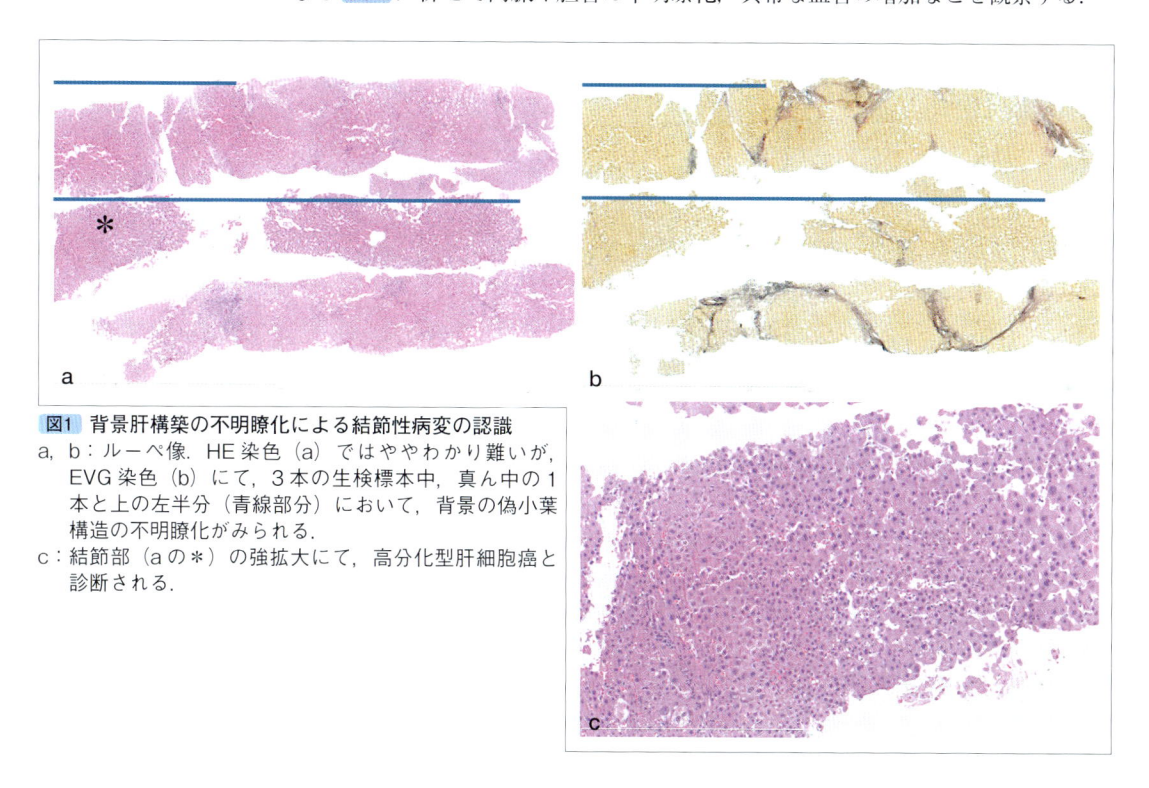

図1 背景肝構築の不明瞭化による結節性病変の認識
a, b：ルーペ像．HE 染色（a）ではややわかり難いが，EVG 染色（b）にて，3本の生検標本中，真ん中の1本と上の左半分（青線部分）において，背景の偽小葉構造の不明瞭化がみられる．
c：結節部（aの*）の強拡大にて，高分化型肝細胞癌と診断される．

肝腫瘍の診断

病変の診断

- 腫瘍性病変においては，頻度的に最も多い肝細胞系の腫瘍性結節を中心に，胆管上皮系か，あるいは非上皮系かの鑑別をまず行う 図2．肝細胞系以外の場合は，原発性か転移性かを常に念頭に置く必要があることは，転移の代表的臓器である肝の特徴である．
- 肝細胞癌は肝にみられる腫瘍性病変のなかでも最も頻度が高いため，常に鑑別の対象となる．典型的な症例では，肝の本来の色調である褐色調ないし脂肪化に相当する黄色調，胆汁産生に相当する緑色調を混じ，髄様で膨張性の腫瘤を形成し，肉眼所見のみでも診断が可能である．組織学的には類洞様血管に裏打ちされた索状配列を認め，好酸性に富む細胞質を有する．
- 臨床的に非典型的な症例，組織学的に低分化ないし未分化な腫瘍を認める場合，結節全体のスライスを詳細に観察する．典型的な肝細胞癌の部位を見落としていないか十分に検討し，肝細胞癌様の性状を示す部位からは必ず標本を作製することが重要である．
- 肝内胆管癌は他臓器の腺癌と類似の特徴を有するため，上記の肝細胞癌とは肉眼所見，組織所見ともに大きく異なる．肝門部を含む比較的大型の胆管内に主座をおく肝内胆管癌においては，肝細胞癌との鑑別が問題となることはないが，末梢発生の腫瘤形成型肝内胆管癌の場合は背景に障害肝を有することも多く，また一部に肝細胞癌様の像を有する例も認められるため，主体をなす所見と典型像の有無で鑑別をする．

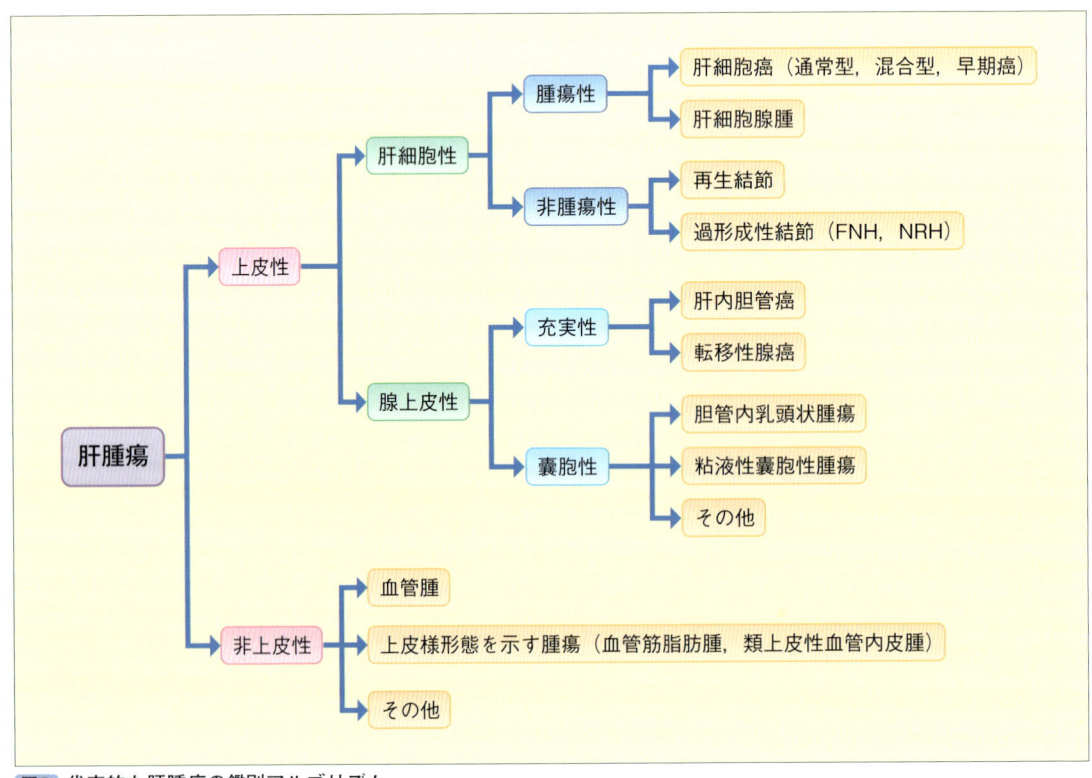

図2 代表的な肝腫瘍の鑑別アルゴリズム

肝腫瘍
- 上皮性
  - 肝細胞性
    - 腫瘍性
      - 肝細胞癌（通常型，混合型，早期癌）
      - 肝細胞腺腫
    - 非腫瘍性
      - 再生結節
      - 過形成性結節（FNH, NRH）
  - 腺上皮性
    - 充実性
      - 肝内胆管癌
      - 転移性腺癌
    - 嚢胞性
      - 胆管内乳頭状腫瘍
      - 粘液性嚢胞性腫瘍
      - その他
- 非上皮性
  - 血管腫
  - 上皮様形態を示す腫瘍（血管筋脂肪腫，類上皮性血管内皮腫）
  - その他

- 非上皮性腫瘍では血管腫が頻度的に最も多くみられるが，上皮性腫瘍との鑑別では，血管筋脂肪腫，類上皮性血管内皮腫との鑑別が重要である．

病変の広がり

- 肝では，多発性の病変が診断対象となることが少なくない．切除標本の場合は，個々の結節の肉眼的特徴の異同を観察する．生検においては，画像所見の異同と対比させながら評価する．肝細胞癌，肝内胆管癌では肝内転移の有無の評価も重要である．
- 肝腫瘍と門脈，肝静脈，胆管との関連にも注意する．肝細胞癌では，門脈腫瘍栓を合併することが多く，大腸癌の肝転移ではしばしば胆管内腫瘍栓を合併する．肝内胆管癌では，結節内を大型のGlisson鞘が貫通する像を認める．

囊胞性病変の診断

- これまで述べてきた充実性腫瘍に比べると頻度的には少ない．
- 被覆上皮の有無により，真の囊胞性病変か囊胞性変化を伴う充実性病変かを鑑別する．
- 真の囊胞性腫瘍の多くは，胆管上皮ないし粘液産生性の上皮に覆われる．胆管との交通，卵巣様間質の有無により，胆管内乳頭状腫瘍，粘液囊胞性腫瘍を鑑別する．
- 非腫瘍性囊胞性病変としては，孤立性肝囊胞（単純性肝囊胞），胆管周囲囊胞，前腸性肝囊胞などがある．
- 被覆上皮を認めない場合は，腫瘍の囊胞性変化（特に神経内分泌腫瘍），粘液性間質を伴う間葉系腫瘍（間葉性過誤腫，未分化肉腫），肝膿瘍や寄生虫などの感染症を鑑別する．

（坂元亨宇）

胆道腫瘍の診断

　胆道腫瘍の臨床診断は，悪性腫瘍と非腫瘍性疾患が類似した画像所見・臨床所見を示すことが多いことや，悪性腫瘍であっても腫瘍マーカーが必ずしも高値になるとは限らないことから，時に非常に困難なことがある．しかも，外科的切除が悪性腫瘍に対する唯一根治可能な治療法であるため，外科的切除適応の決定のタイミングを逃すと予後に大きく影響を及ぼすことになる．したがって，悪性腫瘍と非腫瘍性疾患の鑑別が困難な場合や腫瘍進展範囲を決定する場合，生検組織診断は術前診断に非常に有用と考えられている．

　胆道および胆嚢の生検診断は，その解剖学的特性と炎症や病変自体により生じる内腔の狭小化によって，病変の観察と生検が困難となり組織標本が十分に採取されないことがある．したがって，病理医は生検診断に際し，臨床所見，特に画像所見から考えられる疾患を想起して組織診断を絞り込むことが必要とされることもある．

　また，術中迅速診断では，炎症や検体採取時のartifactによる影響により判断に迷うことは少なくなく，明確な回答を求める外科医の要求に応えられないこともある．その際，誤解のない正しい病理診断内容を伝えることが重要である．

　本稿では，臨床所見（特に画像所見）から得られる情報をもとに，組織学的に想定して鑑別すべき主たる病理診断を解説する．さらに，術中迅速診断のプロセスを詳細に解説する．

胆嚢腫瘍

症状

- 多くは無症状か腹部違和感，鈍痛であるが，進行した悪性腫瘍になると黄疸を呈することもある．

臨床（画像）所見から想起すべき疾患　図1

■ 壁肥厚が存在する
- 臨床所見で，壁肥厚が存在するかどうかを確認する．
- 壁肥厚が存在する場合は，それが均一な壁肥厚であるのか，部分的であるのかを確認する．
- 全体に均一な壁肥厚が存在する場合は，良性腫瘍では腺筋腫症のdiffuse type，二次性の慢性胆嚢炎（Mirizzi症候群など）を考える．悪性腫瘍であれば，胆嚢癌，胆嚢管癌などが考えられ，時に著明な萎縮を伴う．
- 部分的な壁肥厚が確認された場合は，Rokitansky-Aschoff洞（RAS）内に嵌頓した結石による胆嚢炎を，部位が底部に限局する場合や体部や頸部でリング状の狭

```
胆嚢 → 壁肥厚 → あり → 全体(＋萎縮) → ・胆嚢腺筋腫症
                                      ・diffuse type 腺筋腫症
                                      ・二次性の慢性胆嚢炎（Mirizzi 症候群など）
                                      ・胆嚢癌，胆嚢管癌

                        → 部分的   → ・fundal type 腺筋腫症（底部限局）
                                      ・segmental type 腺筋腫症
                                        （体部や頸部でリング状の狭窄を伴う）
                                      ・慢性胆嚢炎
                                        （Rokitansky-Aschoff 洞内に嵌頓した結石など）
                                      ・胆嚢癌，胆嚢管癌

              なし → 拡張          → ・原発性または二次性胆管硬化性病変
                                        （胆嚢頸部〜三管合流部以下の肝外胆管）
                                      ・先天性胆管拡張症（膵胆管合流異常）
                                      ・浸潤を伴う胆嚢頸部癌，胆嚢管癌
                                      ・胆管内上皮層内腫瘍

                   → 乳頭状・ポリープ状 → ・コレステロールポリープ，過形成ポリープ，
                     （単発・多発）         肉芽ポリープ
                                          ・腺腫，腺腫内癌，神経内分泌腫瘍
                                          ・胆嚢内乳頭状腫瘍，胆嚢癌
                                          ・悪性リンパ腫（非常にまれ）
```

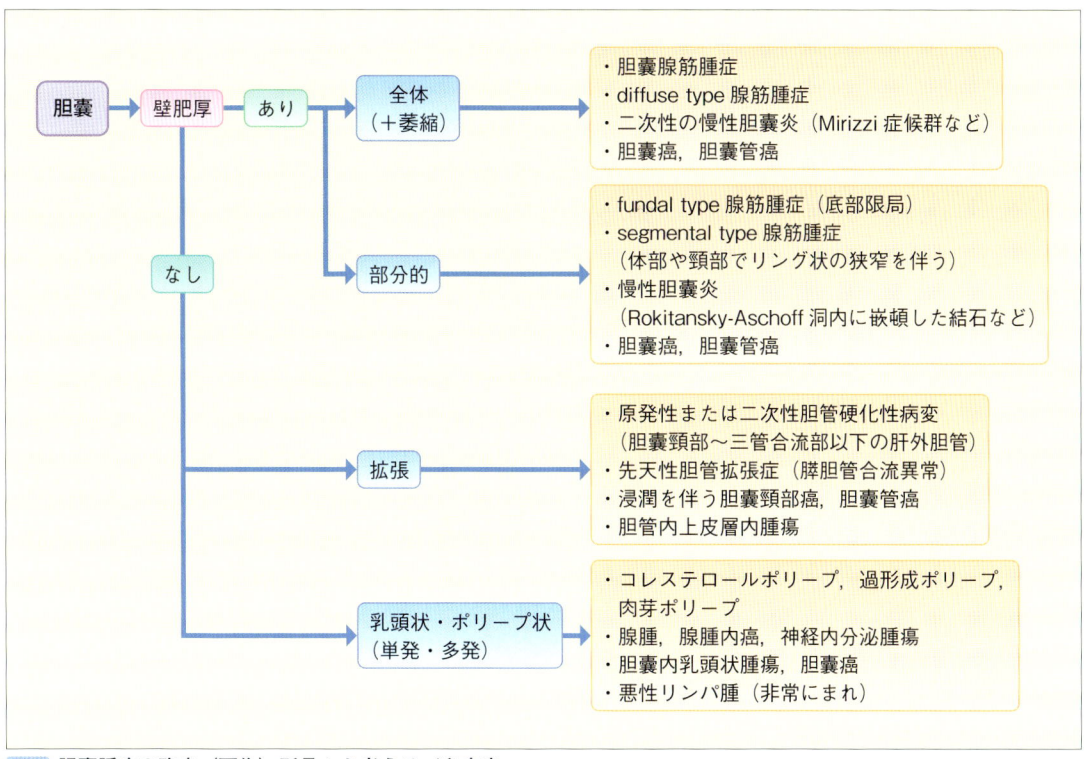

図1 胆嚢腫瘍の臨床（画像）所見から考えるべき疾患

窄を伴って変形している場合は，腺筋腫症（fundal type, segmental type）を，それぞれ考える．悪性腫瘍であれば胆嚢癌を考えるが，RAS に進展した粘膜内癌との鑑別が問題となる．

■ 壁肥厚が目立たない
- 拡張を伴う場合は，胆嚢頸部から胆嚢管，胆管・胆嚢管合流部（三管合流部）以下の肝外胆管に生じた狭窄性病変（良性であれば結石や炎症性狭窄病変），先天性胆管拡張症（膵胆管合流異常）が考えられる．悪性であれば，浸潤を伴う胆嚢頸部癌や胆嚢管癌，さらに非浸潤性で胆嚢内全体に広がる上皮内異型病変が鑑別に挙がる．
- 胆嚢内に（低）乳頭状〜ポリープ状に隆起する病変が単発性または多発性に確認される場合，非腫瘍性疾患であればコレステロールポリープ，過形成ポリープ，肉芽ポリープ，結石などによる機械的刺激をもとに生じた過形成性病変が鑑別に挙がる．また腫瘍性病変であれば，腺腫，および腺腫に生じた腺腫内癌やさまざまな異型を伴った胆嚢内乳頭状腫瘍（Intracystic Papillary Neoplasms：IPNs），乳頭状・ポリープ状に突出した胆嚢癌を考える．非常にまれではあるが，悪性リンパ腫も隆起性病変を示すことがある．
- コレステロールポリープに生じる腺腫内癌は，浸潤性を示すことが比較的少ない．一方，IPNs は浸潤を伴うことがある．
- 膵胆管合流異常（非拡張型）が存在する場合は，胆嚢癌を鑑別疾患に入れる．

胆管腫瘍

症状

- 初期は無症状か腹部違和感，鈍痛，嘔気といった消化器症状が主体であるが，悪性腫瘍になると比較的早期より黄疸を呈する．

臨床（画像）所見から想起すべき疾患　図2

■ 胆管拡張

- 閉塞起点がはっきりしない肝外胆管全体に拡張が存在する場合は，先天性胆管拡張症（膵胆管合流異常），Vater乳頭部炎などが非腫瘍性疾患として挙げられる．悪性疾患では，画像所見で明瞭な腫瘍性病変が明らかでない下部胆管癌，Vater乳頭部癌，膵頭部癌，粘液産生胆管腫瘍などが挙げられる．

■ 狭窄

- 狭窄性病変を広範囲に不規則に認める場合（いわゆる数珠状，帯状など）は原発性硬化性胆管炎（PSC）を，比較的限局性の狭窄と壁肥厚を認めた場合はIgG4関連硬化性胆管炎（IgG4SC）や胆管結石症を鑑別に挙げる．
- PSC，IgG4SCともに比較的特徴的な臨床所見を示すため，悪性腫瘍の有無の確認とともに確定診断を目的に生検が行われる．

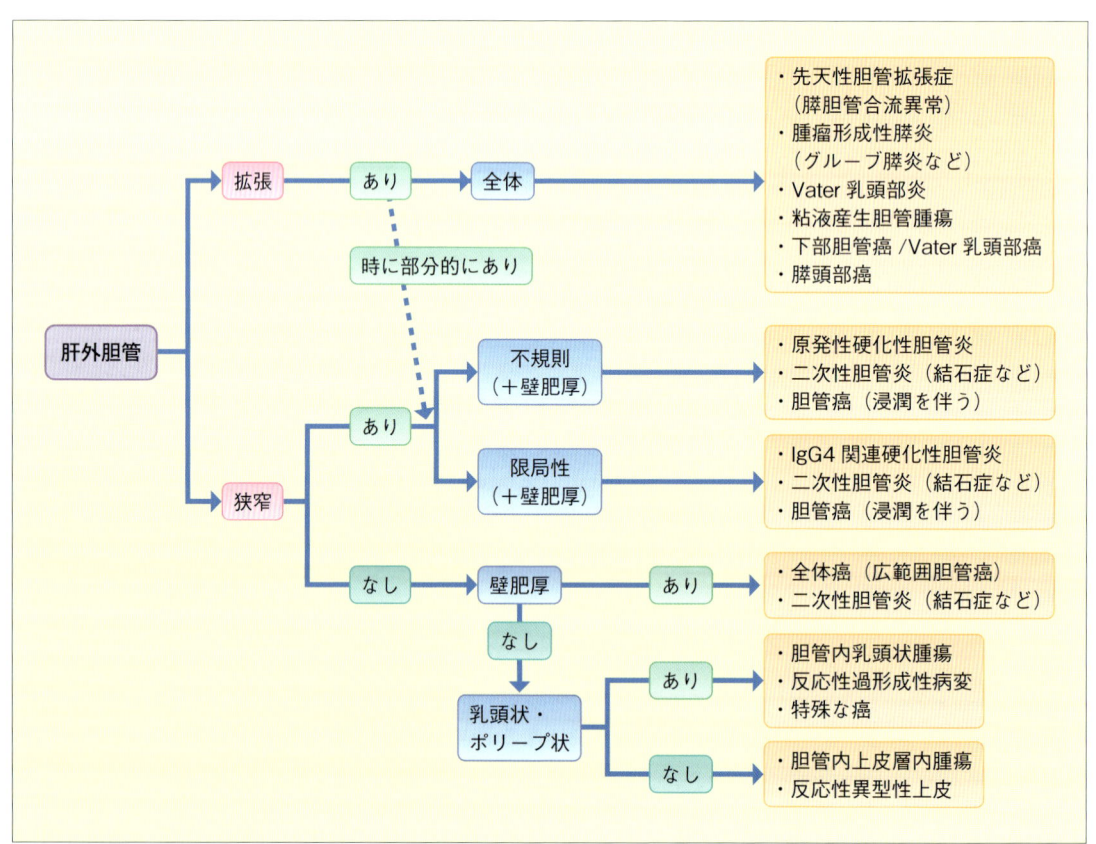

図2　胆管腫瘍の臨床（画像）所見から考えるべき疾患

■壁肥厚

- 壁肥厚が全体に及ぶ場合は，結石などによる二次性の炎症性硬化性病変や狭窄病変のはっきりしない，いわゆる全体癌が考えられる．
- 壁肥厚が認められない場合や胆管内腔に向かって（低）乳頭状〜ポリープ状に認められる病変が確認できた場合は，IPNsが鑑別に挙がる．時に，浸潤を伴うことがある．乳頭状病変が認められない場合は臨床的に病変をとらえることは不可能になるが，胆管結石を有する症例の場合にはその背景胆管に上皮内異型病変を認めることがある．

実際の病理診断に際して

生検材料

- 生検標本を作製する段階で検体量が少ないことがわかっている場合は，HE染色だけでなく，同時に未染標本をオーダーすることが推奨される．
- HE染色標本上にごく少量の異型細胞をみつけた場合，連続切片での特殊染色・免疫染色を用いた検討を迅速に行うことで情報量も増やすことができ，非常に有用である．
- 臨床医が求めている内容を確認し，さらに前述の臨床情報から想起される鑑別疾患を念頭に置いて未染標本をオーダーする．通常は，5枚ほどオーダーすれば初期の病理学的対応を行うことが可能と考える．
- HE染色標本を観察したときに，標本が非常に少量で，かつ標本採取時の挫滅などのartifactによって異型上皮細胞の評価が不可能なことがある．その際には，再度連続切片を作製して情報量を増やすことを試みる．
- 最大限の努力にもかかわらず，確定診断が不可能な場合は臨床医にその旨を伝えて診断書を作成する．その際，担当医とやりとりを行えば，標本から読み取れるさまざまな情報を誤解のないように伝えることも可能で，病変や治療に対するディスカッションを行うことができるため重要である．

手術材料

- 切除されるのは悪性腫瘍がほとんどである．しかし，時に良悪性の判断がつかずに確定診断を兼ねた切除が行われることがある．いずれにしろ，術前診断をもとに，適切な検体処理を行う．
- しかし，図1，2を念頭に置いて摘出検体を詳細に観察すると，術前の臨床診断と異なる印象をもつことは少なくない．そのような場合は臨床医とディスカッションし，適切な検体処理を行う．
- 全体を詳細に観察することができる手術材料は，ほとんどの場合，組織像から確定診断を行うことが可能であるが，異型の弱い腫瘍細胞からなる場合など非腫瘍性疾患との鑑別が問題になる場合は図1，2も念頭に置いて，診断を詰めていく．診断項目に関しては各論を参照のこと．

術中迅速診断

- 術中迅速診断の目的は大きく分けて2つある．術前診断がつかなかった腫瘍の良悪性の確定診断と，切除断端（多くの場合，胆管切離断端）の評価である．

■ 腫瘍の確定診断目的の場合

- 腫瘍の良悪性の確定診断目的の場合は，速やかに判断がつくことが多い．しかし，診断に難渋する場合の主な原因として，検体自体の問題（量と質）と組織像の診断自体が難しいということが考えられるが，対応は大きく異なる．
- 検体自体に問題がある場合は，外科医に連絡をとって再度採取してもらうことにより対応可能なことが多い．
- 組織像の診断自体が難しい場合は，その旨を外科医に伝える．HE染色のみでは確定診断に至らないことは十分に考えられる．その際にはできるだけ外科医とのコミュニケーションをとり，臨床所見・手術所見などを参考にして可能な範囲で腫瘍に関する情報（良悪の可能性，考えられる腫瘍など）を伝える．

■ 胆管切離断端診断目的の場合　図3

- 断端の診断の場合も検体自体の問題と組織所見が難しいために判定ができないことがある．
- 必ず，術前に減黄目的のチューブが留置されていたかどうか確認する．チューブ留置という物理的刺激により慢性炎症と胆管上皮の脱落・再生が繰り返され，上皮に再生性の異型が加わることがあるためである（後述）．断端を判断する際に，こういった状況を鑑みたうえで異型性を判断することで，正確な評価が可能となる．
- 検体に問題がある場合の大部分は，検体採取時に粘膜上皮細胞の脱落をきたした場合と熱変性である．胆管断端の検体は，いつでも追加切除可能というわけではないため，外科医に連絡をとって対応を相談すべきである．
- 採取検体の状況が悪い場合（胆管構築が全周にわたって観察できない，上皮の脱落が広範囲にみられるなど），間質浸潤や上皮内癌の存在が疑われるがはっきりしない場合は，迷わず深切り標本を作製する．

- 深切り標本の作製を躊躇しない．
- 炎症性変化を考慮するため，必ず減黄目的のチューブ留置の有無を臨床医に確認する．
- 間質浸潤を見逃さない．
- 間質浸潤で陽性の場合，その程度を迅速回答時に伝える．
  例えば「壁内のごく一部」「全周の約半分程度」「全周性」など
- 上皮内癌と再生異型上皮との鑑別に迷ったら

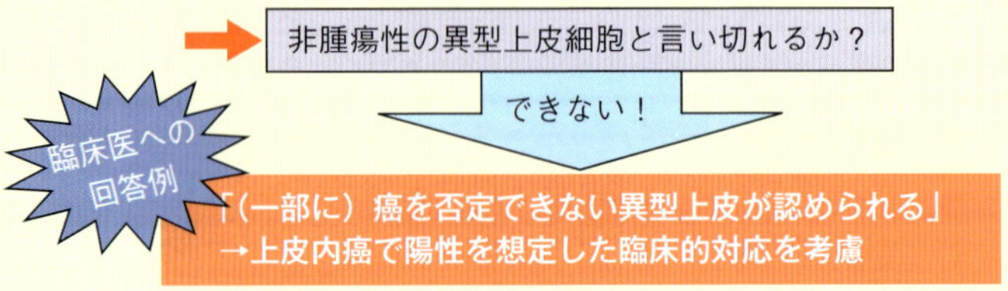

　　→　非腫瘍性の異型上皮細胞と言い切れるか？
　　　　　　↓ できない！

臨床医への回答例：「（一部に）癌を否定できない異型上皮が認められる」
→上皮内癌で陽性を想定した臨床的対応を考慮

図3　胆管切離断端述中迅速診断のポイント

- 実際の診断に際しては，間質浸潤の有無と上皮内病変の有無を確認することになる．

間質浸潤の評価方法

- 胆管癌の切除成績における胆管切離断端の予後に与える影響は，間質浸潤を伴った陽性時のみであることがわかっており，断端が陽性の場合は，術後早期に断端再発することも報告されている．間質浸潤の有無を確認することは非常に重要なポイントであることを認識しなければならない．
- 浸潤を判断する際には，付属腺と腫瘍浸潤との鑑別が問題となる．鑑別ポイントは，弱拡大で壁内を見渡して存在する腺管が小葉単位でまとまりがあるかどうかを確認することである．まとまりがあり，構成する腺管の大きさが比較的揃っている場合は付属腺である可能性を考慮する．一方，まとまりがない不規則な分布を示す腺管群は，腫瘍の浸潤の可能性を考慮する．
- 拡大を上げてそれぞれの腺管の細胞異型をチェックし，浸潤の有無を確定する．
- 粘膜表層部の腫瘍浸潤には，いわゆる間質反応と呼ばれる反応性の炎症細胞浸潤を伴うことがある．
- 脈管（リンパ管や血管）内の腫瘍や神経浸潤に注意する．
- 固有壁外（線維筋層より外側）には通常腺管は存在しないので，もしも腺管が認められた場合は，腫瘍の浸潤（脈管浸潤や神経浸潤）の可能性が高い．
- 外科医の追加切除時の参考のためにも，迅速回答時には間質浸潤の程度を回答する．例えば「壁内のごく一部」「全周の約半分程度」「全周性」などである 図3 ．
- なお，間質浸潤で陽性であることが初めの薄切標本で明らかな場合は，上皮細胞の脱落が認められても，異型上皮細胞の有無は臨床病理学的には重要な意味をなさないため，深切り標本の作製は不要である．

上皮内病変の評価方法

- 上皮内癌のみで断端が陽性の場合の予後に与える影響は，断端が陰性である場合と統計的に差がないことがわかっている．しかし，長期観察で断端再発が認められることがあるため，患者の年齢や状態などを考慮した上で，断端再発のリスクを少しでも減らす観点から断端を陰性にすることが望ましいと考える外科医は多い．
- 上皮内癌の判断の際は，核所見を重要視する．
- 減黄目的のチューブが留置されていた場合は，核の軽度大小不同・極性の乱れを伴った再生異型を上皮細胞に認めることが多い．しかし，再生異型上皮は，クロマチン均一で，棍棒状～長楕円を示す張りのある核であり，後述する上皮内癌とは核所見が異なる 図4 ．
- 平坦または低乳頭状を示す上皮内癌は，核縁不整・核縁肥厚（ジャガイモ状の核）や核内にしわ（干しブドウ状の核）がみられ，極性・軸性の乱れや細胞間でクロマチンの濃淡差が認められる 図4 ．

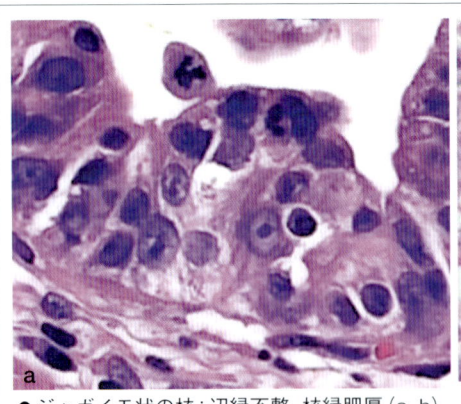

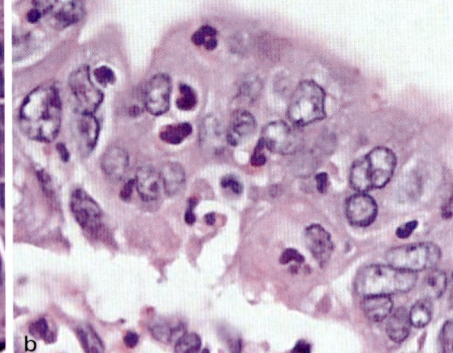

- ジャガイモ状の核：辺縁不整, 核縁肥厚 (a, b)
- 干しブドウ状の核：核内にしわ, 核縁肥厚 (a, b)
  → 再生上皮は「張り」がある (c)
- 細胞間でクロマチンの濃淡差 (a, b)
  → 再生上皮ではクロマチン均一 (c)
- 類円形・不整ないしは樽状 (a, b)
  → 再生上皮は棍棒状・長楕円 (c)
- 極性・軸性の乱れ (a, b)

共通所見：比較的大きな赤黒い核小体
  → 再生上皮でも出現

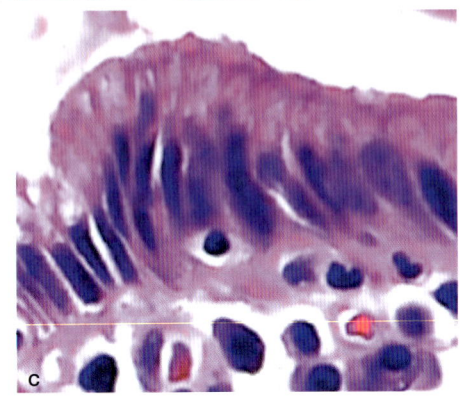

図4 平坦・低乳頭状の上内皮癌のポイント

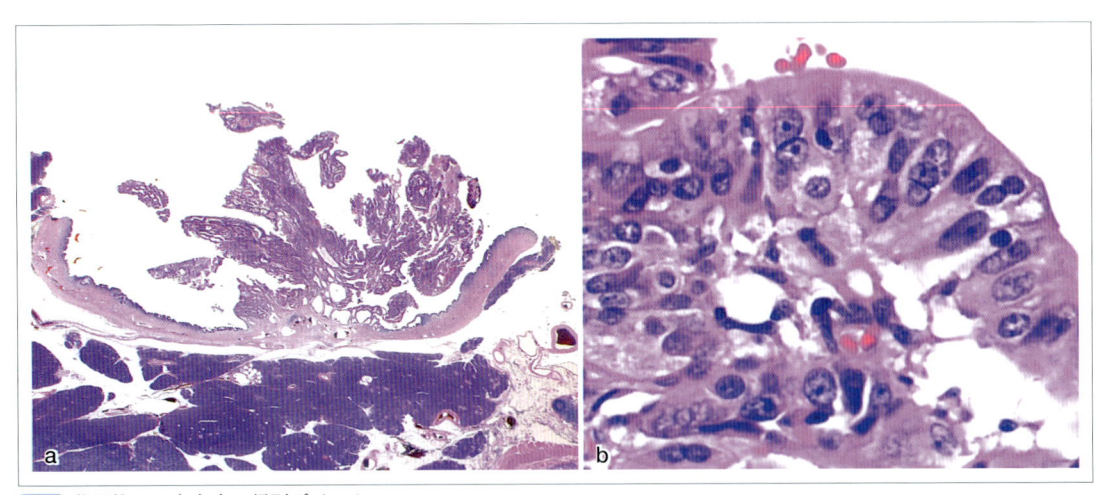

図5 乳頭状の上内皮癌の鑑別ポイント
a：弱拡大像. 類円形核でクロマチン均一,「張り」がみられることがある（不整や核縁肥厚が目立たない）が, 再生上皮との鑑別に苦慮する.
b：強拡大像. 仔細に観察すると, ジャガイモ状・干しブドウ状の核を認める.

- 乳頭状を示す上皮内癌の場合は, 核縁不整・核縁肥厚の目立たない類円形核でクロマチン均一,「張り」を核に見ることがあり, 再生性上皮との鑑別に苦慮することがある. しかし, 極性・軸性の乱れや, 詳細な観察でジャガイモ状・干しブドウ状の核を認める 図5.

- 上皮内病変の異型度に関して判断に迷った場合は,「間質浸潤は認めないが,胆管上皮内は癌の進展が完全には否定できない」という趣旨を臨床医に伝えればよい."間質浸潤は少なくともなく,上皮細胞は再生異型を超える異型を有するが,確定的な癌と診断するには至らない"という意味であり,上皮内進展で陽性の場合を想定した臨床的対応を考慮すべきというメッセージになる 図3 .このようなやり取りを成立させるためにも,普段からのコミュニケーションが重要である.

(尾島英知)

膵腫瘍の診断

　膵腫瘍の9割以上は腺癌である．しかし，日本人病理医の慣れ親しんでいる消化管発生腺癌とは一般的に発生母地が異なるため，膵癌は全般的に異型性が弱く分化度が高いようにみられ，膵切離断端の術中迅速診断や微小な生検での診断がしばしば難しいといわれる．むしろ，膵癌は全く別の種類の癌（例えば肝癌，腎癌のように）として扱うと取り組みやすいのではないかと思われる．興味深いことに，先入観なくみるためか，病理レジデントよりも外科レジデントのほうが早く膵癌細胞の診断基準を把握する傾向がある．

　臨床的に治療方針を鑑みて膵腫瘍の診断で重要なポイントは，第1に膵管癌であるか否かの鑑別，第2に膵管癌であれば浸潤巣と膵管内進展巣の鑑別，その由来，そして第3に膵管癌でなければいかなる腫瘍であるのかの同定である．明敏なマーカーが揃っていない今日，古典的な肉眼所見・HE形態所見がいまだ最も重要である．

膵の構造

　膵は腺組織臓器であり，肺や肝とも比較的類似の組織構築をしている 図1 ．小葉内の腺房細胞で産生される膵液が細い末梢膵管に集められ，同様の小葉単位の細い末梢膵管が集まって太い分枝膵管になり，最終的に主膵管および副膵管に収束して十二指腸に開口する．炎症や癌により分枝膵管が狭窄すると，その部分よりも上流の膵管内圧が上昇して，その膵管につながる腺房細胞が障害を受ける．組織学的に，障害される膵小葉内に腺房細胞の脱落・炎症性細胞浸潤が生じ，小葉辺縁部から線維が増生して小葉が萎縮する．それはまた各小葉間結合織の増生としてとらえられ，ある種の慢性膵炎において膵小葉が敷石状や島状に残存していくのはこのためである．

　細い末梢膵管は小葉の中心部付近から小葉内を通って小葉間に伸び，そこで束ねられていく．動静脈，リンパ管，末梢神経はいずれも小葉間結合織内を走行している．膵管は主膵管から末梢膵管に至るまで，粘膜上皮，粘膜固有層，線維層の壁構造がみられる．線維層に存在する弾性線維を同定することにより，膵管構造の同定が可能である．同じく弾性線維を有する脈管は，動静脈が伴走していることで膵管と区別することが可能である．

臨床所見

　臨床所見は病理診断に重要である．特筆点のみを列挙する．

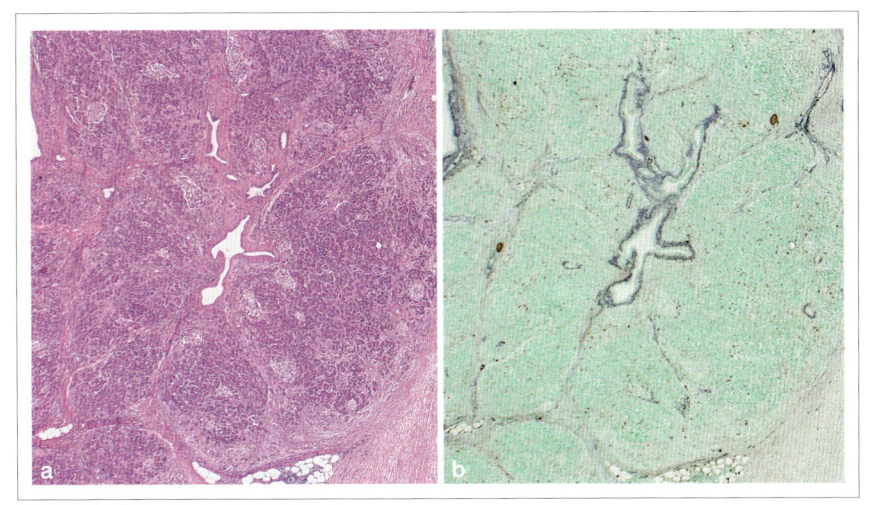

図1 膵組織
a：膵小葉構造が明確にわかるように，小葉間結合織の増生した慢性膵炎組織を示す．
b：弾性線維染色組織＋S-100蛋白免疫組織化学．膵管，動静脈壁に弾性線維が認められる．

年齢・性

- 粘液嚢胞性腫瘍の95％以上は女性に発生する．
- solid-pseudopapillary neoplasm（SPN）は若い女性に多い．アジアでは男性，高齢者にもまれならず発生する．

症状

- 黄疸は浸潤性膵管癌で高頻度．他の腫瘍では比較的まれである．
- ホルモン異常による症状（例：Zollinger-Ellison症候群でのガストリノーマ）．

現病歴と既往歴

- 術前化学療法：治療効果により，浸潤性膵管癌の進展様式・存在様式が影響される．
- 胆管内チューブ留置（減黄処置）：消化管潰瘍周囲の上皮変化のごとく，チューブ留置による胆管内炎症で生じる上皮変化は大きい．特に胆管切離断端の術中迅速診断に際して重要な情報となる．
- intraductal papillary-mucinous neoplasm（IPMN）の既往：IPMNに由来する膵管癌，膵癌による膵管狭窄で起こる二次性の膵管拡張との鑑別．
- von Hippel-Lindau病（VHL）：膵内多発性（時にびまん性）漿液性嚢胞性腫瘍（顕微鏡レベルの微小な病変），単純嚢胞，内分泌腫瘍の発生．
- neurofibromatosis：消化管gastrointestinal stromal tumor（GIST），神経線維腫，主乳頭・副乳頭に内分泌腫瘍の発生．
- 他臓器原発腫瘍の既往：肺癌，乳癌，腎癌，大腸癌，肝細胞癌などの転移巣と特殊型膵腫瘍との鑑別．

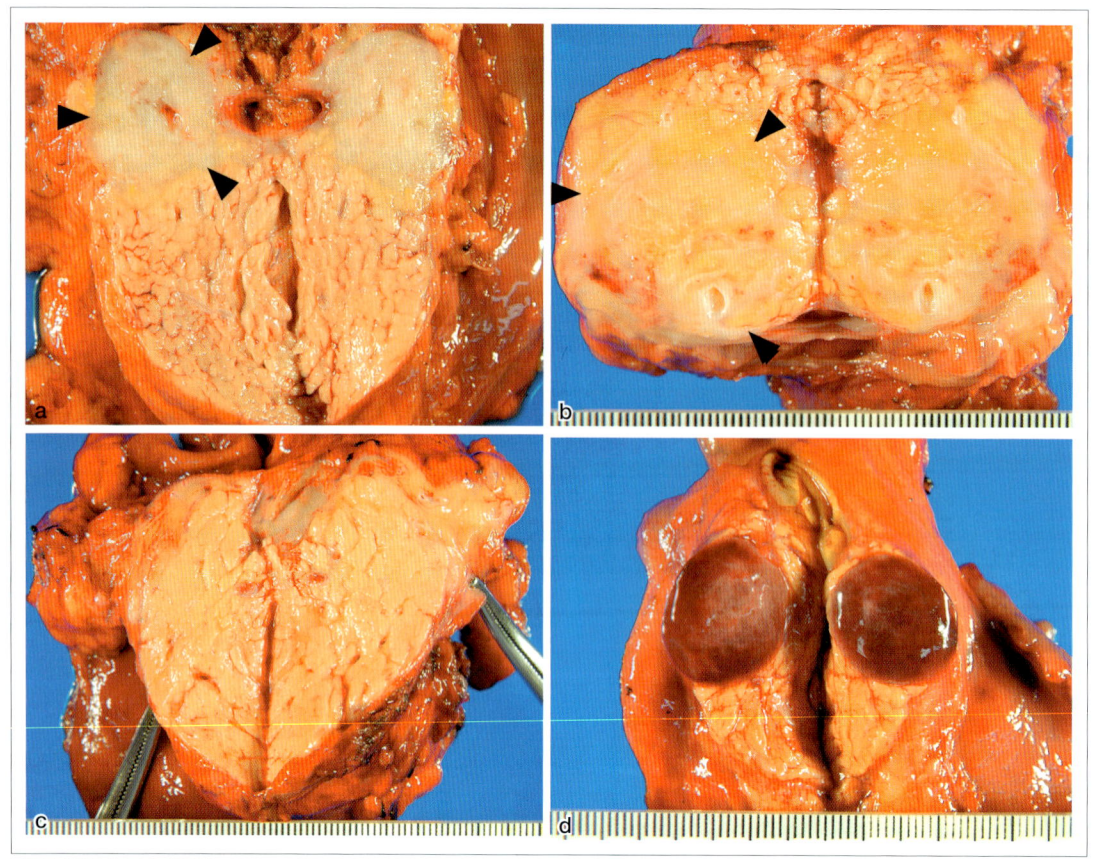

図2 膵腫瘍の肉眼型①
a：結節型．膵頭部浸潤性膵管癌．灰白色充実性，周囲との境界明瞭な腫瘍である（▶）．
b：浸潤型．膵頭部浸潤性膵管癌．周囲との境界不明瞭，灰白色調網目状に広がる腫瘍（▶）
c：潜在型．膵頭部浸潤性膵管癌．一見して腫瘤をとらえがたい腫瘍
d：結節型．膵頭部内分泌腫瘍．周囲との境界明瞭，赤褐色でみずみずしい腫瘍
（膵頭十二指腸切除検体の膵頭部に腹側から矢状断で割を入れ，いわゆる観音開きに開いた割面写真）

画像所見

- 超音波検査，CT，MRI などの画像所見と組織像は相同性，相似性があると考えられており，その情報は重要である〔例：充実性腫瘍（内部の性状），多房性嚢胞性病変（嚢胞のタイプや内部性状）〕．

病理診断の手順とポイント

手術標本

- 新鮮・固定後の肉眼所見をとり，膵腫瘍・病変を肉眼的に分類する．腫瘍の輪郭，割面の性状，触診による硬さなどの所見は診断的な価値が高い 図2, 3．また主膵管，胆管，門脈系血管などの構造物の位置を確認する．
- 組織型診断を行う．『膵腫瘍取扱い規約（第6版補訂版）』と2010年 WHO 分類を示す 表1．両者には細部に若干の違いがある．これらに従って組織診断・分

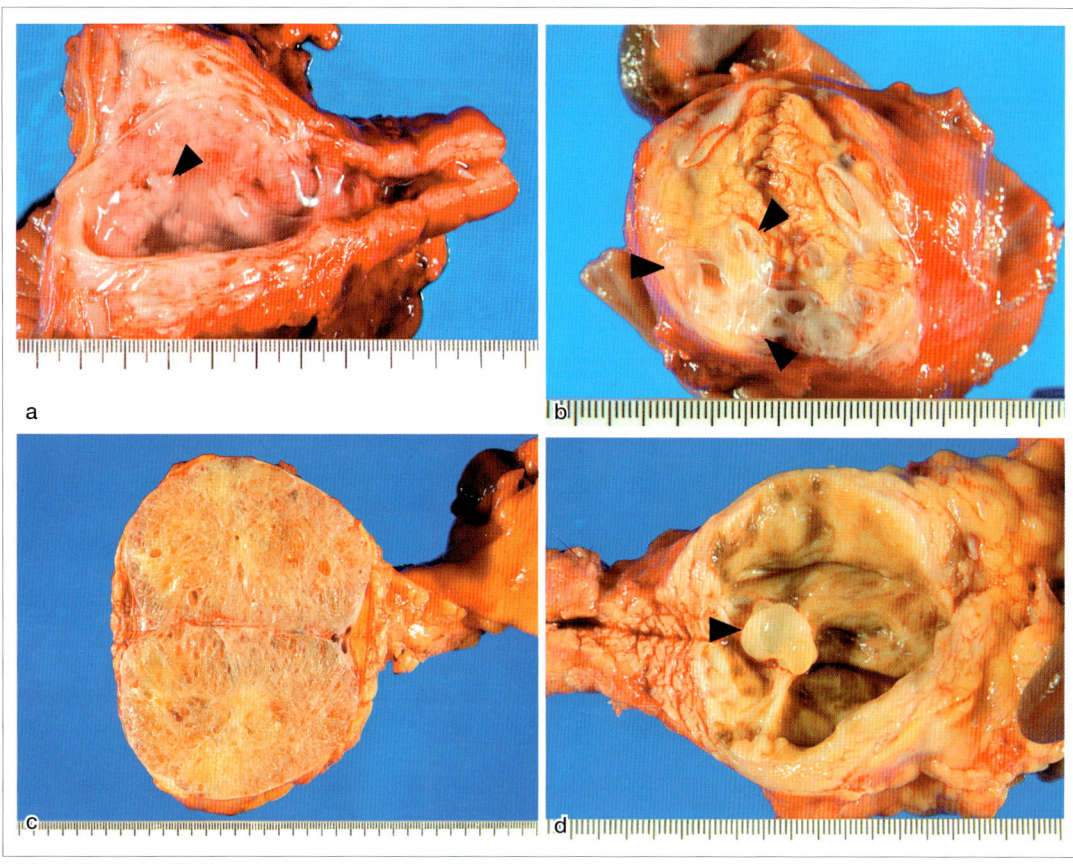

図3 膵腫瘍の肉眼型②
a：膵管拡張型．膵頭体部，膵管内乳頭粘液性腫瘍主膵管型．主膵管の著明な囊状拡張と内部に透明な粘液貯留と乳頭状増殖巣（▶）がみられる．
b：囊胞型．多房性囊胞様腫瘍．膵頭部，膵管内乳頭粘液性腫瘍分枝膵管型．ブドウの房状にたとえられる多房性囊胞様病変であるが，割面では粘液を入れ，囊胞様に拡張した分枝膵管が集簇する像（▶）を呈する．
c：囊胞型．多房性囊胞性腫瘍．膵体部，漿液性囊胞腺腫．周囲との境界明瞭な腫瘤内に蜂の巣状・ヘチマ様の比較的微小な大小の囊胞が集簇する．この症例ではやや小さいが，中央部に線維性瘢痕を見る．
d：囊胞型．多房性囊胞性腫瘍．膵尾部，粘液性囊胞腺腫．一見単房性に見える粘液を入れる囊胞内に小囊胞（cyst in cyst）（▶）を複数認める．
（a：膵頭体部十二指腸切除検体を膵切離端から腹側で主膵管を切開開放したもの．b：膵頭十二指腸切除検体の膵頭部に腹側から矢状断で割を入れ，いわゆる観音開きに開いた割面写真．c, d：膵体尾部切除検体を腹側から水平断で割を入れ，いわゆる観音開きに開いた割面写真）

類をしていく 図4．組織分類のため，必要に応じて免疫組織化学を実施する．
- 浸潤性膵管癌など浸潤癌の浸潤部と膵管内進展，膵管内前癌病変（pancreatic intraepithelial neoplasia：PanIN）を所見として分けてとらえることが重要である．

生検診断 図5

- 膵腫瘍部からの生検は針生検，EUS-FNA 検体が一般的である．いずれも十分な組織・細胞量が採取されていないことが多く，そのなかで過不足なく診断せねばならない．
- 肉眼所見情報がないため，画像所見や臨床経過，腫瘍マーカーなどの情報を大切にする．通常型膵管癌以外の腫瘍が示唆される際は特に重要となる．

膵腫瘍肉眼型

- 潜在型
- 浸潤型 → 硬性腫瘍 → 管状〜充実性増殖, 粘液産生, 膵管上皮分化（MUC1 発現*, CK7, 19 発現*）著明な間質線維増生 → **膵管癌**
- 結節型
  - 硬性腫瘍
  - 髄様腫瘍
  - → 出血・壊死（＋）
    - 充実性増殖, 少なくとも一部に cytokeratin 発現* → **退形成癌**
    - 充実性増殖, びまん性β-カテニン核内集積, CD10 発現* → **solid-pseudopapillary neoplasm**
  - → 出血（−）・壊死（−／＋）
    - 充実性・腺房様増殖, 腺房細胞分化〔膵外分泌酵素（トリプシン, リパーゼなど）発現*〕 → **腺房細胞癌**
    - 索状〜充実性増殖, 神経内分泌細胞分化〔びまん性に神経内分泌抗原（クロモグラニン A, シナプトフィジンほか）発現*〕 → **神経内分泌腫瘍**
    - 充実性増殖, 腺房細胞分化, squamous corpuscle（＋） → **膵芽腫**

- 嚢胞型
  - 漿液性内容 → 多房性嚢胞（ヘチマ／蜂の巣） → 淡明胞体の立方〜円柱上皮細胞（PAS 陽性消化試験＋） → **漿液性嚢胞性腫瘍**
  - 粘液性内容
    - 多房性嚢胞（一見単房性様／嚢胞内嚢胞） → 上皮細胞を取り巻く卵巣様間質（＋） → **粘液嚢胞性腫瘍**
    - 多房性嚢胞（ブドウの房状） → 分枝膵管拡張, 平坦〜乳頭状増生, MUC5AC 発現* → **膵管内乳頭粘液性腫瘍（分枝膵管型／混合型）**

- 膵管拡張型
  - 粘液性内容
  - 膵管内乳頭状／ポリポイド腫瘍
    - 粘液産生（＋） → 主膵管拡張, 平坦〜乳頭状増生, MUC5AC 発現* → **膵管内乳頭粘液性腫瘍（主膵管型／混合型）**
    - 粘液（−）／壊死（＋）
      - 充実性・腺房様増殖, 腺房細胞分化* → **腺房細胞癌**
      - 管状・乳頭状・充実性増殖, 腺房細胞分化（−）* → **膵管内管状乳頭腫瘍**
    - 粘液（−）／壊死（−） → 充実性増殖, 神経内分泌細胞分化* → **神経内分泌腫瘍**

*免疫組織化学による

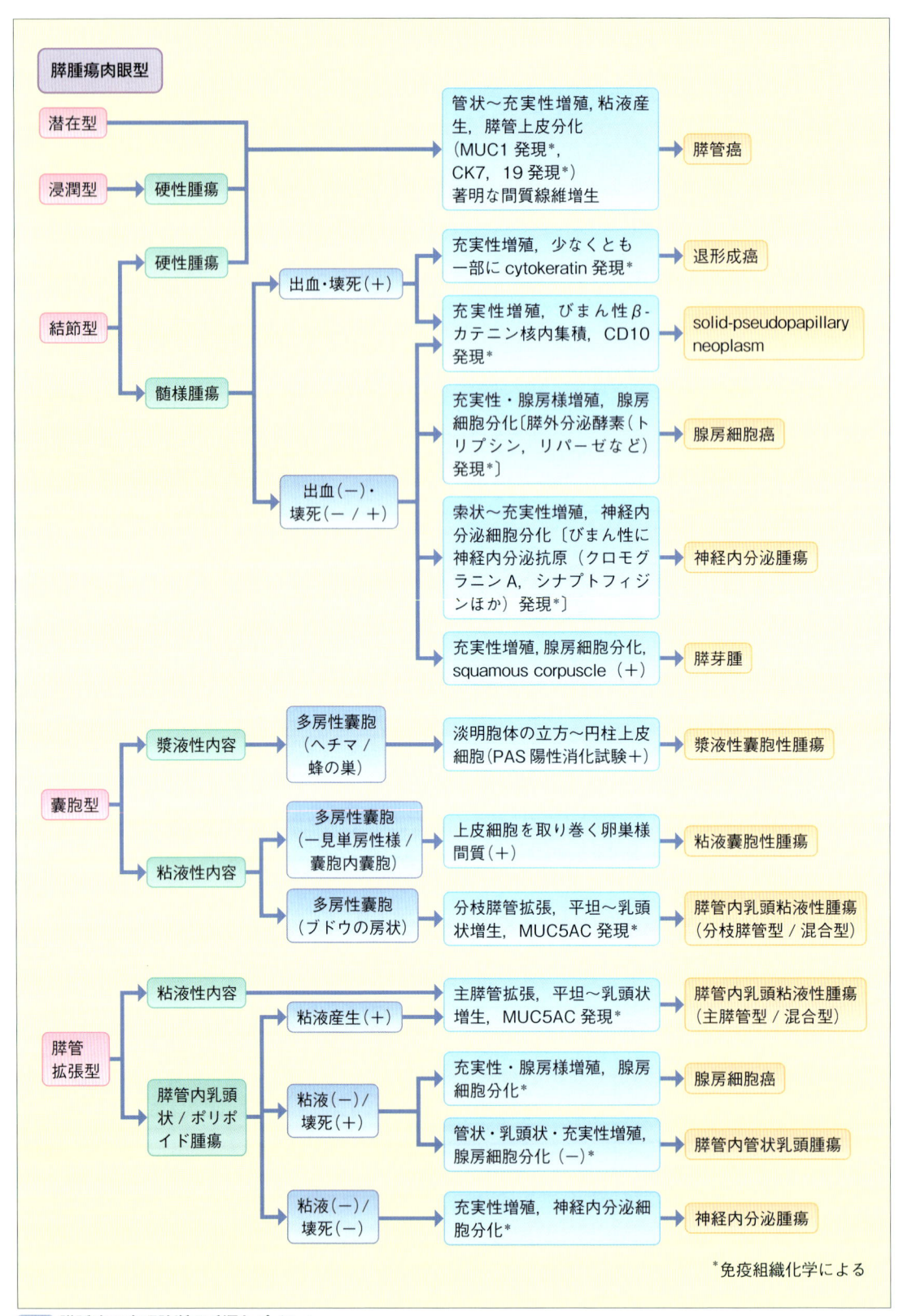

図4 膵腫瘍の病理診断の手順とポイント

表1 膵腫瘍の分類

膵癌取扱い規約（第6版補訂版）	WHO分類（2010）
[1] 上皮性腫瘍	

A. 外分泌腫瘍
1. 漿液性嚢胞腫瘍 Serous cystic neoplasms
    a) 漿液性嚢胞腺腫 Serous cystadenoma
    b) 漿液性嚢胞腺癌 Serous cystadenocarcinoma

2. 粘液性嚢胞腫瘍 Mucinous cystic neoplasms
    a) 粘液性嚢胞腺腫 Mucinous cystadenoma
    b) 粘液性嚢胞腺癌 Mucinous cystadenocarcinoma
        i) 非浸潤
        ii) 微小浸潤
        iii) 浸潤

3. 膵管内乳頭粘液性腫瘍 Intraductal papillary-mucinous neoplasms
    a) 膵管内乳頭粘液性腺腫 Intraductal papillary-mucinous adenoma
    b) 膵管内乳頭粘液性腺癌 Intraductal papillary-mucinous carcinoma
        i) 非浸潤
        ii) 微小浸潤
        iii) 浸潤
    c) その他　膵管内管状腫瘍 Intraductal tubular neoplasms など

4. 異型上皮および上皮内癌 Atypical hyperplasia and carcinoma in situ (CIS)

5. 浸潤性膵管癌 Invasive ductal carcinomas
    a) 乳頭腺癌 Papillary adenocarcinoma
    b) 管状腺癌 Tubular adenocarcinoma
        i) 高分化型 well differentiated type
        ii) 中分化型 moderately differentiated type
    c) 低分化腺癌 Poorly differentiated adenocarcinoma
    d) 腺扁平上皮癌 Adenosquamous carcinoma
    e) 粘液癌 Mucinous carcinoma
    f) 退形成癌 Anaplastic carcinoma
    g) その他 Others

6. 腺房細胞腫瘍 Acinar cell neoplasms
    a) 腺房細胞腺腫 Acinar cell adenoma
    b) 腺房細胞癌 Acinar cell carcinoma

B. 神経内分泌腫瘍 Neuroendocrine neoplasms
1. 神経内分泌腫瘍 Neuroendocrine tumors (NETs, G1, G2)

2. 神経内分泌癌 Neuroendocrine carcinomas (NECs)

C. 併存腫瘍 Combined neoplasms

Benign
　Acinar cell cystadenoma [A6a]
　Serous cystadenoma [A1a]

Premalignant lesions
　Pancreatic intraepithelial neoplasia, grade 3 (PanIN-3) [A4]
　Intraductal papillary mucinous neoplasm (IPMN) with low- or intermediate-grade dysplasia [A3a]
　IPMN with high-grade dysplasia [A3bi]
　Intraductal tubulopapillary neoplasm [A3c]
　Mucinous cystic neoplasm (MCN) with low- or intermediate-grade dysplasia [A2a]
　MCN with high-grade dysplasia [A2bi]

Malignant
　Ductal adenocarcinoma [A5b, A5c]
　　(Variants)
　　Adenosquamous carcinoma [A5d]
　　Colloid carcinoma (mucinous noncystic carcinoma) [A5e]
　　Hepatoid carcinoma [A5g]
　　Medullary carcinoma [A5g]
　　Signet ring cell carcinoma [A5e]
　　Undifferentiated carcinoma (anaplastic carcinoma) [A5f]
　　Undifferentiated carcinoma with osteoclast-like giant cells [A5f]
　Acinar cell carcinoma [A6b]
　Acinar cell cystadenocarcinoma [A6b]
　IPMN with an associated invasive carcinoma [A3bii, A3biii]
　Mixed acinar-ductal carcinoma [C]
　Mixed acinar-neuroendocrine carcinoma [C]
　Mixed acinar-neuroendocrine-ductal carcinoma [C]
　Mixed ductal-neuroendocrine carcinoma [C]
　MCN with an associated invasive carcinoma [2bii, 2biii]
　Pancreatoblastoma [D2]
　Serous cystadenocarcinoma [A1b]
　Solid-pseudopapillary neoplasm [D1]

Neuroendocrine neoplasms [B]
　Pancreatic neuroendocrine microadenoma
　Neuroendocrine tumor (NET)
　　Nonfunctional pancreatic NET, G1, G2
　　NET G1
　　NET G2
　Neuroendocrine carcinoma (NEC)
　　Large cell NEC
　　Small cell NEC

表1 つづき

膵癌取扱い規約（第6版補訂版）	WHO 分類（2010）
D. 分化方向の不明な上皮性腫瘍 1. Solid-pseudopapillary neoplasm 2. 膵芽腫 Pancreatoblastoma 3. 未分化癌 Undifferentiated carcinoma	EC cell, serotonin-producing NET（carcinoid） Functional neuroendocrine tumor：Gastrinoma 　　　Glucagonoma, Insulinoma, Somatostatinoma 　　　VIPoma
［2］非上皮性腫瘍	
血管腫 Heamangioma，リンパ管腫 Lymphangioma 平滑筋肉腫　Leiomyosarcoma 悪性リンパ腫 Malignant lymphoma 傍神経節腫 Paraganglioma	Mesenchymal tumors［2］ Lymphomas［2］ Mature teratoma

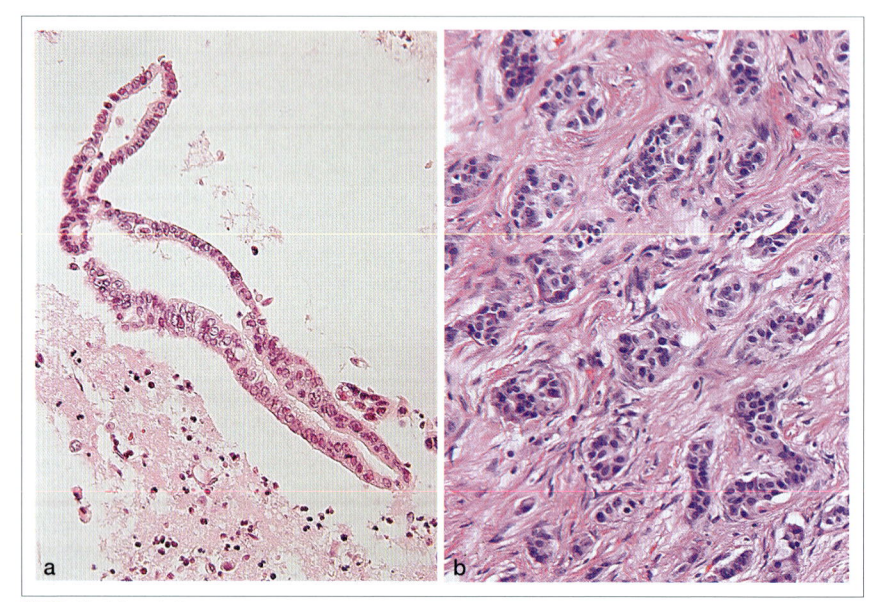

図5 膵腫瘍の生検
a：針生検検体．管状腺癌像を呈する浸潤性膵管癌
b：線維増生を伴う膵内分泌腫瘍．浸潤性膵管癌と見誤らないように注意が必要である．

迅速診断

- 標本の状態が診断に大きく影響するため，標本作製はきわめて重要である（4章「膵」参照）．
- 充実性増殖を呈する腫瘍（内分泌腫瘍，腺房細胞癌など **図6a**）は鑑別に免疫組織化学が必須であることから，その腫瘍が浸潤性膵管癌ではないことと，「○○が第一に疑われる」「○○と○○が鑑別に挙がる」と答え，永久標本にて最終診断する．
- 浸潤性膵管癌の膵切離断端診断：浸潤性膵管癌は間質に浸潤する性質と膵管内に上皮置換性に進展する性質をもつ．癌は周囲に膵炎を引き起こし，また多くの癌が主膵管を巻き込むか圧排するので，癌の膵尾側では膵管内圧が上昇して膵管拡張と膵炎が高頻度にみられる．したがって，膵切離断端では間質と膵管内に進展

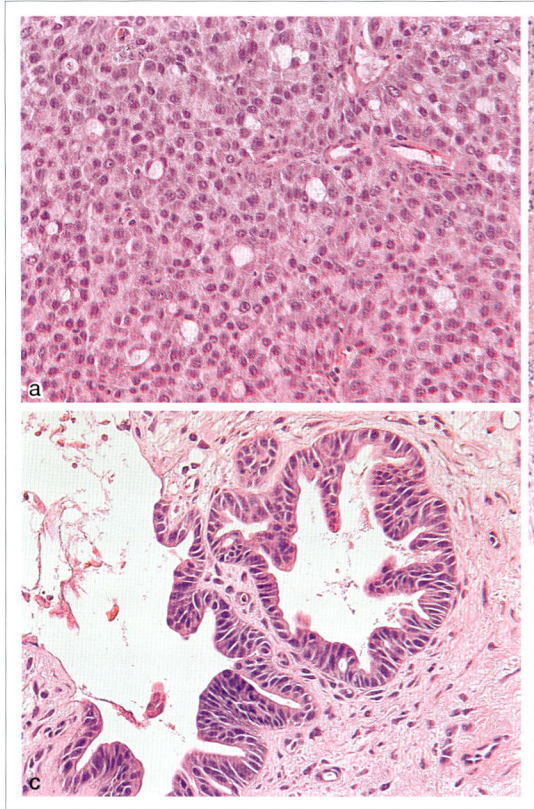

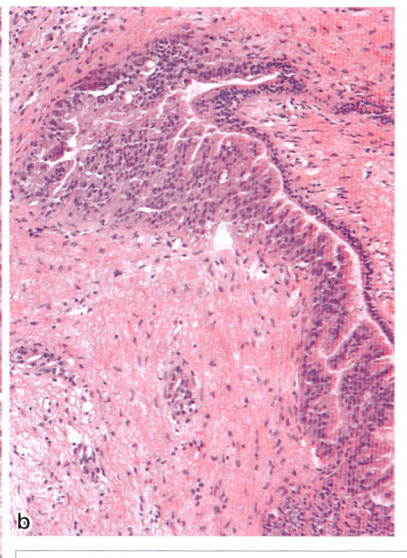

図6 迅速標本
a：主に充実性増殖する腺房細胞癌
b：浸潤性膵管癌の膵管内進展巣は浸潤部より異型性が目立たない．
c：チューブ留置などで生じる炎症に伴う胆管上皮の反応性変化．上皮細胞の変化が一様であること，細胞質が好塩基性になることが特徴的である．

する癌細胞と炎症に伴う反応性上皮，化生上皮あるいは PanIN とを鑑別する必要がある．このためには膵炎による組織変化の特徴や PanIN について日頃からよく慣れ親しんでおくことが重要である．

- 癌を見落とさないために，①癌が間質に浸潤する領域では線維化がほぼ必発するので，特に注意して観察する．②膵癌は膵管内を進展する．膵管内を進展する癌はしばしば浸潤部よりも異型性が弱い 図6b ．③異型性が目立たなくとも，通常存在しない部位に上皮細胞が存在すれば癌を疑う．
- 逆に反応性異型上皮を過大評価しないために，膵炎に伴う組織変化や他の膵管内病変との鑑別を念頭に置いて観察する．膵管内でいわゆるフロント形成は癌でなくとも前癌病変や化生でもしばしばみられるので，フロント形成のみで癌と診断しない．
- 浸潤性膵管癌の約5%に膵内転移巣をみる．切離端にも主腫瘍との連続性はなく，突然顕微鏡的微小癌胞巣が現れることがある．
- IPMN 切除時の膵切離断端：今日では一般的に切離端に IPMC（intraductal papillary-mucinous carcinoma）が存在すれば追加切除，IPMA（intraductal papillary-mucinous adenoma）であれば悪性所見陰性で切除終了となる．
- 胆管切離断端：炎症により胆管被覆上皮にはしばしば異型性を帯びた反応性変化が出現し，時に顕著な異型性を帯びてくる．特に胆管内にチューブが留置されていると，チューブが被覆上皮を擦ってびらんと上皮の再生が繰り返され，驚くような異型性を帯びた上皮が出現することがある 図6c ．

（平岡伸介）

2章 診断のための基本知識

肝胆膵の画像診断

肝胆膵疾患の画像診断法として，超音波検査（US），CT，MRI，胆管・膵管造影法などがよく用いられる．実際の診断には，検査種別の特徴を理解して，各検査法を駆使することにより総合的な画像診断を行うことが重要となる．

画像検査の基礎知識

超音波

超音波診断はベッドサイドで施行できるコンパクト性，画像観察しながら記録するリアルタイム性，非侵襲性といった利点をもつ優れた診断法である．肝胆膵病変が疑われる場合や，肝細胞癌高リスク群のスクリーニングによく用いられる．血流評価にはカラードプラのほか，造影検査も重要な位置を占める．短所としては，空気中では超音波の伝播が弱く，腸管ガスが多い領域など死角があること，肥満体型であれば深部での超音波減衰が強く，体表から遠い膵などでは全体の観察が難しいこと，術者技量に影響されることなどがある．

■超音波内視鏡検査（endoscopic ultrasonography：EUS）

高周波の超音波振動子を先端部に装着した内視鏡を用いて，消化管壁内や消化管周囲臓器の超音波像を得る検査法である．膵・胆道病変に関して，解剖学的に近接する胃や十二指腸といった管腔臓器内から検査を行う．胆囊，肝外胆管，膵病変の存在診断・進展度評価に関して，高い空間分解能の詳細な情報を得ることが可能である．

■造影超音波　図1

肝腫瘍性病変には，難溶性ガスを脂質のシェルに内包した微小気泡で構成される造影剤（ソナゾイド®）がよく用いられ，経静脈性に投与される．低音圧で気泡を共振することでリアルタイムに血流情報（血管相）を評価できる．また，血管内の造影剤による造影効果が失われた後血管相（post vascular phase，投与後10分以降）では一部がKupffer細胞に取り込まれるため，網内系機能も評価可能である（後血管相はKupffer相とも呼ばれる）．血流の評価では，造影ダイナミックCT/MRIで早期濃染が認められない場合（時相ずれを想定）でも，造影剤静注後の結節内血流動態をリアルタイムに観察することで動脈血流を鋭敏に検出可能とされる．

CT

CTは客観性，再現性が高い検査法であり，特に腫瘍の解剖学的情報，形態学的情報を得るのに役立つ．肝胆膵領域の画像診断で中心的役割を果たす検査機器（モ

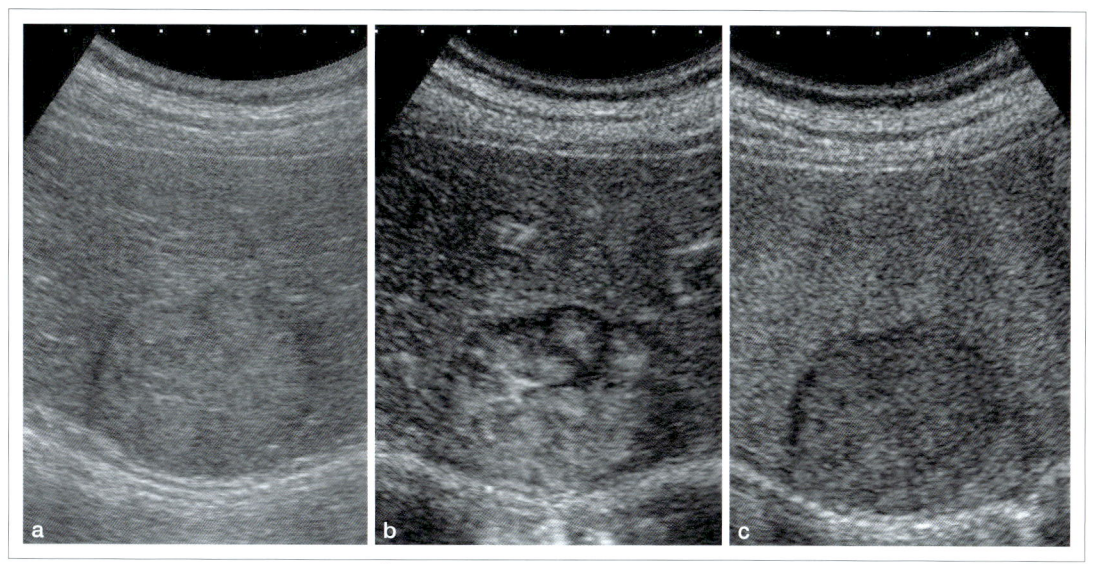

図1 肝細胞癌（低分化型）のソナゾイド®造影超音波検査
a：Bモード．肝S8に4cm大の腫瘤を認め，辺縁にハローを伴う軽度の高エコーを示す．
b：造影US血管相（注入25秒）ではモザイク状の染影（造影効果）を示す．
c：造影US後血管相（注入15分）では不完全な欠損像である．

ダリティ）である．近年の主流である多検出器型CT（multidetector-row CT：MDCT）は撮影時間の短縮が目覚ましく，空間的・時間的分解能の高い精密な検査が施行可能である．短所として，放射線被曝があることとコントラスト分解能が低いことがある．非造影の単純CTは石灰化巣の描出に有効だが，腹部臓器内の病変把握さえ困難なことがあり，腫瘍診断には通常造影剤投与による造影検査が必要となる．

肝胆膵腫瘍の診断には，特に造影ダイナミックCT検査が重要である **図2a〜d**．これは，ヨード系造影剤を経静脈性にボーラス注入し，同一範囲を複数回撮影する検査法である．各時相の画像所見と時相間の腫瘍像の変化から，造影剤投与による増強パターンを解析することにより，腫瘍の質的診断を行うものである **図3**．なお，CT用のヨード系造影剤は使用前にアレルギー反応の副作用歴や腎機能の確認が不可欠である．

■ **血管造影下CT（動脈性造影CT）**

肝病変に対する精密検査法として，肝へ流入する2系統（肝動脈と門脈からの血流）を別個に解析するのに優れた方法である．血管造影の手技を用いて，門脈からの血流動態を探る経動脈性門脈造影CT（CT during arterial portography：CTAP）と，動脈の血流動態をみる肝動脈造影CT（CT hepatic arteriography：CTHA）とが行われる．この手法により多段階発癌の過程において，悪性度が高まるにつれ門脈血流が減少し（肝細胞癌で門脈血流欠損），動脈血流が増加してくることが判明している **図4**．肝癌治療の1つである経動脈性化学塞栓療法における血管造影CTの併用は，目標病変の供血動脈枝の正確な同定と塞栓範囲の限局化に威力を発揮する．

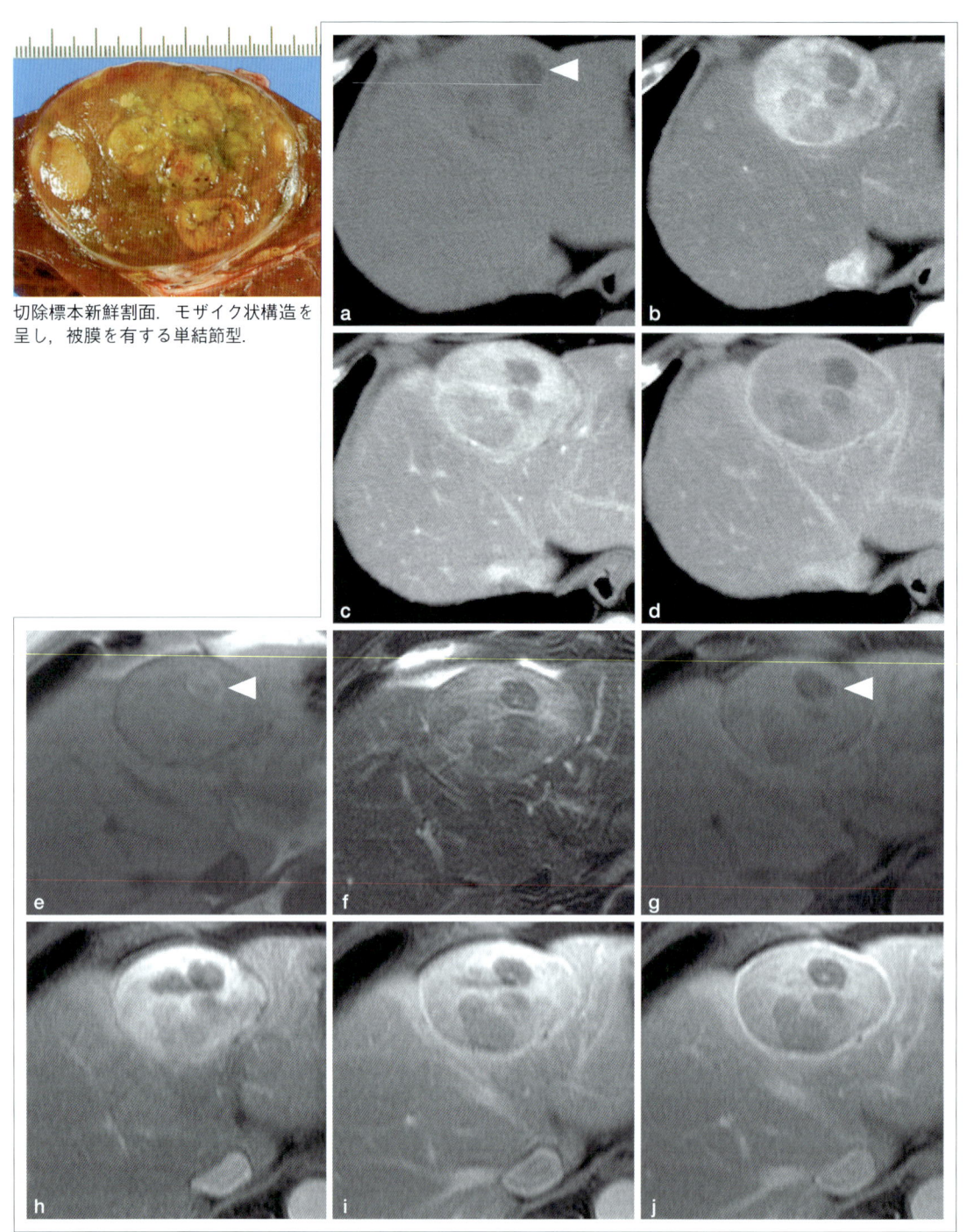

切除標本新鮮割面．モザイク状構造を呈し，被膜を有する単結節型．

図2 古典的肝細胞癌（単結節型，中分化型）のCT, MRI画像の比較
CT所見（a～d）：肝左葉内側区の腫瘤（5.4 × 4.3cm）は前方部分が肝表から突出するように存在する．
a：単純CT（造影前CT）ではほぼ等吸収を示し，内部にはより低吸収な部分（▷）がある．
b～d：造影ダイナミックCT．動脈相（造影40秒後）で腫瘤は周囲肝に比べ，不均一で強い高吸収を呈する（b）．cの門脈相（造影70秒後）からdの平衡相（造影3分後）にかけて，腫瘤は徐々に低吸収となっている．腫瘤内部はモザイク状で，辺縁には高吸収を呈する被膜様構造がある．
MRI所見（e～j）．e：T1強調像（GRE）．辺縁に被膜に相当する低信号帯を有し，内部ほぼ等信号の腫瘤である．一部に高信号域を有する（▷）．f：脂肪抑制T2強調像（FSE）．不均一な高信号を呈する．g：脂肪抑制T1強調像では内部モザイク状構造が通常のT1強調像（e）よりも明瞭である．脂肪に富む部分（▷）が低信号化している．
Gd-DTPAによる造影ダイナミックMRI．h：動脈相，i：門脈相，j：平衡相．CTと比較して，腫瘤と周囲肝とのコントラストが高い．

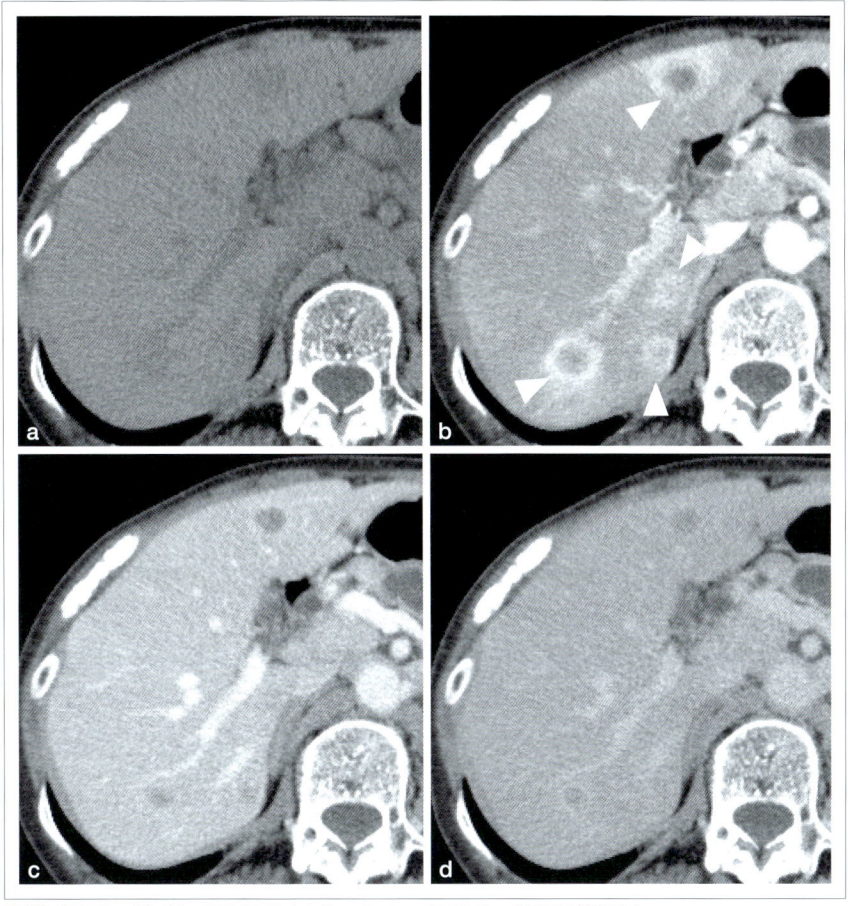

図3 肝転移（腺癌）の造影ダイナミック CT（原発巣：浸潤性膵管癌）
a：造影前．転移巣は淡い低吸収を示す．
b：造影 CT．膵実質相．リング状，あるいは不均一な増強効果を示す病巣（▷）が複数認められる．
c：造影 CT．門脈相では均一な造影効果を示す周囲肝と腫瘍とのコントラストが高い．
d：造影 CT．平衡相．病巣内部は低吸収の程度が弱く，境界も不明瞭である．

MRI

　MRI はコントラスト分解能が高く，同時多断面や任意断面での撮影が可能なことを特徴とするモダリティで，主に精査目的に用いられる．T1 強調像，T2 強調像，拡散強調像などさまざまな種類の撮影（シークエンス）を行うことで，良好な病変検出能を有し，組織所見（脂肪沈着，出血，高蛋白の液体，鉄沈着など）の推定を可能とする 図2e～g ．

　また，CT と同様に造影ダイナミック検査が重要であり，MRI では細胞外液に分布する造影剤（ガドリニウムのキレート剤：Gd-DTPA など）を利用する 図2h～j ．高いコントラスト分解能の MRI では，より少ない造影剤量（通常は CT で用いる約 1/10 程度）で造影増強効果がより明瞭に描出され，その判定がより確実となる．

　MRI の短所として，ペースメーカーが留置された患者は禁忌であることや，入れ墨やある種の化粧品でも熱傷の危険があるなど，電磁場を利用した機器であるため特有の注意点がある．

図4 肝細胞癌（中分化型）の血管造影下 CT
a：新鮮切除標本割面．腫瘍辺縁は八頭状を呈し，割面の膨隆は乏しく，被膜のない多結節癒合型．
b：CTAP．腫瘍は門脈血流を欠いている．
c：CTHA で強い高吸収を示し，動脈血流支配である．
d：CTHA の2相目．腫瘍本体は低吸収化，腫瘍よりも一回り大きく造影増強効果が拡大している．腫瘍を還流した造影剤が周囲類洞へ流出している現象で，コロナ濃染と呼ばれる特徴的な所見である．

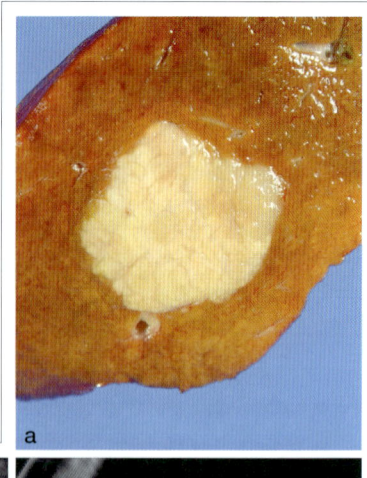

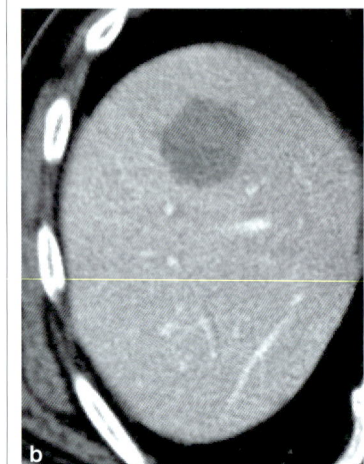

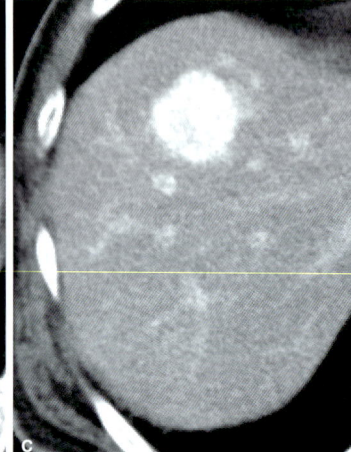

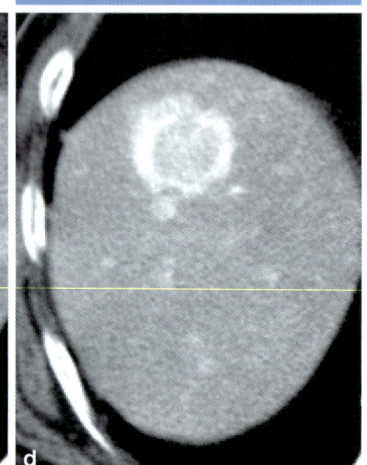

■組織特異性 MRI 造影剤

　前述した細胞外液に分布する非組織特異性のガドリニウム系造影剤のほかに，細胞内に取り込まれる組織特異性造影剤があり，肝では2種類が知られている．

・超常磁性酸化鉄造影剤（superparamagnetic iron oxide：SPIO）

　網内系 Kupffer 細胞に取り込まれ局所磁場の不均一性を生じ，$T2^*$強調像や T2 強調像で正常肝の信号強度が低下する．一方，Kupffer 細胞を伴わない肝細胞癌などの病変は相対的に高信号として描出されることになる．限局性結節性過形成，異型結節などの Kupffer 細胞が存在する結節の信号は低下する．

・肝細胞特異性造影剤（Gd-EOB-DTPA）　図5

　肝細胞に特異的に取り込まれ，胆汁中に50%，尿中に50%排泄されるガドリニウム製剤である．この造影剤を用いた MRI 検査（EOB-MRI）は従来の細胞外液性造影剤と同様の血流情報，および投与20分後の肝細胞相において肝細胞の機能情報の評価が可能である．

　肝細胞相では肝細胞に取り込まれる造影剤によって正常肝実質は T1 強調像にて強い高信号を示し，肝細胞機能を有さない病変は低信号として良好なコントラストで描出される．ただし，肝機能障害の程度が強い肝硬変では肝細胞への取り込み能低下のため，病変との十分なコントラストが得られないことがある点に留意する．

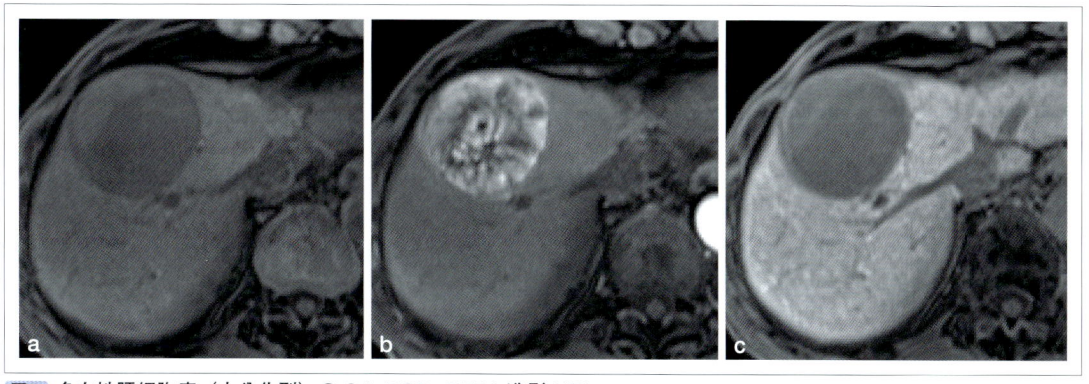

図5 多血性肝細胞癌（中分化型）の Gd-EOB-DTPA 造影 MRI
a：脂肪抑制 T1 強調像　　　b：造影ダイナミック MRI（動脈相）　　　c：造影 T1 強調像（肝細胞相）
肝 S8 ドーム直下 4.5cm 大の低信号（a）腫瘤は，動脈相で多血性（b）を示し，EOB 造影肝細胞相（c）で明瞭な低信号（取り込み低下）となる．

　多くの肝細胞癌は取り込み低下のため肝細胞相で低信号となる．また，高度異型結節や早期肝細胞癌など，造影ダイナミック検査でも検出が難しい乏血性肝細胞結節においても，肝細胞相では低信号として検出できることから，多段階発癌が想定される肝細胞癌の診断において有意義である．肝癌診療における重要な検査法として，肝細胞結節の診断アルゴリズムにもすでに組み込まれている．
　肝細胞相における Gd-EOB-DTPA の取り込み機序については，その信号強度は肝細胞膜に発現するトランスポーターと強い相関があることが知られている．肝細胞相で高信号を示す（取り込みあり）病変として，異型結節，肝細胞癌の一部，限局性結節性過形成，肝細胞腺腫（β-カテニン遺伝子活性化型）が報告されている．

■ MRCP（MR cholangiopancreatography）

　強い T2 強調像の一種で，体内にある静止した水分を強調し，その他の構造からの信号を抑制することにより撮影する手法である．造影剤を使用する必要がなく，非侵襲的な検査法であり，胆道腫瘍や膵腫瘍における胆管・膵管像を得るための第1選択となっている．特徴として，直接造影では造影剤注入が困難な閉塞部よりも遠位の胆管・膵管の描出が可能なことから，これらの全体像を短時間に把握するのに優れている．評価には再構成された投影像や厚みのある 2D 像で全体像を，膵嚢胞性病変と主膵管との交通枝の存在確認，壁在結節や充実成分の評価には元画像や薄いスライスの MRCP を慎重に評価する必要がある **図6** ．

胆管・膵管造影法

　胆管造影法には，造影剤を静脈より注入し胆道への排泄状況を撮影する経静脈性胆管造影と，胆管内へ造影剤を直接注入する直接造影とがある．胆道系・膵管の直接造影検査は，診断精度が高く詳細な描出が可能であり，欠損像の鑑別，狭窄部位・形態・範囲の判定に重要な役割を果たす．侵襲性検査であるが診断目的のみでなく，生検採取や細胞診，狭窄解除目的のステント留置などのインターベンションを実施できる利点を有する．

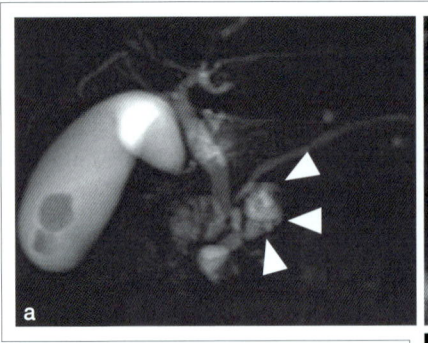

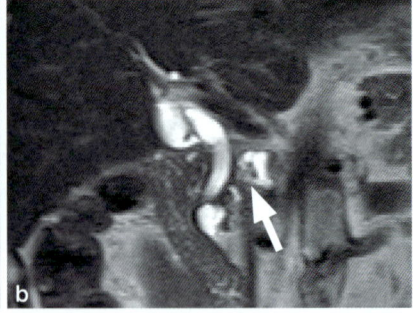

図6 膵管内乳頭粘液性腺癌由来の浸潤性膵癌
a：MRCP．膵頭部にブドウの房状を呈する多房性嚢胞性病変（▷）が認められる．
b：強いT2強調像（MRCP類似の条件）．嚢胞壁の一部は肥厚し，隔壁の肥厚も認める（⇨）．
c：造影ダイナミックCT膵実質相．正常膵よりも低吸収を示す充実成分（▷）が壁に沿って認められる．組織学的には長径41mmのIPMC内部に浸潤癌部を内包していた．

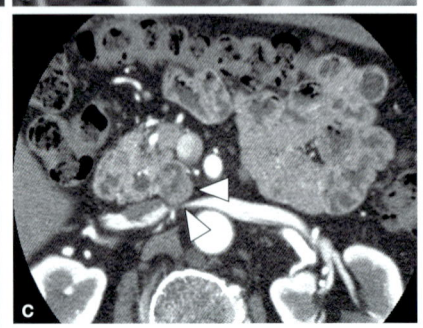

■ 内視鏡的逆行性胆管膵管造影検査（endoscopic retrograde cholangiopancreatography：ERCP）

内視鏡を用いて十二指腸Vater乳頭部から胆管内に細径チューブを挿入し，造影剤を注入して胆管・膵管の病変診断を行う．

■ 経皮経肝胆管造影（percutaneous transhepatic cholangiography：PTC）

体表から拡張した肝内胆管を穿刺し，造影剤を注入して胆管の狭窄部位を観察する 図7．閉塞性黄疸例では，同じルートを使ってカテーテルを挿入し胆管ドレナージ（PTCD）を行う．

胆管壁が肥厚していない癌の進展度診断には，上記のERCPやPTCに引き続いて，細長い管状の超音波プローブを標的に近接させて高分解能の画像を得る管腔内超音波検査（intraductal ultrasonography：IDUS）や，胆道鏡を用いて病変の詳細な進展度診断を行うことも可能である．

(肝胆膵腫瘍の画像診断概論)

背景組織の評価

病変の画像所見は，その病変が存在する臓器（背景組織）と比較して，より白いか，黒いかについて，各モダリティで用いられる用語（超音波：エコー／輝度，CT：吸収域，MRI：信号）を付記して通常記載されている．

肝腫瘍の場合，背景肝の状態により導かれる病理診断が異なるため，その診断情報は重要である．まだらな脂肪沈着や局所の血流障害など比較対象の背景肝自体の画像所見にも変化が生じうるため，それらの所見を加味したうえでその場に生じた

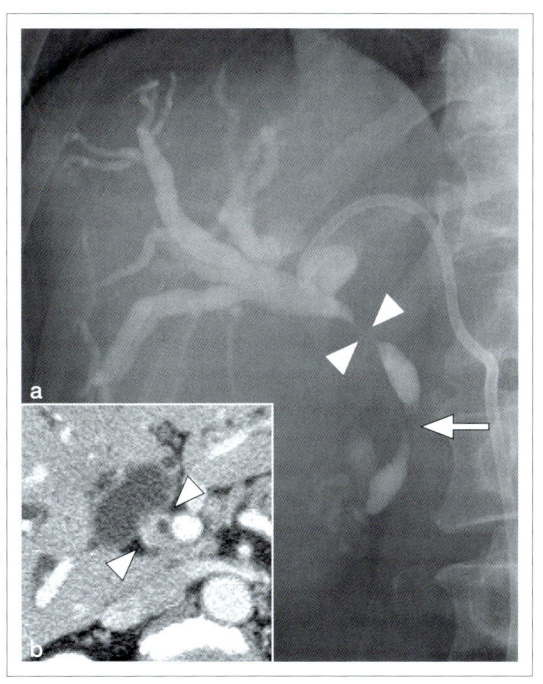

図7 肝外胆管癌の PTC
a：PTC 造影像．超音波ガイド下に B3 を穿刺してカテーテルを留置．胆管狭窄像を左右肝管合流部直下の上部胆管（▷）と，中部胆管（⇨）に認め，胆嚢管〜胆嚢は描出されないことから，各所で病変存在が示唆される．組織学的にも3か所に病巣を認め，脈管侵襲主体の進展形式を示していた．
b：造影ダイナミック CT 門脈相．上部胆管病変（▷）は偏心性の壁肥厚を呈している．

結節病変の画像所見の解釈を行う必要がある．

　膵に関しては，膵自体が薄く小さな臓器であるため，病巣と正常膵実質とが特定の1画面に描出されない場合には特に注意を払う．さらに膵癌は容易に主膵管を閉塞し，膵管上流域に二次性の閉塞性膵炎を高頻度に合併するため，膵炎と炎症波及および腫瘍浸潤の区別が困難なことも多い．

臓器別の造影ダイナミック検査 CT/MRI

■ 肝腫瘍の造影ダイナミック検査 図2, 3

　肝腫瘍を対象とする場合は，通常4つのタイミングで撮影されることが多く，各時相の特徴と評価すべき画像所見は下記のとおりである．

- **造影前**：造影剤投与による増強効果を正確に評価するために，ベースラインとなる造影前の撮影（単純相）が必要である．CT では高吸収として石灰化，出血，高蛋白濃度，異物などがみられ，低吸収として嚢胞成分，壊死，脂肪などの成分を評価する．
- **動脈相**：肝腫瘍における動脈血流性（多血性，乏血性）の評価に優れ，造影ダイナミック検査の重要な時相である．造影剤注入後，動脈系血管に造影剤が十分到達し，門脈系還流が優位になる前に撮像を完了する．多血性病変（肝細胞癌，限局性結節性過形成など）は周囲肝より高吸収／信号，乏血性病変（肝内胆管癌，腺癌の肝転移など）は等〜低吸収／信号として描出される．
- **門脈相**：門脈系が均一な高吸収／信号となり，門脈血の還流により肝実質が最も強い増強効果を示す．乏血性病変の検出，門脈および肝静脈からみた局所解剖の把握が可能となる．
- **平衡相**：造影剤の経時的分布をさらに追跡し，大動脈と肝実質の吸収値変化が平

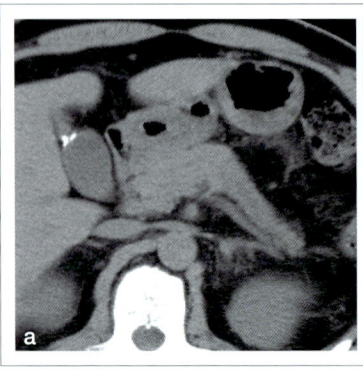

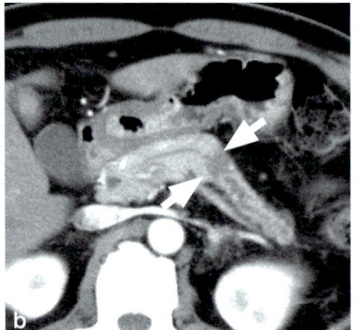

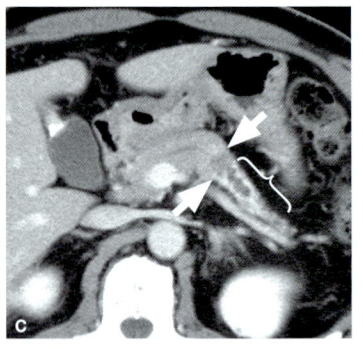

図8 浸潤性膵管癌の造影ダイナミック CT
a：造影前．膵体尾部の萎縮が疑われる．
b：造影 CT 膵実質相．膵体部に 1.5cm 大の低吸収病変（⇨）が認められ，膵頭部側の正常膵実質は均一な高吸収を示している．
c：造影 CT 平衡相．低吸収の腫瘍部（⇨）より尾部側（⌒）には主膵管拡張，膵実質は萎縮と高吸収を示しており，閉塞性膵炎（線維増生あり）が示唆される．

衡化する時相である．後期相とも呼ばれる．すべての脈管が同程度の吸収値として描出される．肝細胞癌の線維性被膜や隔壁，肝病変の線維性間質や粘液基質が高吸収／信号として確認できる（遅延性濃染）．

多血性肝細胞癌は動脈血流支配で，動脈相で造影剤の流入によりいったん増強効果を示した後，門脈相～平衡相にかけその造影効果が消失してくることから，一連の変化をとらえ，洗い出し（wash-out）と表現される．

■ 膵胆道腫瘍の造影ダイナミック検査 図8

膵・胆道系腫瘍に対する造影ダイナミック検査の造影タイミングは肝腫瘍に対するそれとほぼ同様であるが，各時相における留意点を挙げる．

・**膵実質相**：前述されたタイミングの動脈相においては，正常膵実質が最も強く増強される時相であり，膵実質相と呼ばれる．高吸収／信号を示す膵実質に対して，乏血性である膵管癌は低吸収／信号病変として良好なコントラストで描出されることから，膵癌の検出や進展度診断にはこの時相が最も重要である．
・**門脈相**：門脈系と膵実質，他の腹部臓器間のコントラストが良好であり，腹部全体の評価に適している．また肝転移とリンパ節転移の評価に優れる．
・**平衡相**：線維組織に富む膵管癌では高吸収／信号として検出される．囊胞性病変の被膜・隔壁の評価にも有用である．

胆道腫瘍における画像診断の留意点

術前診断としての精査は，病変の胆管長軸方向の進展範囲を評価する水平方向の進展度診断と，肝実質や Glisson 鞘，肝門部，肝十二指腸間膜内，膵実質への直接浸潤などを評価する垂直方向の進展度診断とを意識的に行う．転移診断として，リンパ節転移や肝転移などに留意する．水平方向進展の評価として，全体像の把握には MRCP が有用であり，詳細な壁変化の把握には直接胆管造影が優れる．総合的な進展度診断には MDCT による任意方向の再構成像での詳細な検討が重要である 図9．

進行胆囊癌の進展様式は，肝への直接浸潤，肝転移，腹膜播種がある．直接浸潤

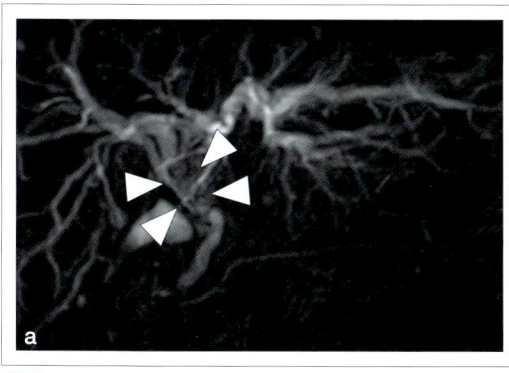

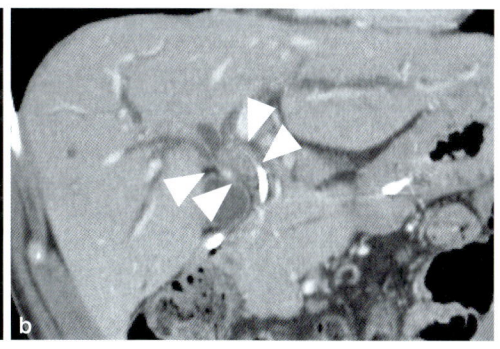

図9 肝門部胆管癌の MRCP
a：MRCP．左右肝管分岐部から上部胆管近くまで欠損像（▷）を示す腫瘍である．病巣より上流・下流の胆管，正常な膵管像と全体像の把握に優れる．
b：造影ダイナミック CT 門脈相，冠状断再構成像．同部に一致して不均一な低吸収を示す病巣（▷）が管腔内を占拠している．

は肝実質と胆嚢壁との間の脂肪層消失の所見がポイントで，底体部原発では胆嚢床へ，頸部原発では肝門部への進展に留意する．肝転移は胆嚢周囲の比較的限局した区域にみられることが多い．これは胆嚢静脈枝が肝内の末梢門脈枝へと還流する経路による．

血管浸潤の判定は CT，MRI ともに血管周囲に通常みられる脂肪層の消失でなされ，原発巣から連続する病変組織が血管を半周以上取り巻くことにより行うことが多い．血管内腔への明らかな浸潤像，該当する血管壁の不規則な不整像を示した場合には浸潤の確診度は高い．

（女屋博昭，堀越浩幸）

肝生検と局所（ラジオ波）治療

　原発性肝癌では，肝細胞癌（hepatocellular carcinoma：HCC）が95％以上を占めており，そのうち80％以上はB型やC型肝炎ウイルス感染に由来する．多くの症例が慢性肝炎や肝硬変を合併しており，サーベイランスを受けているため早期に発見される場合が多い．現在，HCCが3cm以下かつ3個以内の早期に発見された場合には，『肝癌診療ガイドライン』では切除手術とラジオ波焼灼療法（radio frequency ablation：RFA）による治療が推奨されている．RFAは480kHzのAMラジオと同じ周波数の電流を電極針の周囲に通電して，電極針の周囲3cmを1回で壊死させる治療法である．通常は局所麻酔下腹部超音波ガイドによって穿刺し，腫瘍が確実に穿刺できた場合に10～12分の通電によってHCCの壊死が得られる．腫瘍が心臓や腸の近くに存在する場合には，腹腔鏡でRFAを行う場合もある．身体への負担が切除に比較して少ないため，HCCに対する治療として広く行われている．

　RFAを施行すると治療前の腫瘍の病理所見がないため，原発性HCCであるか，その分化度などの悪性度の評価が行われず，予後や再発率を推定することが困難となる．このため，現在はRFA施行前に腫瘍生検を行い病理診断を行っておくことが望ましいと考えられている．

RFA前の肝腫瘍生検

方法

　播種を起こさず安全に行うために，われわれは2ステップ穿刺法を用いている．局所麻酔後，超音波ガイド下で21Gの細いガイド針を穿刺しておく．次にガイド針に沿って14Gの外筒針を挿入し，腫瘍の手前で止める．中のガイド針を抜き，生検のための21G針を挿入して生検を行う．生検後に生検針を抜き，外筒針の中にRFAの電極針を刺入する．狙ったところに電極針が留置されていることを確認した後，通電し腫瘍の焼灼を行う．この方法によって，腫瘍の病理組織が得られ，確実なRFAを行うことができる．

意義

　RFA直前に腫瘍生検を行っておく意義として以下の利点が挙げられる．
・腫瘍がHCCであったか否かの診断．
・HCCの分化度の評価．
・分子マーカーの解析．
　画像診断が進歩し腫瘍の質的診断がある程度可能になったが，腫瘍生検によって

RFAを施行した腫瘍の良悪，組織型の病理学的確定診断が得られる．early HCCや高分化型であったか，中〜低分化型であったかなど予後や再発の予測もきわめて重要である．また，今後HCCの分子マーカーによる亜分類を行っていくなど，病態の把握や新しい治療薬の進歩に貢献することが期待される．

動脈多血性HCCにおける分化度診断と分子マーカー

通常，動脈多血性でwash-outが認められた場合にはHCCと診断され，生検が行われることは少ない．しかし，われわれの施設では多血性HCCであってもRFA直前に腫瘍生検を行い，RFAで治療した腫瘍が高分化，中分化または低分化型HCCであったか否かについて，確定診断する．さらに，cytokeratin (CK) 19を代表とするprogenitor cell feature markerを調べることにより再発や予後との関連を検討できる．実際の症例を提示する．

症例1　CK19陰性のC型肝炎由来HCC　図1

70代，女性．肝S6に動脈多血性HCCが発見され，RFAにて局所根治が得られた．腫瘍生検の病理所見では，中分化型HCCと診断された．HCC部を酵素抗体法によるCK19免疫染色を行ったところ，腫瘍組織は全く染色されなかった．この症例は，その後4年間無再発で生存している．

症例2　CK19陽性のC型肝炎由来HCC　図2

70代，男性．肝S8に動脈多血性HCCが発見され，RFAにて局所根治が得られた．治療前の腫瘍生検により，中分化型HCCと診断され，CK19免疫染色では約10％の腫瘍細胞が陽性所見を呈していた．RFAで局所根治が得られたにもかかわらず，6か月後に肝内他部位に再発がみられた．その後再発を繰り返し，全経過1年で死亡した．

このように動脈多血性HCCで中分化型と診断されても，CK19の発現がある症例では再発率が高いと考えられる．そこで，初回HCCの症例で腫瘍生検後にRFAによって治療した症例について，腫瘍組織内のCK19の発現別に再発率を解析したところ，CK19陽性のHCCでは，陰性例よりも肝内他部位の再発率が有意に高いことが認められた　図3 ．また，CK19陽性HCCでは，術前の造影CTでは全例が腫瘍全体が動脈多血性であり，nodule in noduleを示す症例はみられなかった．したがって，HCCのなかにprogenitor cell feature marker陽性を示す症例が存在し，術後の再発率が高いなど臨床的特徴がみられると考えられる．

原発性肝癌のなかの細胆管細胞癌（cholangiocellular carcinoma：CoCC）は癌幹細胞由来ではないかと考えられ，CK19が陽性である．HCCの一部も免疫染色でCK19が細胞質に染色されるため，癌幹細胞由来のHCCが存在するのではないかと考えられるようになった．intermediate hepatobiliary cellsという用語が用いられるようになり，CK7とCK19の発現が免疫染色で確認されるものと定義されている．これらの陽性細胞がC型肝炎由来の肝硬変組織に存在し，HCCの発生

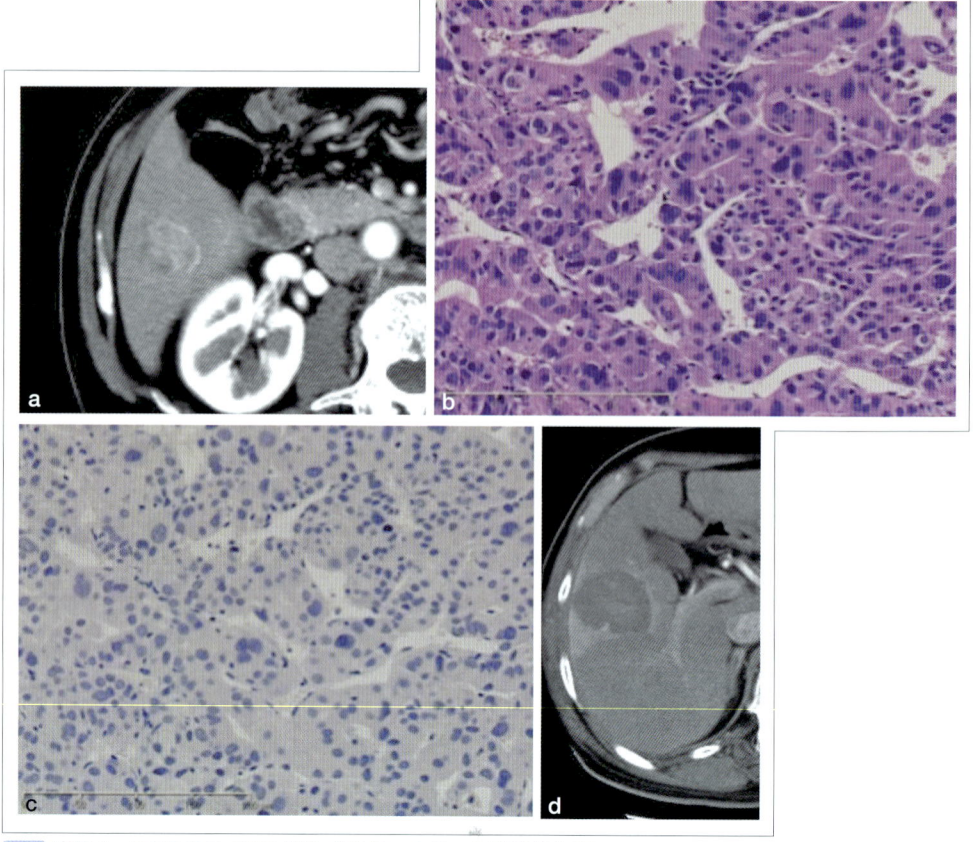

図1 症例1　CK19陰性HCC症例（70代，女性．C型肝炎由来）
a：治療前の造影CT動脈相．肝S6に濃染するHCCを認める．
b：治療前の腫瘍生検のHE染色．中分化型HCCと診断される．
c：腫瘍生検のCK19免疫染色．
d：RFA 4年半後の造影CT. 4年無再発で経過している．

に両者が独立して関与している可能性が示唆されている．近年，CK19陽性のHCCは切除後の予後不良因子であり，再発やリンパ節転移が多いことが示されている．progenitor cell feature markerとしてはCK19以外にEpCAMを用いても予後予測に有利との報告がある．

このように，多血性腫瘍の分子マーカーの検索により，HCCが亜分類される可能性があり，RFAなどで治療する前に腫瘍生検を行って病理学的に調べておくことが望ましいと考えられる．HCCの予後を予測したり治療薬の効果の予知に用いることができる分子マーカーを探索していくことが必要である．

非多血性腫瘍に対する腫瘍生検の意義

一般に，非多血性腫瘍は境界病変や過形成性結節のことが多く，治療を必要とせず経過観察でよいとする考え方が多い．米国肝臓学会のガイドラインでも経過観察と記載されている．しかし，最近 gadolinium ethoxybenzyl diethylene triamide pentaacetic acid（Gd-EOB-DTPA）を用いた造影MRIによって肝細胞相で低信

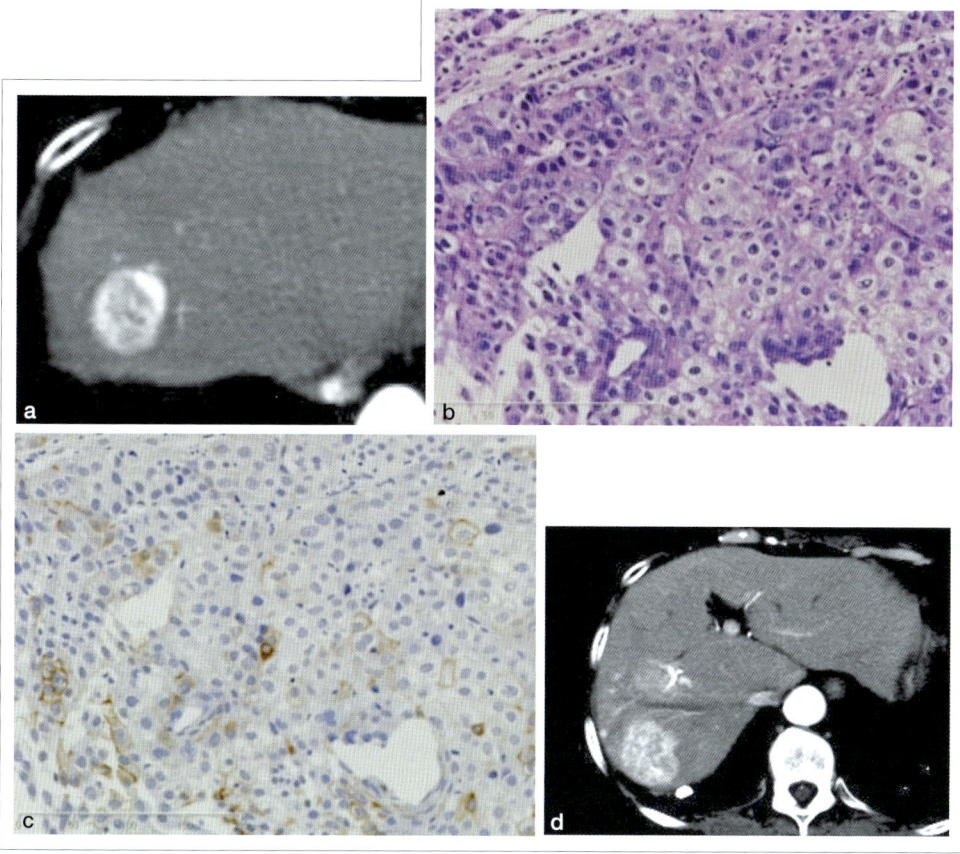

図2 症例2 CK19陽性HCC症例（70代，男性．C型肝炎由来）
a：治療前の造影CT動脈相．肝S8に濃染するHCCを認める．
b：治療前の腫瘍生検のHE染色．中分化型HCCと診断される．
c：腫瘍生検のCK19免疫染色．約10％の細胞が陽性と判定される．
d：RFA 6か月後の造影CT．肝内他部位に再発がみられる．

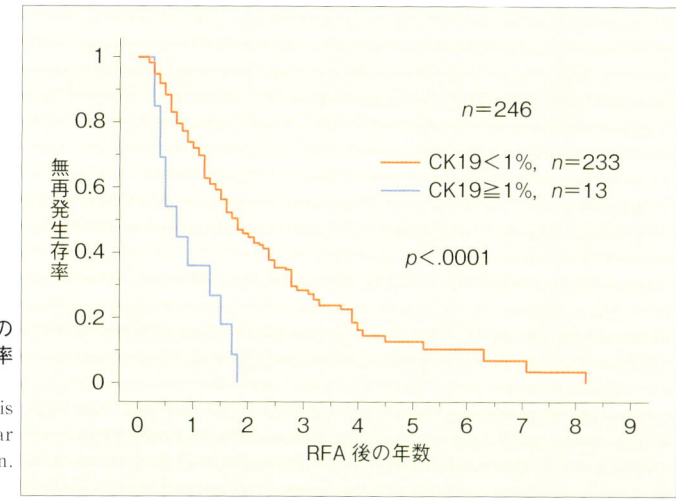

図3 RFAで治療を受けた症例の腫瘍のCK19免疫染色と治療後の再発率（Kaplan-Meiyer）
(Tsuchiya K, et al. Expression of keratin 19 is related to high recurrence of hepatocellular carcinoma after radiofrequency ablation. Oncology. 2011 ; 80 : 278-88.)

表1 非多血性肝腫瘍の臨床背景

変数	症例数 n=54
年齢	68.5 ± 8.5
性（男/女）	34/20
背景肝疾患（HCV/HB/その他）	36/8/10
Child-Pugh（A/B）	53/1
AFP 中央値（範囲）	15（1.8～583）
腫瘍径（mm）	19.4 ± 10.6

表2 非多血性腫瘍で Gd-EOB-DTPA 造影 MRI の T1 強調肝細胞相低信号の結節における腫瘍生検の病理所見との対比

	高分化型HCC	中分化型HCC	低分化型HCC	その他
症例数 n=54	33	11	1	9

号となる結節は早期 HCC であることが多いため，診断に有用であることが示され，非多血性 HCC の症例が増加している．また，Gd-EOB-DTPA 造影 MRI の肝細胞相で低信号となった結節では，造影超音波を併用することで，HCC の診断能が向上すると報告された．

そこで，当科において非多血性腫瘍で Gd-EOB-DTPA 造影 MRI と造影超音波を行い，病理組織所見が得られた結節についての成績を述べる．2006～2012 年に当科にて診断された非多血性肝腫瘍性病変 54 結節を対象とした．臨床背景は 表1 に示したとおりで，背景肝病変は C 型肝炎ウイルスが最も多い．肝予備能は大多数が Child-Pugh A で，α-フェトプロテイン（AFP）は中央値 15ng/mL と低く，腫瘍径は平均 19.4mm であった．これらの結節について，Gd-EOB-DTPA の肝細胞相で低信号となった症例の腫瘍生検の病理学的所見を検討したところ，高分化型 HCC は 33 結節と多かったものの，中分化型 HCC が 11 結節，低分化型 HCC が 1 結節あった．残り 9 結節は，胆管細胞癌が 2 結節，炎症性偽腫瘍が 2 結節，その他は境界病変などであった 表2．したがって，非多血性であっても必ずしも高分化型 HCC ではないことに留意すべきと考えられる．

さらに，動脈多血性腫瘍を含めて，腫瘍径と病理組織所見との関係を調べた．従来は腫瘍径 15mm 以下の結節は経過観察のみで可とされていたが，腫瘍径 10mm 未満，10～20mm，20mm を超える結節に分けて検討した．腫瘍径 10mm 未満であっても 11 結節中 4 結節（36.4%）が中・低分化型 HCC であり，10～20mm では 64 結節中 24 結節（37.5%）が中・低分化型 HCC であった．腫瘍径が 20mm を超える場合には 42 結節中 31 結節（73.8%）が中・低分化型 HCC であり，腫瘍径が大きい場合には中・低分化型 HCC が多かった 図4．しかし，腫瘍径が 20mm 未満であっても 36～37%が中・低分化型 HCC であったことから，RFA の治療前に腫瘍生検を行い，病理学的に診断することが重要である．

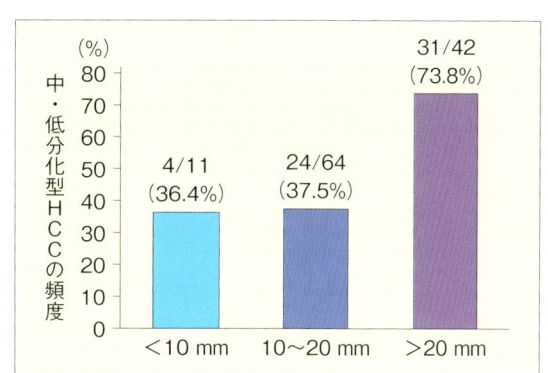

図4 Gd-EOB-DTPA 造影 MRI の T1 強調肝細胞相で低信号となった結節の腫瘍径と病理所見の関連

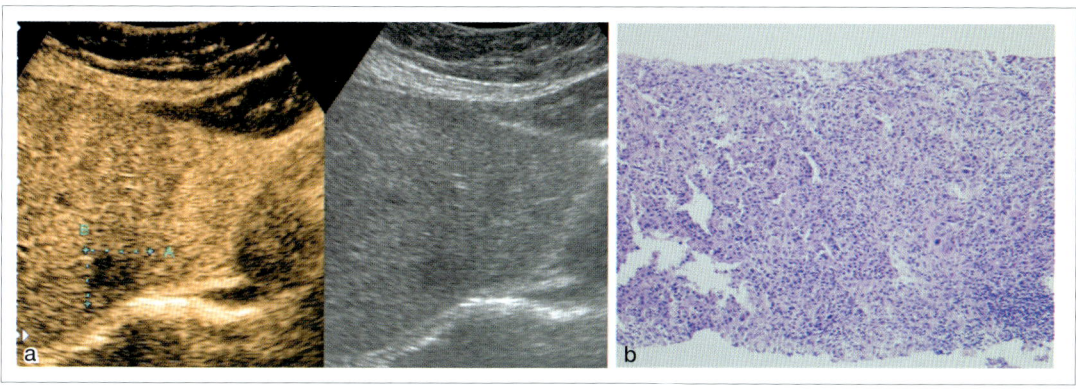

図5 症例3 腫瘍生検で低分化型 HCC と診断された症例（70代，女性）
a：肝左葉に腫瘍径 15 mm の造影超音波 Kupffer 相で欠損となる腫瘍
b：腫瘍生検で低分化型 HCC と診断された．

症例3　非多血性の低分化型 HCC　図5

　70代，女性．C 型肝炎を基礎に有する肝左葉の結節性腫瘍（15 mm）がみられた．造影 CT では動脈相は乏血性であったが，Gd-EOB-DTPA 造影 MRI によって肝細胞相は低信号となる結節であった．ソナゾイド®を用いた造影超音波では，Kupffer 相で欠損となり HCC と考えられた．そこで，超音波ガイド腫瘍生検を施行したところ，低分化型 HCC の所見であった．

　このように，腫瘍径が小さい乏血性結節であっても低分化型の症例が存在することを念頭に置き，腫瘍生検を行い病理組織診断を確認することが重要である．

〔泉　並木〕

膵・胆道の内視鏡下生検・細胞診

　近年，多列機能コンピュータ断層撮影装置（multidetector-row CT：MDCT），核磁気共鳴画像法（magnetic resonance imaging：MRI），超音波内視鏡検査（endoscopic ultrasonography：EUS）など画像診断機器の進歩は著しく，膵・胆道疾患に対する診断精度が向上してきている．このため典型的な画像所見を呈する場合には，病理学的診断なしに治療方針を決定するという意見もある．しかしながら，典型と思われても最終診断が異なる例も存在するほか，非典型例，小病変や限局性の膵管・胆管狭窄例などでは良悪性の鑑別を含めた病理学的診断が不可欠である．また，最近では抗腫瘍療法が進歩し，適応例の増加とともにpathological evidenceが求められてきている．さらに，胆管癌あるいは膵管内腫瘍では手術適応例の術式決定に際して水平方向進展度診断のためのmapping biopsyを要する場合があり，病理診断の必要性が増してきている．

　現在，胆道・膵疾患に対する内視鏡下の組織（生検・細胞診）採取法には，内視鏡的逆行性膵胆管造影（endoscopic retrograde cholangiopancreatography：ERCP）下と超音波内視鏡下穿刺吸引術（EUS-guided fine-needle aspiration：EUS-FNA）による2つの手法がある．本稿では，その適応および手技の実際について解説する．

内視鏡下組織採取法

ERCP下生検・細胞診

　従来，内視鏡下の組織採取法の主軸として施行されてきた手法である．ERCPによる膵管・胆管造影に引き続き，鉗子を目的部位まで挿入して生検を行う．鉗子は，通常の消化管用も使用可能であるが，乳頭口が小さいあるいは膵管が細い例に対しては細径でシャフトの軟らかい膵生検（endoscopic pancreatic biopsy：EPB）鉗子を用いる．

　通常はX線透視下に実施する 図1 が，内視鏡直視下の生検を要する場合には経口膵・胆道鏡（peroral pancreatoscopy：POPS，peroral cholangioscopy：POCS）を膵管，胆道内に挿入し，スコープのチャンネルから1mmの極細径の鉗子にて生検を行う．ただし，膵管，胆管は胃や大腸などの消化管に比べ内腔が狭く，屈曲を伴い，さらに狭窄高度例では生検目的部位まで鉗子あるいはPOPS・POCSの誘導が困難なことも少なくない．したがって，膵・胆道からのサンプル採取に際しては，細胞診を選択することが多くなる．

　細胞診の手法には，ブラシによるブラッシング細胞診と膵液・胆汁細胞診の2種類がある．前者はガイドワイヤ（GW）を膵管または胆管の深部まで挿入し，GW

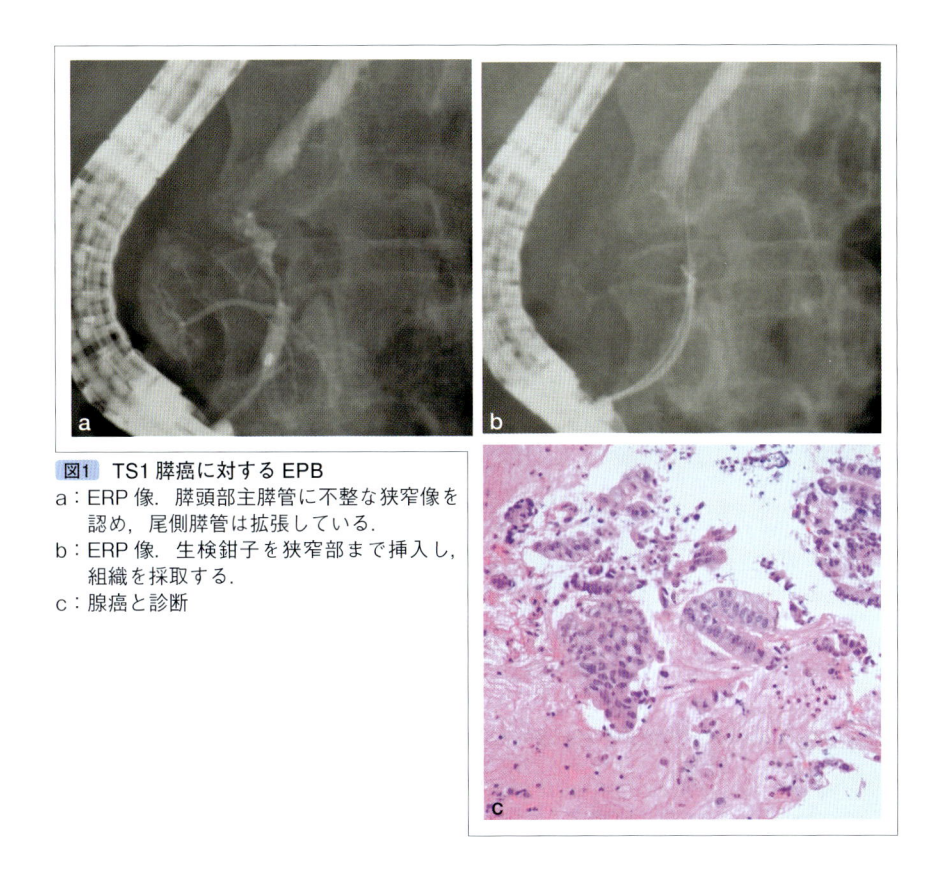

図1 TS1膵癌に対するEPB
a：ERP像．膵頭部主膵管に不整な狭窄像を認め，尾側膵管は拡張している．
b：ERP像．生検鉗子を狭窄部まで挿入し，組織を採取する．
c：腺癌と診断

に沿わせてブラシを目的部位まで誘導し擦過する **図2**．細胞診ブラシにはGW下に外套を狭窄部まで誘導した後にGWを抜去してブラシを挿入していくタイプとGW誘導式でGWを抜去せずに手技を完遂できるタイプがある．膵液・胆汁細胞診には，造影用カテーテルを膵管・胆管内に挿入して吸引で採取する方法と内視鏡的経鼻胆管・膵管ドレナージ（endoscopic naso-biliary drainage：ENBD，endoscopic naso-pancreatic drainage：ENPD）チューブを留置し，持続的に排出される膵液あるいは胆汁を何回かに分けて細胞診に提出する方法がある．

　ERCP下の組織採取法の利点は，膵管あるいは胆管上皮を採取できる，ENBD・ENPDにより細胞診を繰り返し施行できる，経乳頭的な検体採取のため播種の危険性がない，などである．欠点としては，ERCP後の膵炎の問題がある．

EUS-FNA

　EUS-FNAは，1992年にVilmannらによって報告された生検法である．2010年にわが国でも保険収載され，膵の充実性腫瘍に対する組織採取法としてgold standardになりつつある．主な適応としては，①腫瘍性病変の良悪性の鑑別，②癌のリンパ節転移に対するFNAやCTにて診断困難な微量腹水に対する穿刺による進展度診断，③化学・放射線療法や術前のpathological evidence取得が必要な例などであり，粘液播種の恐れのある嚢胞性病変への穿刺はわが国では原則禁忌とされている．また，穿刺対象は膵腫瘍のみならず，縦隔・腹腔リンパ節，胸・腹水，胃粘膜下腫瘍，肝腫瘍，胆嚢腫瘍など多岐にわたる．

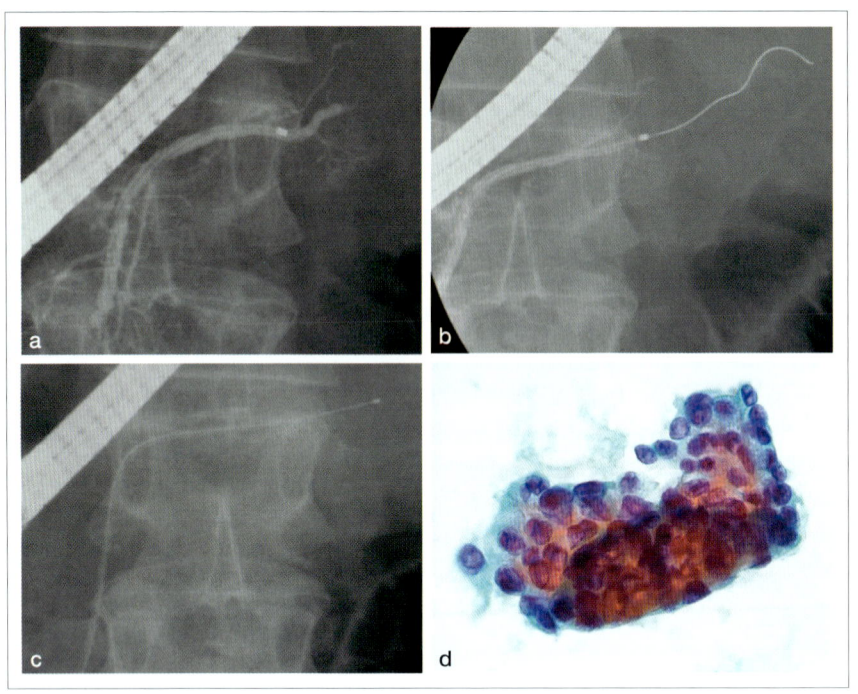

図2 主膵管狭窄例に対するブラッシング細胞診
a：ERP像．体部で主膵管は狭窄している．
b：ERP像．狭窄部を越えてGWを尾側に誘導する．
c：ERP像．ブラシの外套を挿入後，ブラシを出し入れし病変部で擦過する．
d：細胞診所見．adenocarcinomaと診断

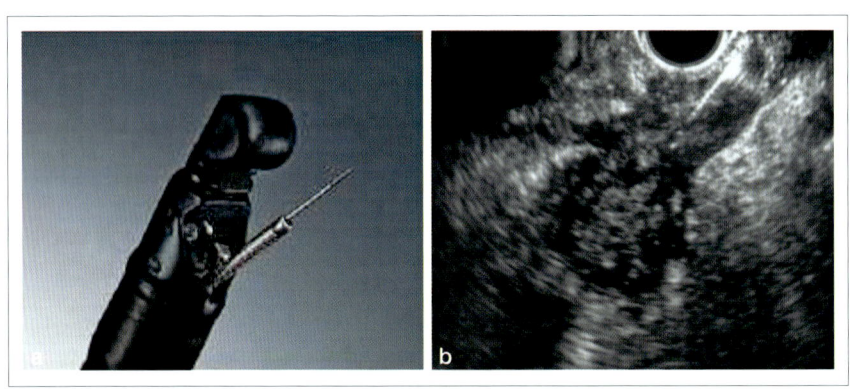

図3 EUS-FNA
a：convex型EUSスコープ（Olympus）と穿刺針
b：超音波画像下に穿刺する．

　方法は，Convex型EUSスコープを用い，胃もしくは十二指腸から対象病変に対し超音波画像誘導下に専用の穿刺針を用いて穿刺する 図3．病変に穿刺後，スタイレットを抜いて，陰圧をかけたシリンジを接続し，病変内で針を前後させるストロークを10〜20回程度行い，検体を採取する．血流の多い病変などでは血液混入が問題となることがあり，陰圧をかけずにスタイレットをゆっくり引きながらストロークする手法（slow pull method）も行われている．
　穿刺針は19G，22G，25Gがある．種々のメーカーにて開発・改良が進められて

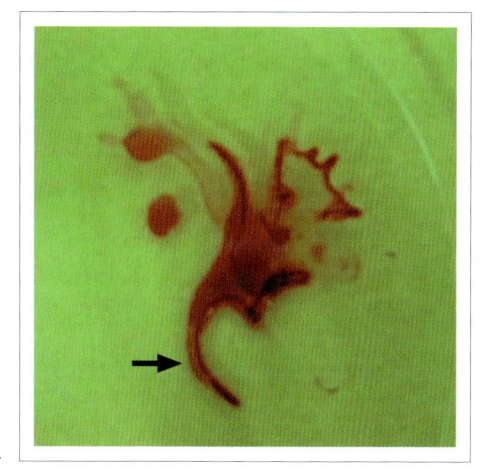

図4 EUS-FNA 検体
白色の検体（➡）を探し，提出する．

おり，検体採取率向上のための側溝や core trap を有する穿刺針も使用可能となっている．

一般には，22G 針を用いて良悪性の鑑別目的に細胞診を主体として施行されることが多いが，診断能の向上のためには採取した標本の取り扱いがポイントとなる．採取した検体は穿刺後，速やかに時計皿へと移し，白色の検体を探し提出することが重要である **図4**．細胞診については，迅速細胞診（rapid on-site cytological evaluation：ROSE）の有用性が報告されており，実施施設が増えてきている．ROSE の利点としては，採取した検体内に診断可能な十分量の細胞が採取されているか否かが判定でき，十分と判定されれば余分な追加穿刺を行わずにすむため，合併症の軽減にもつながる．

悪性リンパ腫では病型の亜分類が必要であるほか，自己免疫性膵炎，膵内分泌腫瘍，SPN（soild-pseudopapillary neoplasm），GIST（gastrointestinal stromal tumor）などでは確定診断に際し特殊染色を要するため，これらの疾患を疑う場合には 19G の穿刺針を用い十分量の検体採取を心がける．しかしながら，太径の穿刺針の使用は膵鉤部など病変部位によっては手技的難度が高くなる．

胆道疾患に対する内視鏡下生検・細胞診の実際

胆道領域には乳頭部，胆管，胆囊があり，乳頭部からの生検は消化管生検の要領で内視鏡直視下に比較的容易に行いうる．また，非露出型腫瘍に対しても内視鏡的乳頭括約筋切開術（endoscopic sphincterotomy：EST）後に生検する，あるいは EUS-FNA にて採取する方法がある．

これに対し，胆管あるいは胆囊病変に対する EUS-FNA は胆汁漏出による腫瘍細胞の播種の危険性があるため適応例は少なく，ERCP 下での経乳頭的なサンプル採取が主体となる．ただし，胆囊では胆囊管を越えて処置具を誘導する必要があり，慎重な適応の選定を要する．

胆管

　胆管の狭窄，隆起性病変の鑑別診断が適応であり，X線透視下での生検またはGW誘導下のブラッシング細胞診，ENBD留置下での胆汁細胞診が行われる．

　生検は，乳頭から胆管内に鉗子を誘導し，X線透視下に目的部で行う．胆管狭窄がある場合にはサンプル採取は比較的容易であるが，狭窄が高度かつ長く存在する場合には鉗子を狭窄部の奥に挿入できないことがある．その場合には狭窄部を越えてGWを挿入し，ブラッシング細胞診を行う．あるいはENBDチューブ留置とし胆汁細胞診に提出する．

　一方，胆管癌では術式決定に際し，水平方向進展度診断が重要でありmapping biopsyが行われる．胆管癌の水平方向進展に関しては，粘膜表層進展，壁内進展，壁外進展があり，表層進展を疑う場合が主な対象となる．これらの水平方向進展は胆管癌の肉眼型によって異なり，乳頭型あるいは結節膨張型では表層進展が多く，平坦浸潤型や結節浸潤型には壁内進展が多いことが判明している．特に，中・下部胆管癌では乳頭型あるいは結節膨張型が多く，半数程度に肝側への上皮内進展がみられ，なかには進展距離2cmを超える表層拡大進展を呈する例も少なくない．

　mapping biopsyも通常はX線透視下に行う．特に，肝門部では左右肝管合流部，右後区域枝分岐部，左B4分岐部近傍からの生検を要する．ただし，X線透視下で行う生検では鉗子の操作に制限があり，たとえ目的部位に誘導できても鉗子が滑って組織が採取できないこともある．また，主病変を通過して生検鉗子を肝側胆管へと誘導するためcontaminationの問題もある．その場合には，POCSを胆管内に挿入し，直視下生検を行う 図5 ．ただし，鉗子径が1mmと細いため，採取検体が小さく，スコープの耐久性の問題もあり，広く普及するには至っていない．

胆嚢

　胆嚢病変に対する生検は，胆嚢管を通過させて鉗子を胆嚢内まで誘導することが困難であるため，胆嚢内からの胆汁細胞診が主体となる．胆汁採取法には内視鏡的経鼻胆嚢ドレナージ（endoscopic naso-gallbladder drainage：ENGBD）が行われている．診断能を高める工夫としてはENGBDチューブ内に自然流出した胆汁を採取するのではなく，生理食塩水にて数回洗浄し胆汁細胞診に提出する．ただし，胆嚢管の分岐形態によってENGBDの手技的難度が異なり，さらに胆嚢管に結石や狭窄がある場合には困難となることがある．

膵疾患に対する内視鏡下生検・細胞診の実際

　膵病変に対する組織採取法にもERCP下の生検・細胞診とEUS-FNAがあるが，診断能の高さから現在ではEUS-FNAが第1選択で，ERCP下生検・細胞診の適応は限られてきている．

EUS-FNA

　膵腫瘍に対するEUS-FNAの感度，特異度，正診率はいずれも90%以上とする

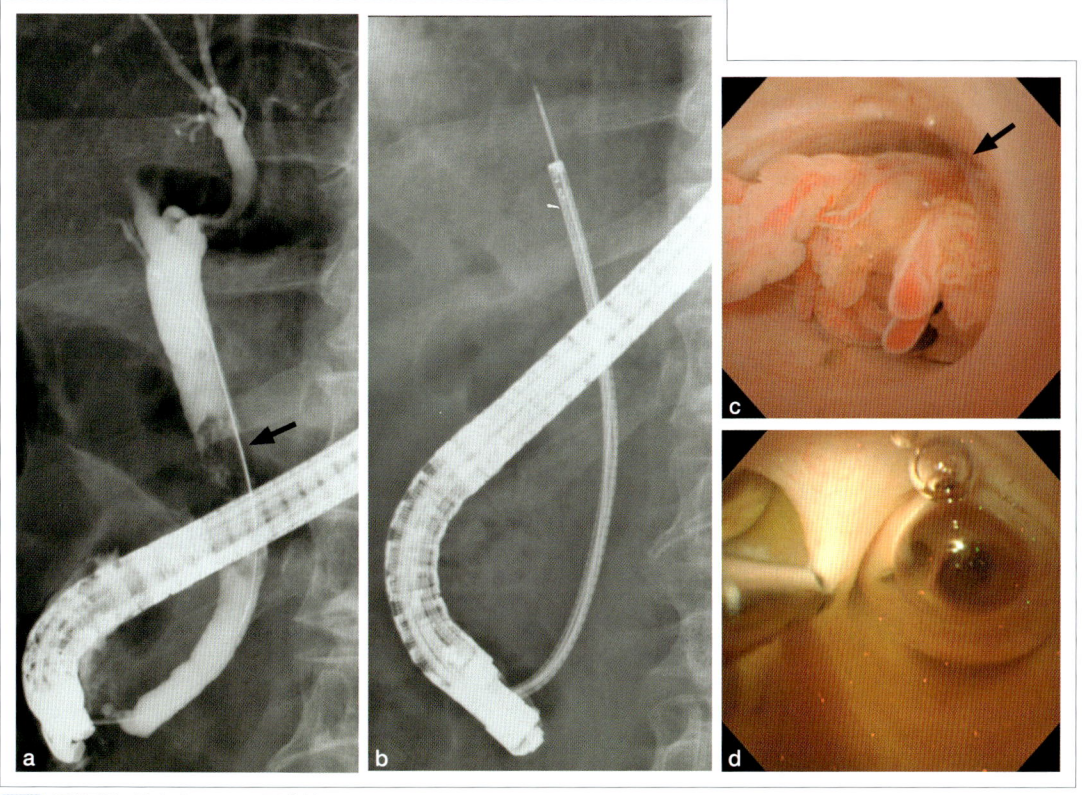

図5 胆管癌に対するPOCS下生検
a, b：ERC像．中部胆管に陰影欠損像（➡）を認める（a）．POCSを胆管内に挿入し，肝門部より生検を施行した（b）．
c, d：POCS所見．中部胆管に乳頭状腫瘍（➡）を認める（c）．肝門部から直視下生検を施行した（d）．

報告が多く，経皮的膵生検やCTガイド下膵生検に比べ，比較的安全に施行できることから急速に普及してきている．適応は，EUSにて腫瘤像と認識可能な病変である．膵頭部病変（特に膵鉤部）や腫瘍径の小さなものについては手技的難度が高いが，穿刺針の開発や技術向上により，ほとんどの症例で穿刺可能となってきている 図6 ．

手技に伴う合併症は少ないが，腫瘍穿刺で問題となるseedingが報告されており，十分に留意する必要がある．

ERCP下生検・細胞診

従来，膵の組織診断法として施行されてきたが，EPBの癌陽性率は40～72%と報告されており，術後膵炎の危険性があることから適応は限られてきている．

現在のERCP下生検・細胞診の適応としては，EUSにて腫瘤が同定できない良悪性鑑別を要する主膵管狭窄，膵管内乳頭粘液性腫瘍（intraductal papillary mucinous neoplasm：IPMN）などの膵管内病変である．特に，上皮内癌の診断はEUSでは困難で，この場合にはENPD留置下での膵液細胞診の有用性が報告され，注目されている．また，IPMNでは主膵管内からの生検に加えて拡張分枝内に鉗子を誘導できれば分枝内からの組織採取も可能である．

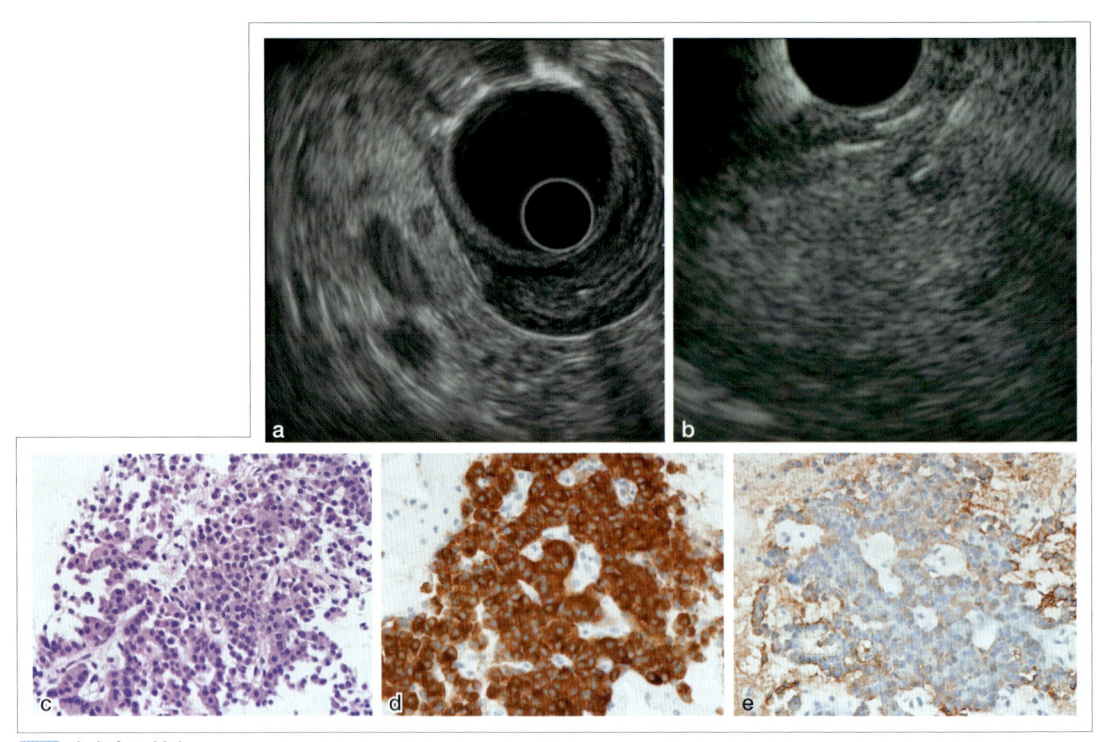

図6 小病変に対する EUS-FNA
a：radial EUS．膵体部に径 3mm 大の類円形の低エコー腫瘤像を認めた．
b：convex EUS．胃内より病変に対し穿刺
c,d,e：FNA により得られた組織所見．HE 染色にて均一な小型類円形の核を有する異型細胞が増殖している（c）．
 chromogranin A 陽性（d），synaptophysin 陽性（e）であり膵内分泌腫瘍と診断

おわりに

　膵・胆道領域では，良悪性の鑑別，質的診断，進展度診断など病理学的診断を要する機会が増えてきている．本領域は，解剖学的特性から生検が難しい，あるいは小さな検体しか採取できないことも少なくなく，細胞診を行うことが多い．このため臨床医と病理医さらに細胞診技師との密接な連携が望まれる．

（権　勉成，真口宏介，潟沼朗生）

病理診断と外科治療

　肝・胆・膵の領域は，臓器が多岐にわたり，結果として腫瘍の種類も多い．頻度の高い代表的な腫瘍として，肝では肝細胞癌，肝内胆管癌，転移性肝癌，胆道では胆管癌，胆囊癌，十二指腸乳頭部癌，膵では膵管癌，膵管内乳頭粘液性腫瘍（intraductal papillary mucinous neoplasm：IPMN），粘液囊胞性腫瘍（mucinous cystic neoplasm：MCN）などが挙げられる．

　本稿では，これらの腫瘍の外科治療体系と，それに関わる病理診断について述べる．

肝腫瘍の病理診断と外科治療

　肝腫瘍に対する手術方法は，腫瘍の種類によって異なる．したがって，術前に病名とその進展度を正しく診断しておく必要がある．術前診断は，主に横断画像診断（腹部超音波検査，CT，MRIなど）と腫瘍マーカー〔肝細胞癌：α-fetoprotein（AFP），protein induced by vitamin K absence-Ⅱ（PIVKA-Ⅱ）など，肝内胆管癌および転移性肝癌：carcinoembryonic antigen（CEA），carbohydrate antigen 19-9（CA19-9）など〕によってなされる．画像診断のポイントは，本書の別項に譲る．

　肝腫瘍では，他のほとんどの癌とは異なり，術前に生検を行うことはまれである．その理由は，①画像診断の進歩によって鑑別診断の精度が向上したこと，②生検針のルートに沿った播種再発の可能性があること，である．術前肝腫瘍生検を行うのは，画像診断と腫瘍マーカーだけでは良悪性の鑑別診断が困難で，手術適応の判断に迷う場合が主である．

肝細胞癌

　肝細胞癌は，門脈血流を介して進展・転移する特性を有する．したがって，肝細胞癌切除後の再発部位で最も頻度が高いのは残肝である．このほかに，多中心性発生によって新たな発癌が残肝にみられることも少なくない．

　肝細胞癌の潜在的な経門脈的播種性転移を予防的に切除することによって再発率の低下，生存率の改善を図ろうとして考え出されたのが，肝の系統的切除である．系統的肝切除においては肝内門脈の分岐様式に立脚し，予定肝切除領域の門脈枝を根部で切除し，それによって支配される肝を解剖学的に切除する．具体的には右肝切除などの半肝切除，前区域切除 図1 などの区域切除，S8切除などの亜区域切除などがこれにあたる．系統的肝切除が真に肝細胞癌の予後を改善するかどうかはいまだ議論があるが，肝予備能が許せば系統的肝切除が選択される場合が多い．

　実際の肝切除範囲・量は，腫瘍因子と肝機能因子のバランスで決まる．肝細胞癌の多くは，障害肝（B型またはC型肝炎ウイルスによる慢性肝炎・肝硬変，アル

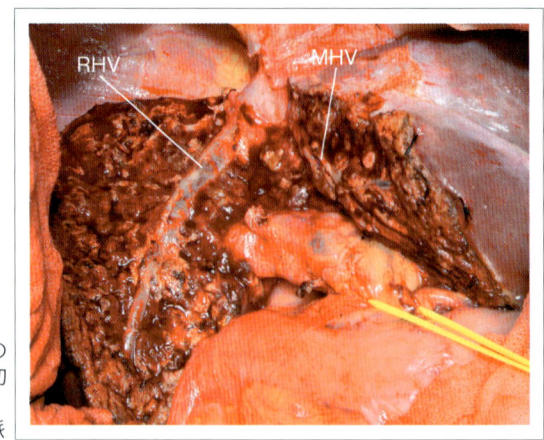

図1 肝細胞癌に対する術中写真
肝前区域切除後．右側に後区域の肝切離面，左側に内側区域の肝切離面がみられる．
RHV：右肝静脈，MHV：中肝静脈

コール性肝障害，脂肪性肝炎など）から発生するので，術前にICGテストなどで肝機能を評価し，根治を企図する術式が耐術可能かどうかを判断する．

　手術適応のある段階の肝細胞癌がリンパ節転移を示すことはまれである．また，硬変肝では肝十二指腸間膜内のリンパ管が拡張している場合が多く，リンパ節郭清によって術後に難治性腹水を呈する危険性がある．したがって，肝細胞癌の手術においては，通常リンパ節郭清は行わず，むしろ肝十二指腸間膜には極力手をつけないようにする．

肝内胆管癌

　肝内胆管癌は，その肉眼型によって腫瘤形成型（mass-forming type），胆管周囲浸潤型（periductal infiltrating type），胆管内発育型（intraductal growth type）に分類される．肝切除術式は癌の進展範囲によって異なるが，半肝切除や区域切除などの系統的肝切除が行われることが多い．腫瘍が肝門部胆管に浸潤している場合には，肝門部領域胆管癌の術式と同様，尾状葉切除を伴う半肝切除（または3区域切除），肝外胆管切除が行われる．

　肝内胆管癌は，肝細胞癌と異なりリンパ節転移を起こす頻度が高い．通常，肝切除に加えて所属リンパ節郭清を行う．

転移性肝癌

　転移性肝癌のうち，最も積極的に手術が行われるのは大腸癌肝転移である．その他の癌では，単発の場合など，限られた症例において切除が行われることがある．膵・胆道癌の肝転移には，一般的に手術適応がない．

　大腸癌肝転移においては，解剖学的および肝予備能からみて切除が可能であれば，極力切除する方針がとられている．さらに，当初切除不能であっても，化学療法を行った後に切除する取り組み（conversion treatment）も行われている．大腸癌肝転移の場合，通常は系統的肝切除を行う必要はなく，複数個の切除においても肝部分切除の組み合わせを行い，極力多くの非癌肝組織を温存する．肝周囲のリンパ節郭清は行わない．肝周囲に肝転移からの二次的なリンパ節転移がある場合は通常手術適応はない．

胆道癌の病理診断と外科治療

『胆道癌取扱い規約』では肝外胆道系の腫瘍を扱っており，胆道癌は胆管癌，胆嚢癌，十二指腸乳頭部癌に分類されている．

胆管癌

胆管癌は，肝門部領域胆管癌（旧来の肝門部胆管癌）と遠位胆管癌（旧来の中・下部胆管癌）に分類される．肝門部領域胆管とは，肝側左側は門脈臍部の右縁から，肝側右側は門脈前後枝の分岐点の左縁までの範囲で，十二指腸側は左右肝管合流部下縁から十二指腸壁に貫入するまでを二等分した部位までとされている．また，遠位胆管は上述の二等分点から十二指腸壁に貫入する部分までと定義されている．

胆管癌の術式を決定するには，胆管に沿った水平方向の癌進展と，周囲臓器や主要血管（肝動脈と門脈）への垂直方向の癌進展を評価する．水平方向の癌進展の評価には，減黄前の multidetector-row CT（MDCT），magnetic resonance cholangiopancreatography（MRCP），直接胆道造影，胆道鏡，腔内超音波検査，経乳頭的胆管内 step biopsy などが行われる．垂直方向進展度診断には，主に MDCT が用いられる．胆管内の術前生検や細胞診は，まれにみられる良性胆管狭窄（IgG4 関連硬化性胆管炎，原発性硬化性胆管炎など）と癌の鑑別のためにも重要である．

肝門部領域胆管癌の標準術式は，尾状葉切除を伴う半肝切除または3区域切除，および肝外胆管切除である 図2 ．肝門部胆管は肝動脈・門脈に近接しているためこれらに容易に浸潤し，これらの合併切除・再建を要する場合も多い．肝門部領域胆管癌に対するこうした手術は8～10時間程度を要し，技術的にも高難度で，閉塞性黄疸肝に対する大量肝切除であることと相まって，患者に与える侵襲もきわめて大きい．

遠位胆管癌の標準術式は膵頭十二指腸切除である 図3 ．術前に上流側胆管への進展度を正確に診断し，胆管断端において癌陰性が得られる位置で胆管を切離することが大切である．癌が膵内胆管に位置する場合には門脈合併切除が必要になる場合はまずないが，癌がいわゆる中部胆管に位置する場合には，時に門脈合併切除を要する場合がある．

癌が肝門部領域胆管から遠位胆管にまで広く進展している場合には肝膵頭十二指腸切除（hepatopancreatoduodenectomy：HPD）が必要になる．すなわち，肝門部領域胆管癌と遠位胆管癌の術式の組み合わせであり，例えば右肝・尾状葉切除＋膵頭十二指腸切除といった術式である 図4 ．腹腔内の手術のなかでは最も高侵襲の術式である．

胆管癌では，これらの肝切除や膵切除に加え，領域リンパ節の郭清と肝動脈周囲の神経叢郭清が行われる．膵胆道系の腫瘍では，リンパ節転移のみならず神経周囲浸潤も高頻度でみられる．これらの癌進展に対処するため，単なるリンパ節郭清に留まらず，肝動脈周囲神経叢郭清を伴う肝十二指腸間膜の skeletonization resection を行う 図2 ．

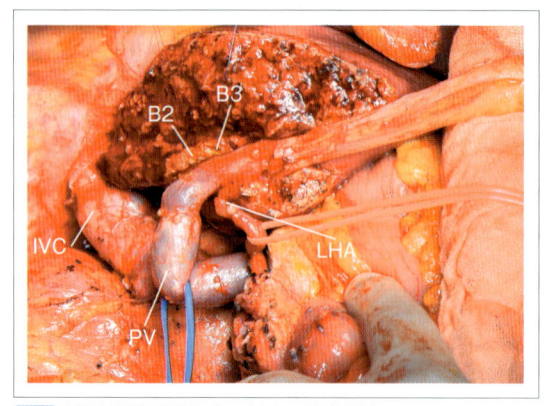

図2 肝門部領域胆管癌に対する術中写真
肝右3区域・尾状葉切除＋肝外胆管切除後．リンパ節郭清および肝十二指腸間膜内の skeletonization resection のために，外膜の露出した固有肝動脈〜左肝動脈（LHA）と門脈（PV）がみられる．
B2：左肝内胆管外側後枝断端，B3：左肝内胆管外側前枝断端，IVC：下大静脈

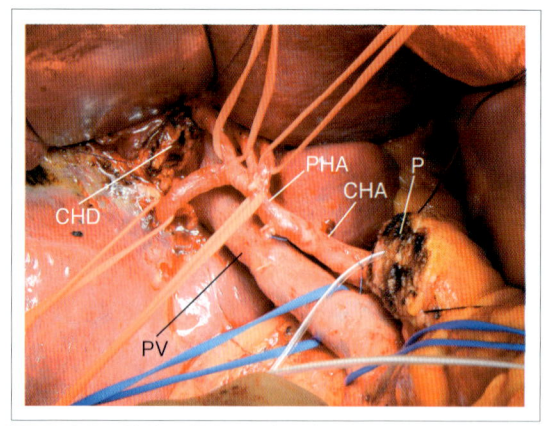

図3 遠位胆管癌に対する術中写真
膵頭十二指腸切除後．総肝管（CHD）は左右肝管合流部で切離され，左・右肝管内腔が確認できる．
P：膵断端，PV：門脈，CHA：総肝動脈，PHA：固有肝動脈

　胆管癌が広範に水平進展している場合，癌が胆管の粘膜下を進展しているのか，粘膜面を進展（表層拡大進展）しているのかを診断することは，臨床的にも病理学的にも重要である．胆管の切離断端が粘膜下の進展で癌陽性になった場合には，胆管断端陽性が予後不良の重要な因子となる．しかし，表層拡大進展で陽性になった場合，それ自体が5年生存率には大きな影響を与えることはないが，5年以上経ってから局所再発する場合があることが知られている．

胆嚢癌

　胆嚢癌は，主にその壁深達度，局所進展度によって手術術式が設定される．
　『胆道癌取扱い規約』が定める Tis，T1a，T1b，すなわち固有筋層までの浸潤であれば，リンパ節転移を伴うことはまずない．したがって理論上は胆嚢摘出術だけでよい．ただし，T1b と T2，すなわち固有筋層浸潤と漿膜下層浸潤を術前に明確に区別することは困難である．よって，胆嚢摘出術は術前に T1a（粘膜固有層浸潤）までの深達度であることに確信がもてる場合にのみ行われる．
　T2 の場合には，胆嚢床切除（胆嚢付着部周囲の肝を，胆嚢から1〜2cm程度の surgical margin を確保して切除する肝部分切除）**図5** を伴う胆嚢摘出術と所属リンパ節郭清が基本術式である．胆嚢床切除の代わりに，肝 S4a+5 を系統的に切除する方針の施設もあるが，肝 S4a+5 切除が胆嚢床切除よりも予後を改善する明確なエビデンスはまだない．癌が胆嚢頸部に位置する場合，胆嚢管まで癌が進展している場合，リンパ節転移がある場合には，上述の切除に加えて肝外胆管切除が付加される．
　T3 よりも進行している場合には，その進展様式や程度に応じて以下のような手術が行われる．①肝床浸潤型（肝に明瞭な浸潤を有する場合）：肝 S4a+5 切除，拡大肝右葉切除，肝3区域切除など．②肝門浸潤型（胆嚢頸部癌が肝門部胆管に浸潤する場合）：拡大肝右葉・尾状葉切除＋肝外胆管切除など．③肝床・肝門浸潤

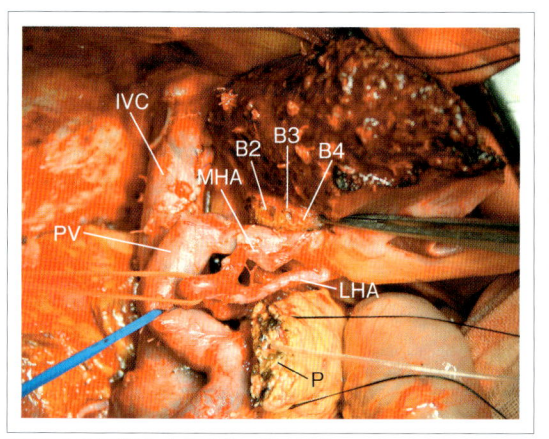

図4 広範囲胆管癌に対する術中写真
右肝・尾状葉切除＋膵頭十二指腸切除後．左肝内胆管は外側後枝（B2），外側前枝（B3），内側枝（B4）の3穴で切離されている．
P：膵断端，LHA：左肝動脈，MHA：中肝動脈，PV：門脈，IVC：下大静脈

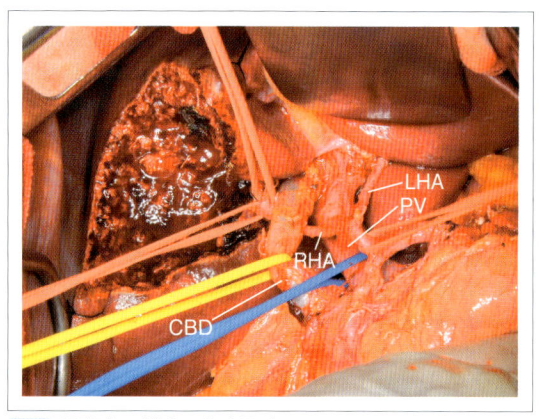

図5 胆嚢癌に対する術中写真
胆嚢床切除後．胆嚢床は楔状に肝部分切除されている．総胆管（CBD）を温存しつつ領域リンパ節郭清を行った．
PV：門脈，LHA：左肝動脈，RHA：右肝動脈

型：拡大肝右葉・尾状葉切除または肝右3区域・尾状葉切除＋肝外胆管切除．このタイプでは腫瘍が大きい場合が多く，肝以外の他臓器浸潤のために，上記の術式に加えて膵頭十二指腸切除や結腸部分切除などの術式を付加する場合もある．

十二指腸乳頭部癌

十二指腸乳頭部癌の基本術式は，膵頭十二指腸切除である．ただし，乳頭の腺腫内癌では内視鏡的乳頭切除や外科的乳頭切除が試みられる場合もある．

膵腫瘍の病理診断と外科治療

浸潤性膵管癌

浸潤性膵管癌の多くは，CTをはじめとする横断画像診断と腫瘍マーカー（CEA，CA19-9など）から診断が可能である．ただし，膵管狭窄はみられるが膵内の腫瘤が明瞭でない場合や，自己免疫性膵炎，腫瘤形成性慢性膵炎などの良性疾患との鑑別が困難な場合には，内視鏡的逆行性膵胆管造影（endoscopic retrograde cholangiopancreatography：ERCP）検査下の生検や細胞診，超音波内視鏡下の生検（endoscopic ultrasonography-fine needle aspiration：EUS-FNA）などが積極的に行われる．

浸潤性膵管癌では，遠隔転移がなく，肝動脈や上腸間膜動脈への浸潤がない場合には，根治を目指した積極的切除が行われる．欧米では，門脈・上腸間膜静脈浸潤がある場合には切除不能にしている場合が多いが，わが国ではこれらを再建可能な場合には，門脈・上腸間膜静脈合併切除を積極的に行っている．

浸潤性膵管癌の標準術式は，膵頭十二指腸切除（癌が膵頭部にある場合）または尾側膵切除（癌が膵体尾部にある場合）である．膵全摘はまれに行われるにすぎな

い．これらに加え，所属リンパ節郭清や膵周囲の神経叢郭清を行う．わが国では1970年代から1990年代にかけて，後腹膜のリンパ節や神経叢を広範かつ予防的に切除する拡大郭清が積極的に行われてきたが，拡大郭清と標準郭清のランダム化比較試験の結果，拡大郭清の優位性は否定されるに至った．現在ではR0が得られる必要最小限の切除・郭清を行う方針がとられている．

膵管内乳頭粘液性腫瘍（IPMN）

　IPMNは，膵管上皮から発生し種々の程度の粘液産生能を有する乳頭状腫瘍である．浸潤性膵管癌に比べて増殖速度は緩徐であるが，low-grade dysplasiaからhigh-grade dysplasia（=Tis），やがてinvasive carcinomaへと進展する特徴を有する．IPMNはCTやMRCPなどで認識が可能で，その主座によって分枝型IPMNと主膵管型IPMNに分類する．

　主膵管型IPMNは分枝型IPMNと比べて悪性度が高いことが多く，すでにhigh grade dysplasiaやinvasive carcinomaとなって発見される場合も少なくない．通常は，発見された時点で手術適応である．

　分枝型IPMNは，健診で行われる腹部超音波検査などでよく発見される．主膵管型IPMNより悪性度が低い場合が多いが，囊胞径が3cmを超え明瞭な壁在結節を有する場合，主膵管の拡張を伴う場合，膵炎などの症状を呈する場合に手術適応とされる．

　IPMNでは，その主座によって膵頭十二指腸切除や尾側膵切除が行われることが多いが，広範な主膵管型では膵全摘を余儀なくされる場合もある．逆に，TisまでのIPMNで進展範囲が限局している場合には，膵中央切除や脾温存を伴う尾側膵切除などの縮小手術も許容される．

　IPMNでは，同時性または異時性の多発IPMNや浸潤性膵管癌の合併頻度が一般よりも高い．根治切除後も，長期間にわたってこれら異時性腫瘍の有無をチェックする必要がある．

粘液囊胞性腫瘍（MCN）

　MCNは中年期以降の女性の尾側膵に発生することが多い囊胞性腫瘍である．囊胞壁は比較的厚く，内部は単房あるいは多房性で，囊胞内部に粘液を貯留している．囊胞内腔は比較的平滑な状態から乳頭状腫瘤がみられる状態までさまざまで，IPMNと異なり主膵管と交通することが少ない．こうした特徴はCTまたはMRIなどで把握可能な場合が多いが，他の囊胞性腫瘤（仮性囊胞，IPMN，充実性偽乳頭状腫瘍など）と画像上鑑別困難な場合もあり，最終的には切除標本の病理組織検査で，上皮の所見と上皮下の卵巣様間質の存在によって確定診断に至る場合もある．

　MCNもIPMNと同様，組織学的にlow-, moderate-, high-grade dysplasiaとinvasive carcinomaに分類されるが，現在の理解では発癌の可能性の大きな腫瘍であるので，通常はMCNと診断した段階で手術適応がある．手術術式は，その好発部位から尾側膵切除が行われることがほとんどである．

〈上坂克彦〉

分子標的治療

　肝胆膵の悪性腫瘍において数々の分子標的薬が開発されているが，現在のところ有効性が確認されている薬剤は膵癌に対するエルロチニブと肝細胞癌に対するソラフェニブのみである．本稿ではエルロチニブ，ソラフェニブの使用に際し念頭に置くべき主な事柄を述べる．

分子標的薬とは

　従来の抗癌剤は，癌細胞に対する殺細胞効果が確認された物質を見つけ出し，後からその作用メカニズムを解明したうえで，治療薬として開発するという手順を踏んでいた．細胞分裂過程に直接作用する従来の抗癌剤は，癌細胞への特異性が低く，正常細胞に対する障害性が強いため，重篤な有害事象の発生が多いことが大きな問題となっている．近年，分子生物学の急速な発展により，癌の進展・増殖に関わるさまざまな分子生物学的知見が明らかになった．分子標的薬とは，この癌の進展・増殖機構の解明に伴い，創薬の段階から癌細胞の増殖，浸潤，転移に関わる特異的に発現している分子を標的として開発された薬剤である．癌細胞への特異性が高く，高い抗腫瘍効果が期待でき，有害事象が少ないとされている．しかし臨床応用されるにつれて，画期的な薬効を示すものがある反面，高血圧，皮膚障害，間質性肺炎などの特徴的な有害事象が認められることがわかってきた．

　現在検討されている代表的な分子標的薬は，①シグナル伝達阻害薬〔細胞分裂や増殖，遊走，血管新生，細胞死などの過程を調節する上皮増殖因子受容体（epidermal growth factor receptor：EGFR）シグナル伝達系などを阻害〕，②血管新生阻害薬〔腫瘍の成長・転移を促進する血管新生の過程で中心的な役割を果たす血管内皮増殖因子受容体（vascular endothelial growth factor receptor：VEGFR）の活性化などを阻害〕，③細胞周期調節薬〔細胞周期の各期で比較的一定に発現している細胞周期調節因子サイクリン依存性キナーゼ（cyclin dependent kinase：CDK）などを調節〕である．

　分子標的薬は従来の殺細胞性の抗癌剤とは違い，効果予測の指標となる特有のバイオマーカーが存在する場合がある．その際にはあらかじめバイオマーカーを調べることによって，効果がありそうな患者を選別できる．つまり個別化医療を実践できる可能性がある．しかし残念ながら，膵癌に対するエルロチニブおよび肝細胞癌に対するソラフェニブでは，いずれも効果予測因子となるバイオマーカーは確認されていない．

エルロチニブ

作用機序

エルロチニブはEGFRのチロシンキナーゼを選択的に阻害する分子標的薬であり，シグナル伝達阻害薬に属するゲムシタビン（GEM）との併用で切除不能膵癌に対する有効性が認められた．

投与スケジュール 図1

エルロチニブは100mgを食事の1時間以上前または食後2時間以降に1日1回，連日経口投与する．有害事象が発現した場合，50mg/日に減量する．

GEMは1,000mg/m^{2}を30分で点滴静注する．1，8，15日目に投与，22日目は休薬とし，4週間を1サイクルとして繰り返す．

適応

膵癌に対する治療は切除可能，局所進行，遠隔転移に分類される．局所進行膵癌とは遠隔転移はないが腹腔動脈や上腸間膜動脈などの大血管に癌が浸潤しているため，切除不能と判断される膵癌を指す．局所進行膵癌に対する治療として，化学放射線療法，化学療法が行われるが，化学放射線療法の標準的レジメンや有効性に関しては十分確立していない．

エルロチニブはGEMとの併用で局所進行および遠隔転移例が対象となる．ただし，局所進行と遠隔転移例を対象に行われたPA.3試験では，全体で有効性が確認されたが，サブグループ解析で遠隔転移例でより良好な効果が得られている．さらに2013年のASCOで発表された局所進行膵癌を対象としたLAP-07試験では，エルロチニブの上乗せ効果は認められなかった．以上のことからエルロチニブは遠隔転移例に限って適応することが適切と考えられる．

効果

2005年にASCOで報告された第Ⅲ相試験（PA.3試験）では主要評価項目である全生存期間中央値（median overall survival：median OS）はGEM+エルロチニブ群6.24か月，GEM+プラセボ群5.91か月と，GEM+エルロチニブ群で有意に生存期間が延長した〔ハザード比（HR）0.82, 95%信頼区間（CI）0.69〜0.99；p=0.038〕 図2 ．副次評価項目である無増悪生存期間中央値もGEM+エルロチニ

	1週目 （1日目）	2週目 （8日目）	3週目 （15日目）	4週目 （22日目）
ゲムシタビン 1,000mg/m^2	投与	投与	投与	休薬
エルロチニブ 100mg/日	連日1日1回経口投与			

図1 ゲムシタビン+エルロチニブ併用療法の投与スケジュール

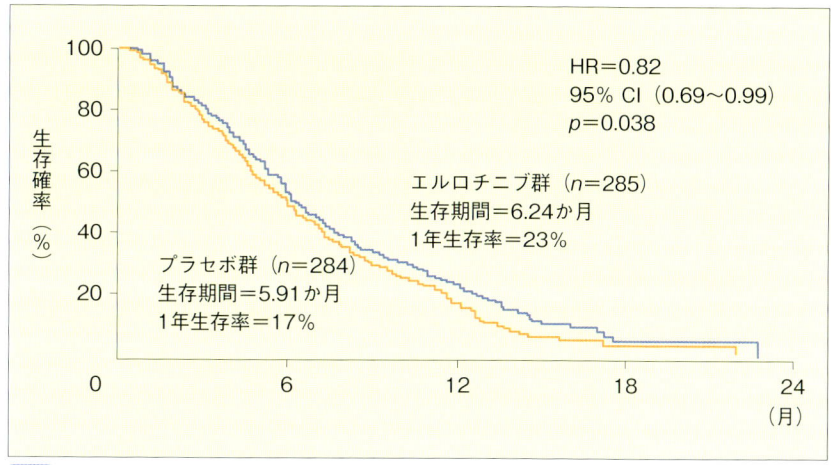

図2 PA.3試験における全生存曲線
(Moore MJ, et al. Erlotinib plus gemcitabine compared with gemcitabine alone in patients with advanced pancreatic cancer : a phase Ⅲ trial of the National Cancer Institute of Canada Clinical Trials Group. J Clin Oncol. 2007 ; 25 : 1960-6.)

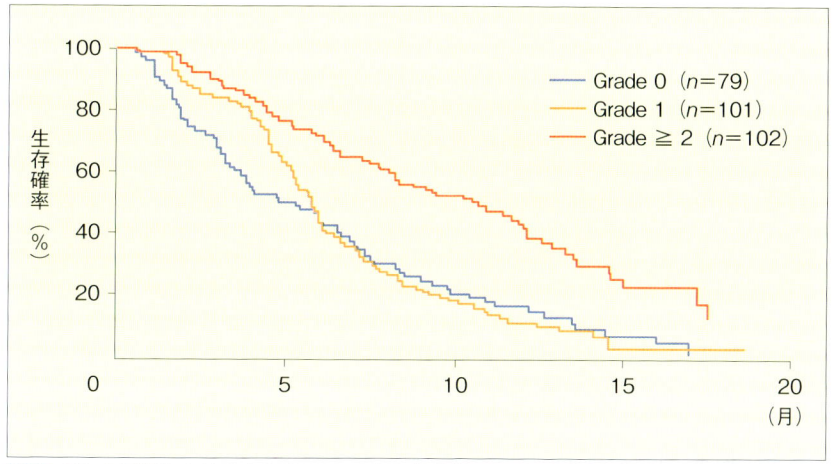

図3 PA.3試験における皮疹のGradeと生存曲線
(Moore MJ, et al. Erlotinib plus gemcitabine compared with gemcitabine alone in patients with advanced pancreatic cancer : a phase Ⅲ trial of the National Cancer Institute of Canada Clinical Trials Group. J Clin Oncol. 2007 ; 25 : 1960-6.)

ブ群3.75か月，GEM＋プラセボ群3.55か月と，GEM＋エルロチニブ群で有意に延長した（HR0.77, 95%CI 0.64〜0.92；$p=0.004$）．もう1つの副次評価項目である奏効率に関してはGEM＋エルロチニブ群8.6%，GEM＋プラセボ群8.0%で有意な差は認められなかった．この結果を受けて，国内第Ⅱ相試験が実施され，日本人での安全性が確認されたため，2011年7月，膵癌に対する保険適用が得られた．

GEM＋エルロチニブ併用療法の予後因子として皮疹の発現が挙げられ，Grade 2以上の皮疹が出現した場合は，しない場合よりも予後がよいことが報告されている **図3** **表1**．PA.3試験のサブグループ解析ではEGFRの発現の有無と治療効果に相関は認めておらず，これまでのところエルロチニブの効果予測に関連するバイオマーカーは膵癌においては発見されていない．

GEM＋エルロチニブ併用療法はGEM単独に比べ，統計学的な優越性は示されたが，生存期間の改善がそれほど大きくなかったこと，ならびに間質性肺炎のリス

表1 PA.3試験における皮疹のGrade別の全生存期間中央値と1年生存率

皮疹のgrade	全生存期間中央値（月）	1年生存率（%）
Grade 0	5.3	16
Grade 1	5.8	9
Grade ≧2	10.5	43

表2 PA.3試験における有害事象

有害事象	GEM+エルロチニブ群 (n=282) % 全体	Grade 3/4	GEM+プラセボ群 (n=280) % All	Grade 3/4
下痢	56	6	41	2
倦怠感	89	15	86	15
ILD様症候群	2.1		0.4	
感染症	43	17	34	16
皮疹	72	6	29	1
口内炎	23	<1	14	0

(Moore MJ, et al. Erlotinib plus gemcitabine compared with gemcitabine alone in patients with advanced pancreatic cancer：a phase Ⅲ trial of the National Cancer Institute of Canada Clinical Trials Group. J Clin Oncol. 2007；25：1960-6.)

クが高いことから，2013年に改訂された『膵癌診療ガイドライン』ではGEM単独に置き換わる治療ではなく，GEM単独と並んで選択可能な新たな治療オプションとして位置づけられている．

有害事象とその対策

　エルロチニブの主な有害事象は食欲不振，下痢，悪心，皮疹である．さらに注意を要する有害事象として間質性肺疾患が挙げられる．間質性肺疾患は国内第Ⅱ相試験で106例中9例（8.5％）の患者に認められ，その全例に喫煙歴が認められた．そのため，喫煙歴のない患者がエルロチニブの適応として推奨されている．間質性肺疾患が疑われた場合は速やかにエルロチニブを休薬し，胸部CT検査を行う．画像上異常所見が認められれば，同様の間質異常陰影を示す，肺転移，ニューモシスチス肺炎，心不全，肺血栓塞栓症などとの鑑別を呼吸器内科医と連携して行う．エルロチニブによる薬剤性肺炎と診断した場合にはステロイドによる治療を開始する．PA.3試験における特徴的な有害事象とその頻度を 表2 に示す．

ソラフェニブ

作用機序

　ソラフェニブはEGFRの下流であるRAFキナーゼとVEGFR（vascular endothelial growth factor）-1～3，血小板由来増殖因子受容体（PDGFR）-βなどを標的とするマルチキナーゼ阻害薬であり，癌細胞に対する腫瘍増殖シグナル伝達

	1日目	2日目	3日目	4日目	5日目	6日目	7日目	8日目
ソラフェニブ 800mg/日				連日1日2回経口内服				

図4 ソラフェニブの投与スケジュール

阻害と血管新生阻害の活性を示す．

投与スケジュール

ソラフェニブ400mg/回を1日2回連日経口投与する 図4 ．有害事象の発現により減量する場合には400mg/回を1日1回連日内服もしくは1日1回隔日投与が推奨されている．

適応

肝細胞癌に対する治療は肝切除，ラジオ波焼灼療法（RFA），肝動脈塞栓療法（TACE）などの局所療法，肝動注療法やソラフェニブの薬物療法，肝移植などが行われる．これらの適応は腫瘍の進展度（肝外病変や脈管侵襲の有無，腫瘍の個数，腫瘍径）と肝障害度から決定される 図5 ．肝障害度の評価は一般にChild-Pugh分類が多く用いられる 表3 ．

ソラフェニブは肝機能良好（Child-Pugh A）で肝外転移，脈管浸潤，TACE不応の症例が対象となる．Child-Pugh Bの肝機能低下例での有効性は示されておらず，肝不全を含めた有害事象が多いとされている．また他の薬剤との併用，TACEとの併用，切除あるいはRFA後の補助療法としての有用性については，現在のところ確認されていない．

効果

進行肝細胞癌を対象としたソラフェニブによるプラセボ対象ランダム化比較試験として，これまでヨーロッパ中心のSHARP試験とアジア中心のAsia-Pacific試験の2つの第Ⅲ相試験が行われている．いずれの試験でもソラフェニブで有意なOSならびに無増悪期間（time to progression：TTP）の延長が得られている．

SHARP試験は肝細胞癌患者602人を対象にした試験で，主要評価項目であるmedian OSはソラフェニブ群10.7か月，プラセボ群7.9か月（HR 0.69, 95%CI 0.55～0.87；$p<0.001$），副次評価項目であるmedian TTPはソラフェニブ群5.5か月，プラセボ群2.8か月（HR 0.58, 95%CI 0.45～0.74；$p<0.001$）であり，ソラフェニブの有効性が示された 図6 ．

Asia-Pacific試験では肝細胞癌患者226人が2：1の割合でソラフェニブ群とプラセボ群にランダムに割り付けられた．その結果，median OSはそれぞれ6.5か月，4.2か月（HR 0.68, 95%CI 0.50～0.93；$p=0.014$），median TTPは2.8か月，1.4か月（HR 0.57, 95%CI 0.42～0.79；$p=0.0005$）であり，SHARP試験と同様，ソラフェニブ群で有意な延長が認められた 図7 ．

一方，ソラフェニブによる奏効率はSHARP試験で2%，Asia-Pacific試験で3.3%と低く，決して癌の縮小を期待した治療ではない．

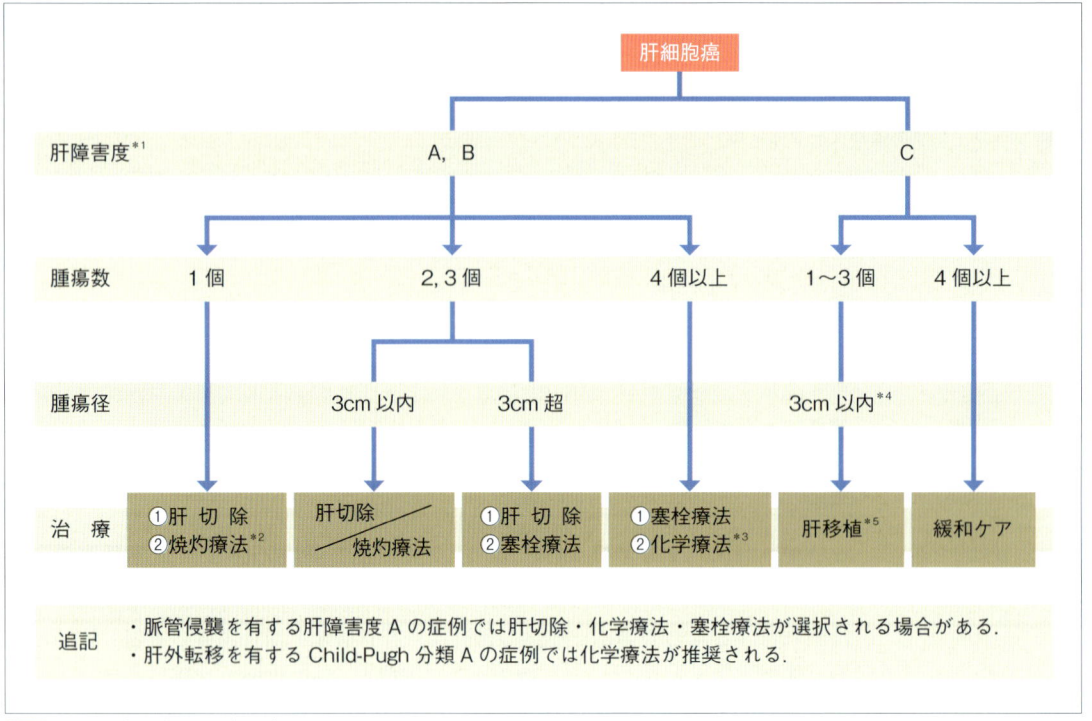

図5 肝細胞癌治療アルゴリズム

注) *1：内科的治療を考慮する時は Child-Pugh 分類の使用も可
　　*2：腫瘍径 3cm 以内では選択可
　　*3：経口投与や肝動注などがある．
　　*4：腫瘍が 1 個では 5cm 以内
　　*5：患者年齢は 65 歳以下

(日本肝臓学会編．科学的根拠に基づく肝癌診療ガイドライン 2013 年版．東京：金原出版；2013.)

表3 Child-Pugh 分類

	1 点	2 点	3 点
脳症	ない	軽度	時々昏睡
腹水	ない	少量	中等量
血清ビリルビン（mg/dL）	<2.0	2.0〜3.0	3.0<
血清アルブミン（g/dL）	3.5<	2.8〜3.5	<2.8
プロトロンビン時間-INR	<1.7	1.7〜2.3	>2.3

Child-Pugh 分類	
A	5〜6 点
B	7〜9 点
C	10〜15 点

注：各項目のポイントを加算してその合計点で分類する．

有害事象とその対策

　ソラフェニブの有害事象は手足症候群，皮疹，下痢，高血圧，倦怠感，食欲不振が主なものである．手足症候群，皮疹，高血圧は治療開始から 1〜2 週間の早期に起こることが多く，投与開始後 4 週間は少なくとも週 1 回の診察が必要である．下痢などの消化器症状や脱毛，出血性事象は観察期間を問わず出現する．また臨床検査値の異常として肝機能障害，膵酵素上昇などが認められ，SHARP 試験ではそ

	ソラフェニブ群 (*n*=299)	プラセボ群 (*n*=303)
全生存期間中央値（月）	10.7	7.9

HR 0.69, 95%CI 0.55〜0.87；*p*<0.001

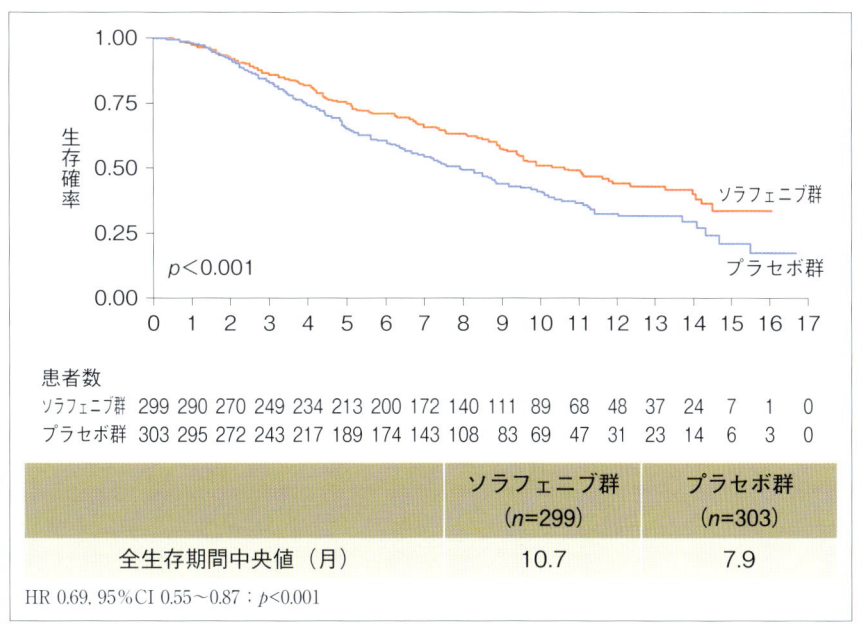

図6 SHARP試験における全生存曲線

（Llove JM, et al. Sorafenib in advanced hepatocellular carcinoma. N Engl J Med. 2008；359：378-90.）

	ソラフェニブ群 (*n*=150)	プラセボ群 (*n*=76)
全生存期間中央値（月）	6.5	4.2

HR 0.68, 95%CI 0.50〜0.93；*p*=0.014

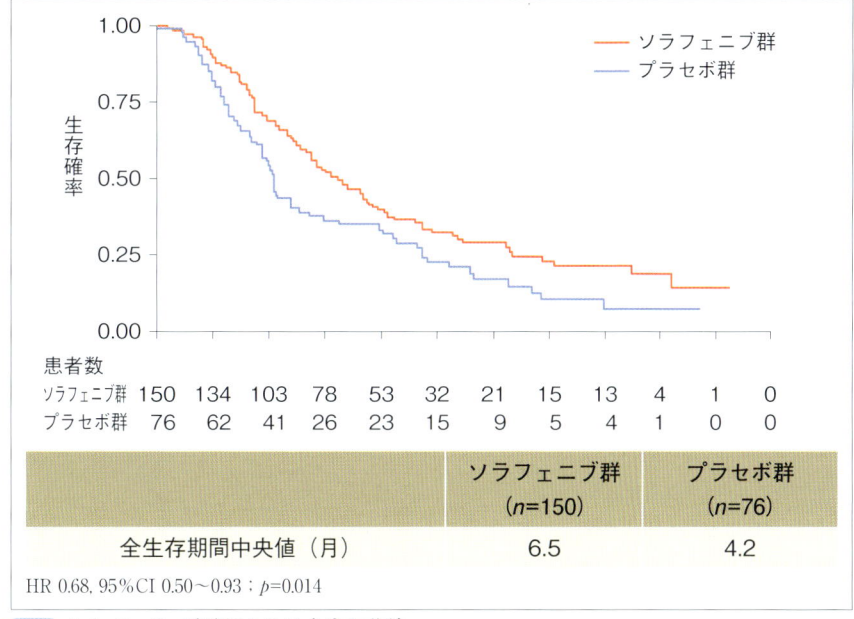

図7 Asia-Pacific試験における全生存曲線

（Cheng AL, et al. Efficacy and safety of sorafenib in patients in the Asia-Pacific region with advanced hepatocellular carcinoma：a phase Ⅲ randomized, double-blind, placebo-controlled trial. Lancet Oncol 2009；10：25-34.）

れほど問題にならなかった肝機能障害（発現率 3.4％）が特定使用成績調査で多数認められている（発現率 26.4％）．特に肝細胞癌患者において肝性脳症，肝不全が治療開始早期に発現し，注意勧告が出された．200 IU/mL を超えるトランスアミナーゼの上昇，もしくは3.0mg/dL以上の総ビリルビン値の上昇が認められた場合には速やかに中止するなどの対応が必要となる．

表4 手足症候群予防のための患者指導ポイント

①物理的刺激を避ける	締め付けの強い靴下を着用しない
	足にあった柔らかい靴を履く
	エアロビクス，長時間歩行，ジョギングなどの禁止
	包丁の使用，ぞうきん絞りを控える
	炊事，水仕事の際にはゴム手袋などを用いて，洗剤類にじかに触れないようにする
②熱刺激を避ける	熱い風呂やシャワーを控える
③皮膚の保護	保湿剤を塗布する
	木綿の厚手の靴下を履く
	柔らかい靴の中敷きを使用する
④二次感染予防	清潔を心がける
⑤直射日光に当たらないようにする	外出時には日傘，帽子，手袋を使用する
	露出部分にはサンスクリーン剤を使用する

（重篤副作用疾患別対応マニュアル 手足症候群．平成22年3月 厚生労働省．）

　ソラフェニブを代表とするマルチキナーゼ阻害薬では手足症候群が高頻度で出現する．手足症候群そのものは直接生命を脅かすものではないが，著しく患者のQOLを低下させ，また治療の継続が困難となることがあるため，予防に努めるよう患者に指導することが重要である 表4．それでも手足症候群が出現し，Grade 3に至ると回復するのに時間を要し，治療休止期間が長くなってしまうことから，早めに減量・休薬することが大切である．有害事象がGrade 1の場合は内服継続としたままステロイド軟膏の使用を開始するが，Grade 2の段階で1段階減量もしくは休薬を検討する．

〈岡野尚弘，古瀬純司〉

3章 肝・胆・膵腫瘍の概要と鑑別診断

hepatocellular carcinoma：HCC
肝細胞癌

疾患の概要

- 肝細胞に似た細胞からなる上皮性悪性腫瘍で，慢性肝炎・肝硬変を併存することが多い．
- 間質は，1層の内皮細胞に覆われた類洞様血管（血洞）からなる．
- 正常肝の類洞内皮とは異なり，肝細胞癌の類洞様血管は毛細血管に類似しており，免疫組織学的にCD34, FⅧRagが陽性である．このような表現型の変化は毛細血管化（capillarization）と呼ばれる．
- 肝細胞癌の多くは肝炎ウイルスの持続感染を背景に生じる．そのため，肝細胞癌の国際的な分布は，B型肝炎ウイルス，C型肝炎ウイルス感染の分布とほぼ一致した傾向を示す．
- 肝細胞癌の約75%がC型肝炎ウイルス関連，約10%がB型肝炎ウイルス関連，その他アルコール・非アルコール性脂肪肝炎（nonalcoholic steatohepatitis：NASH）関連などとなっている．
- C型肝炎ウイルスに関連した発癌は，慢性肝炎から肝硬変へと進展する過程で高率にみられる．ウイルス感染から約30〜40年で癌が検出されることが多く，肝細胞癌症例に占める高齢者の割合が増加している．

染色体・遺伝子異常

- B型・C型肝炎ウイルス自体が発癌にどのように関わるのかいまだ不明な点が多いが，ウイルス遺伝子自体は，古典的な癌遺伝子ではないと考えられている．
- B型肝炎ウイルスはヒトゲノムへ組み込まれることから，組み込み部位近傍の癌遺伝子を活性化する場合がある．B型肝炎ウイルス蛋白のなかでもX蛋白は転写因子・細胞内シグナルの活性化に関与する．
- Wntシグナル伝達系に関連するβ-カテニン遺伝子の変異が最も高頻度にみられる．次いでp53癌抑制遺伝子の点突然変異がみられ，両者は相互排他的である．
- その他，サイクリンD1遺伝子の増幅，細胞周期制御因子p16の遺伝子プロモーター領域のDNAメチル化亢進，トランスフォーミング増殖因子（transforming growth factor：TGF）-αの発現亢進，血管内皮細胞増殖因子（vascular endthelial growth factor：VEGF）の発現亢進が報告されている．

臨床所見

■ 好発年齢, 性
- 平均年齢は約70歳であるが, B型肝炎キャリアでは若年発症も多い.
- 男性が女性よりも数倍高頻度である.

■ 臨床症状
- 多くは臨床症状をきたすことなく進展する.
- ハイリスク群の設定により, 早期診断が可能となっている. 肝硬変に加えて, 男性, 高齢, アルコール摂取がハイリスク因子である.

■ 画像所見
- スクリーニング検査としては, 超音波検査が一般的である.
- CT, MRI, 造影超音波で多血性を示し, 門脈相で乏血性（wash out）を示せば典型的肝細胞癌と診断できる.
- MRIの肝細胞性造影剤の取り込み低下を認める結節は, 乏血性でも早期肝細胞癌の可能性が高い.

■ 腫瘍マーカー
- AFP, PIVKA-Ⅱによる血清診断が行われている.

病理所見

肉眼所見

- 実質性の軟らかい髄様の腫瘍で, 肝内に種々の大きさの多数の腫瘍形成をみることも多い.
- 膨張性の発育を示すため, 腫瘍の割面は周囲の肝より膨隆する.
- 部分的ないし全周性に線維性被膜を有し, 境界明瞭な結節型の腫瘍を形成する.
- 肝の表面に生じた腫瘍は半球状に突出することが多く, 一般に癌臍を認めない.
- 単純結節型, 単純結節周囲増殖型, 多結節癒合型の3型が通常型の肝細胞癌の基本的な肉眼型で, まれに浸潤型がみられる. 小結節境界不明瞭型は早期肝細胞癌に相当する 図1 . 肉眼型診断のポイントを 図2 に示す.
- 腫瘍は出血や変性, 壊死を起こす傾向が強く, その色調は灰白色調, 黄色調（脂肪化による）, 暗赤色調（出血による）, 緑色調（胆汁産生によりホルマリン固定後著明となる）など多彩である.
- 肝細胞癌に対しては, 術前に肝動脈塞栓療法が行われ, 腫瘍の大半が壊死に陥っている場合も少なくない. viableな腫瘍を肉眼的に見出し, 同部位の標本を作製する. 被膜に覆われた主結節は壊死に陥りやすく, 被膜の近傍, 特に周囲に増殖する部位はviableであることが多い 図3 .
- 血管内に侵入して増殖・進展する傾向が強く, 肝内外の門脈や肝静脈に腫瘍栓を見ることが多い. まれに胆管内にも腫瘍栓を形成する.

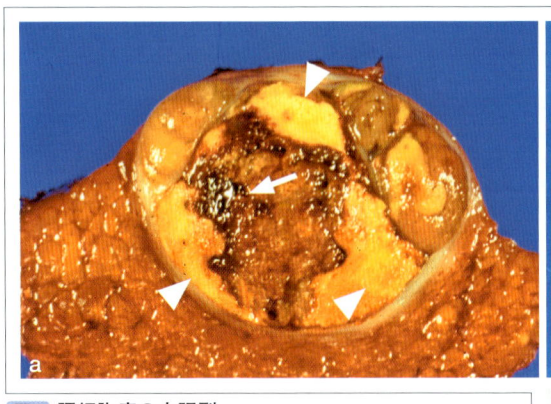

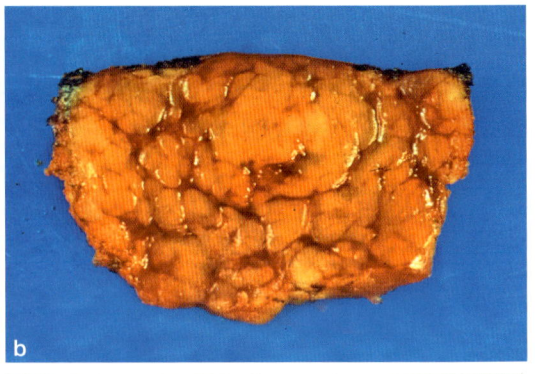

図1 肝細胞癌の肉眼型

a：単純結節型肝細胞癌．明らかな癌結節を形成する腫瘍で，肝表面から突出する．割面は膨隆し，壊死（▷），出血（⇨）を伴う．
b：小結節境界不明瞭型肝細胞癌．明らかな癌結節としては同定できないが，色調の変化と偽小葉隔壁の不明瞭化により指摘できる境界不明瞭な小結節を認める．
c：bのルーペ像．周囲に比して明るく見える（脂肪化に相当）部分と濃染して見える部分（細胞密度の増加に相当）とが混在する境界不明瞭な結節で，結節内には偽小葉間間質が残存する．

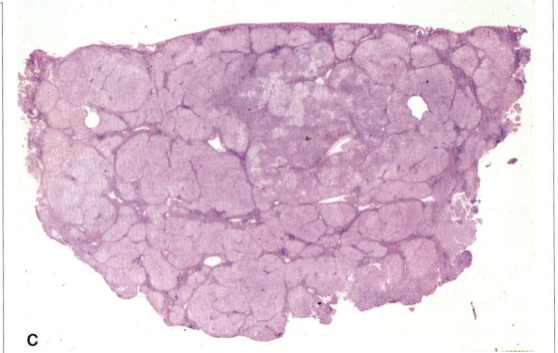

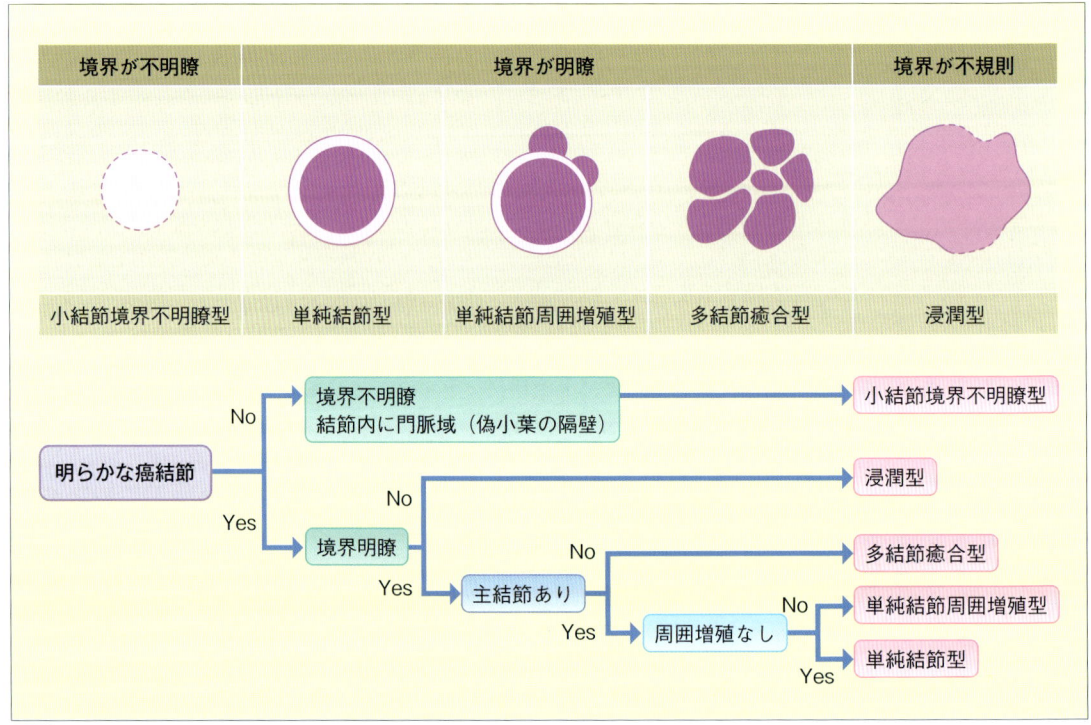

図2 肝細胞癌の肉眼型診断（フローチャート）

明らかな癌結節か否かは 図1 を参照．主結節から周囲に増殖する小結節との移行部にはノッチがみられるため，ノッチの有無で周囲増殖の有無を判断する．被膜の有無は肉眼型の判断の参考にはしないが，単純結節型では全周性の被膜を，その他の型では不明瞭ないし不完全な被膜を伴うことが多い．

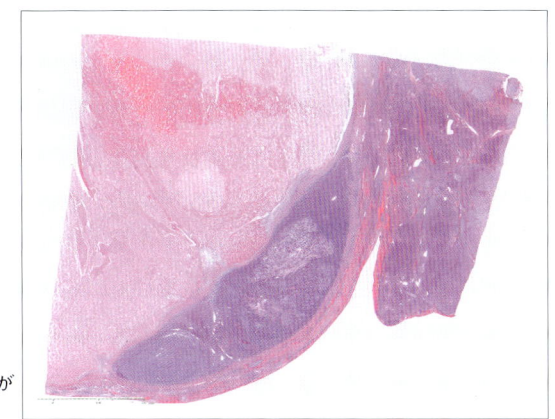

図3 凝固壊死と残存腫瘍のルーペ像
主結節は壊死に陥っているが，被膜辺縁に viable な腫瘍が残存する．

- 主に経門脈的に散布したとみなされる肝内転移結節を主結節の周囲に伴う．

組織学的所見

- 肝細胞癌は，正常の肝の構造を模倣した索状構造を基本とする．
- 組織構築から，索状型，偽腺管型，充実型，硬化型に分けられる．
- 索状型は類洞様血管によって分けられた腫瘍細胞が，種々の厚さの索状の構造をとる．索の厚さにより，細索状，中索状，大索状型に分類する．高分化型では細索状型を示し，分化度が減じるにつれて索は厚くなる 図4．銀染色あるいは CD34 免疫染色は，索状構造を認識するのに有用である．
- 偽腺管型は大小種々の大きさの腺管様構造をとる．胆汁を入れた，あるいは胆汁を入れていない毛細胆管が腺腔様に拡張したもので，真の腺管とは異なる 図4b．充実性索状構造をとる腫瘍の中心部細胞の変性・崩壊によって形成されることもある．高分化型では一般に腺腔は小さく，腺房様構造とも呼ばれる 図4a．
- 充実型は類洞様血管が減少，不明瞭化し，腫瘍細胞が充実性に増殖したもので，低分化型に相当する．
- 硬化型は腫瘍細胞索が大量の線維性間質によって取り囲まれた構造をとる 図5．治療（塞栓療法，放射線治療など）後にみられる線維化とは区別する．
- 細胞学的性状としては，多形性，淡明細胞，紡錘形細胞，脂肪化，胆汁産生，細胞質内封入体がみられる．
- 多形性は腫瘍細胞の細胞形質および核の大きさ，形状，染色性に著しいばらつきがみられ，奇異な多核ないし単核の巨細胞も出現する．一般には低分化型でよくみられる．
- 淡明細胞型の腫瘍細胞が豊富なグリコーゲンのために淡明な細胞質をもつ 図4c．
- 紡錘形細胞の腫瘍細胞は紡錘型で，肉腫との鑑別が困難なことがある．通常，肝細胞癌の上皮成分が pseudosarcomatous な部分に入り混じっている．
- 脂肪化は腫瘍細胞内に小滴性ないし大滴性に認める．びまん性の脂肪化は，早期

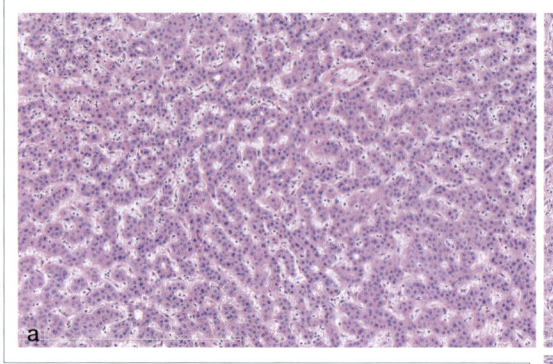

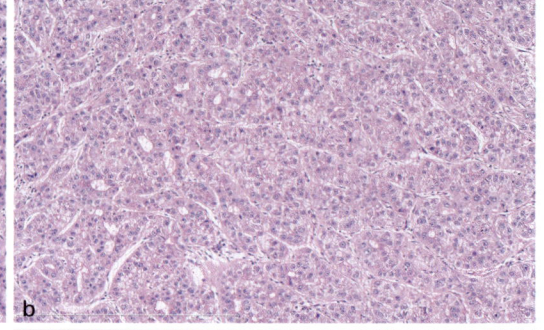

図4 肝細胞癌の代表的な組織像
a：高分化型肝細胞癌．細索状配列を示す．毛細胆管が拡張した小型の偽腺管構造を伴う．
b：中分化型肝細胞癌．中索状配列とともに一部で偽腺管構造を示す．
c：低分化型肝細胞癌．大索状配列を示す．腫瘍細胞は淡明化を伴う．

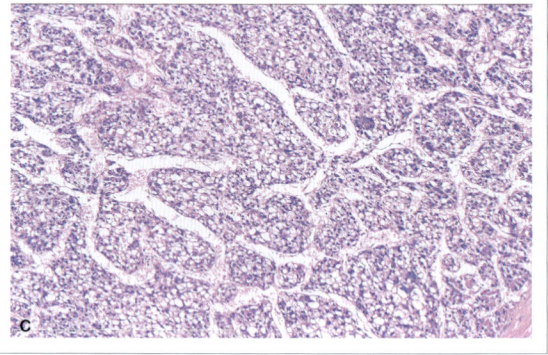

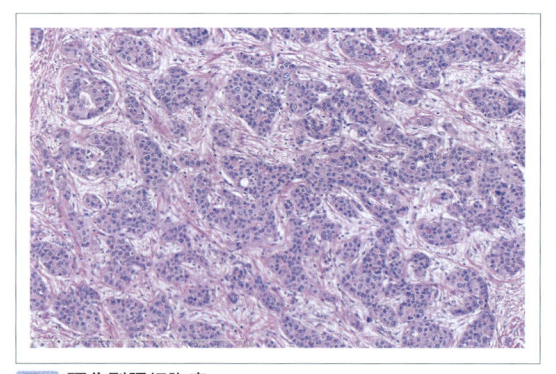

図5 硬化型肝細胞癌
豊富な線維性間質を有する．腫瘍は中索状配列を示し，毛細胆管様の構造を伴い一部に胆汁産生も認められることから肝細胞癌と診断できる．

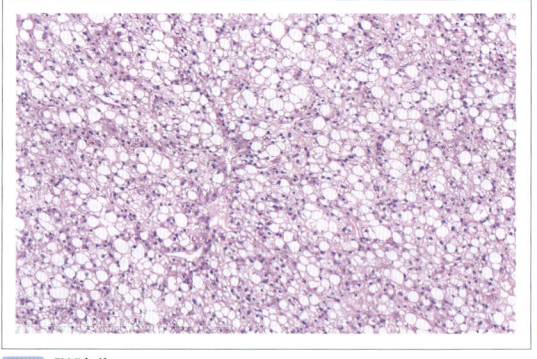

図6 脂肪化
高度の脂肪化を伴う肝細胞癌．腫瘍細胞に圧迫され血洞が一見不明瞭になるが，注意深く観察するか，銀染色を行えば，索状の構築が認識できる．

肝細胞癌にみられることが多い 図6 ．

- 胆汁産生は，毛細胆管内あるいは偽腺管腔内に，胆汁栓などの形で存在する．胆汁産生がみられれば，肝細胞癌の確定診断が可能である．高分化ないし中分化型にみられることが多い．
- 細胞質内封入体は，Mallory小体（Mallory's hyalin），球状硝子体（globular hyaline bodies）と pale body がある．Mallory小体は不規則，粗大な網目状，硝子様の構造物で，中間径フィラメントが変性，凝集，ユビキチン化されたものである．球状硝子体は腫瘍細胞内で核の近傍にみられる，好酸性の強い均質な円形小体である．pale body は小胞体内に貯留した fibrinogen であることが多い．fibrolamellar carcinoma によくみられるが 図7 ，通常の肝細胞癌にもみられる

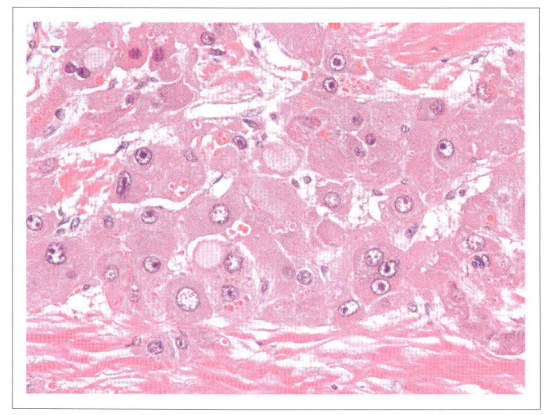

図7 pale body
fibrolamellar carcinoma に認められた細胞質内封入体

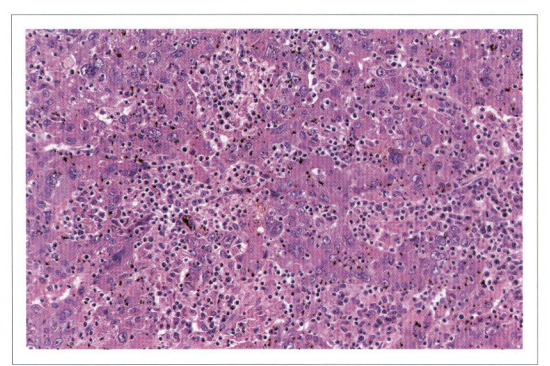

図8 lymphoepithelioma like HCC
高度のリンパ球浸潤を伴い，腫瘍細胞は島状に残存する．

- ことがある．
- 特殊型として，fibrolamellar carcinoma は肝硬変のない若年男性にみられることが多い．好酸性顆粒状の豊富な細胞質と大型の核小体を有する腫瘍細胞が，層状の線維化を伴う **図7**．lymphoepithelioma like HCC は高度のリンパ球浸潤を伴う腫瘍であるが **図8**．EB ウイルスとの関連は明らかでない．

免疫組織化学

- 肝細胞癌の腫瘍細胞は，免疫組織化学的に carbamoyl phosphate synthetase-1（Hep-Par1）が細胞質内に陽性を示す．約 90％の症例で陽性を示すことが報告されているが，低分化型あるいは硬化型の肝細胞癌では陽性率は低い傾向にあり，陰性でも肝細胞癌を否定することはできない．
- ポリクローナル抗 CEA 抗体，抗 CD10 抗体ないし抗 MDR1 抗体は，肝細胞癌の特徴的な構造である毛細胆管構造を認識するのに有用である．また，ケラチン（CK）8，18 は陽性で，19，20 は通常陰性である．しばしば α-fetoprotein（AFP）陽性である．
- p53 は高分化型，特に早期肝細胞癌では陽性を示さないため，癌の補助診断としての有用性は低い．
- heat shock protein 70（HSP70）は，背景肝では胆管上皮のみが陽性を示し肝細胞は陰性であるが，早期肝細胞癌から進行肝細胞癌へと段階的に陽性率が増すため，癌の診断に有用である．早期肝細胞癌における陽性率（10％以上の腫瘍細胞が陽性）は約 70％程度であるので，陰性であっても癌を否定することはできない．glypican-3，glutamine synthetase も同様に癌の診断に有用であることが報告されており，診断困難例ではこれらマーカーを複数用いることも有用である．

グレード / 悪性度分類

- 肝細胞癌のグレード分類は，一般的には分化度分類が用いられる．構造異型により高分化，中分化，低分化の3段階に分け，さらに未分化癌を区別する．
- 高分化型肝細胞癌の腫瘍細胞は2～3列に並ぶ細索状構造ないし小型の偽腺管構造をとる 図4a ．早期肝細胞癌は基本的に高分化型からなる．小型の単純結節型肝細胞癌も高分化なことが多い．一般に，細胞質は好酸性で核異型に乏しく，N/C比は大きい．
- 中分化型肝細胞癌の腫瘍細胞は数層～それ以上の厚さの索状構造（中索状構造が主体で一部大索状を含む）をとり，偽腺管構造をしばしば伴う 図4b ．豊富な好酸性細胞質を有し，核は大きく，核質に富む．
- 低分化型肝細胞癌の腫瘍細胞は大索状ないし明瞭な索状構造をとることなく充実性に増殖し，スリット状に血液腔や少数の血管が介在する．腫瘍細胞の好酸性は目立たなくなり，N/C比は大きい．巨細胞をはじめ腫瘍細胞の多形性が目立つ 図4c ．
- 未分化癌（undifferentiated carcinoma）の腫瘍細胞は細胞質に乏しく紡錘形ないし類円形で，充実性の増殖を示す．低分化型の肝細胞癌や肝内胆管癌とは診断できない症例に対して用いる．
- 肝細胞癌は同一腫瘍のなかに2種類以上の組織型，多様な分化度を示す部分が混在することが多く，そのような症例では優勢な組織型・分化度に従って診断し，他の組織型，分化度を付記する．
- その他のグレード分類としては，Edmondson and Steiner による Edmondson 分類が知られている．かつてわが国では広く用いられたが，国際的には用いられることは少ない．核・細胞異型に基づきグレードⅠ～Ⅳに分類される．おおむね高分化型は Edmondson 分類Ⅰ型およびⅡ型の一部，中分化型は Edmondson 分類Ⅱ型の大部分とⅢ型で索状構造が明瞭なもの，低分化型は Edmondson 分類Ⅲ型およびⅣ型の一部，未分化癌は Edmondson 分類Ⅳ型に相当する．
- 分裂像の数は一般に悪性度の指標として用いられることはないが，Ki-67 陽性率の高いものでは悪性度が高いことが報告されている．
- 肝前駆細胞ないし胆管上皮のマーカーである CK19 は，悪性度の高い肝細胞癌を検出するのに有用なマーカーであることが複数の施設から報告されている．5％以上の腫瘍細胞が陽性を示す肝細胞癌を CK19 陽性肝細胞癌と定義すると，切除例の約5～10％に CK19 陽性肝細胞癌が認められる．これらの腫瘍は陰性の腫瘍に比して有意に治療後の予後が不良で，再発率が高く，転移の頻度も高いことが報告されてきている．

早期肝細胞癌と前癌病変

- 前癌病変（異型結節），早期肝細胞癌，進行（古典的）肝細胞癌が病理学的に定

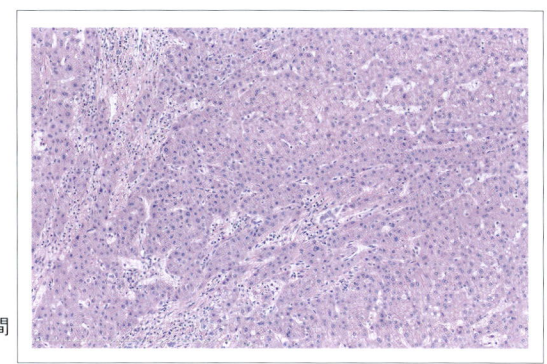

図9 早期肝細胞癌の間質浸潤
門脈域の膠原線維の間を索状に浸潤し，腫瘍細胞が小葉間胆管，門脈に接してみられる．

義され，国際的にも広く受け入れられている．
- 早期肝細胞癌は，小結節境界不明瞭型高分化型肝細胞癌と定義される．画像上，乏血性で門脈血流がみられ，結節内には種々の程度に門脈域が残存する．多血性の結節型（多くは単純結節型）高分化型肝細胞癌は進行肝細胞癌に分類して，早期肝細胞癌とは区別する．
- 早期肝細胞癌の組織像は，細胞密度の増大に加え，腺房様あるいは偽腺管構造，索状配列の断裂，不規則化などの構造異型が領域性をもってみられる．門脈域間質への浸潤を多くの場合で認める 図9 ．間質浸潤の存在は癌と診断するうえで有用であるが，いわゆる偽浸潤との鑑別が必要である．細胞密度の増大は周囲肝組織の約2倍以上で，しばしば脂肪化，淡明細胞化を伴う．周囲肝組織との境界では，腫瘍細胞は隣接する肝細胞を置換するように増殖し，境界は不明瞭なことが多い．
- 異型結節（dysplastic nodule：DN）は癌とは診断できない増殖性病変で，前癌病変と位置づけられる．肉眼的には，大型再生結節，早期肝細胞癌と鑑別できない 図10a ．
- 軽度異型結節（low-grade dysplastic nodule）は，周囲肝組織に比して細胞密度の軽〜中等度（1.5倍程度）の増大を伴う均一な集団からなる 図10b ．細胞はやや小型になるためN/C比が軽度に増加し，また，索状構造が周囲肝細胞よりも目立つ．
- 高度異型結節（high-grade dysplastic nodule）は，部分的に細胞密度の高度（1.5〜2倍程度）の増大ないしわずかな構造異型を有する結節で，癌か否かの判定が困難な境界病変に相当する 図10c ．
- 背景肝組織を詳細に観察すると，画像所見や肉眼所見ではとらえることが非常に困難な異型肝細胞集団を認めることがある．これらの異型肝細胞集団は，異型結節と同等の細胞密度・異型を有するが，臨床病理学的検討はほとんど行われていない．そこに認められる細胞の変化は，N/C比が高く，核と細胞質の染色性が増した小細胞性の肝細胞ディスプラジアと同じであり，このような細胞性の変化の一部が，発癌の初期像を見ていると考えられている．一方，細胞・核の大型化と大小不同を示す大細胞性ディスプラジアはB型肝炎に多くみられる変化であるが，この細胞自体は変性性の細胞で，腫瘍性の変化ではないと理解されている．

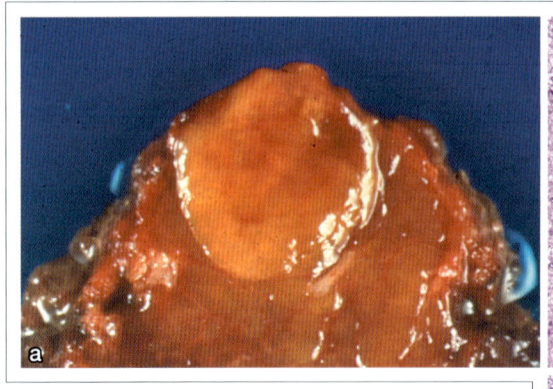

図10 異型結節
a：軽度異型結節の肉眼像．肉眼のみでは大型再生結節との鑑別が難しい．
b：軽度異型結節の組織像．均一な細胞集団からなり，異型は乏しいが，軽度の細胞密度の増加を伴う．
c：高度異型結節の組織像．核異型，細胞密度の増加がbに比してより目立つが，癌と診断できるほどではない．

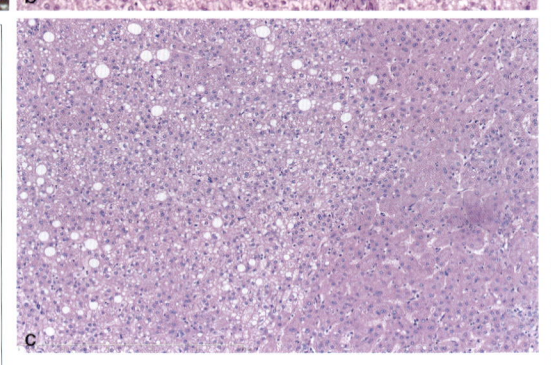

腫瘍の進展様式

- 肝細胞癌結節の内部にプログレッションの組織像を認めること，結節周囲に主として門脈内への脈管浸潤，肝内転移を伴い進展することが肝細胞癌進展の特徴である．

- 早期肝細胞癌の内部に中分化型以下の脱分化した結節が出現した際に，典型的な結節内結節像を認める 図11．これは，早期肝細胞癌から進行肝細胞癌への移行像を示す．腫瘍の発育とともに脱分化した結節が主体を占め，高分化型の成分は辺縁に認められるのみになり，裾野病変とも呼ばれる．そのため，結節辺縁部における高分化型の成分の存在は，腫瘍がその場で発生・進展したことを示す多中心性発生の所見として重要である．

- 早期肝細胞癌から進行肝細胞癌への進展に伴い，腫瘍の間質も典型的な肝細胞癌の間質へと変化する．早期肝細胞癌では門脈域が結節内に残存し，動脈性の腫瘍血管も乏しいが，プログレッションに伴い門脈域は消失し，腫瘍血管の増加，類洞様血管の毛細血管化が完成する．放射線画像診断では，このような進展過程に対応して，乏血性の非典型的な結節から多血性の典型的な肝細胞癌結節への進展が観察される．

- 肝細胞癌は，門脈へ浸潤，門脈血流を介し肝内に転移を形成する．その診断は，予後因子としても重要である．肉眼的に大型の門脈内に腫瘍栓として認められるものと，組織学的に認められる小型の門脈腫瘍栓とに分けられる．樹枝状を呈する進展が観察されれば，肉眼的に門脈浸潤を診断できる 図12．

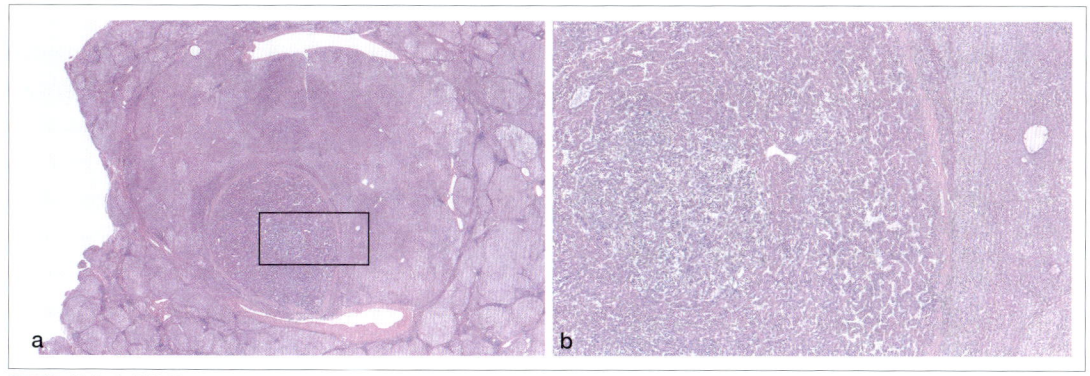

図11 結節内結節像
a：ルーペ像．小結節境界不明瞭型の内部に線維性被膜に覆われた結節を認め，その内部にもさらに小結節を認める．
b：a▢の組織像．辺縁（右）から，高分化型，中分化型，低分化型肝細胞癌を認める．

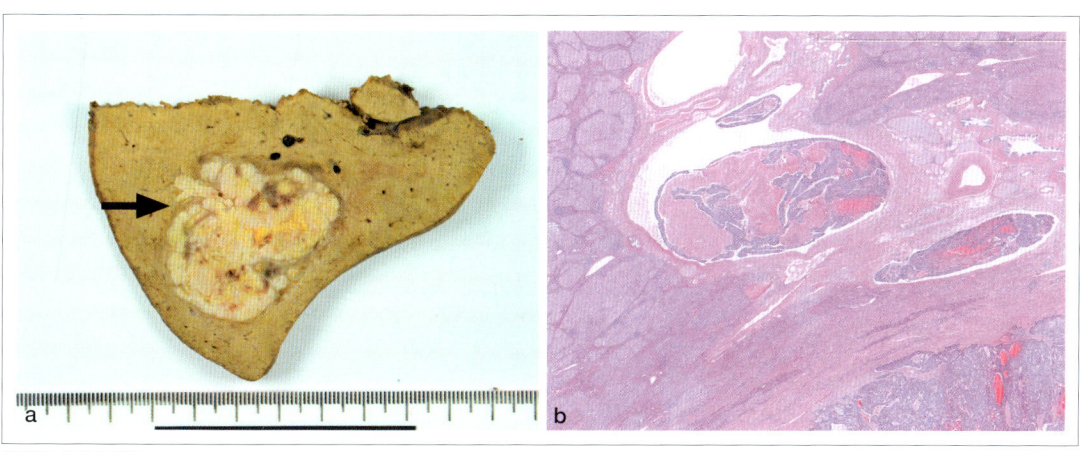

図12 門脈浸潤
a：マクロで同定可能な門脈浸潤．肉眼的に樹枝状の進展を認める（➡）．
b：門脈浸潤のルーペ像．樹枝状の進展は血管の分岐に相当する．

診断のポイント

- 肝細胞癌は結節内で多彩な像を示すため，非典型的な症例では，肉眼的に異なる特徴を示す多くの部位から標本を作製する必要がある．組織学的に類洞様血管に裏打ちされた索状構造，胆汁産生，毛細胆管構造，脂肪化，Hep-Par1陽性など，肝細胞癌の分化を示す部位がないか検索する．
- 肝細胞癌と胆管細胞癌の間に位置する混合型肝癌あるいは細胆管細胞癌のそれぞれが，必ずしも明瞭な線引き，区別ができない症例も観察され，一連のスペクトル上にあるとするとらえ方も提唱されつつある．そのような視点からも，結節全体の詳細な観察と，典型像の有無・分布の評価を行う．
- 臨床の現場では，転移性肝腫瘍との鑑別も重要である．肝細胞癌への分化を確認できれば肝原発の根拠となるため，肝細胞癌の分化の有無が診断のポイントとなる．

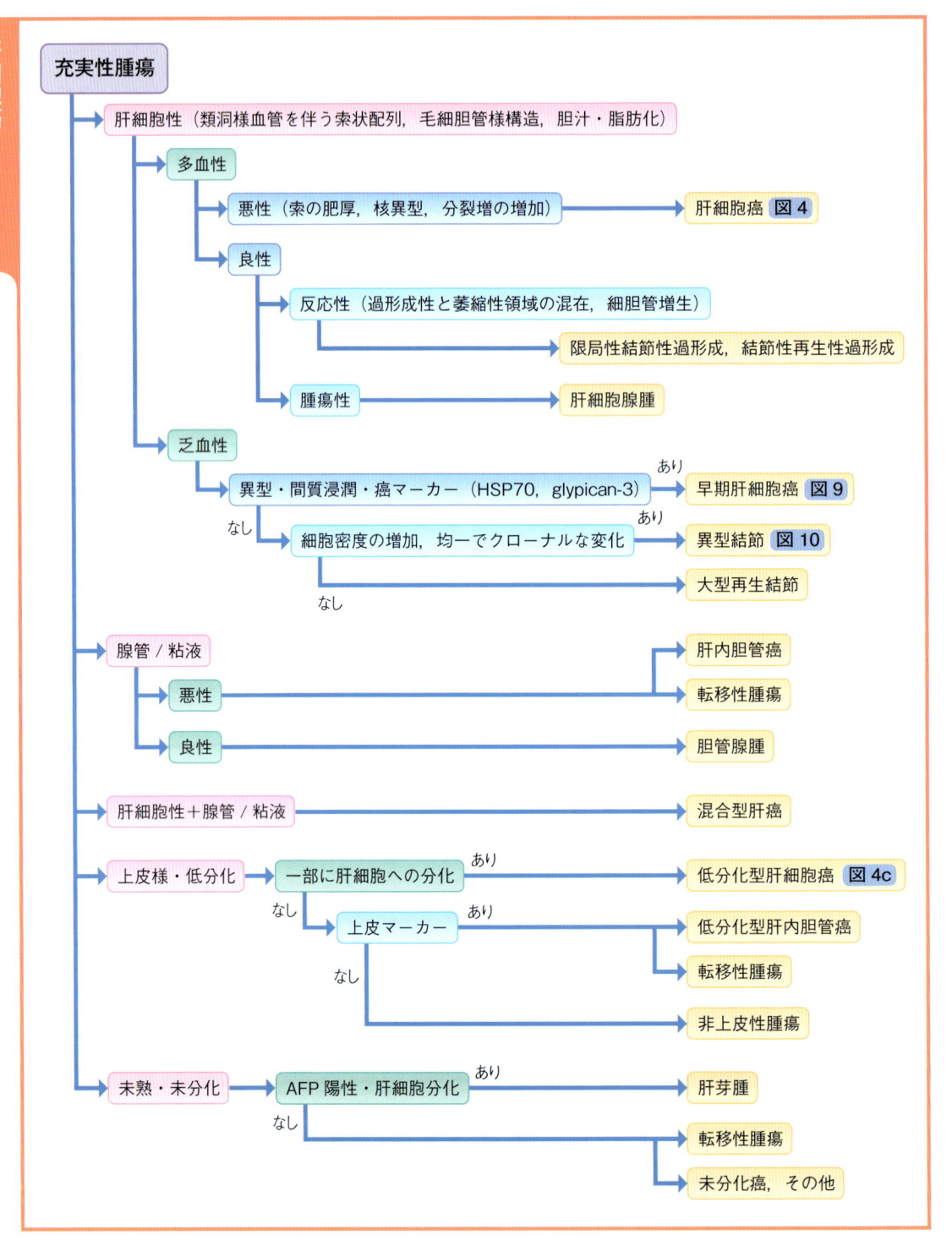

鑑別診断

肝細胞癌

- 充実性腫瘍
  - → 肝細胞性（類洞様血管を伴う索状配列，毛細胆管様構造，胆汁・脂肪化）
    - 多血性
      - 悪性（索の肥厚，核異型，分裂増の増加） → 肝細胞癌 図4
      - 良性
        - 反応性（過形成性と萎縮性領域の混在，細胆管増生） → 限局性結節性過形成，結節性再生性過形成
        - 腫瘍性 → 肝細胞腺腫
    - 乏血性
      - 異型・間質浸潤・癌マーカー（HSP70, glypican-3）
        - あり → 早期肝細胞癌 図9
        - なし → 細胞密度の増加，均一でクローナルな変化
          - あり → 異型結節 図10
          - なし → 大型再生結節
  - → 腺管／粘液
    - 悪性 → 肝内胆管癌／転移性腫瘍
    - 良性 → 胆管腺腫
  - → 肝細胞性＋腺管／粘液 → 混合型肝癌
  - → 上皮様・低分化 → 一部に肝細胞への分化
    - あり → 低分化型肝細胞癌 図4c
    - なし → 上皮マーカー
      - あり → 低分化型肝内胆管癌／転移性腫瘍
      - なし → 非上皮性腫瘍
  - → 未熟・未分化 → AFP陽性・肝細胞分化
    - あり → 肝芽腫
    - なし → 転移性腫瘍／未分化癌，その他

- 肝炎ウイルスの流行国であるわが国においては，肝細胞癌の頻度が肝腫瘍のなかでも最も高率であるので，肝細胞癌を中心に，その他の肝細胞性ないし非肝細胞性の病変と鑑別を進めることが重要である．
- 実践でよく経験されるケースとしては，画像上多血性を呈するために鑑別が問題となる病変と，組織学的に肝細胞性ないし肝細胞類似の細胞からなるために鑑別が問題となる病変とがある．

治療と予後

- 肝細胞癌の治療は，肝切除とラジオ波などによる焼灼療法，さらには塞栓療法，化学療法も行われる．
- 肝動脈塞栓療法が有効である機序としては，背景肝が門脈と肝動脈の二重血行支配を受けているのに対して，多血性の肝細胞癌は肝動脈のみから栄養されていることによる．
- 焼灼療法あるいは塞栓療法後の切除標本など，治療後の病理をみる機会も増加している．いずれも凝固壊死に陥った腫瘍のゴースト像が長期に観察可能であり，治療前の組織像をある程度評価可能である 図3 ．
- 治療後に生き残った腫瘍細胞の有無を評価することも重要である．
- 血管新生阻害を含むマルチキナーゼ阻害剤による分子標的治療も新たに導入されているが，治療効果を予測できるバイオマーカーは同定されていない．
- 背景肝が障害肝であることが多いため，肝機能の温存と，癌の根治的治療の両者を総合的に評価して治療適応が決定される．治療後の肝内再発が臨床的には問題となることが多いが，多中心性発生と肝内転移再発との鑑別は，組織学的な検索がなされないと困難である．

（坂元亨宇）

combined hepatocellular and cholangiocarcinoma：CHC

混合型肝癌

疾患の概要

- 『原発性肝癌取扱い規約（第5版）』では，混合型肝癌は，単一腫瘍内に肝細胞癌と肝内胆管癌へ明瞭に分化した両成分が混ざり合っていると定義されている．WHO消化器腫瘍分類（2010）では，上記のような腫瘍は混合型肝癌古典型（combined hepatocellular-cholangiocarcinoma, classical type）とされ，肝細胞や胆管上皮細胞の両方に分化できる肝ステム細胞の概念を盛り込んだ新たな亜型，肝ステム細胞像を伴った混合型肝癌（combined hepatocellular-cholangiocarcinoma with stem-cell features）が提唱された．
- 原発性肝癌の0.8％を占める．
- わが国では，累積生存率1年58.6％，3年29.7％，5年19.8％，10年12.7％と肝細胞癌より予後不良で，肝内胆管癌とほぼ同程度である．

臨床所見

■好発年齢，性
- 発症年齢中間値は64.8歳で，男女比は3：1と男性が多い．

■臨床症状
- 症状は倦怠感，体重減少，腹痛，黄疸，発熱などである．
- HCV抗体陽性率は46.7％，HBs抗原陽性率は18.9％であり，いずれも肝細胞癌と肝内胆管癌の中間にある．
- 肝予備能はChild-Pugh分類A症例の占める割合が肝細胞癌より多く，肝内胆管癌とほぼ同程度である．

■画像所見
- 単一の腫瘍内に肝細胞癌と肝内胆管癌の典型的な画像所見が併存する．
- CTでは，混合型肝癌は造影早期相の濃染と腫瘍内部の遅延性濃染がみられることが多い．MRIでは典型所見が確立されておらず，T2強調像で不均一な高信号，T1強調像で低信号を呈する症例が比較的多く報告されている．
- 超音波画像は低エコー信号の腫瘍影の中に高エコー信号の部位が混在する．
- 低分化肝細胞癌成分や中間型細胞成分などの組織像を有する混合型肝癌の画像診断は困難である．

■腫瘍マーカー
- AFP，PIVKA-Ⅱ，CA19-9，CEA．

病理所見

肉眼所見

- 肝細胞癌の肉眼所見に類似し，肉眼所見での鑑別は困難である．
- 典型例では，組織所見に対応して，比較的軟で軽度膨隆を示す結節状部分（肝細胞癌部分）と平坦で線維化を伴う硬い部分（胆管癌成分）を同一腫瘍内に認める 図1a ．

組織学的所見

混合型肝癌（WHO 消化器腫瘍分類の混合型肝癌古典型）

- 肝細胞癌成分と腺癌の肝内胆管癌成分からなり，両成分が混在，移行する．
- 肝細胞癌は通常，類円形核が中心にある腫瘍細胞が索状構造を形成し 図1b ，類洞様血管を伴って増殖する像を示す．胆汁産生像が時にみられる．免疫組織学的に，腫瘍細胞は通常 hepatocyte（Hep-Par1）陽性，頻度は低いが AFP 陽性でもあり，腫瘍細胞間に CD10，polyclonal CEA 陽性の毛細胆管構造が認められる．
- 肝内胆管癌は腺癌であり，通常，立方〜円柱状の腫瘍細胞が管状構造を形成し，粘液産生を伴って浸潤増殖する．胆管癌は豊富な線維性間質を有することが多い．腫瘍細胞は CK7，CK19 陽性 図1c であるが，肝細胞癌でも陽性となるこ

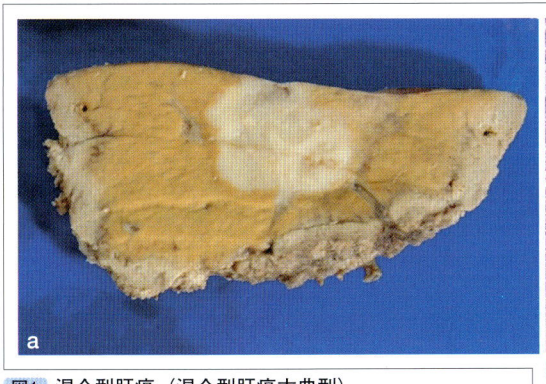

図1 混合型肝癌（混合型肝癌古典型）
a：肉眼像．結節状であるが，線維化を伴い，一部の境界は浸潤性である．
b：粘液を伴う不規則な腺管構造を呈する胆管癌と太い索状構造を有する肝細胞癌が混在している．
c：腺管構造を有する部分は CK7 陽性である．

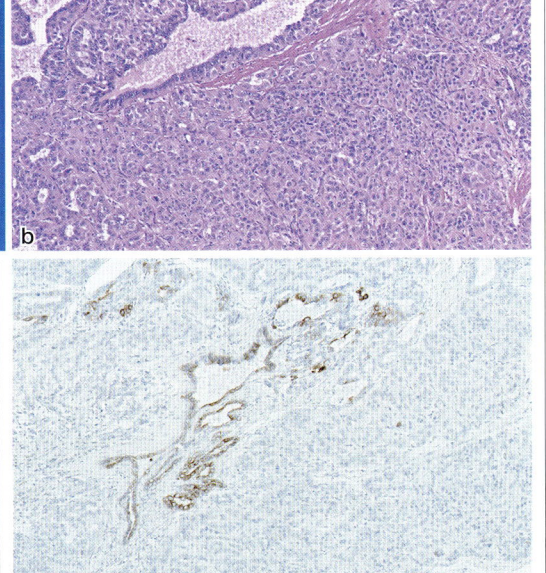

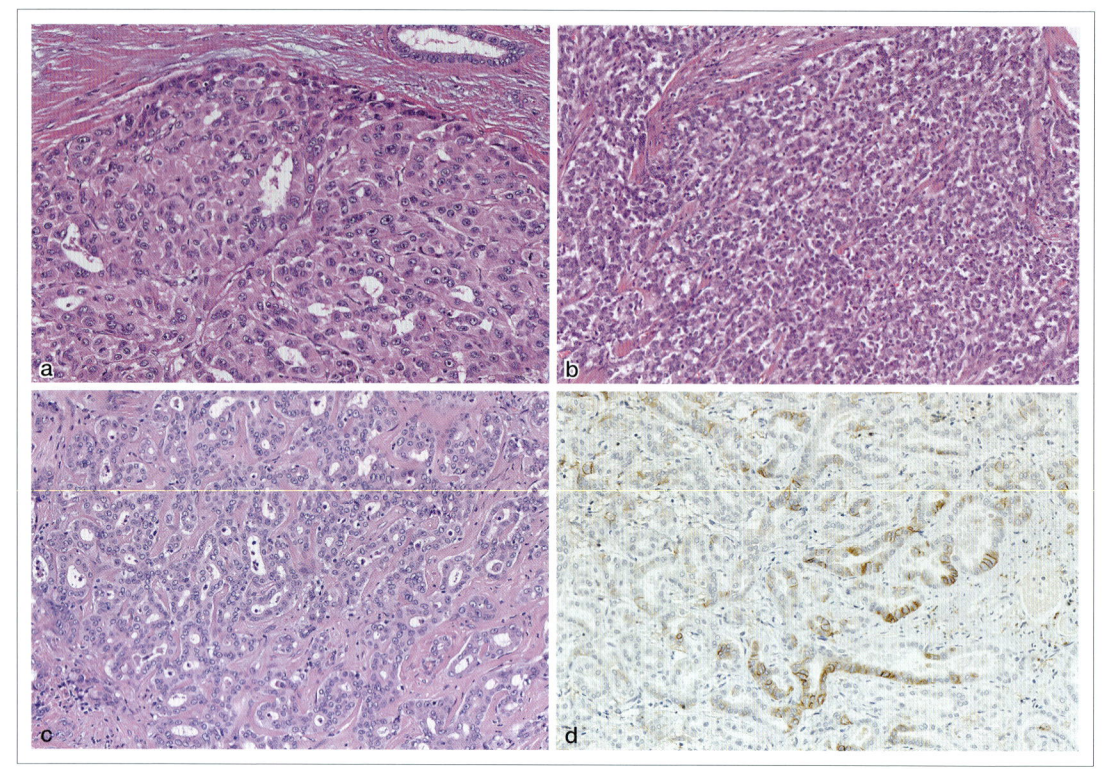

図2 肝ステム細胞像を伴った混合型肝癌
a：典型的型．小型細胞が腫瘍胞巣を縁どるように存在する．
b：中間細胞型．小型細胞が充実性ないし不明瞭な索状構造をとって増殖する．
c：細胆管型．小型細胞が不規則に吻合する管状構造を形成し，豊富な線維性間質を伴って増生する．
d：細胆管型の腫瘍細胞が NCAM 陽性である．

とがあり，特異性の高いマーカーではない．ジアスターゼ消化 PAS，アルシアン青，ムチカルミン染色などの粘液染色陽性が腺癌の証明となる．

- 肝細胞癌成分と胆管癌成分はいずれも高分化，中分化，低分化と各分化度が存在し，低分化成分あるいは分化傾向の不明瞭な成分がある場合には細胞組織形態と免疫染色の情報を総合して判断する．

肝ステム細胞像を伴った混合型肝癌
（WHO 消化器腫瘍分類による混合型肝癌の新亜型）

- 混合型肝癌では，肝細胞癌成分と胆管癌成分の中間的な形態を示す腫瘍成分がみられることが多く，また，肝ステム細胞あるいは肝前駆細胞の形質を示唆する免

診断のポイント
- 肝細胞癌成分と胆管癌成分の占める割合について規定はないが，明瞭な肝細胞癌成分と明瞭な腺癌成分が確認できれば，混合型肝癌と診断できる．
- WHO 分類の新亜型の提起で診断に混乱を引き起こしている．新亜型の臨床所見，予後との関連については未確定の部分が多い．診断にあたっては病理医と臨床医が連携をとる必要がある．特に予後に関与する腺癌成分の有無については臨床医に明瞭に伝える必要がある．

疫組織化学的所見が認められる場合もある.
- WHO 消化器腫瘍分類（2010）では，肝ステム細胞の表現型を示す細胞成分が優位にみられる混合型肝癌をステム細胞像を伴った混合型肝癌とした．この亜型は肝ステム細胞の形態に基づいて，典型的型（typical subtype）図2a，中間細胞型（intermediate-cell subtype）図2b，細胆管型（cholangiolocellular type）図2c の3種の群に分かれ，細胆管型は『原発性肝癌取扱い規約（第5版）』の細胆管細胞癌に相当する．
- 肝ステム細胞は核細胞質比の高い小型細胞であり，管状，索状，充実性に増殖し，あるいは腫瘍胞巣を縁どるように存在する．豊富な線維性間質を伴うことがある．これらの肝ステム細胞は Hep-Par1 陽性，AFP 陽性と同時に CK7 陽性，CK19 陽性，NCAM 陽性 図2d，c-kit 陽性，EpCAM 陽性所見を呈する．粘液産生はみられない．

鑑別診断

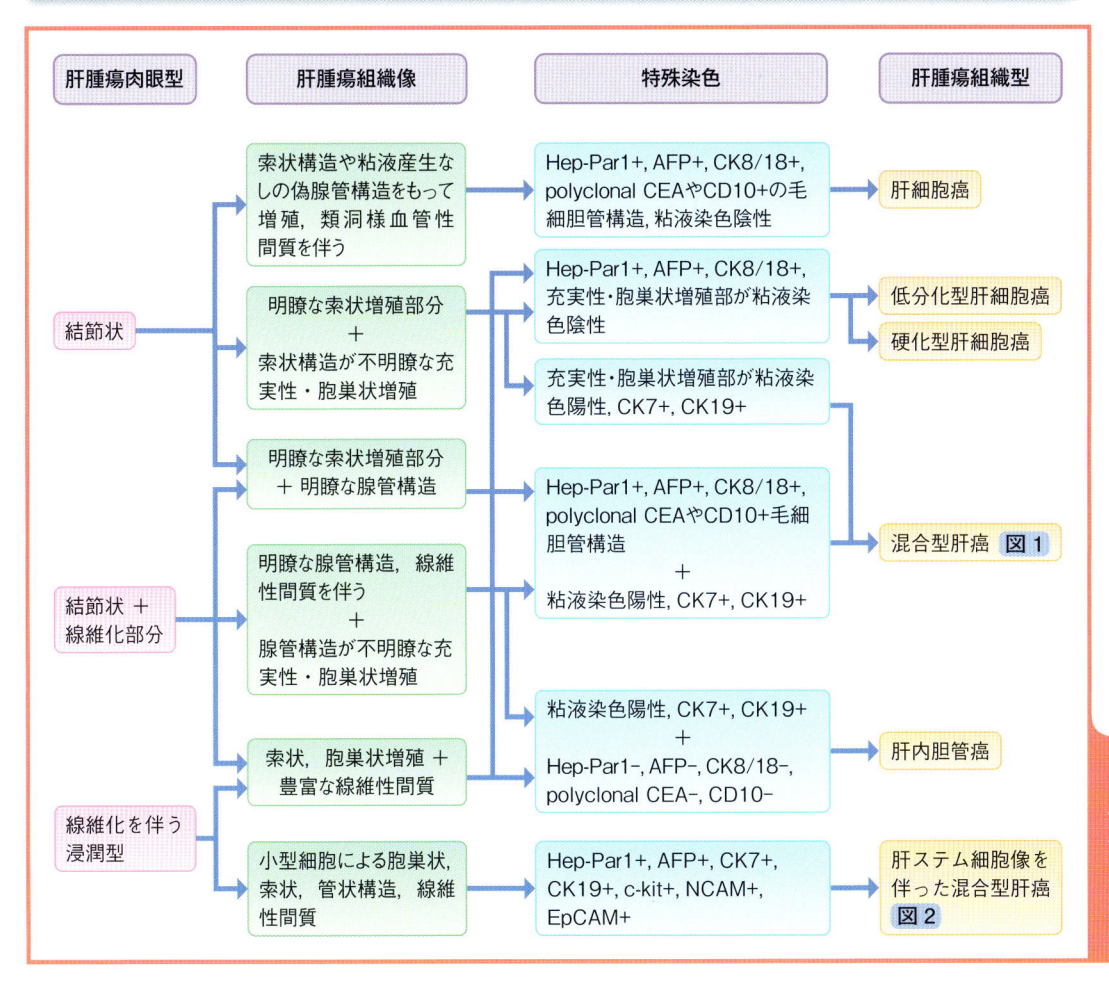

肝腫瘍肉眼型	肝腫瘍組織像	特殊染色	肝腫瘍組織型
結節状	索状構造や粘液産生なしの偽腺管構造をもって増殖，類洞様血管性間質を伴う	Hep-Par1+, AFP+, CK8/18+, polyclonal CEAやCD10+の毛細胆管構造, 粘液染色陰性	肝細胞癌
結節状	明瞭な索状増殖部分 + 索状構造が不明瞭な充実性・胞巣状増殖	Hep-Par1+, AFP+, CK8/18+, 充実性・胞巣状増殖部が粘液染色陰性	低分化型肝細胞癌 / 硬化型肝細胞癌
		充実性・胞巣状増殖部が粘液染色陽性, CK7+, CK19+	
結節状 + 線維化部分	明瞭な索状増殖部分 + 明瞭な腺管構造	Hep-Par1+, AFP+, CK8/18+, polyclonal CEAやCD10+毛細胆管構造 + 粘液染色陽性, CK7+, CK19+	混合型肝癌 図1
	明瞭な腺管構造, 線維性間質を伴う + 腺管構造が不明瞭な充実性・胞巣状増殖		
線維化を伴う浸潤型	索状, 胞巣状増殖 + 豊富な線維性間質	粘液染色陽性, CK7+, CK19+ + Hep-Par1-, AFP-, CK8/18-, polyclonal CEA-, CD10-	肝内胆管癌
	小型細胞による胞巣状, 索状, 管状構造, 線維性間質	Hep-Par1+, AFP+, CK7+, CK19+, c-kit+, NCAM+, EpCAM+	肝ステム細胞像を伴った混合型肝癌 図2

▶硬化型肝細胞癌（scirrhous hepatocellular carcinoma）

- 腫瘍細胞索が豊富な線維性間質に取り囲まれた組織像を呈する肝細胞癌である．
- 腺管構造が不明瞭な低分化型腺癌の肝内胆管癌成分との鑑別が問題となる．低分化型腺癌は細胞と核の大小不同，多形性や明瞭な核小体がより目立つ．
- 免疫染色では硬化型肝細胞癌は通常 Hep-Par1 陽性，CK7，CK19 陰性，肝内胆管癌成分は Hep-Par1 陰性，CK7，CK19 陽性である．ただし，硬化型肝細胞癌でも CK7，CK19 が一部陽性の症例があり，全体像で判断する必要がある．

▶低分化型肝細胞癌（poorly hepatocellular carcinoma）/ 低分化型腺癌（poorly differentiated adenocarcinoma）

- 肝細胞癌あるいは肝内胆管癌の腫瘍内の一部に低分化癌の成分があり，その低分化癌の分化傾向によって混合型肝癌と診断するか否か迷うことがある．
- Hep-Par1，CK7，CK19 を用いた免疫染色が一定の有用性があるが，低分化型肝細胞癌は Hep-Par1 陰性のことが多く，最終診断は細胞組織形態，構造によることもある．

治療と予後

- 根治療法は肝切除と肝移植であるが，再発率が高く，切除成績は不良であり，肝内胆管癌に準ずる補助療法が必要である．
- 古典的な混合型肝癌は肝細胞癌より予後不良で，生存率は肝内胆管癌と同程度である．
- 肝ステム細胞像を伴った混合型肝癌の予後についてはまだ不明である．

（杜　雯林，坂元亨宇）

hepatoblastoma

肝芽腫

疾患の概要 表1

- 肝芽腫は胎生期の肝細胞に似た種々の分化度を示す上皮性細胞の増殖からなり，ほかに類骨組織，紡錘形細胞などの間葉成分が種々の割合で混在する．
- 肝芽腫は小児肝悪性腫瘍の大半（約80％）を占めている．
- 肝芽腫を合併する先天奇形として，Beckwith-Wiedemann症候群（Beckwith-Wiedemann syndrome：BWS），家族性大腸腺腫症（familial adenomatous polyposis：FAP），片側肥大症，Gardner症候群などが知られている．
- 肝芽腫は低出生体重児に高い発生率を示すといわれている．

染色体・遺伝子異常

- 20番染色体のtrisomy，2番染色体や18番染色体の異常がみられる．
- adenomatous polyposis coli（*APC*）遺伝子や*β-catenin*遺伝子の異常（Wntシグナル伝達経路の異常）がある．
- insulin-like growth factor Ⅱ（*IGF2*）遺伝子の異常がみられる．

表1 小児腫瘍組織分類とWHO分類

小児腫瘍組織分類	WHO分類（2010）	
肝芽腫 1）胎児型（Fetal type） 　a.Well differentiated subtype（Pure fetal type） 　b.Mitotically active subtype（Crowded fetal type） 2）胎芽型（Embryonal type） 3）胎児・胎芽混在型（Combined fetal and embryonal type） 4）大索状型（Macrotrabecular type） 5）未分化小細胞型 　（Small cell undifferentiated type） 6）上皮・間葉混合型（Mixed epithelial and mesenchymal type） 　a.Simple subtype 　b.Teratoid subtype	Histological type Wholly epithelial type Mixed epithelial and mesenchymal（MEM）type Hepatoblastoma, not otherwise specified	Subtype Fetal Mixed fetal and embryonal Macrotrabecular Small cell undifferentiated Without teratoid features With teratoid features

臨床所見

■好発年齢, 性
- 1歳前後を中心とする乳幼児で, 男児にやや多い.

■臨床症状
- 腫瘍が小さいときは無症状である.
- 初発症状は腹部膨満, 腹部腫瘤, 肝腫大であることが多い.
- その他, 腹痛, 食欲不振, 発熱, 嘔吐, 体重減少などがみられる.

■画像所見
- 超音波像では通常, 不均一なパターンを示す. 石灰化に対応した高エコー像や壊死に対応した無エコー像がみられることがある.
- 単純CTで, 腫瘍は低吸収域を呈する. 石灰化や隔壁形成による分葉構造がみられることが多い. 造影CTの所見は一定していない.
- MRIで, 腫瘍はT1強調像で低信号, T2強調像で高信号となる. 分葉構造を示すこともある. 出血巣, 壊死巣, 石灰化巣を伴うと内部不均一となる.
- 血管造影で腫瘍はhypervascularであり, 血管の新生, 伸展, およびencasementを認める.

■腫瘍マーカー
- AFPが高値となる.

病理所見

肉眼所見

- 塊状型, 多結節型, びまん型に分類され, 塊状型が最も多い.
- 腫瘍の割面は分葉構造を有し, 黄褐色ないし灰赤褐色を示すことが多い.
- 線維性隔壁, 壊死巣や出血巣, 胆汁色を呈する部など多彩な所見がみられる.
- 周囲肝とは境界明瞭で, 偽被膜を有することが多い.
- 非腫瘍部に肝硬変はみられない.

組織学的所見

胎児型 (fetal type) 図1

- 腫瘍は2〜3層の細胞索を形成, あるいはシート状に増殖している.
- 類洞が認められることが多い.
- 腫瘍細胞は胎児期の肝細胞に類似した立方形, 多面形の均一な細胞であり, 正常肝細胞に比べて小型である.
- 核は小さい円形で, 大きさはほぼ均一である.

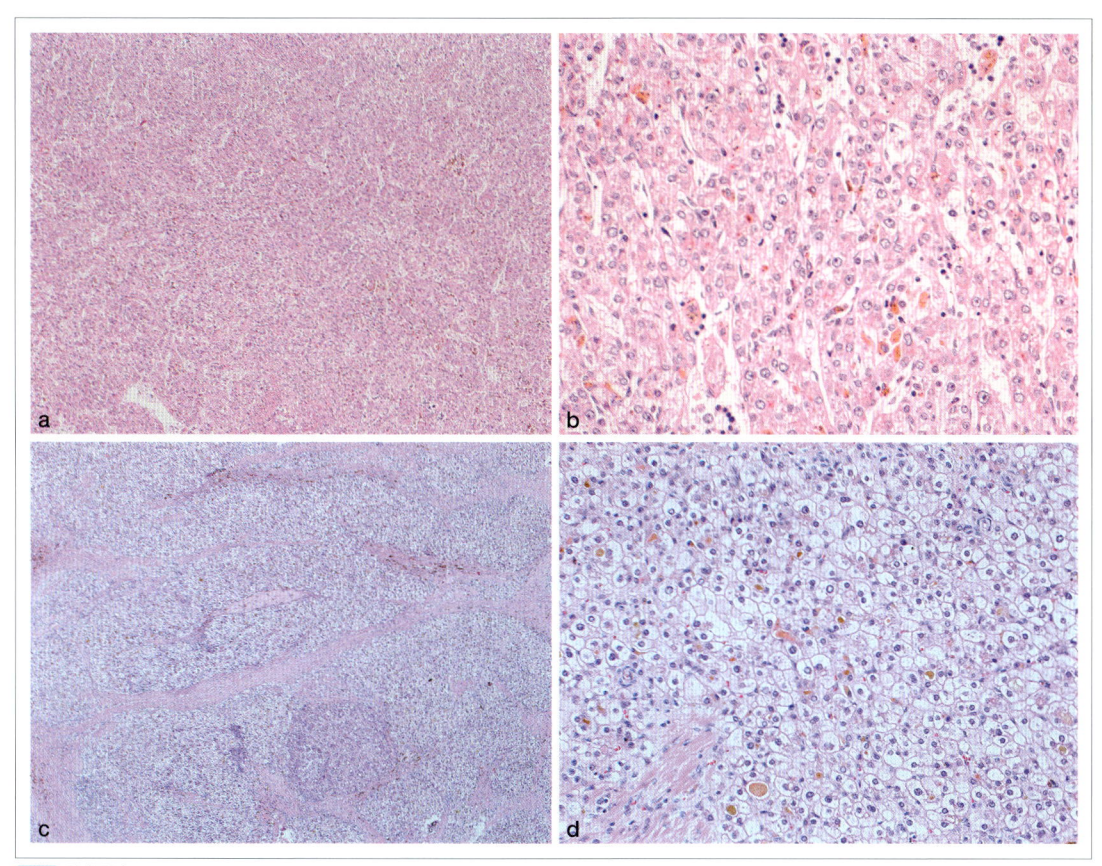

図1 胎児型
a：低倍率像．腫瘍細胞は索状構造をとりながら増殖している．
b：高倍率像．腫瘍細胞は立方形〜多形，細胞質は淡好酸性であり，類円形の核を有している．
c：低倍率像．腫瘍細胞はシート状に増殖している．
d：高倍率像．腫瘍細胞は楕円形〜多形，細胞質は淡明であり，類円形の核を有している．

- 腫瘍細胞の細胞質は豊富で淡明あるいは好酸性を呈している．
- 核分裂像の多寡によって，2つの亜型に分類する．核分裂像が高倍10視野中2個以下であればwell-differentiated subtype（pure fetal type），3個以上であればmitotically active subtype（crowded fetal type）と亜分類する．

胎芽型（embryonal type） 図2

- 腫瘍は管状やリボン状あるいはロゼット様配列 図3 を示して増殖する．
- 部分的に類洞が認められる．
- 腫瘍細胞は多形，短紡錘形で，細胞質は少なくN/C比が高い．一般に正常肝細胞に比べて小さいが，大小不同がみられる．
- 核は濃染し，分裂像もまれではない．
- 細胞間の結合性が弱い部分も目立つ．
- vascular lake 図4 や造血巣 図5 がしばしば認められる．

胎児・胎芽混在型（combined fetal and embryonal type）

- 胎児型と胎芽型が混在し，両成分がともに2/3に満たないものである．

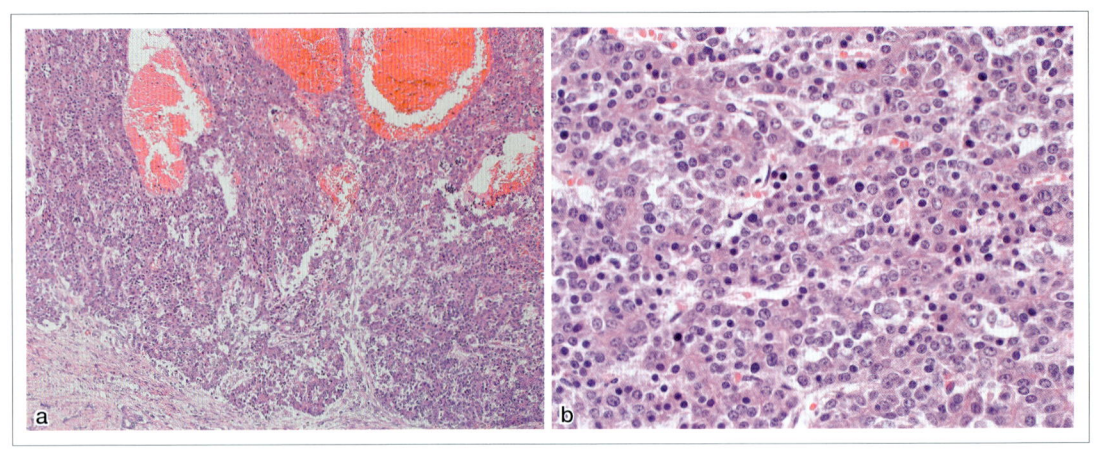

図2 胎芽型
a：低倍率像．腫瘍細胞は充実性，索状に増殖しており，一部ロゼット様配列がみられる．
b：高倍率像．胎児型の腫瘍細胞に比してN/C比が高く，異型が高度である．

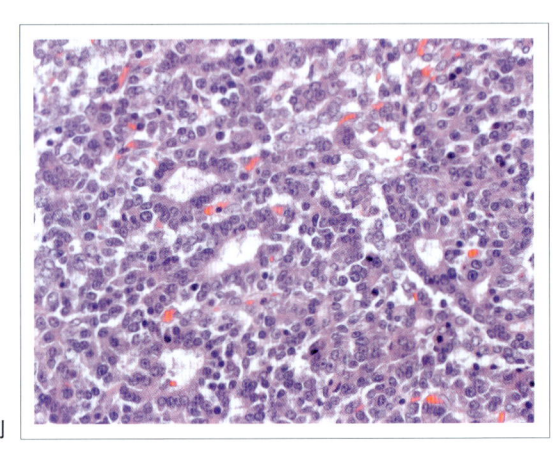

図3 ロゼット様配列

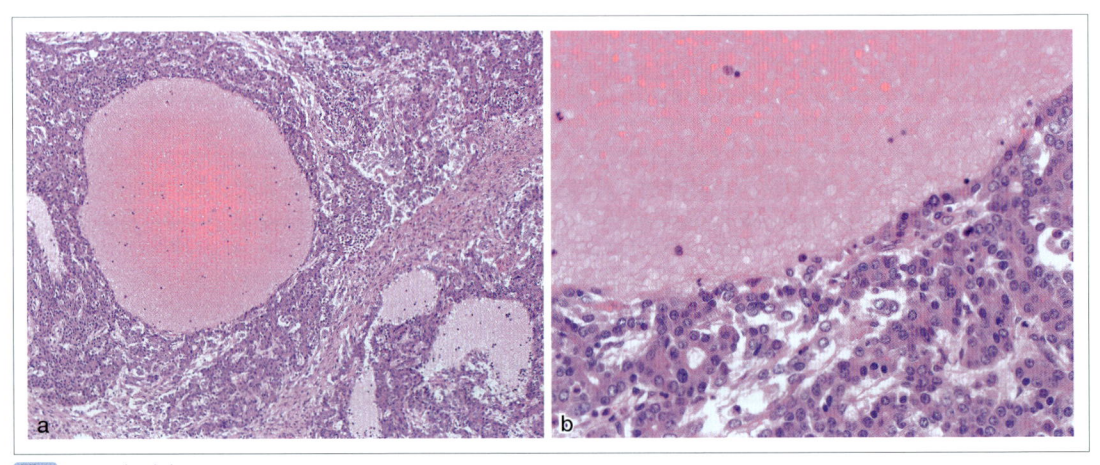

図4 vascular lake
a：低倍率像．腫瘍内に大小の腔がみられ，腔内には血液や血漿成分が含まれている．
b：高倍率像．腔の壁は腫瘍細胞で構成されている．

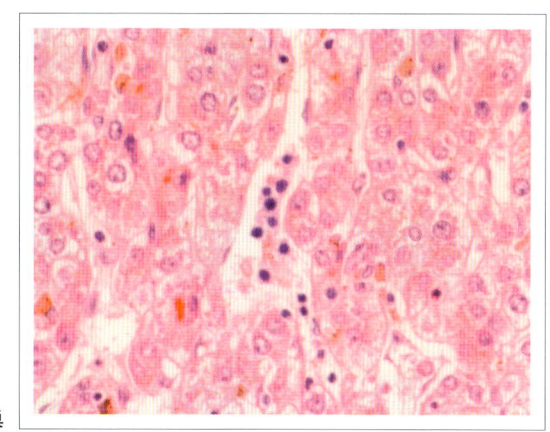

図5 造血巣

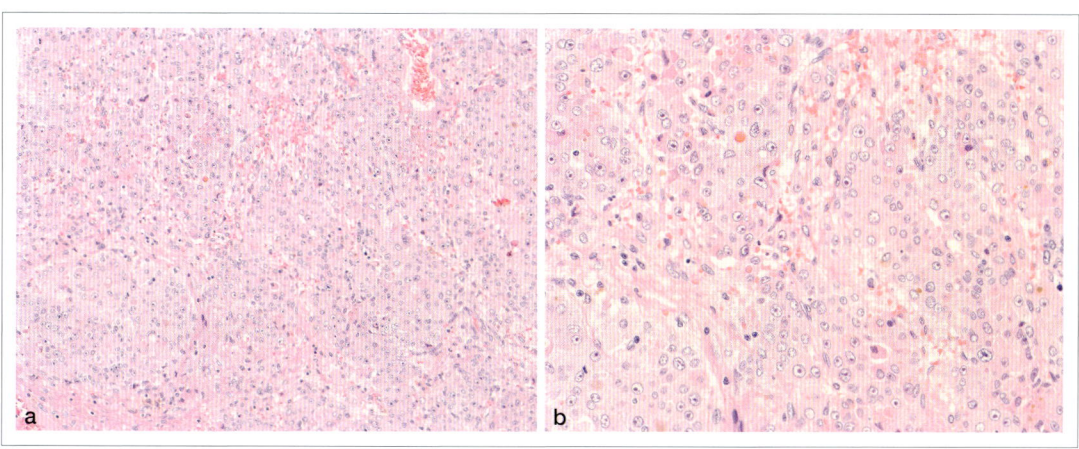

図6 大索状型
a：低倍率像．腫瘍細胞は 10 層以上に多層化した索状配列あるいは集塊状の構造を示し，増殖している．
b：高倍率像．腫瘍細胞は大型で，大小不同が高度になっている．核小体が明瞭である．

大索状型（macrotrabecular type）図6

- 腫瘍細胞が 10 層以上に多層化した索状配列あるいは集塊状構造をとり，増殖している．
- 島状に分けられた組織は類洞によって囲まれ，肝細胞癌に似た所見を示す．
- 腫瘍細胞は大型で，大小不同を示し，大型の核を有する．
- 核小体が明瞭なことが多い．核分裂像もしばしば認められる．

未分化小細胞型（small cell undifferentiated type）図7

- 腫瘍は不規則に増殖し，明らかな配列はみられない．
- 腫瘍細胞は小型で，円形ないし卵円形，細胞質に乏しく，ほぼ裸核状である．核はクロマチンに富み，核小体が目立つ．

上皮・間葉混合型（mixed epithelial and mesenchymal type）

- 上皮性腫瘍成分とともに間葉成分あるいは類奇形腫成分が混合した腫瘍である．
- 一般的には上皮成分が優位である．

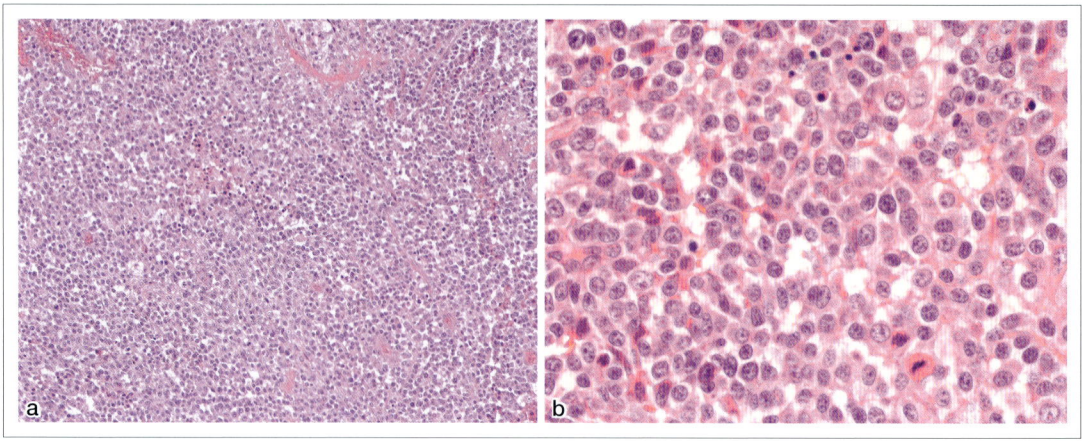

図7 未分化小細胞型
a：低倍率像．腫瘍細胞は充実性に増殖している．
b：高倍率像．腫瘍細胞は円形〜卵円形の核，細胞質が乏しい．

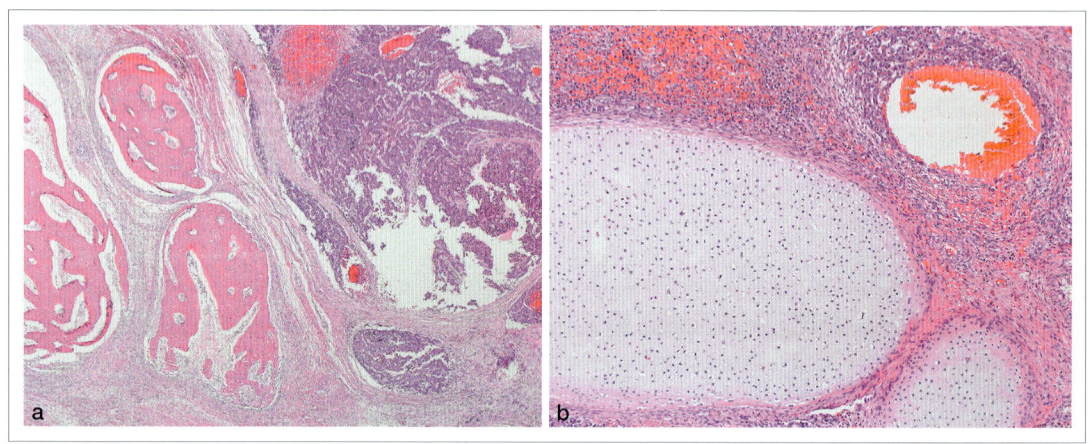

図8 上皮・間葉混合型 simple subtype
a：類骨様組織　　b：軟骨成分

- 化学療法後の肝芽腫組織では，しばしば類骨形成が認められる．
- 含まれる成分によって，simple subtype，teratoid subtype の 2 亜型に分類される．
- simple subtype は上皮性腫瘍成分とともに，主として線維性組織，類骨様組織からなる 図8 ．
- teratoid subtype は上皮性腫瘍成分に加え，奇形腫様組織が含まれるものである．奇形腫様組織には，粘液や線毛を有する細胞を含む腺組織，角化扁平上皮，未熟神経組織，メラニン色素 図9 などがある．

免疫組織化学

- 肝芽腫に特異的に発現する抗原はない．
- 肝芽腫で発現する主な抗原を 表2 に示す．

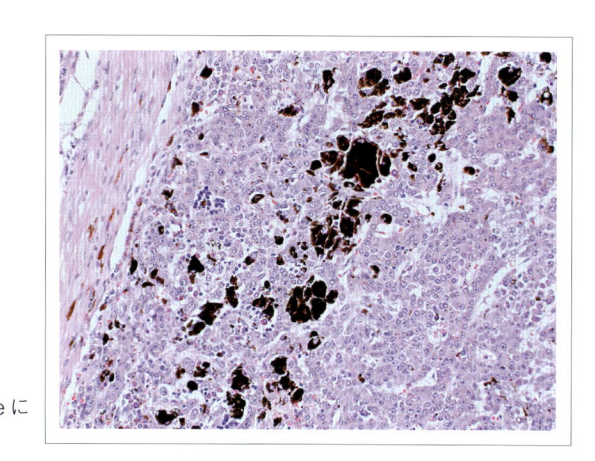

図9 メラニン色素
上皮・間葉混合型 teratoid type にみられた．

表2 肝芽腫の免疫組織化学所見

AFP	肝芽腫，肝細胞癌，卵黄嚢腫瘍，胎児期肝細胞，再生肝細胞などで発現し，肝芽腫では胎児型よりも胎芽型に強く発現する．
Hep-Par1	肝芽腫，高・中分化型肝細胞癌，正常肝細胞に発現し，細胞質に細顆粒状に発現する．肝芽腫では胎芽型より胎児型に強く発現する．
CK 8, 18	肝芽腫，肝細胞癌，正常肝細胞で発現する．
β-catenin	正常肝細胞では細胞膜下に，肝芽腫では核内や細胞質に発現する．肝芽腫では胎児型より胎芽型で強く発現する．肝細胞腺腫，肝細胞癌でも核内や細胞質に発現する．
glypican-3	胎盤および胎児期の肝や腎に高発現するが，成人組織では発現しない．glypican-3 は肝芽腫，肝細胞癌，卵黄嚢腫瘍，肝の再生結節などで発現する．

診断のポイント

- 肝芽腫分類は，上皮成分のみから構成されるものと上皮成分と間葉成分の混在するものに大別される．さらに，上皮成分は細胞形態から胎児型，胎芽型，未分化小細胞型に分類される．
- 同一腫瘍内にそれぞれの組織型が混在することが多い．
- 年長児にみられる肝細胞癌は肝芽腫に比べて予後不良であるといわれている．鑑別が難しい症例では，臨床所見などを考慮し，総合的に判断する．
- 術前治療の有無を確認する．術前に化学療法や放射線療法を行った手術症例では，正確な病型診断は難しい．術前治療が施行された場合はその旨を記載する．

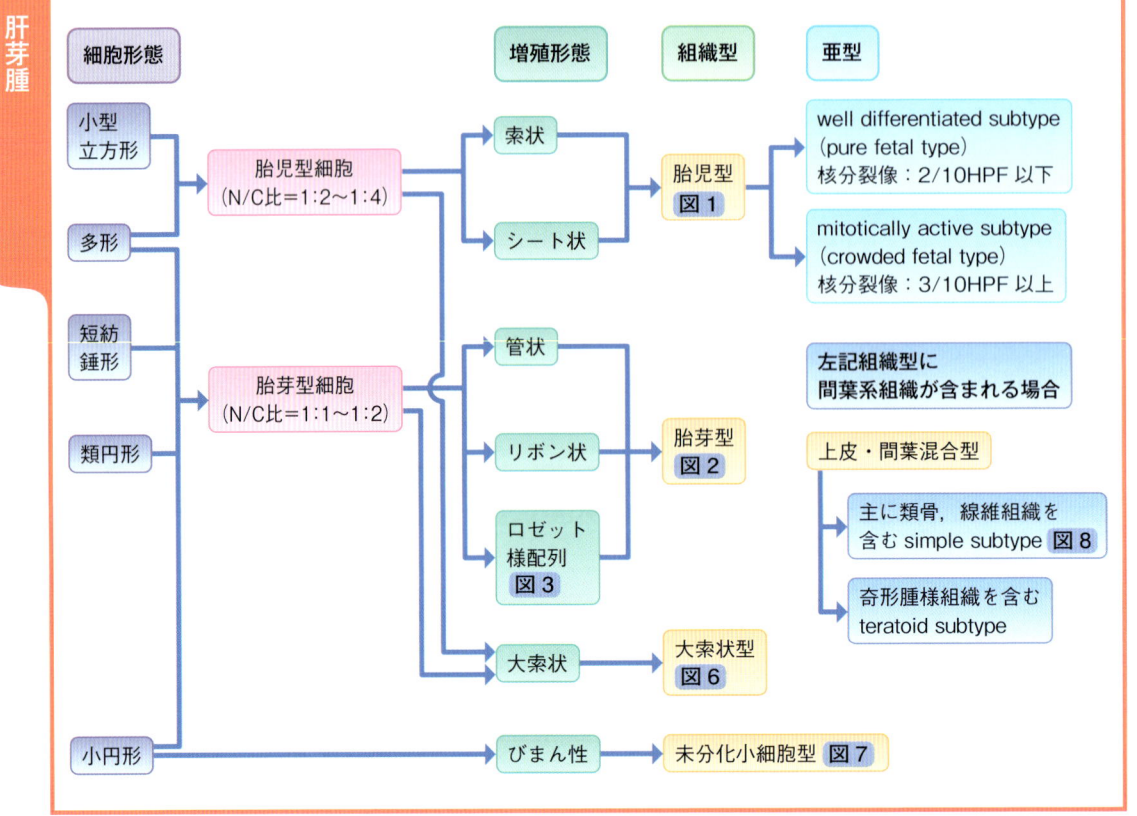

鑑別診断

肝芽腫

| 細胞形態 | | 増殖形態 | 組織型 | 亜型 |

- 小型立方形、多形 → 胎児型細胞（N/C比＝1:2〜1:4）
- 短紡錘形、類円形 → 胎芽型細胞（N/C比＝1:1〜1:2）

胎児型細胞 → 索状／シート状 → 胎児型 図1
- well differentiated subtype (pure fetal type)　核分裂像：2/10HPF 以下
- mitotically active subtype (crowded fetal type)　核分裂像：3/10HPF 以上

胎芽型細胞 → 管状／リボン状／ロゼット様配列 図3 → 胎芽型 図2

左記組織型に間葉系組織が含まれる場合
→ 上皮・間葉混合型
  - 主に類骨，線維組織を含む simple subtype 図8
  - 奇形腫様組織を含む teratoid subtype

大索状 → 大索状型 図6

小円形 → びまん性 → 未分化小細胞型 図7

▶肝細胞癌 (hepatocellular carcinoma)

- 大索状型肝芽腫で年長児の場合は肝細胞癌との鑑別が困難であることが多い．
- 腫瘍細胞は正常肝細胞に比べて，肝芽腫では小型〜やや大型，肝細胞癌では大型である．
- 肝芽腫は肝細胞癌に比べ，細胞質は乏しく，核異型も軽度である．
- 肝芽腫では髄外造血を伴うことが多い．
- 肝芽腫の大部分は5歳以下，肝細胞癌の大部分は10歳以上である．
- 基礎疾患として，肝芽腫ではBWS，FAP，低出生体重など，肝細胞癌ではB型肝炎，胆道閉鎖症，先天性チロジン血症などがある．
- 臨床所見を含めて，総合的に判断する．

▶神経芽腫未分化型 (undifferentiated neuroblastoma)

- 胎芽型肝芽腫と神経芽腫未分化型の腫瘍は特定の構造をとらず増殖し，腫瘍細胞は細胞質に乏しく，ほとんど裸核状である．
- 神経芽腫未分化型は腫瘍細胞間に神経細線維はみられず，胎芽型肝芽腫との鑑別は難しい．

- 鑑別には免疫組織化学が有用である．肝芽腫では肝細胞系マーカー（Hep-Par1, CK 8, 18 など）が陽性，神経芽腫未分化型では神経内分泌系マーカー（NSE, NF, NCAM など）が陽性である．

治療と予後

- 完全寛解を得るためには，原発腫瘍の完全切除が必要である．
- 進行している肝芽腫症例では，肝切除可能な状態にもっていくため，術前化学療法が施行される．有効な抗癌剤はシスプラチンとアドリアマイシンである．わが国では現在 JPLT-2 プロトコルを用いている．
- 肝芽腫の予後良好例は肝 1 葉に限局する腫瘍，胎芽型より胎児型，AFP 値が 100～100 万 ng/mL（100 以下と 100 万以上は予後不良）といわれている．

組織写真を提供していただいた国立成育医療研究センター病理診断部 中澤温子先生に深謝いたします．

（谷川　健，鹿毛政義）

intrahepatic cholangiocarcinoma

肝内胆管癌

疾患の概要 表1

- わが国では肝内胆管癌は原発性肝癌の約4〜5％を占め，肝細胞癌に次いで多い．
- 肝内胆管に由来する，あるいは胆管上皮に類似する細胞からなる上皮性悪性腫瘍である．
- 早期発見が困難であり，5年生存率は20％に満たない．
- 危険因子としては，慢性の胆管炎を引き起こす肝内結石症，原発性硬化性胆管炎，肝吸虫などの寄生虫感染に加え，ウイルス性肝炎・肝硬変，ある種の化学物質（トロトラスト，ジクロロメタンなど）などが知られている．

染色体・遺伝子異常

- クエン酸回路を司る isocitrate dehydrogenase（*IDH*）1/2 の遺伝子変異は肝内胆管癌でみられるが，肝外胆管癌，胆嚢癌ではほとんどみられない．

臨床所見

■ 好発年齢，性
- 60〜70歳で，男女比は 1.6〜1.8：1 で男性に多く発症する．

表1 原発性肝癌取扱い規約（第5版補訂版）における肝内胆管癌の組織分類

i 腺癌（adenocarcinoma）
高分化型腺癌（well differentiated adenocarcinoma）
中分化型腺癌（moderately differentiated adenocarcinoma）
低分化型腺癌（poorly differentiated adenocarcinoma）
ii 特殊型
腺扁平上皮癌（adenosquamous cell carcinoma）
肉腫様癌（sarcomatous carcinoma）
粘液癌（mucinous carcinoma）
粘表皮癌（mucoepidermoid carcinoma）
印環細胞癌（signet-ring cell carcinoma）
扁平上皮癌（squamous cell carcinoma）
小細胞癌（small cell carcinoma）

■ 臨床症状
- 体重減少，腹部違和感，腹痛，黄疸で気づくことがある．

■ 画像所見
- 単純CTでは境界不明瞭な不整形低吸収腫瘍として認められる．ダイナミックCT動脈優位相での腫瘍濃染はほとんどみられず，遅延相では線維性間質部分が比較的高吸収域となり，腫瘍細胞に富む部分では低吸収域として描出されることがある．
- 消化器腺癌の肝転移巣との鑑別は難しい．胆管癌の場合，腫瘍末梢側の肝内胆管は拡張することがあり，鑑別診断の一助となる．

■ 腫瘍マーカー
- CEA，CA19-9が血中高値となることがある．

病理所見

肉眼所見

- 『肝癌取扱い規約』では形状および進展様式によって，充実性の増殖を示す腫瘤形成型（mass-forming type）図1a，門脈域に沿って浸潤性に発育する胆管浸潤型（periductal infiltrating type）図1b，胆管内腔に腫瘤状に発育する胆管内発育型（intraductal growth type）図1c に分類され，腫瘤形成型＋胆管浸潤型 図1d などの形態もとりうる．また胆管内発育型の肝内胆管癌には，近年提唱されている胆管内乳頭状腫瘍（intraductal papillary neoplasm）とオーバーラップするものがある．
- 肝内胆管癌は占拠部位によって胆管二次分枝より末梢の肝内胆管に由来する末梢型（peripheral type）と胆管二次分枝を首座とする傍肝門型（perihilar type）に分かれ，末梢型は腫瘤形成型が多く，傍肝門型は胆管浸潤型や胆管内発育型および，これらに腫瘤形成型を併存することが多い．
- 腫瘤形成型では白色充実性で分葉状の形態を示し，腫瘍中心部に線維性間質が比較的多いために硬い．肝被膜直下に発生した場合は線維化によるひきつれで癌臍をつくることがある．画像または肉眼的に比較的大きなGlisson鞘が結節内を貫通する像がみられることがある 図1e．
- 腫瘍が小さいうちは壊死に乏しく，腫瘍の増大とともに出血や壊死を伴いやすくなる．一方，消化器癌の転移巣では腫瘍が小さくても壊死がみられやすい傾向にある．壊死が高度な時には囊胞状変化をきたすため，胆管囊胞腺癌または胆管内乳頭状腫瘍との鑑別が必要である．
- 傍肝門型や肝門付近を占拠する胆管癌の場合は，末梢胆管が拡張しやすく，肝実質の萎縮をきたすことがある．
- 細胆管細胞癌に類似した癌成分を含む場合は，腫瘍辺縁が不明瞭化しやすい 図1f．

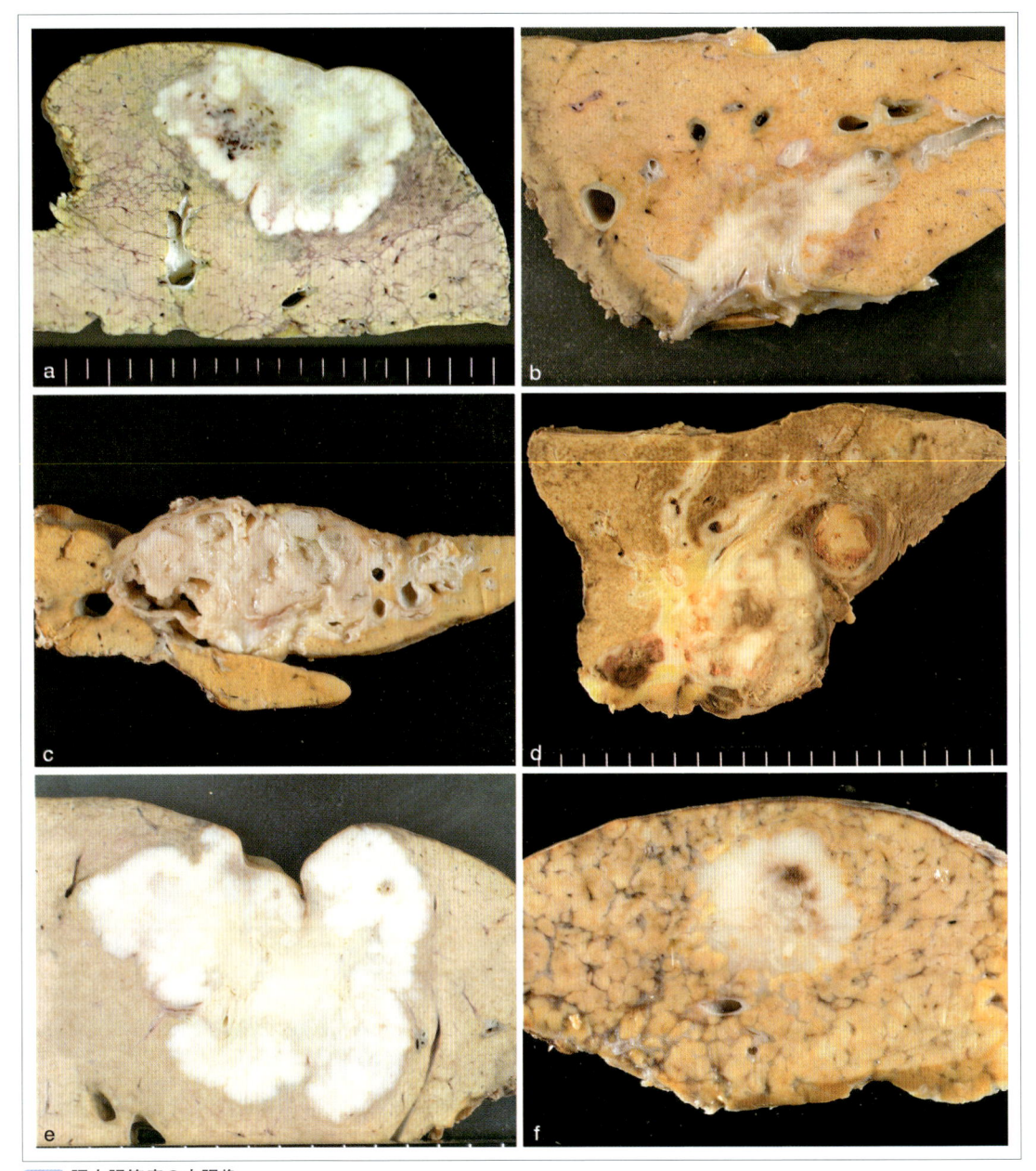

図1 肝内胆管癌の肉眼像
a：腫瘤形成型．境界明瞭で分葉状の増殖を示す．腫瘍辺縁部では癌細胞が密に増殖し白色充実性であり，腫瘍中心部に間質が多い．
b：胆管浸潤型．肝左葉の Glisson 鞘に沿った白色浸潤性腫瘍
c：胆管内発育型．胆管内に充実性に増殖していくが，胆管外への浸潤を認めない．
d：腫瘤形成型＋胆管浸潤型．Glisson 鞘に沿った浸潤性増殖に加え，肝実質に腫瘤を形成した癌の形態で，悪性度が高い．
e：腫瘤形成型の肝内胆管癌では腫瘍内部に大型の Glisson 鞘が貫通することがある．
f：腫瘍辺縁部で細胆管細胞癌成分を伴うときは辺縁が不明瞭になりやすい．

組織学的所見

- 組織学的には管状腺癌がほとんどを占める．管状構造も多彩であり，高円柱状で核が基底側に並んだ大型胆管被覆上皮に似た，大型管状構造を呈する高分化型腺

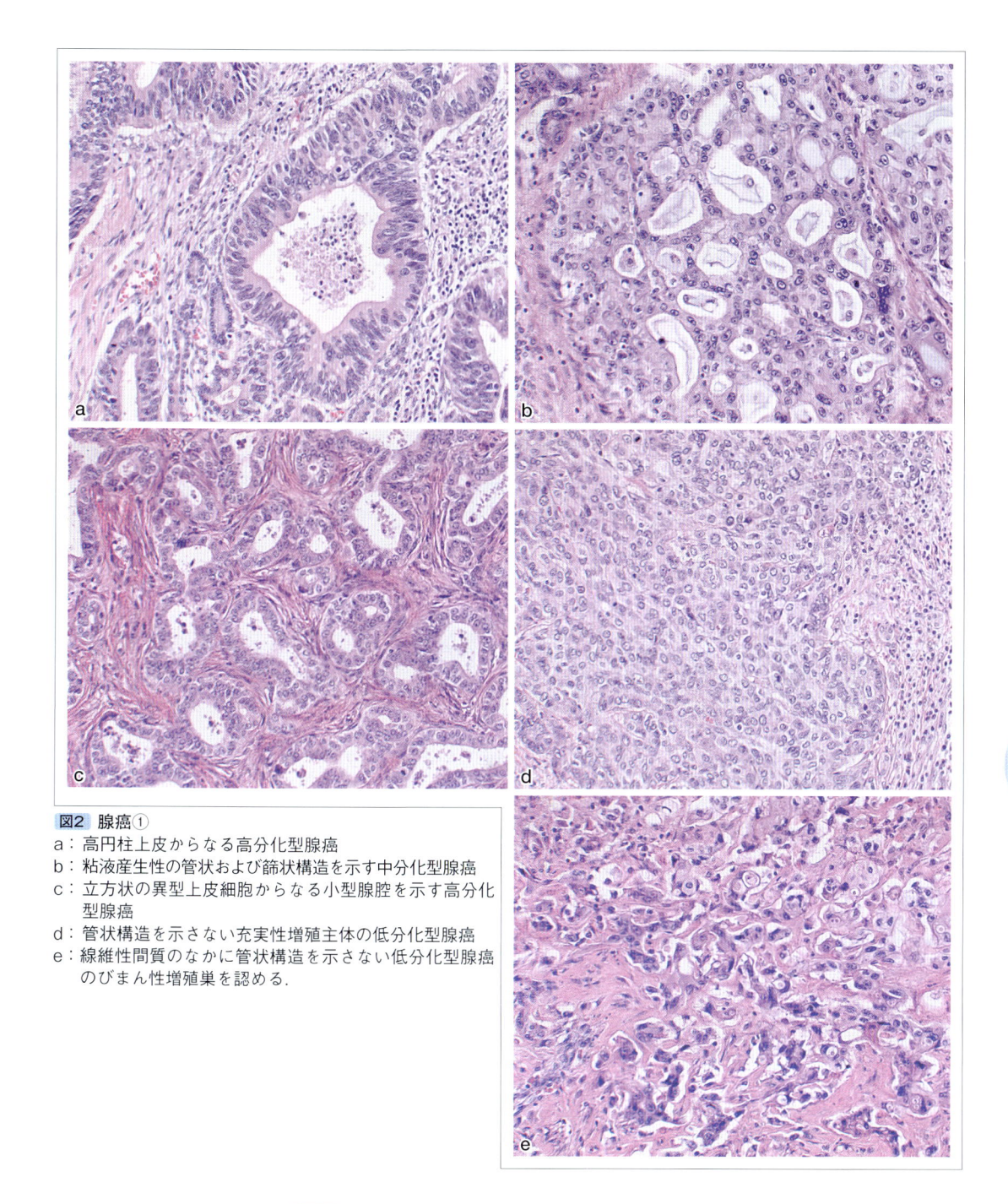

図2 腺癌①
a：高円柱上皮からなる高分化型腺癌
b：粘液産生性の管状および篩状構造を示す中分化型腺癌
c：立方状の異型上皮細胞からなる小型腺腔を示す高分化型腺癌
d：管状構造を示さない充実性増殖主体の低分化型腺癌
e：線維性間質のなかに管状構造を示さない低分化型腺癌のびまん性増殖巣を認める.

癌 図2a．不整な大型管状から融合または篩状構造をまじえた中分化型腺癌 図2b，立方状で類円形核が均一に並ぶ小型胆管上皮に似た，小型管状構造を示す高分化型腺癌がみられる 図2c．
- 管状構造が不明瞭な低分化型腺癌では，充実性増殖 図2d，索状増殖，豊富な線維性間質のなかに癌細胞が不規則に散在する 図2e．
- 大型管状構造または乳頭状構造を示す肝内胆管癌は傍肝門型に多く，小型胆管に類似した腺癌は末梢型に多くみられる．
- 1つの腫瘍内で分化度や組織構築が異なる腺癌が存在することが多い．

肝内胆管癌

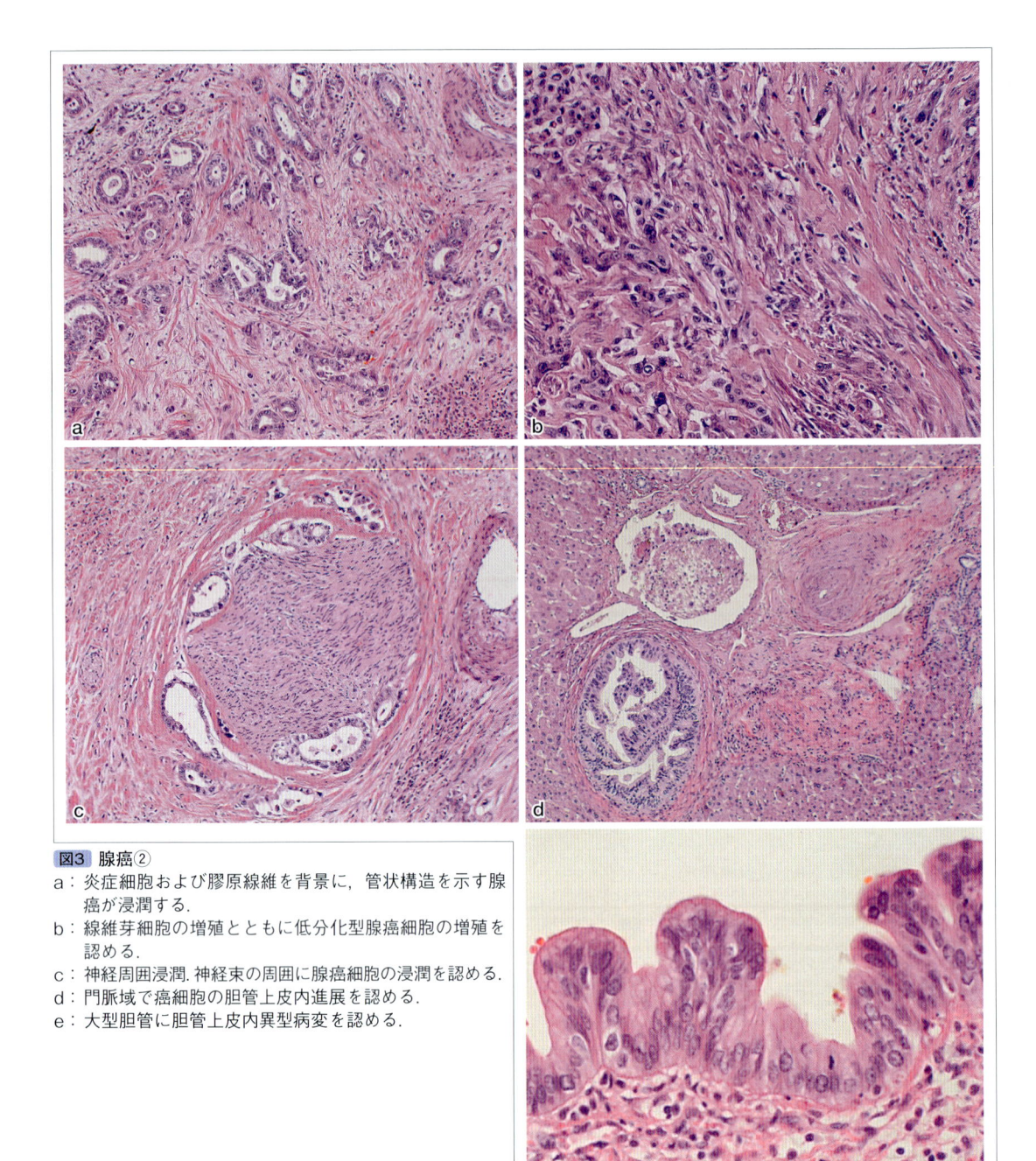

図3 腺癌②
a：炎症細胞および膠原線維を背景に，管状構造を示す腺癌が浸潤する．
b：線維芽細胞の増殖とともに低分化型腺癌細胞の増殖を認める．
c：神経周囲浸潤．神経束の周囲に腺癌細胞の浸潤を認める．
d：門脈域で癌細胞の胆管上皮内進展を認める．
e：大型胆管に胆管上皮内異型病変を認める．

- 豊富な癌間質を伴いやすく 図3a ，線維芽細胞増生（desmoplasia）図3b ，膠原線維の硝子化，リンパ球や好中球などの炎症細胞浸潤が目立つことがある．
- 粘液産生は多くの腺癌でみられるが，小型腺管や充実性または索状増殖を示す腺癌，細胆管細胞癌に類似した腺癌ではみられないことがある．
- 腫瘍の増大とともに血管やリンパ管への浸潤の頻度が高くなる．肝門部付近を占拠する癌では神経周囲浸潤をきたしやすく 図3c ，Glisson 鞘内の胆管上皮内進展を伴うことがある 図3d ．また，これらの肝門部付近の胆管癌では，癌周囲の大型胆管に胆管上皮内異型病変（biliary intraepithelial neoplasia）を伴うこ

- とが多く 図3e，多段階発癌による発生の可能性が示唆されている．
- 大型胆管の一部に粘液を有する小型腺管が房状に集合する付属腺が存在する．腺癌細胞が付属腺内に非浸潤性の進展をきたすことがある．

免疫組織化学

- 肝内胆管癌ではCK7，8，18，19が陽性となり，CK20は肝門部よりの大型胆管から発生したタイプで陽性になることがある．
- 粘液形質はMUC1，3，4，5AC，6が種々の割合で陽性となり，MUC1やMUC5AC陽性例は予後不良との報告もある．またMUC2，CDX2は少数の腸型分化を示す腺癌で陽性となることがある．
- CEAやCA19-9は高率に陽性となり，NCAM（CD56）も陽性となることがある．
- 肝細胞に陽性となりやすいHep-Par1，Glypican-3，Arginase-1，TTF-1（細胞質）は陰性となる．肝細胞癌で毛細胆管側に陽性となるCD10は胆管癌の腺腔に陽性となることがある．
- 膵管癌の肝転移巣と肝内胆管癌を明確に区別できるマーカーはない．

肝内胆管癌の亜型

腺扁平上皮癌（adenosquamous cell carcinoma）

- 明らかな腺癌とともに，細胞間橋や角化など扁平上皮への分化を示す癌が混在する 図4a．
- 扁平上皮癌成分の割合は決まっていない．

肉腫様癌（sarcomatous carcinoma）

- 一部に腺癌部分を伴い，紡錘形細胞あるいは多形性を示す異型細胞が増殖する 図4b．壊死傾向が強く，増殖活性が高い．
- vimentinが強陽性となる．

粘液癌（mucinous carcinoma）

- 豊富な細胞外粘液産生を特徴とする．
- 胆管内乳頭状腫瘍が浸潤した際にみられることがある．

印環細胞癌（signet-ring cell carcinoma）

- 胃癌の印環細胞癌に類似し，豊富な細胞内粘液と偏在核を特徴とし 図4c，腫瘍の一部にみられることが多い．

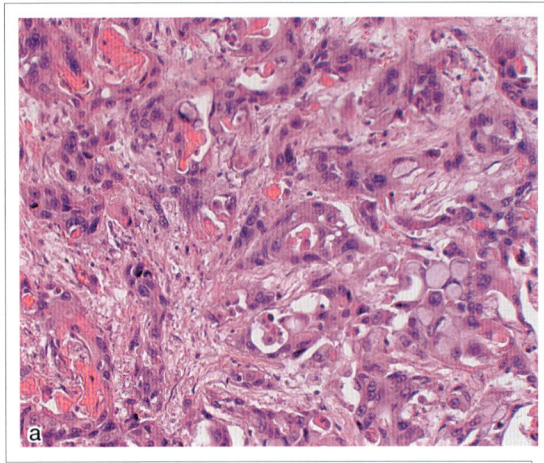

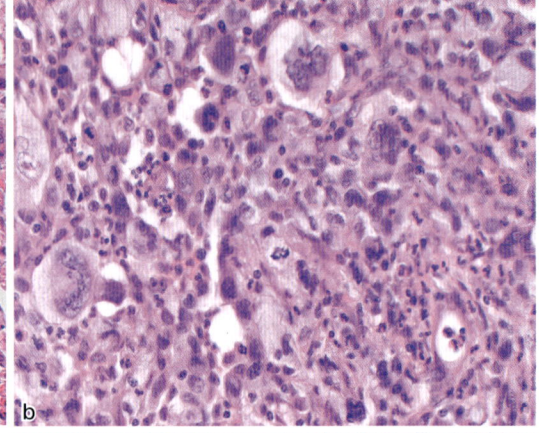

図4 肝内胆管癌の亜型
a：腺扁平上皮癌．角化（左側）を示す扁平上皮癌成分と細胞内粘液（右側）を伴う腺癌成分が混在する．
b：大型多核形の腫瘍細胞を伴う肉腫様癌
c：細胞内に豊富な粘液を有する印環細胞癌を伴う低分化型腺癌

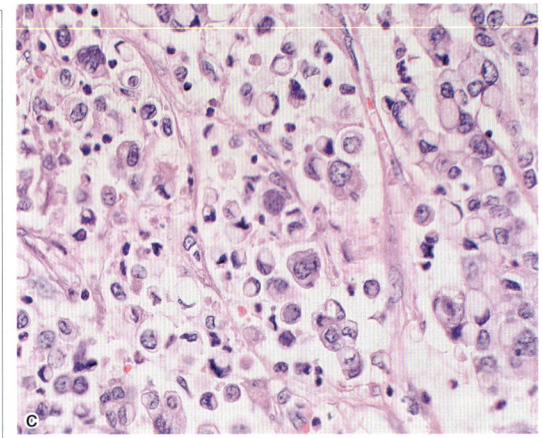

診断のポイント

- ほとんどが管状腺癌であるが，構築や分化度が異なり，多様な組織像を示す．
- 肝門部付近に発生する傍肝門型の肝内胆管癌は胆管浸潤型の肉眼形態を伴いやすく，胆管上皮置換性の進展や，癌周囲には前癌病変である胆管上皮内異型病変（biliary intraepithelial neoplasia）を伴いやすい．
- 胆管切離断端の術中迅速診断では，胆管壁内の付属腺を壁内浸潤巣と間違えないよう注意する．
- 肝内胆管癌は豊富な線維増生を伴うため，硬化型肝細胞癌との鑑別が難しい．
- 肝被膜下にみられる小型結節性病変として胆管細胞腺腫（bile duct adenoma）がある．時に異型が弱い腫瘤形成型の肝内胆管癌との鑑別が必要となる．核異型，核/細胞質比，MIB-1陽性率などを参考にする．
- 腫瘍進展とともに肝内転移を形成するが，肝細胞癌にみられるような多中心性の発生はほとんどみられない．

鑑別診断

肝内胆管癌

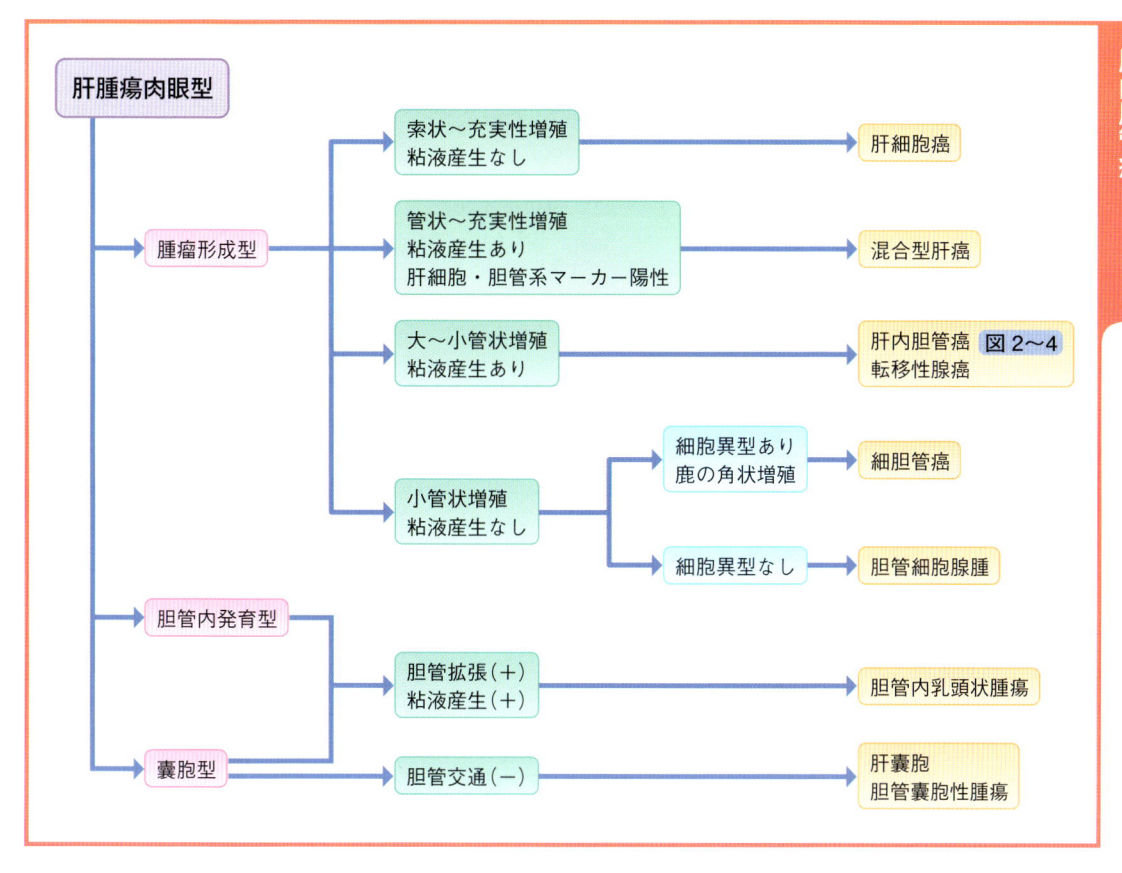

```
肝腫瘍肉眼型
├─ 腫瘍形成型
│   ├─ 索状〜充実性増殖
│   │   粘液産生なし                          → 肝細胞癌
│   ├─ 管状〜充実性増殖
│   │   粘液産生あり
│   │   肝細胞・胆管系マーカー陽性              → 混合型肝癌
│   ├─ 大〜小管状増殖
│   │   粘液産生あり                          → 肝内胆管癌  図2〜4
│   │                                         転移性腺癌
│   └─ 小管状増殖
│       粘液産生なし
│       ├─ 細胞異型あり
│       │   鹿の角状増殖                      → 細胆管癌
│       └─ 細胞異型なし                       → 胆管細胞腺腫
├─ 胆管内発育型
│   └─ 胆管拡張（＋）
│       粘液産生（＋）                         → 胆管内乳頭状腫瘍
└─ 嚢胞型
    └─ 胆管交通（−）                          → 肝嚢胞
                                               胆管嚢胞性腫瘍
```

▶硬化型肝細胞癌（scirrhous type HCC）

- 豊富な間質形成を示す硬化型肝細胞癌は，画像上または肉眼的にも肝内胆管癌との鑑別が困難である．
- 硬化型肝細胞癌ではCK7，19などが陽性となりHep-Par1などの肝細胞系マーカーが陰性となりやすいことから，多数のマーカーを用いて癌細胞の分化を決める必要がある．

▶混合型肝癌（combined hepatocellular and cholangiocarcinoma）

- 明らかな腺癌成分を有する腫瘍で，充実性または索状増殖を示す癌増殖成分を認めた場合，腺癌細胞の非腺管構造なのか，肝細胞癌への分化を示す部分なのかを免疫組織化学的に判断する必要がある．
- 特に背景にウイルス性肝炎や肝硬変を伴う腫瘍形成型の癌では，混合型肝癌の可能性に注意する．

▶IgG4関連胆管炎（IgG4 related cholangitis）

- 炎症性変化・線維化を伴う腫瘍形成性病変も肝内胆管癌の鑑別対象となる．

- 特にIgG4関連胆管炎は胆管周囲に腫瘤を形成することがあるため，肝内胆管癌との鑑別は難しい．

▶転移性肝癌 (metastatic liver cancer)

- 腺癌の形態をとる転移性肝癌では，大腸癌の肝転移が最も多く，胃・膵などの消化器癌とともに，子宮・卵巣・乳腺などの婦人科領域癌，肺腺癌の転移もまれにみられる．
- いずれも原発巣で特徴的に陽性となるマーカーを利用し鑑別することになるが，特に膵癌の転移巣との鑑別が難しい．

治療と予後

- 外科切除が第1選択である．
- 肝内胆管癌に効果的な化学療法は確立されていないが，5-FU，シスプラチン，ゲムシタビンなどが多く使用されている．有効な分子標的治療薬も今のところない．
- 5年生存率は外科切除例で30％，非切除例で10％に満たない予後不良の腫瘍である．
- 予後因子は腫瘍径，リンパ節転移，脈管侵襲などの臨床病理学的因子である．
- 肝内胆管癌の亜型とされる腺扁平上皮癌，粘液癌，印環細胞癌，肉腫様癌はいずれも予後不良であり，肝内胆管癌を含めて治療法に違いはない．
- 胆管内乳頭状腫瘍で浸潤がなければ，予後良好であると考えられる．

（相島慎一）

bile duct cystadenocarcinoma・neoplasm
胆管嚢胞腺癌・腺腫

疾患の概要

- 肝内に生じる嚢胞状の腫瘍で，1層の円柱上皮か乳頭状増生によって被覆されている．
- 『原発性肝癌取扱い規約(第5版)』では胆管嚢胞腺癌とは乳頭状増生を示す粘液産生性上皮からなり，嚢胞内には粘液が貯留し，女性では間質を伴うことがあると記載されている．
- WHO分類（2010）では，胆管と交通し胆管が嚢胞状に拡張したとされる胆管内乳頭状腫瘍（intraductal papillary neoplasm of the bile duct：IPNB）と，胆管との交通がなく，粘液性上皮で覆われ，卵巣様の豊富な間質を伴う粘液性嚢胞腺腫（mucinous cystic neoplasm：MCN）に分類され，いずれも低～高異型度の上皮を含む 表1 ．
- 現在，規約改訂の検討中であり，今後はWHO分類に準じてIPNBとMCNに分類し，いずれにも分類することが困難な肝内嚢胞性腫瘍に対して用いられる予定である．

臨床所見

好発年齢，性
- 原発性肝癌追跡調査(2003, 2004年)では，胆管嚢胞腺癌の頻度は27例(0.13%)

表1 WHO分類（2010）による胆管嚢胞性腫瘍の分類

premalignant lesions
intraductal papillary neoplasm（IPNB）
with low- or intermediate-grade intraepithelial neoplasia
with high-grade intraepithelial neoplasia
mucinous cystic neoplasm（MCN）
with low- or intermediate-grade intraepithelial neoplasia
with high-grade intraepithelial neoplasia
malignant
intraductal papillary neoplasm（IPNB）
with an associated invasive carcinoma
mucinous cystic neoplasm（MCN）
with an associated invasive carcinoma

で男女比は 14：13 と報告されている．しかし疾患概念の整理により，頻度や男女比は大きく変わると思われる．
- 卵巣様間質を有する囊胞性腫瘍はほとんどが女性である．

■ 臨床症状
- 腹痛，腹部膨満感などである．

■ 画像所見
- 肝内に囊胞性（多房性，単房性）の占拠性腫瘤として描出される．
- 胆管との交通の有無によって IPNB か MCN に分かれる．

■ 腫瘍マーカー
- 時に CEA，CA19-9 が上昇することがある．

病理所見

肉眼所見

- 数 cm から 10cm を超えるものまであり，不整な囊胞内には粘液の貯留あるいは漿液性液体の貯留が認められる．
- 多くは多房性であるが 図1a，まれに単房性のものがある．

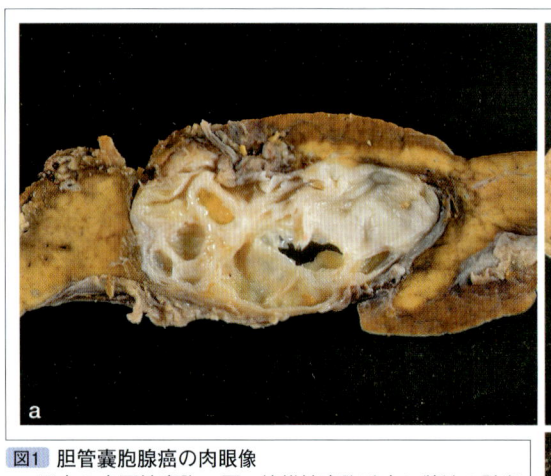

図1 胆管囊胞腺癌の肉眼像
a：肝内の多房性囊胞．厚い線維性囊胞壁内に漿液の貯留あり．胆管との明らかな交通がみられない．
b：古い凝血塊および壊死組織が囊胞内面に付着する．
c：囊胞内腔に白色の充実性，一部乳頭状の増殖がみられる．胆管と連続性あり．

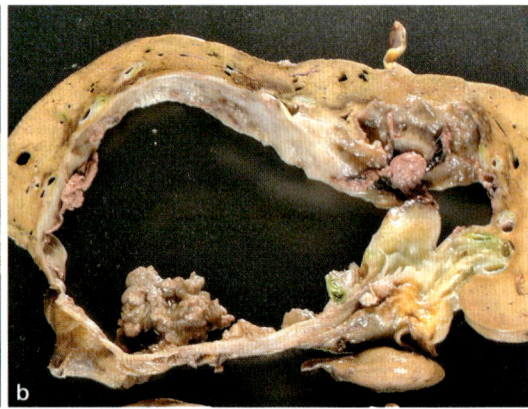

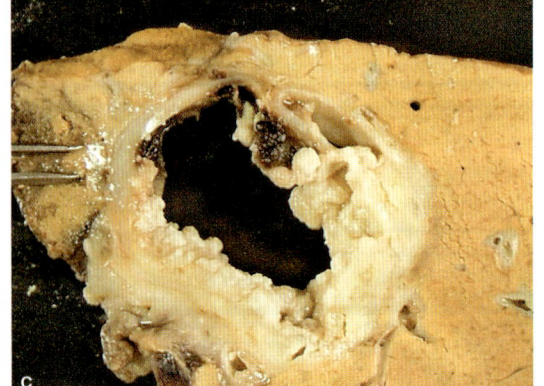

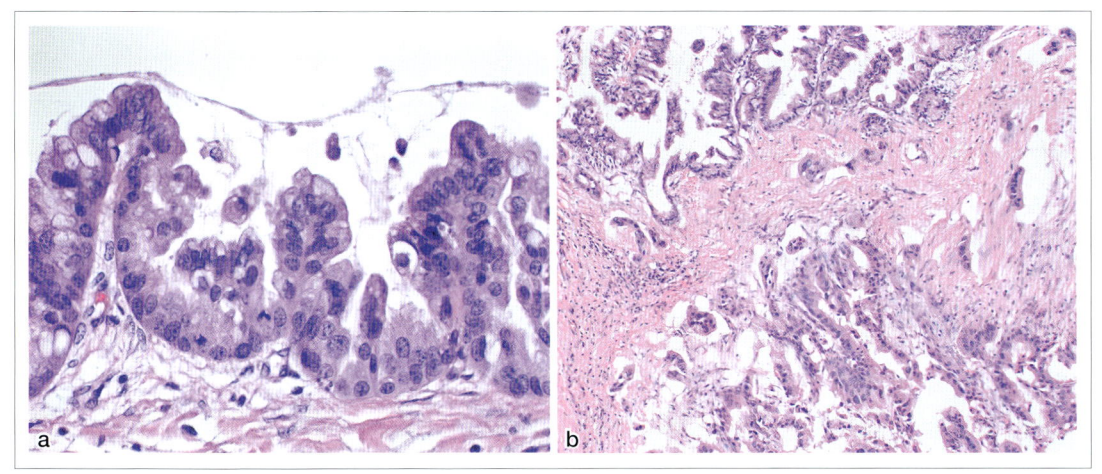

図2 胆管嚢胞腺癌
a：核クロマチンは濃染し腫大しており，核分裂像も散見される．高度異型を示す微小乳頭状上皮とfibrovascular coreを伴う嚢胞性腫瘍
b：嚢胞壁外への浸潤性増殖を示す．乳頭状または管状構造がみられる．

- 厚い線維性の被膜構造で覆われた嚢胞で，境界明瞭である．
- 胆管と交通がある場合（IPNB）は，既存の胆管が末梢側で拡張することがある．
- 出血，古い凝血塊，胆汁および壊死組織の貯留物がみられることがある 図1b ．
- 嚢胞内腔にイクラまたは乳頭状増殖が目立つ場合 図1c は，悪性である可能性が高い．

組織学的所見

- 嚢胞内容と嚢胞内の上皮の性状によって，粘液性と漿液性に分けられ，おのおの良性と悪性に分類される粘液性嚢胞腺腫，漿液性嚢胞腺腫(biliary serous cystadenoma)，粘液性嚢胞腺癌(mucinous cystadenocarcinoma)，漿液性嚢胞腺癌（serous cystadenocarcinoma）となるが，ほとんどは粘液性腫瘍に分類され，漿液性嚢胞腺腫・腺癌はきわめて少ない．
- 1つの腫瘍のなかに低〜高異型度の上皮が混在した場合は，腺腫と腺癌とを分類することが難しいことがある．
- 悪性の指標としては，細胞異型，構造異型，核分裂像，被膜や被膜外周囲組織への浸潤所見である 図2 ．

免疫組織化学

- MCNの卵巣様間質にはestrogen receptor（ER），progesteron receptor（PgR）やα-inhibin，デスミンやカルポニンなどの筋原性マーカーも陽性となる．
- IPNBの亜分類（後述）にはMUC1，MUC2，CDX2，MUC5AC，MUC6が有用である．

WHO分類（2010）による囊胞性腫瘍

intraductal papillary neoplasm of the bile duct（IPNB）

- ルーペ像ではカリフラワー状を示し，乳頭状上皮を主体とする腫瘍で，線維性芯を有する 図3a, b．

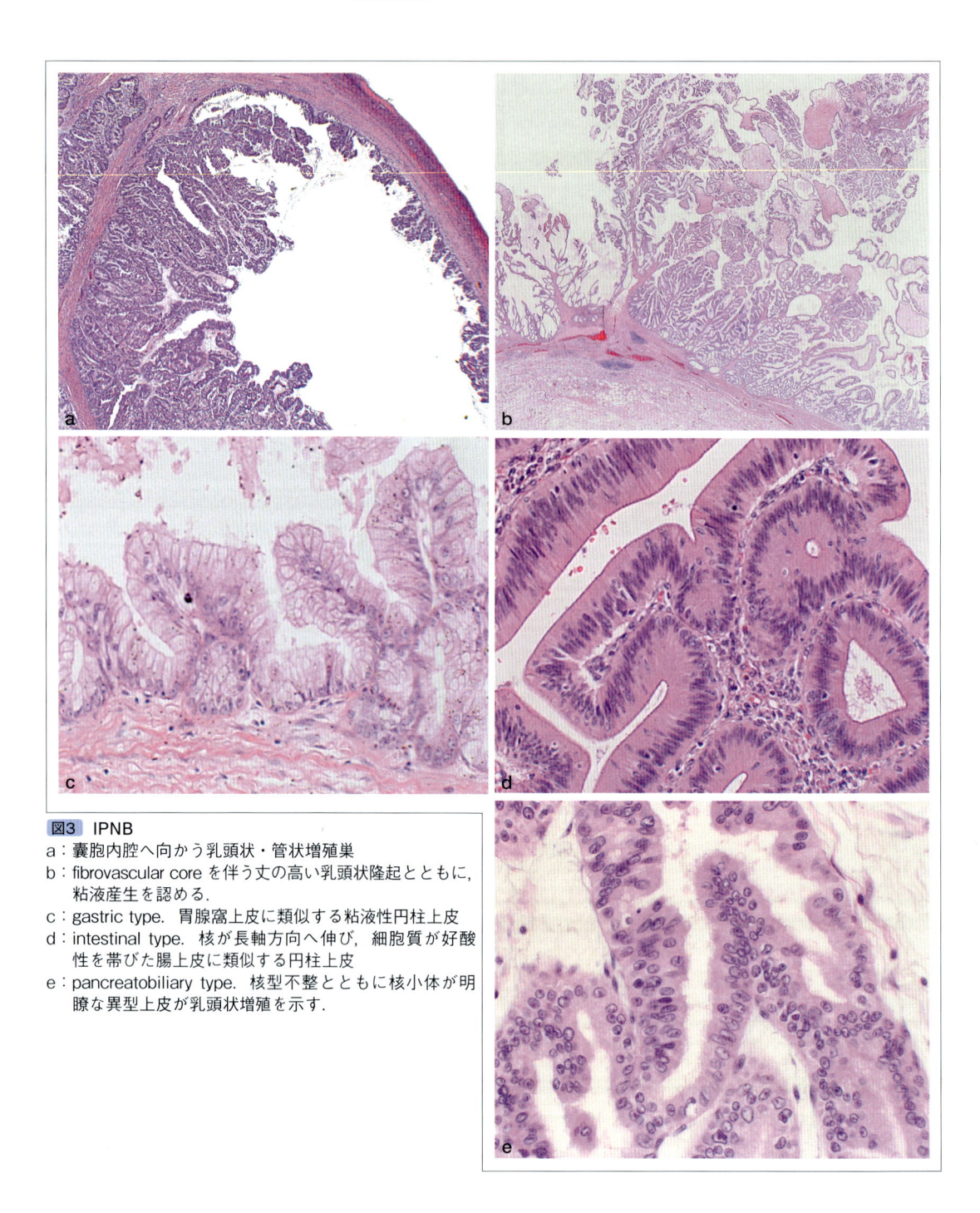

図3 IPNB
a：囊胞内腔へ向かう乳頭状・管状増殖巣
b：fibrovascular core を伴う丈の高い乳頭状隆起とともに，粘液産生を認める．
c：gastric type．胃腺窩上皮に類似する粘液性円柱上皮
d：intestinal type．核が長軸方向へ伸び，細胞質が好酸性を帯びた腸上皮に類似する円柱上皮
e：pancreatobiliary type．核型不整とともに核小体が明瞭な異型上皮が乳頭状増殖を示す．

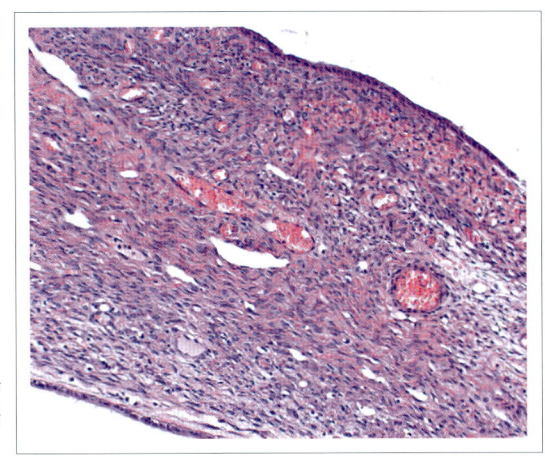

図4 MCN
上皮下に短紡錘形の間葉系細胞が密に増殖する所見がMCNの診断に重要とされる．

- 高乳頭状増殖（high-papillary growth），低乳頭状増殖（low-papillary growth），または平坦な増殖形態（flat growth）や管状構造（tubular pattern）などの非乳頭状構造を含むこともある．
- 核上部に多量の細胞内粘液を有し胃腺窩上皮に類似するgastric type **図3c**，大腸の腺腫および高分化腺癌に類似するintestinal type **図3d**，胆管固有上皮に類似するpancreatobiliary type **図3e**，好酸性で顆粒状細胞質を特徴とするoncocytic typeに亜分類される．
- gastric typeは細胞異型が軽度で，腺腫に相当する症例が多く，intestinal typeは核の重層化や極性の乱れを伴い異型高度である．IPNBではpancreatobiliary typeの頻度が高く，そのほとんどは癌に相当する異型を示す．
- 顕微鏡レベルで既存の胆管内へ上皮内進展することがあるため，外科切除胆管断端における腫瘍細胞残存には注意が必要である．
- 膵臓における膵管内管状乳頭状腫瘍（intraductal tubulopapillary neoplasm：ITPN）と同様に粘液産生に乏しい高度異型の胆管内腫瘍がまれにみられる．

mucinous cystic neoplasm（MCN）

- ほとんどが女性に発生するとされる．
- 1層の円柱上皮または立方上皮と，その直下の線維性結合組織で覆われ，上皮は

診断のポイント

- IPNBでは膵臓の膵管内乳頭粘液性腫瘍（intraductal papillary mucinous neoplasm：IPMN）に比べ粘液産生例が少なく，gastric typeが少ない一方でpancreatobiliary typeが多い．
- IPNBでは高度異型（癌）の症例が多い．
- 肝内の囊胞性腫瘍の診断においては，胆管との交通の有無，卵巣様間質の有無によってIPNB，MCNに分類した後，組織学的に良悪性を判断する．
- 胆管との交通がなく，卵巣様間質がないIPNBやMCNに分類できない症例が存在するが，IPNBとMCNの名称にこだわらず胆管囊胞性腫瘍（biliary cystic neoplasm）と考え，的確に良悪性の診断を行うことが重要である．

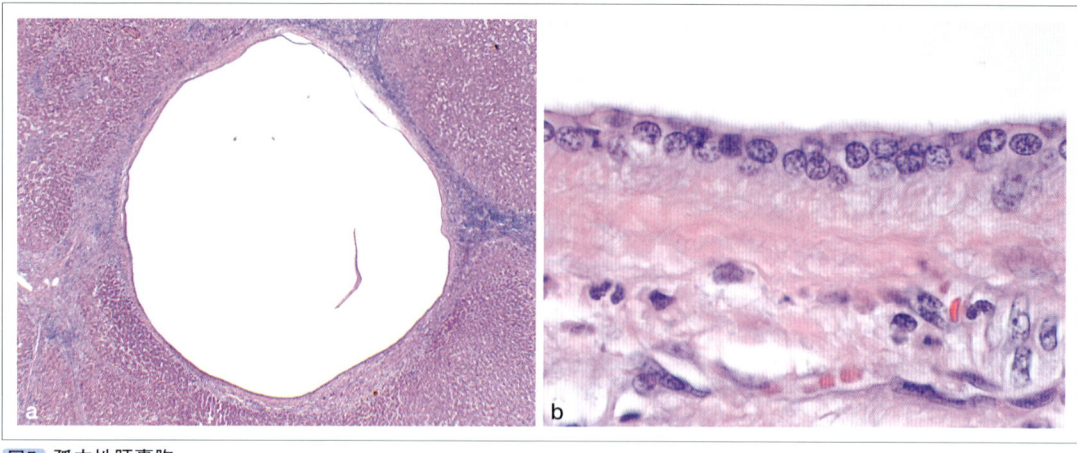

図5 孤立性肝嚢胞
a：肝内にみられる胆管と交通をもたない嚢胞
b：胆管類似の立方上皮で覆われている．

一部で粘液性であり，乳頭状増殖を示すことがある．
- 上皮下の結合組織に"短紡錘形細胞の密な増殖"である卵巣様の間質を含むことが診断に重要であるとされる **図4**．
- 卵巣様間質を有する MCN のわが国での頻度は欧米に比べると低い．

鑑別診断

▶肝嚢胞（hepatic/liver cyst）

- 1層の立方状あるいは平坦な胆管類似の上皮細胞で覆われている．胆管内腔と交通がないために胆管の嚢胞状拡張とは区別される．
- 孤立性肝嚢胞（solitary liver cyst, simple hepatic cyst）**図5** や多嚢胞肝（polycystic liver）が含まれる．多嚢胞肝では嚢胞が多発し，線維化巣や背景に胆管微小過誤腫（von Meyenburg complex）を伴うことが多い．

▶線毛性前腸性肝嚢胞（ciliated hepatic foregut cyst） **図6**

- 小型の明瞭な単房性嚢胞で，肝左葉内側区の肝表面近傍に好発する．前腸の一部が肝内に遺残，埋没することが原因といわれている．
- 呼吸上皮に類似した線毛上皮細胞や杯細胞様の上皮細胞が偽重層化する．
- 嚢胞壁は平滑筋層を有する線維性結合組織からなる．

▶胆管周囲嚢胞（peribiliary cyst） **図7**

- 肝硬変，門脈圧亢進症などで肝門部，大型門脈域内に，数 mm～1cm 前後の嚢胞が鈴なり状に分布する．胆管周囲付属腺が大小の嚢状に拡張したもので，内容は漿液性で胆汁成分はみられない．
- 多発性肝門部嚢胞（multiple hilar cysts）とも呼ばれる．

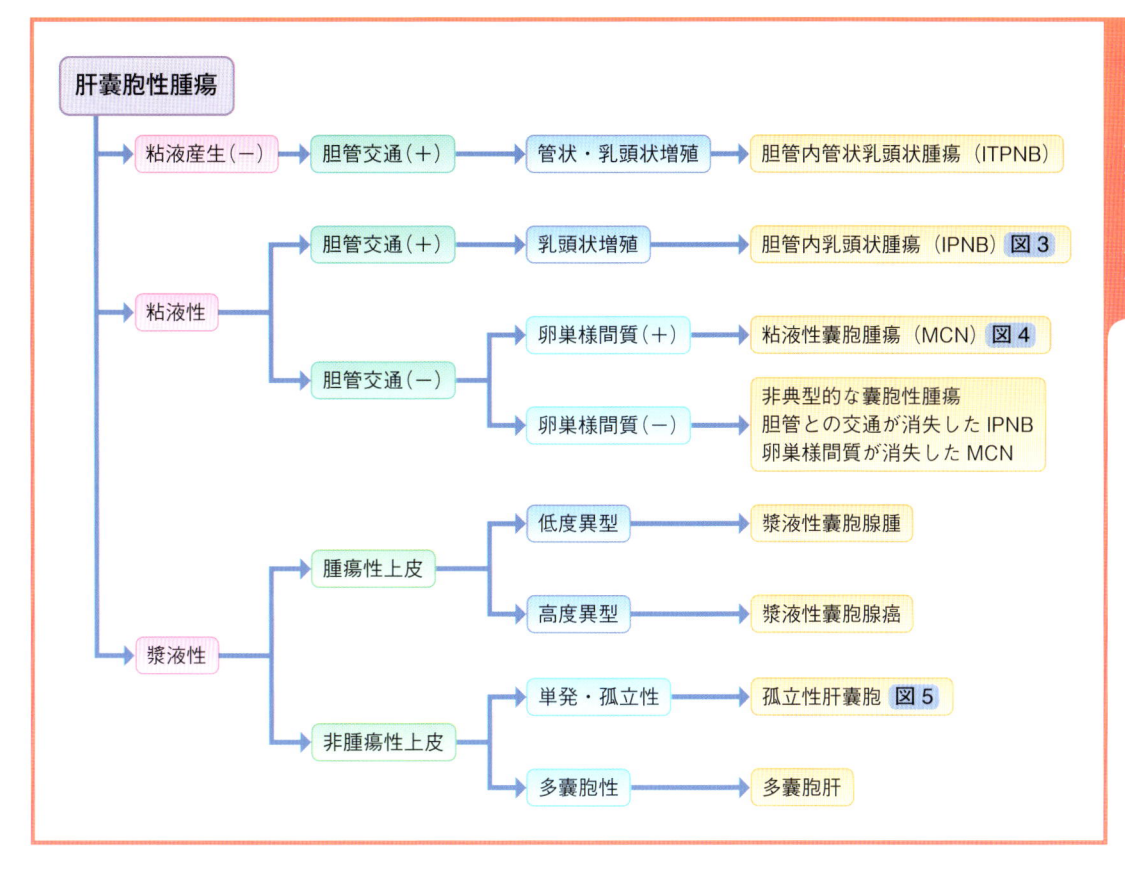

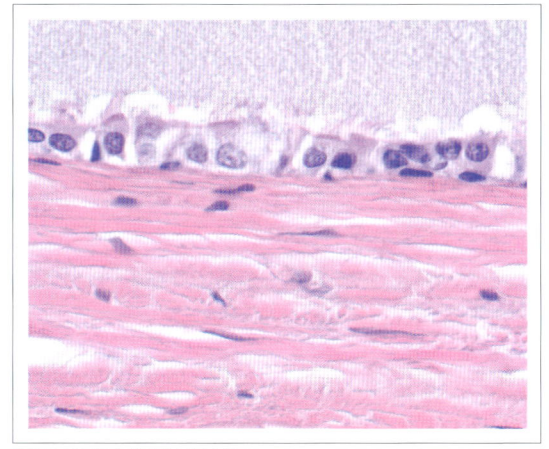

```
肝嚢胞性腫瘍 ─┬─ 粘液産生（－） ─── 胆管交通（＋） ─── 管状・乳頭状増殖 ─── 胆管内管状乳頭状腫瘍（ITPNB）
              │
              ├─ 粘液性 ─┬─ 胆管交通（＋） ─── 乳頭状増殖 ─── 胆管内乳頭状腫瘍（IPNB） 図3
              │          │
              │          └─ 胆管交通（－） ─┬─ 卵巣様間質（＋） ─── 粘液性嚢胞腫瘍（MCN） 図4
              │                             │
              │                             └─ 卵巣様間質（－） ─── 非典型的な嚢胞性腫瘍
              │                                                     胆管との交通が消失した IPNB
              │                                                     卵巣様間質が消失した MCN
              │
              └─ 漿液性 ─┬─ 腫瘍性上皮 ─┬─ 低度異型 ─── 漿液性嚢胞腺腫
                         │              └─ 高度異型 ─── 漿液性嚢胞腺癌
                         │
                         └─ 非腫瘍性上皮 ─┬─ 単発・孤立性 ─── 孤立性肝嚢胞 図5
                                          └─ 多嚢胞性 ─── 多嚢胞肝
```

胆管嚢胞腺癌・腺腫

図6 線毛性前腸性肝嚢胞
線毛を有する立方状～低円柱上皮で覆われた嚢胞

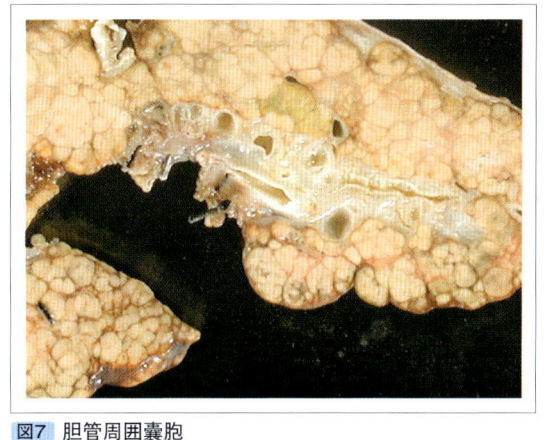

図7 胆管周囲嚢胞
肝門部左側のグリソンに2～3mmの小嚢胞が連なる．C型肝炎ウイルスによる肝硬変の移植例

治療と予後

- 外科切除が第1選択である．非浸潤癌であれば切除することで完治も期待できる．
- 浸潤癌では転移する可能性があるが，通常の胆管癌よりもやや予後良好である．

（相島慎一）

肝原発の非上皮性腫瘍

疾患の概要

- 最新のWHO分類（2010）では肝間葉系腫瘍は 表1 のように分類されている．
- 肝原発の非上皮性腫瘍の発生頻度は低い．
- そのなかでは血管系腫瘍の発生頻度が高く，良性では海綿状血管腫や血管筋脂肪腫，悪性では類上皮血管内皮腫や血管肉腫の発生頻度が高い．
- 血管系腫瘍は画像的に多血性腫瘤として描出されることが多いため，肝細胞癌を含む多血性腫瘍との鑑別がしばしば問題となる．

血管系腫瘍（angiogenic tumor）

- 主なものとして，血管腫（海綿状，毛細血管性，硬化性），小児血管内皮腫，リンパ管腫（リンパ管腫症），類上皮血管内皮腫，血管肉腫がある．

血管腫（hemangioma）

- 肝に発生する最も頻度の高い良性非上皮性腫瘍であり，なかでも海綿状血管腫が多い．

■ 海綿状血管腫（cavernous hemangioma） 図1

- 男女差はなく，いずれの年齢層にもみられるが成人に多い．
- 成人ではおよそ1〜5%に認められる．
- 女性にやや多いとする報告もある．

表1 mesenchymal tumours

Benign	Malignant
Angiomyolipoma (PEComa)	Angiosarcoma
Cavernous haemangioma	Embryonal sarcoma (undifferentiated sarcoma)
Infantile haemangioma	Epithelioid haemangioendothelioma
Inflammatory pseudotumour	Kaposi sarcoma
Lymphangioma	Leiomyosarcoma
Lymphangiomatosis	Rhabdomyosarcoma
Mesenchymal hamartoma	Synovial sarcoma
Solitary fibrous tumour	

PEComa : perivascular epithelioid cell tumour
(WHO classification of tumors of the digestive system. Chapter 10. Tumours the liver and intrahepatic bile ducts. IARC, 2010)

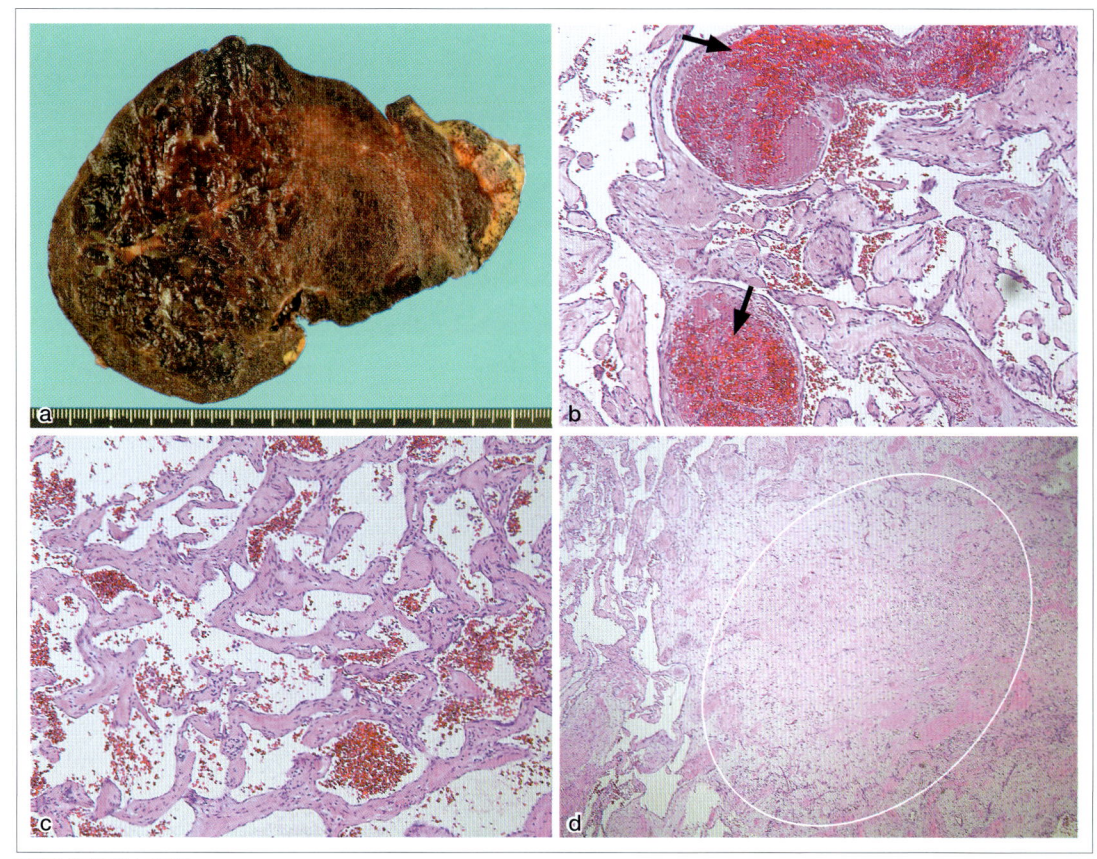

図1　海綿状血管腫
a：肉眼像．腫瘤はスポンジ様の割面を呈し，赤黒色調の強い部（赤血球の充満）や綿状〜網状の白色調部（基質化組織）が混在する．
b〜d：赤血球を含み不規則に拡張する管腔の集簇からなるが内腔側は扁平化した血管内皮で覆われ，一部に血栓（➡）や器質化組織（○）を伴う硬化所見がみられる．

- 単発が多く，多発は10%程度である．
- 多くは無症状であるが，腫瘍が大きい場合には上腹部腫脹や腹痛などを呈する場合がある．
- 自然破裂や外傷性破裂などにより発見されることもある．
- 超音波では一般的に高エコーを示すが，二次的変化（血栓形成，線維化や器質化）を伴った場合には低エコー部が混在し，混合エコーを呈する．そのほかに辺縁高エコー，辺縁不整，体位変換や時間経過でエコー所見が変化することなどが挙げられる．
- 単純CTでは低吸収域として描出され，造影CTでは辺縁から中心に向かって濃染され長時間にわたって濃染が持続することが多い．
- 血管造影では綿花状濃染が特徴的である．
- 組織学的に異型のない1層の扁平な血管内皮細胞で裏打ちされ，比較的大きく拡張する血管腔が線維性隔壁を伴い種々の程度に赤血球を充満し集合するため，肉眼的に暗赤色調のスポンジ様（海綿状）を呈する．
- 第Ⅷ因子関連抗原（FⅧ），CD31，CD34などの血管内皮マーカーが陽性である．

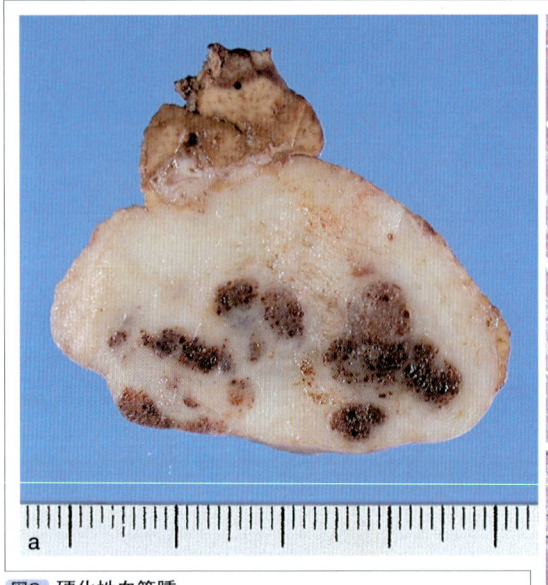

図2 硬化性血管腫
a：肉眼像．腫瘍は多くが白色充実性であるが，内部に黒色調のスポンジ様部が島状に混在する．
b, c：白色充実部は組織学的に硝子化を伴う膠原線維の増生からなり，スリット状の血管腔の介在が少量うかがわれる．

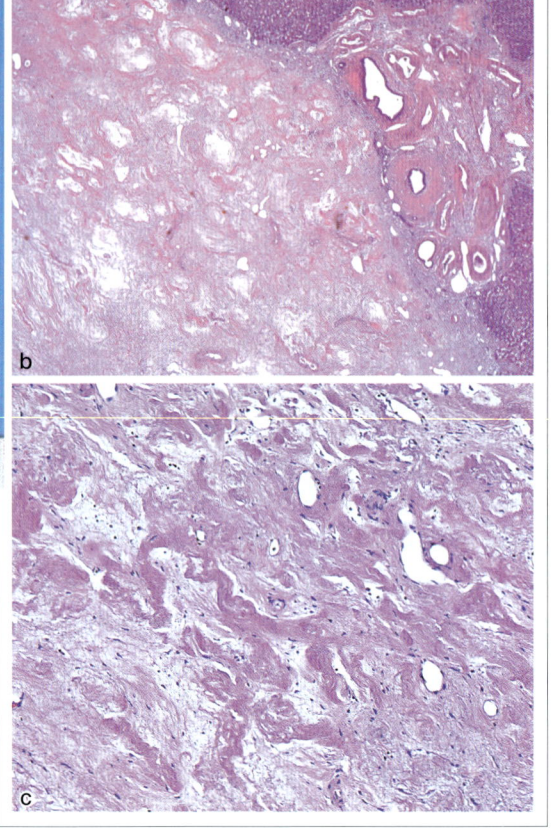

- 診断は多くの場合，画像診断で可能であり，細径針による生検では腫瘍組織が採取されないことが多いため，その必要性は低い．非典型例では施行されることもある（基本的に生検は推奨されていない）．

■ 硬化性血管腫（sclerosed hemangioma） 図2

- 長期間の経過観察例により，海綿状血管腫からの移行型（sclerosing cavernous hemangioma）とする説と両者は異なる疾患概念とする説がある．
- 血管腔に二次的に血栓形成や線維化，硝子化を伴う器質化が高度かつ広範に生じたため腫瘍全体に硬化性変化が及んだものと考えられ，肉眼的に腫瘍の大部分が白色調を呈することが多く，時に石灰化を伴う．内部は島状に血管腫の構造が混在することもある．
- 画像的に通常の血管腫とは異なるため，他の肝腫瘍性病変との鑑別が問題となる（遷延性造影効果を示す肝腫瘤）．

■ 毛細血管性血管腫（capillary hemangioma） 図3

- 腫瘍全体が小型の毛細血管の密な増生からなるが，成人ではまれである．
- 画像で高度に濃染する場合には鑑別として考慮する必要がある．

小児血管内皮腫（infantile hemangioendothelioma）

- 多くは生後～3歳未満までの小児に認められるが，ほとんどは生後6か月以内に

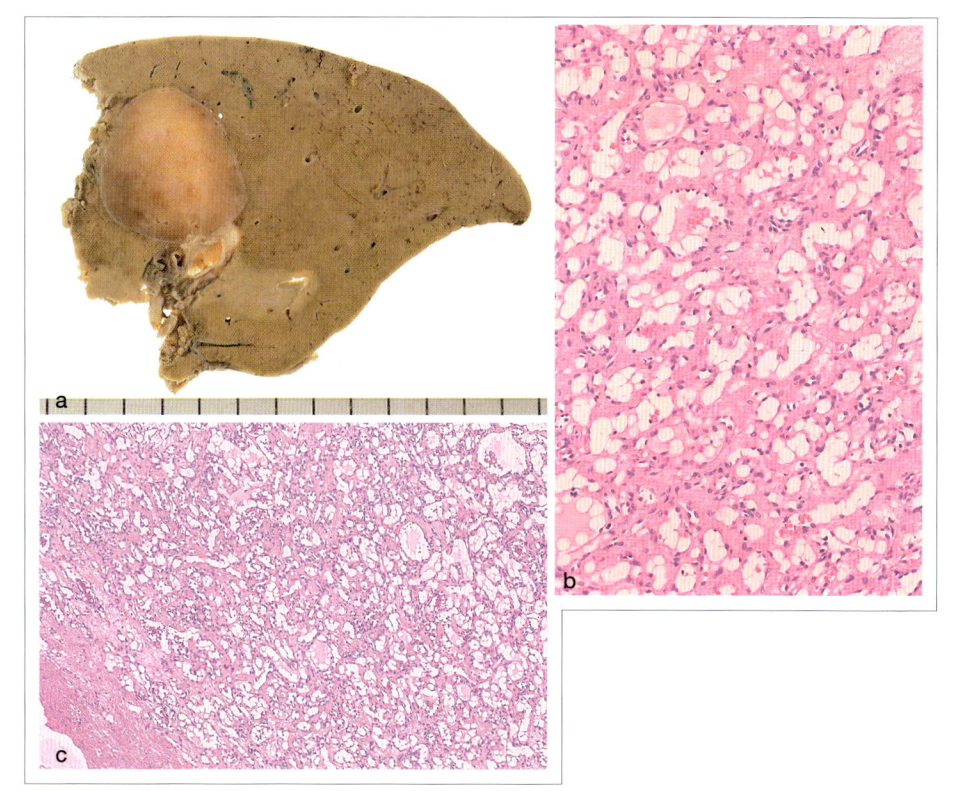

図3 毛細血管性血管腫
a：肉眼像．成人男性にみられた径約4cmの腫瘤は膨張性に発育し，薄い線維性被膜を伴う灰白調充実性である．
b, c：比較的均一な小型毛細血管の密な増殖からなり，少量の間質を伴う．

みられ，女児にやや多い．成人例はきわめてまれである．
- 組織学的に肝細胞との境界が不明瞭で異型のない1層の血管内皮を伴う毛細血管様の小血管が肝細胞索の中に浸潤性に進展し不規則に拡張する．一見，血管腫様に見えないが小型血管腔と間質に細胆管の介在を認めることが特徴の1つとして挙げられる 図4．
- capillary hemangiomaに類似するが粘液変性，梗塞，出血，線維化，石灰化，髄外造血などを伴う．
- 画像的に二次的な変性を伴うことが多く，その影響が画像所見に加わる．
- 合併症としてうっ血性心不全，血小板減少症，腫瘍破裂に伴う血性腹水など認める．

リンパ管腫（症）〔lymphangioma（lymphangiomatosis）〕 図5

- きわめてまれであり，しかも多くが小児にみられる．
- 単発あるいは多発性の腫瘤を形成する．
- 囊胞内には漿液性滲出物を貯留し，拡張したリンパ管の増生からなる多発囊胞状で厚い線維性隔壁を伴う．
- リンパ管内皮マーカーであるD2-40が陽性となる．

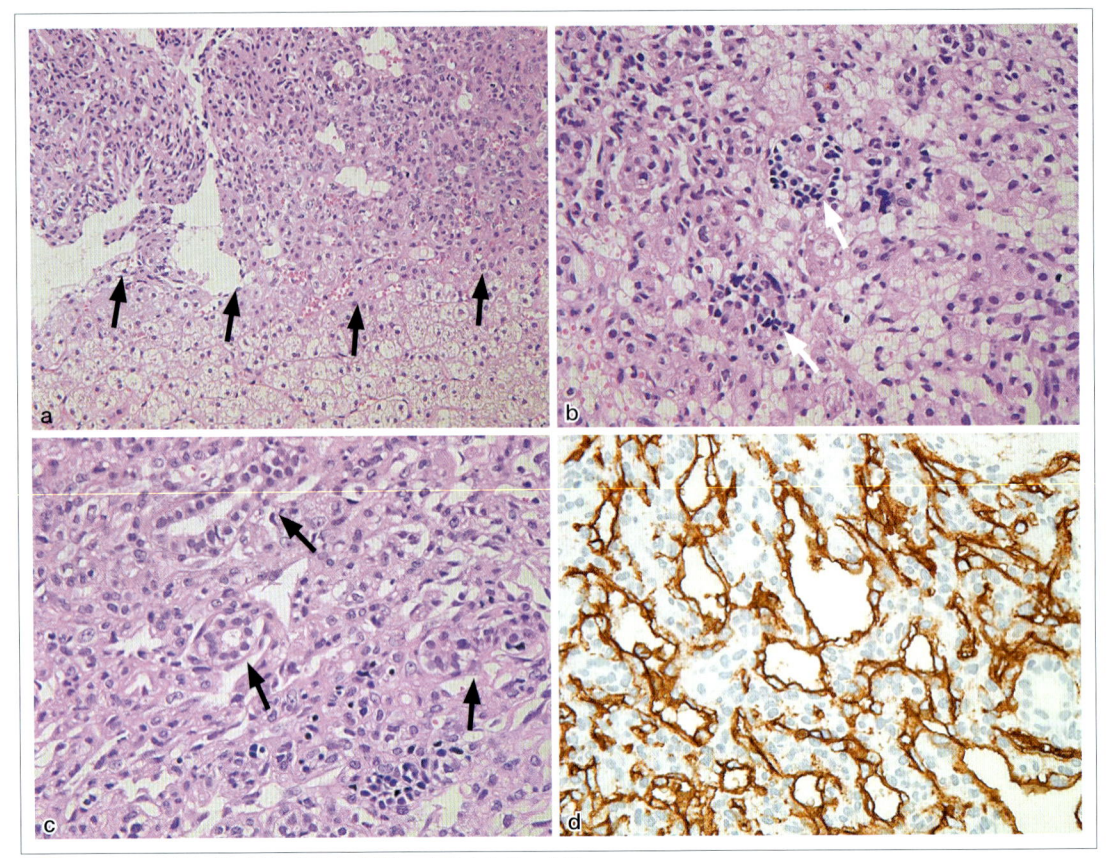

図4 肝腫瘍の生検組織（小児血管内皮腫）―生後2か月，女児
a：腫瘍部組織（➡）は明瞭な肝細胞索様の構造からなるが，腫大した血管内皮細胞で覆われた血管腔の進展を認める．
b, c：腫瘍部内には小型の細胆管（➡）や髄外造血巣（⇨）が散見される．
d：CD34免疫染色では腫瘍内にびまん性に陽性の血管内皮細胞の介在が認められる．

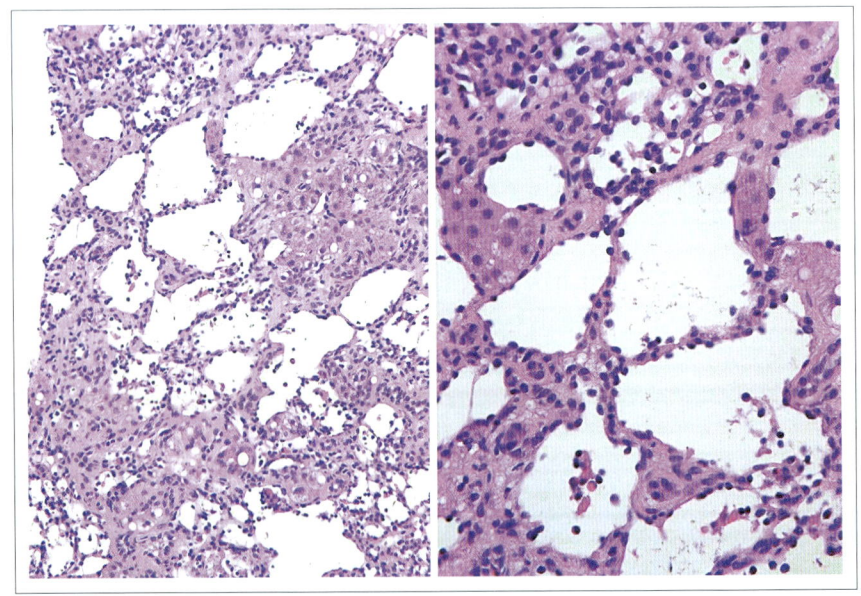

図5 肝内多発性腫瘍を指摘された生検組織（リンパ管腫症）―13歳，男児
肝実質組織を腫瘍内に取り残しながら不規則に拡張し進展する管状構造や腫大し内腔に突出する核が散見され，管腔壁の線維性肥厚を伴う．内腔に赤血球成分は含まずリンパ球様の細胞が散見され，リンパ管腫症と診断された．

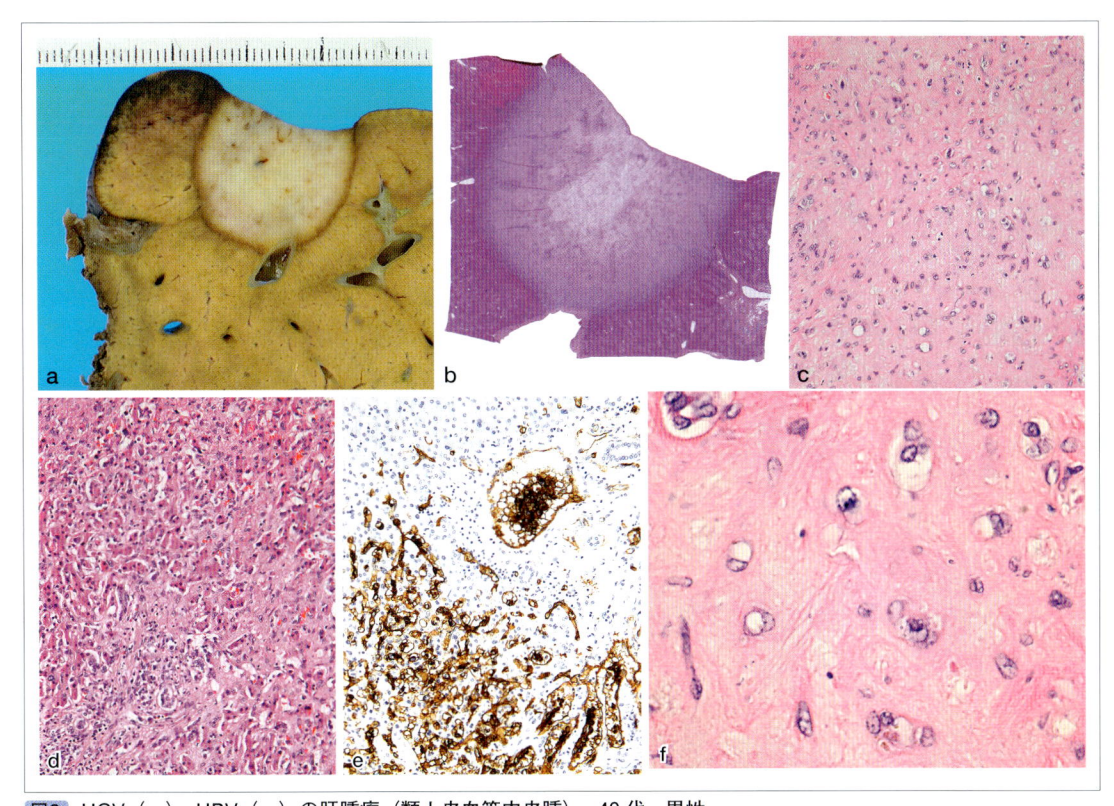

図6 HCV（−），HBV（−）の肝腫瘍（類上皮血管内皮腫）— 40代，男性
肝表面側に存在し軽度被膜の弯入を伴う．白色調の充実性腫瘤で背景肝との境界に被膜の形成はない（a）．腫瘤辺縁部では背景肝細胞索間に線維化を伴い進展する CD34 陽性の血管内皮由来の腫瘍細胞が認められ，脈管浸潤もみられる（b〜e）．腫瘤中心側では高度の線維性間質の増生を伴い，核の偏在した印環細胞類似の腫瘍細胞が多数認められる（f）．

類上皮血管内皮腫（epithelioid hemangioendothelioma）　図6

- 低悪性度の血管内皮細胞由来の腫瘍で，肝以外にも肺，骨，軟部組織などに発生する．
- 肝では中年女性に多い．
- 多発性腫瘍として発見されることが多い．
- 肝被膜直下（肝末梢側）に発生し，肝被膜の弯入に伴う肝辺縁不整を示す場合は，転移性肝腫瘍との鑑別がしばしば問題となる．
- 超音波では低エコー腫瘤，造影 CT では低吸収域として描出される（造影効果の乏しい腫瘤）．
- 肉眼的に被膜を欠き境界不明瞭な灰白色調腫瘤を形成する．粘液腫状〜線維性間質が豊富であり割面は膨隆しない．石灰化や腫瘍周辺に出血やうっ血を伴うことがある．
- 組織学的には腫瘍中心部では粘液腫様あるいは線維性間質を伴い紡錘形や印環細胞様の腫瘍細胞が増殖し，腫瘍辺縁部では背景肝細胞索の類洞内に紡錘形〜類上皮様の腫瘍細胞が浸潤性に増殖する．また既存の門脈域や肝静脈を取り込みながら発育するため，門脈や肝静脈内にも浸潤し，乳頭状発育や閉塞をきたす．これに伴い腫瘍内部には阻血性変化として二次的な線維化や器質化が生じ，腫瘍部は

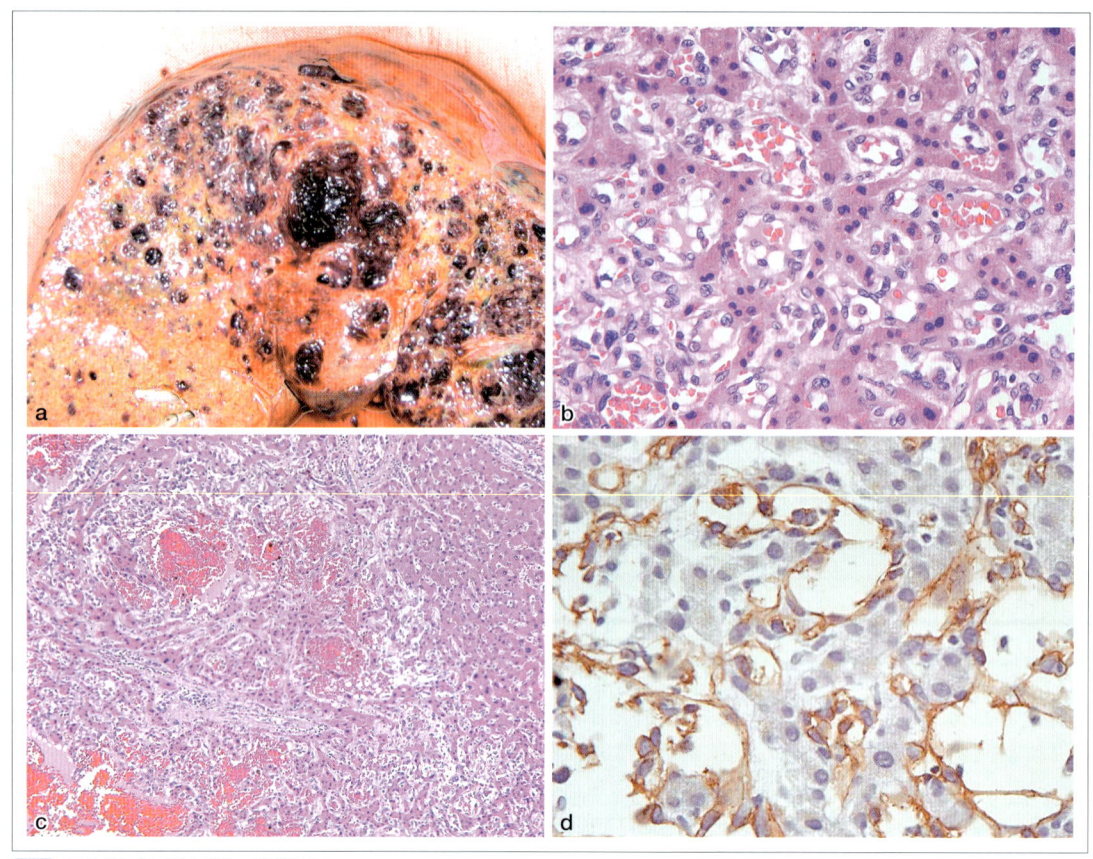

図7 剖検肝（血管肉腫）—高齢男性
肉眼的に肝内にびまん結節型で広がる黒褐色調の小腫瘤を認める（a）．組織学的には腫瘤内に赤血球の充満による peliotic change を呈し，類洞の拡張を伴いながら進展する紡錘形細胞の密な増殖を認める（b, c）．類洞内を進展する腫瘍細胞は CD34 陽性であり（d），血管肉腫と診断された．

画像的に乏血性腫瘤あるいは遅延性の軽度濃染腫瘤として描出される．
- 経類洞性進展や類上皮様形態をとり印環細胞癌に類似した形態を呈するため，低分化腺癌の肝転移と誤診しないためにも FVIII，CD31，CD34 による免疫組織学的検討が必要である．

血管肉腫（angiosarcoma） 図7

- 肝原発の非上皮性悪性腫瘍のなかで最も頻度が高く，高悪性度腫瘍で予後不良である．すでに進行した状態で発見されることが多く，発見後3か月程度で亡くなる症例が多い．
- 肝原発悪性腫瘍の 0.26〜2% に認められる．
- 中高年の男性に多く発生する．
- 進行するとびまん性に進展し，肝腫大や腹痛，破裂による急性腹症などを生じる．
- 多くは原因不明であるが，少数例で塩化ビニルモノマーやトロトラスト（現在は使用されていない血管造影剤）との関連が示唆されている．
- 画像的に造影早期から多血性を示すことが多い．
- 病理学的には紡錘形細胞，赤血球を含むスリット状の管腔構造，上皮様〜乳頭状

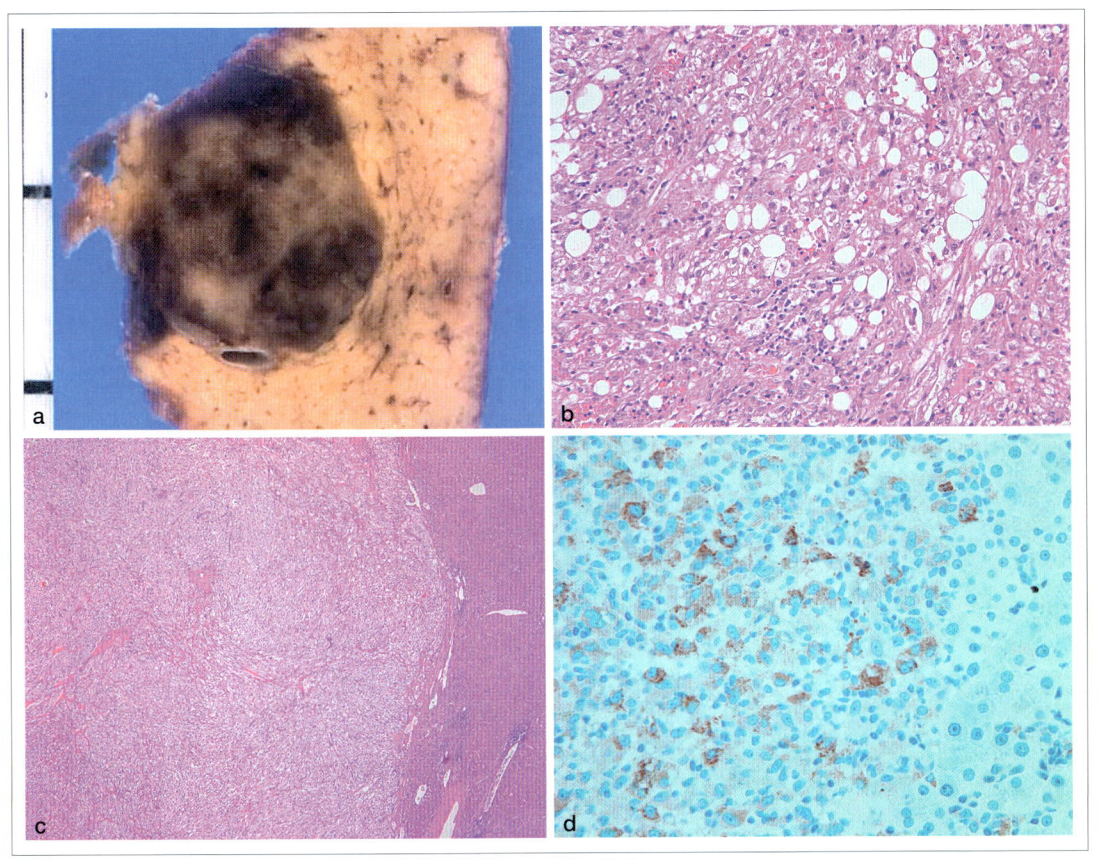

図8 HCV（+）の径約 20mm の腫瘤（血管筋脂肪腫）— 40代，男性
肉眼的に境界明瞭な黒褐色調の被膜をもたない充実性腫瘍（a）で，組織学的には少量の成熟脂肪細胞や血管の介在，紡錘形でやや淡明な胞体を有する類上皮細胞の増殖からなる（b, c）．類上皮細胞は HMB45（+）であり（d），血管筋脂肪腫と診断された．

構造，peliotic change など多彩な形態を呈し，背景肝組織への類洞内進展が特徴的である．
- 多くの場合，FⅧ，CD31，CD34 などの血管内皮マーカーが陽性である．
- 類上皮血管内皮腫は女性に多く，造影効果の乏しい灰白色調腫瘍で，間質に種々の程度の硬化所見を認め，比較的低悪性度を示す．一方，血管肉腫は男性に多く，多血性の赤黒色調腫瘍で，出血や peliotic change が目立ち，高悪性度を示す．

血管筋脂肪腫（angiomyolipoma）図8

- 1976 年に Ishak により初めて報告された．
- 以前は過誤腫と考えられていたが，最近では腫瘍性であり多分化能を有する perivascular epithelioid cell（PEC）由来と考えられ，PEComa の名称でも呼ばれる．
- 多くの場合，肝炎ウイルスマーカーや腫瘍マーカーが陰性であるが，肝炎ウイルスマーカー陽性の場合は肝癌との鑑別を要する．
- 成熟脂肪細胞，血管，平滑筋細胞の3つの成分で構成される．脂肪細胞の介在は種々の程度にみられるが，ほとんど認めない症例も少なくない．さらに骨髄成

- 分が含まれるものは血管筋骨髄脂肪腫（angiomyomyelolipoma：AMML）と呼ばれる．
- 発生頻度も含め特に問題となりやすいのは脂肪組織の少ない血管筋脂肪腫である．画像診断で肝癌との鑑別が困難な場合は肝生検の対象となる．
- 生検組織では，紡錘形の類上皮様の筋線維芽細胞が多形に富む場合は肉腫と間違われたり，類洞様血液腔が目立ち肝癌と間違われたりすることがある．
- 脂肪成分がほとんどなく紡錘形類上皮細胞や奇異な細胞が出現する場合，高度の炎症細胞浸潤を伴う場合などは肉腫や炎症性偽腫瘍と誤診される可能性があるため，多血性腫瘤の診断困難な症例ではHMB-45, Melan A, α-SMAなどの免疫組織学的検討が望ましい．

未分化肉腫（undifferentiated sarcoma）図9

- 1978年にStockerとIshakにより31例が初めて報告されてから現在まで200例を超える報告がある．原因は不明であるが肝間葉系過誤腫との合併例があること，組織形態の類似性，同じ染色体異常（19番染色体の転座）を有することなどから肝間葉系過誤腫のmalignant counterpartである可能性を含め，両者の関連性が指摘されている．
- 小児に好発する肝腫瘍で，その約半数が6〜10歳であるが，成人にもまれに発生する．小児悪性肝腫瘍の約9〜15%を占め，肝芽腫，肝細胞癌に次いで3番目に多い．
- 性差はほとんどないが男性にやや多く，右葉に好発する．
- 肉眼的に境界明瞭な単発性の腫瘤で15cm前後のものが多い．割面では出血や壊死を伴うことが多く，灰白色調の充実部と壊死物や凝血塊，ゼラチン様物などを含む大小の嚢胞が混在する．
- 腫瘍細胞は紡錘形〜星芒状の肉腫様形態をとり部分的に多核巨細胞が混在する．巨細胞内にはPAS陽性，ジアスターゼ消化後陽性（ジアスターゼ抵抗性）の球状硝子体が高頻度にみられる．免疫組織学的に特徴的なものはないが，vimentin, α1-antitrypsin, α1-antichymotorypsinなどが陽性を示す．腫瘤の辺縁部では拡張した胆管や非薄化した肝細胞索の介在がみられ，スポンジ様部の肉眼所見に一致する．これらは腫瘍の増殖に伴う取り残しと考えられている（拡張した胆管様の腺腔の一部は肝細胞から移行した変化とも解釈できる）．

間葉系過誤腫（mesenchymal hamartoma）図10

- 約80%が2歳以下の小児に発生する良性腫瘍で，成人にもまれに発生する．
- 肉眼的に嚢胞部と充実部が混在する．
- 浮腫性〜粘液腫様の線維性結合組織内に漿液を含む大きな嚢胞を形成し，粗な間葉系細胞，小血管，拡張した胆管〜小型胆管，肝細胞索構造の介在を伴う．
- embryonal sarcoma（undifferentiated sarcoma）を本腫瘍の悪性化とする報告もあるが，関連性は現時点では明らかではない．

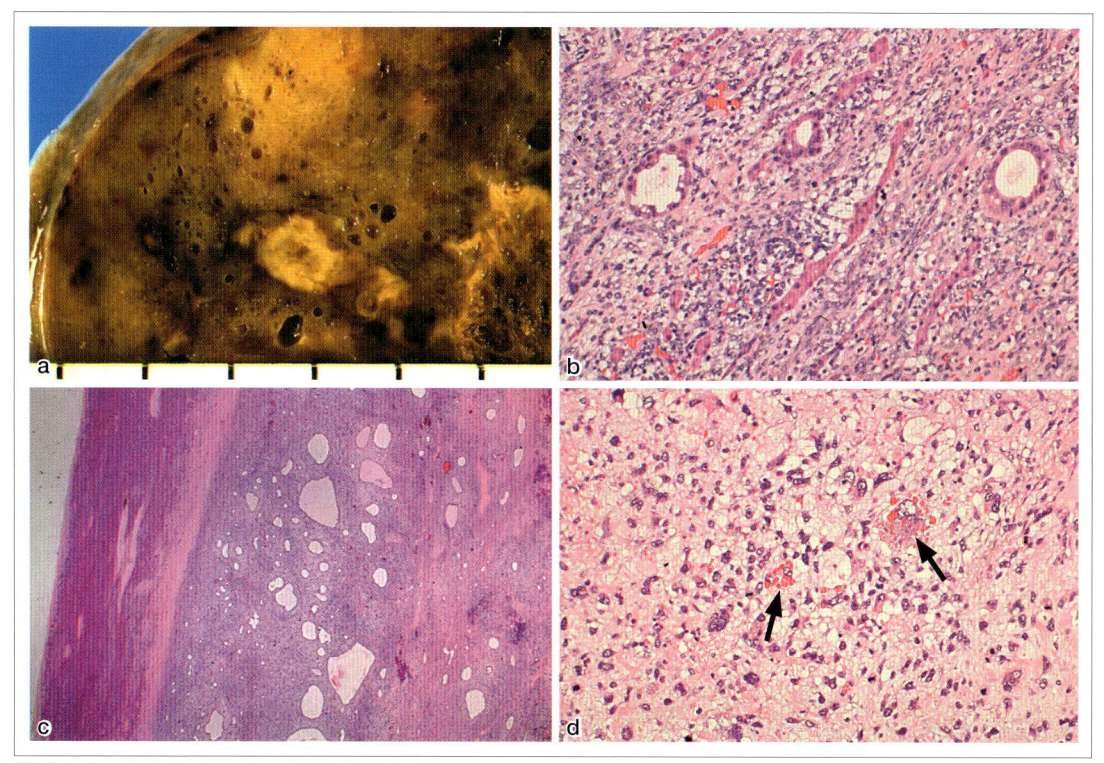

図9 切除肝腫瘤（未分化肉腫）—4歳，女児
径約13 cmの境界明瞭な部分的に線維性被膜を伴う単発腫瘤であり，肉眼像や弱拡大像で内部に出血や壊死とともに液体成分を含む小囊胞が散見される（a）．組織学的には腫瘤の辺縁部では小囊胞状に拡張した胆管様上皮や菲薄化した肝細胞索がみられ，両者は類似の細胞質を有することから既存の胆管ではなく，肝細胞から移行した管状構造と思われる（b, c）．紡錘形の肉腫様細胞とともに巨細胞が混在し，PAS（＋），ジアスターゼ抵抗性の球状硝子体（➡）を含む（d）．

偽脂肪腫（pseudolipoma）

- 肝表面，特に横隔膜側に発生し，アルコール歴や開腹術歴のある男性に多くみられる．
- 肝外性に線維性被膜で覆われた高エコー性の小結節病変として認められ，成熟脂肪組織，石灰化，骨化生組織などを含む．

炎症性偽腫瘍（inflammatory pseudotumor：IPT）

- 原因が特定できない炎症性の腫瘤性病変をIPTと総称している．
- 組織学的にはいくつかのtypeがあるが，基本的には紡錘形の線維芽細胞様細胞の増生とリンパ球，形質細胞，組織球などを主体とした慢性炎症細胞の介在からなる腫瘤性病変である．
- 近年，紡錘形細胞に筋線維芽細胞の介在を認める場合には，腫瘍性の性格（良悪性中間型の腫瘍）を考慮して炎症性筋線維芽細胞性腫瘍（inflammatory myofibroblastic tumor：IMT）という名称で呼ばれる．免疫組織学的にもIPTと異なりα-SMA，desmin，ALK，cytokeratinなどが陽性となることが多い．
- IPTのなかにIgG4関連病変としての硬化性胆管炎から炎症性腫瘤を形成したも

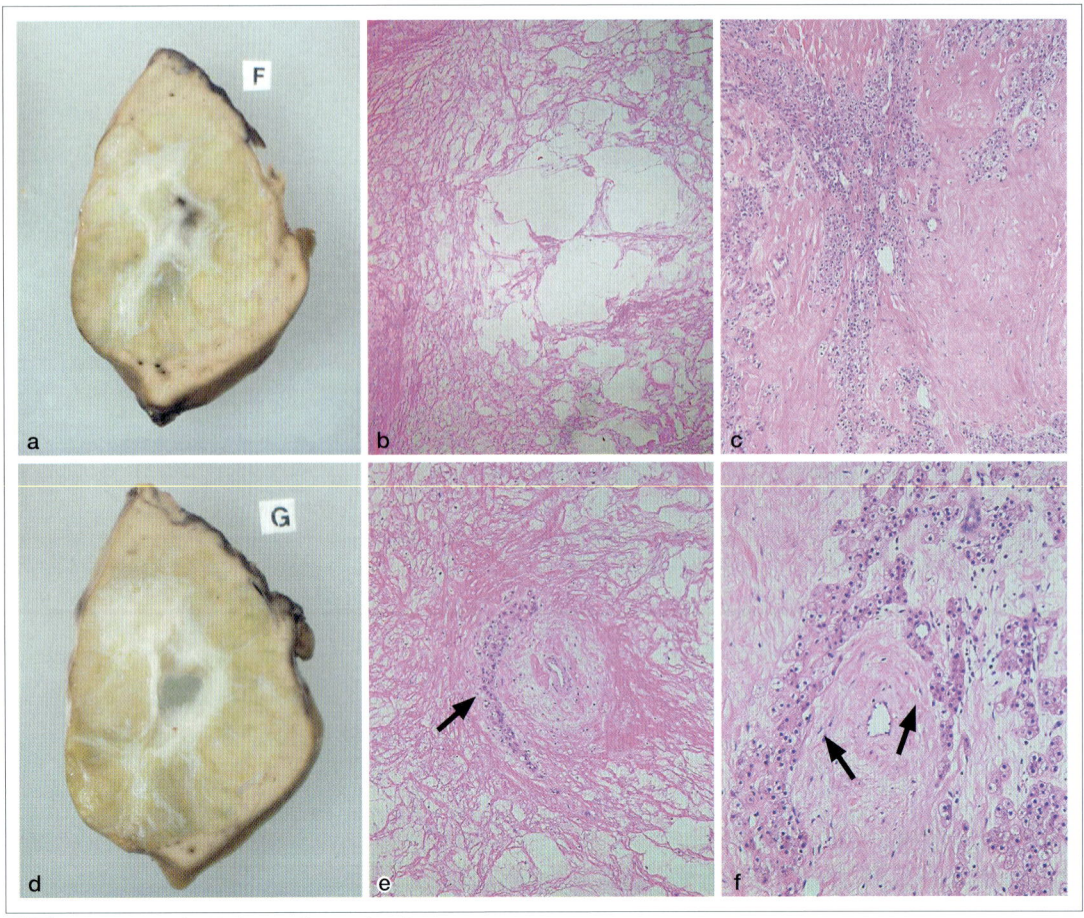

図10 肝右葉腫瘤（間葉系過誤腫）—2歳，女児
肉眼的に内部に囊胞性変化を伴う境界明瞭な充実性腫瘤であり（a, d），組織学的には浮腫性〜粘液腫様の線維性結合組織内に囊胞を形成し，粗な間葉系細胞，小血管，拡張した胆管〜小型胆管，肝細胞索構造（➡）の介在を伴う（b, c, e, f）．

のの存在も示唆されている．

神経鞘腫（schwannoma） 図11

- 末梢神経のschwann細胞に由来する良性腫瘍で，多くが肝門部の比較的大きな神経束から発生し，肝内側あるいは肝外側に線維性被膜を伴い腫瘤を形成する．
- 腫瘍内部には二次的な出血，血栓形成，囊胞化，石灰化などを伴う．組織学的には紡錘形の腫瘍細胞が束状〜渦紋状に密に増殖し，核が柵状に配列したpalisading patternを呈するAntoni A型と，腫瘍細胞が疎で浮腫性〜粘液腫状の基質を呈するAntoni B型が混在する．外側にAntoni B型，内側にAntoni A型が占めることが多く，腫瘍周囲にはしばしば既存の神経線維束が隣接する．
- MRIではT1強調像は均一な等信号強度を示す．T2強調像ではAntoni B部が高信号でAntoni A部はやや低い信号強度で描出され，辺縁がドーナツ状に高信号強度に描出されるためtarget signと呼ばれる．

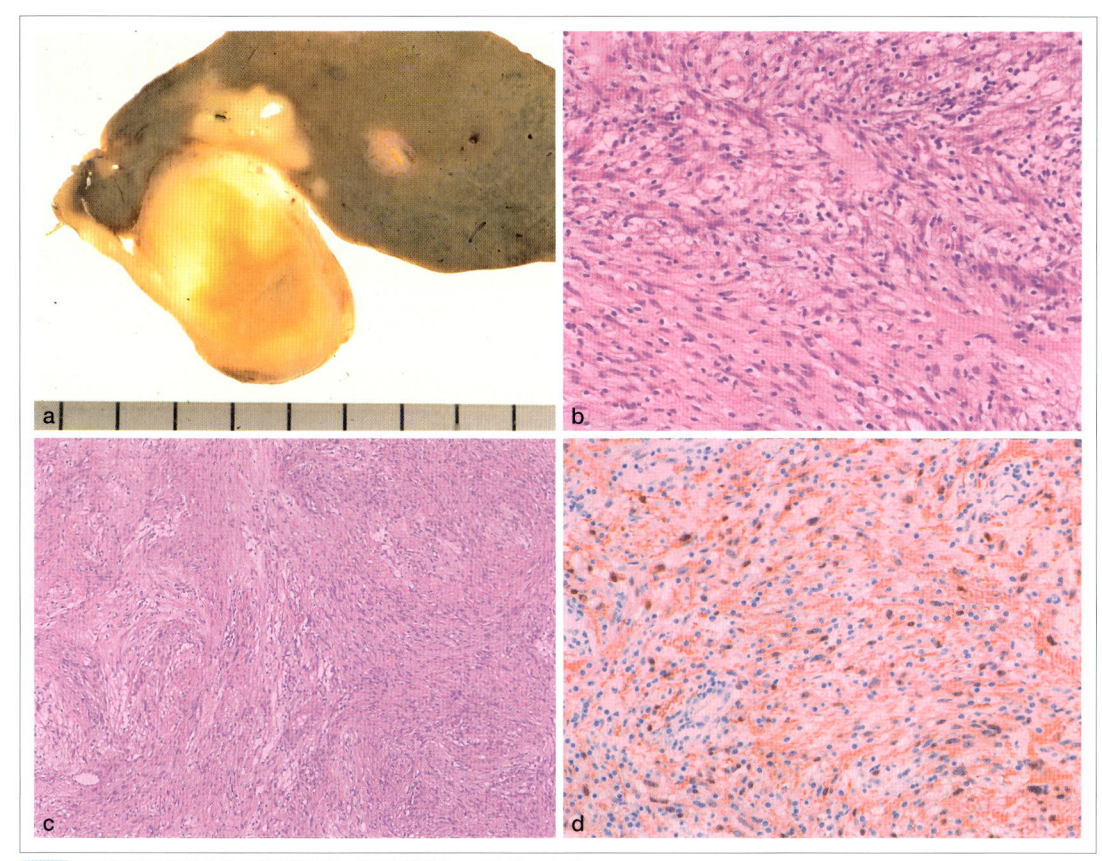

図11 肝外性に発育する肝門部腫瘤（神経鞘腫）―60代，女性
肉眼的に腫瘤の辺縁部が白色調の粘液腫状，内部は黄褐色調を呈する（a）．組織学的には紡錘形細胞の束状〜錯綜する配列からなり，核は palisading pattern を示す（b，c）．紡錘形細胞は S-100 蛋白陽性であり（d），肝の神経鞘腫と診断された．

> **診断のポイント**
> - 血管系腫瘍の発生頻度が高く，良性では血管腫，悪性では類上皮血管内皮腫，血管肉腫などが多い．
> - 血管腫では海綿状血管腫が大部分であるが，硬化性血管腫は画像所見が血管腫とは異なるため他の腫瘍と鑑別が困難であり，注意が必要である．
> - 類上皮血管内皮腫や血管肉腫は時に診断が困難な場合があるため，抗 CD31 抗体や抗 CD34 抗体による免疫組織学的検討が必要となることが多い．
> - 血管筋脂肪腫は組織形態が多彩であるため肝癌，炎症性偽腫瘍，肉腫などと誤診されやすい．奇異な肝腫瘍に遭遇した場合には HMB-45，Melan-A，α-SMA などによる確認が参考となる．
> - 悪性リンパ腫は MRI や FDG-PET などの画像で特徴的な所見を呈するため臨床診断がつきやすく，免疫組織学的検討による確認が必要となる．
> - 小児には小児血管内皮腫，リンパ管腫，間葉系過誤腫，未分化肉腫などの非上皮性腫瘍が発生しやすい．

平滑筋肉腫（leiomyosarcoma）

- 肝内の血管壁や胆管壁の周囲の平滑筋細胞に由来する悪性腫瘍であるが，まれである．
- 紡錘形の腫瘍細胞が束状〜錯綜する．核は葉巻状を呈し，細胞密度の増加や多形が目立ち，腫瘍壊死，多数の核分裂像などが診断根拠となる．
- 間葉系のマーカーである vimentin，筋系のマーカーである α-SMA，desmin，caldesmon，HHF-35 などが種々の程度に陽性となる．

悪性リンパ腫（malignant lymphoma）

- 肝原発悪性リンパ腫は肝に初発し，主な病巣を肝に形成する節外性リンパ腫である．
- 肝原発リンパ腫の発生頻度はきわめて低く，節外性リンパ腫の 1% 以下，全剖検例の 0.006%，肝原発悪性腫瘍の 0.07% にすぎない．
- 50〜60 代の男性に多い．
- 症状は右上腹部痛，腹部膨満感，発熱，体重減少など肝腫大や合併する慢性肝疾患の症状が主である．
- C 型慢性肝炎，自己免疫疾患，HIV 感染などに関連して発症することが多い．
- 血清学的には IL-2 受容体（sIL-2R）が高値を示す．
- 画像診断としては腫瘤内を既存の門脈域や肝静脈が貫通する angiogram sign，拡散強調像での拡散制限と ADC 低値，FDG-PET での高度集積などが特徴的である．
- さまざまな大きさの結節を肝内に単発あるいは多発性に認めることが多い．
- B 細胞性が約 90% と大部分を占め，そのなかでもびまん性大細胞性 B 細胞リンパ腫（diffuse large B-cell lymphoma：DLBCL）が最も多い．ほかには濾胞性リンパ腫や MALT リンパ腫などの報告が散見される．

その他の非上皮性良性腫瘍

- 平滑筋腫，線維腫，solitary fibrous tumor（SFT），粘液腫などが挙がるが，いずれも発生頻度が低く，画像診断も困難であるため肝生検の対象となる可能性が高い．
- 生検組織として採取された場合には，免疫組織学的検討を加えることにより，質的診断や鑑別診断が可能と思われる．

（中島　収，矢野博久）

metastatic tumor
転移性腫瘍

疾患の概要

- 肝は網内系臓器の1つであり，また門脈と肝動脈からの血流のほか複雑なリンパが灌流するため，他臓器からの癌転移を受けやすい．
- 遠隔転移はリンパ節に次いで，肝と肺が多い．
- 転移性肝癌の原発としては悪性黒色腫，結腸癌，乳癌，膵癌，胆道癌，肺癌，胃癌が多い．
- 胆囊癌，肝外胆管癌，膵癌では，経肝門的に門脈域に沿って浸潤転移することも多い．
- 組織形態および表現型の検索により原発性と転移性の鑑別は容易であるが，転移性腺癌と胆管癌（腺癌）の鑑別が問題となる症例がある．
- 原発性肝癌および転移性肝癌の鑑別は，臨床病期分類の大きな決定因子であり，外科的腫瘍切除の適応を決める際に重要である．
- 最も大きな腫瘍を原発と考えるのが基本であるが，原発巣より肝転移巣のほうが大きな腫瘍を形成する症例がある．
- 原発巣の術後10年以上経過して，孤立性に肝転移をきたす肺癌，乳癌，腎癌などの症例がある．

臨床所見

■ 好発年齢，性
- 癌原発巣における好発年齢，性差に，転移性肝癌も依存する．

■ 臨床症状
- 転移性肝癌の初期には肝関連の症状は通常出現しないが，腫瘍の増大に伴い，腹水，肝腫大，腹部膨満感，黄疸，食思不振，体重減少を伴う．
- 神経内分泌腫瘍など機能性腫瘍では，いわゆるカルチノイド症状を呈する場合がある．

■ 画像所見
- 肝転移のスクリーニングには超音波，CT，MRIが有用である．
- 転移性肝癌の多くは背景の肝実質と比較して乏血性である．
- 血流が豊富な転移性肝癌として，メラノーマ，カルチノイド，一部の乳癌がある．

■腫瘍マーカー

- 癌原発臓器や組織型によるところが大きく，原発巣の推測に有用である．
- AFPがきわめて高値の場合は肝細胞癌を考えるが，転移性肝癌でも若干高値を示す症例がある．

病理所見

肉眼所見

- 多発性，単発性のいずれの転移像も示す．しかし，多発性は通常転移性が疑われ，大きな腫瘤に加えて，複数の娘結節を伴うのが典型である 図1a ．
- 癌臍は腫瘍中心部の壊死，瘢痕による肝表からのくぼみであり，胃，膵，下部消化管の腺癌の肝転移巣で通常みられる 図1b ．
- 単発性は転移性肝癌全体の6%程度にみられ，特に大腸癌からの単発性肝転移は珍しくない 図1c ．また，肝細胞癌はウイルス性慢性肝炎・肝硬変を発生母地として発症し，同時性多発をしばしばきたすため，慢性肝疾患を背景とする多発性肝癌は転移性のみならず原発性の可能性も充分に考慮すべきである．

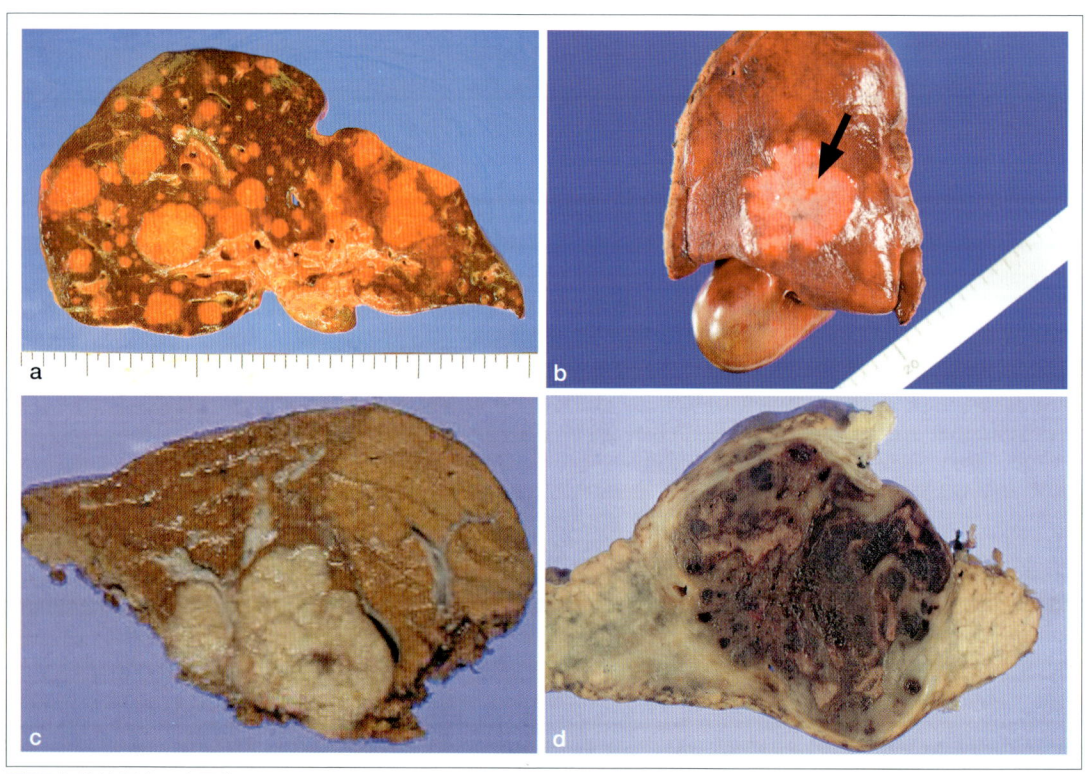

図1 転移性肝癌の肉眼像
a：膵管癌を原発とする多発性転移性肝癌の剖検症例．大小さまざまな転移巣を認める．
b：大腸癌の転移性肝癌症例．肝表面の転移巣に軽いくぼみ（癌臍）を認める（➡）．
c：大腸癌の転移性肝癌症例．固定後の割面で，いわゆる八つ頭状を呈する．
d：血管肉腫の割面像で，黒色調の出血性腫瘍を呈する．

- 右半結腸の肝転移は肝右葉に好発するが，左半結腸の肝転移は肝両葉にみられる．
- 絨毛癌，甲状腺癌，腎癌，神経内分泌癌，平滑筋肉腫，血管肉腫では出血が目立つ　図1d ．

組織学的所見による分類

- 転移性肝癌の病理学的診断に際し，腫瘍細胞の細胞学的特徴（特に腺癌では胃型，腸型，膵胆管型など）や原発巣との組織類似性など一般病理学的鑑別が重要であり，転移との断定や転移巣から原発の推測・同定はある程度可能である．しかし，臨床的に原発巣が不明の症例では，病理所見のみから原発臓器の推測が困難な症例も多い．
- 肝転移は通常肝末梢の結節性腫瘍としてみられるが，まれに肝門部に単発性に転移し，肝門部大型胆管内腔を埋めるような特異な転移形式を示す症例もある．
- 大腸癌，肺癌，乳癌ではしばしば単発性の肝転移巣を形成する．

腺癌

- 肝固有の腺癌は胆管に由来する癌であり，大型胆管と肝末梢の小型胆管に由来する腺癌に大別できる．また，肝内外の胆管内腔で胆管被覆上皮が乳頭状に発育し，しばしば粘液過剰産生や胆管拡張を示す胆管内乳頭状腫瘍（IPNB）や異型胆管上皮に相当する biliary intraepithelial neoplasia（BilIN）は浸潤性胆管癌の先行病変として注目されている．したがって，腺癌近傍の胆管上皮に BilIN 病変があると肝原発胆管癌の根拠となる．
- 肝末梢の小型胆管に由来する肝内胆管癌は，置換性発育を示し増生細胆管類似の細胞からなる症例と通常の腺癌成分からなる症例があり，前者は CD56（NCAM）が陽性となることから神経内分泌系腫瘍との鑑別に際して注意が必要である．
- 胆管癌の先行病変として，大型胆管由来の肝門部胆管癌では肝内結石症や原発性硬化性胆管炎，小型胆管由来ではウイルス性慢性肝炎・肝硬変（特に HCV 関連）がよく知られており，先行する肝基礎疾患の有無は鑑別に際して重要である．
- 胆管癌は管状，印環細胞，乳頭状，囊胞状，未分化型などあらゆる組織像を呈し，肝門部胆管癌では通常粘液産生を伴うが，末梢の肝内胆管癌では組織像により粘液産生はさまざまである．また，低分化腺癌の胆管癌進行例では高度の線維増生により，乳癌の硬癌に類似するような癌細胞が孤立性からコード状に浸潤する像や癌結節が島状に散在性に分布する症例もある．
- 上述の胆管癌の特徴に鑑み，肝内胆管癌の可能性が低く，転移性腺癌と考えられた場合，下記の原発巣が挙げられる．

■ 結腸癌，直腸癌

- 経門脈的に肝転移をきたし，外科的肝切除の適応となる症例が多く，日常の病理診断の現場で最もよく経験する腫瘍である．
- 原発巣のみならず肝転移巣においても壊死傾向が目立ち，中心部の広範な壊死により肝被膜直下の転移巣では癌臍を形成する　図1b ．

- 割面にて背景肝組織とは境界明瞭な腫瘍であり，いわゆる八つ頭状を呈する 図1c .
- 原発巣と同様に肝転移巣においても，腸型上皮である高円柱上皮からなる種々の大きさの異型腺管からなり，腺管内にも壊死を認め，鑑別の重要なポイントの1つである 図2a, b .
- 門脈域に沿った浸潤や胆管内発育を示す症例もある．特に胆管内で乳頭状を呈する症例があり，IPNBとの鑑別が問題となる 図2c, d .
- 肝内胆管癌との鑑別には，患者の既往歴や免疫染色〔特にcytokeratin（CK）パターン〕で鑑別可能である．結腸癌・直腸癌はCK7（−），CK20（＋）であるが，胆管癌はCK7（＋），通常の肝内胆管癌はCK20（−）であるが，一部の肝門部〜肝外胆管癌と70％程度のIPNBでCK20（＋）となるため，CK7の染色態度が両者の鑑別に重要である 図2f .

■胃癌

- 血行性に肝転移を起こすが，大腸癌の肝転移に較べて，肝転移巣の外科的切除となる症例は少ない．
- 組織学的に大腸癌ほど壊死は目立たない．
- 肝内胆管癌との鑑別にcytokeratinやムチンコア蛋白の発現パターンなどの免疫染色で鑑別することは不可能である．既往歴，臨床経過，原発巣との対比が重要である．

■胆囊癌，膵癌

- 胆囊上皮を含め肝外胆管上皮および膵管上皮は肝門部大型胆管上皮と発生学的および組織学的に酷似しており，各部位の腺癌においても組織像や免疫染色による表現型の検索による鑑別は不可能である．
- 胆囊癌は原発巣が小さくても，大きな肝転移巣を形成する傾向がある．

■その他の臓器の腺癌

- 肺腺癌，乳癌，甲状腺癌，前立腺癌などが特に癌末期において肝転移をきたす．原発巣の存在または既往，また通常多発性に肝転移をきたすことから鑑別する．
- 鑑別にはcytokeratinパターンよりは各臓器の特異的マーカーが有用である．肺腺癌マーカーとしてthyroid trascription factor-1（TTF-1），乳癌マーカーとしてgross cystic diseases fluid protein 15（GCDFP-15），estrogen receptor（ER），progesterone receptor（PgR），甲状腺癌マーカーとしてTTF-1，thyroglobulin，前立腺癌マーカーとしてprostate specific antigen（PSA）が用いられる．

神経内分泌腫瘍（neuroendocrine tumor：NET）

- まれに肝原発のNETが症例報告されているが，NETのみからなる腫瘍ではカルチノイドに相当するNET G1の症例が多い．また，NET G3相当の神経内分泌癌を認める症例では，転移性肝癌のほかに，神経内分泌系への分化を伴う胆管癌，胆囊癌や肝細胞癌も考える必要があり，腫瘍全体の検索をする必要がある．
- 肝にNETをみた場合はまず転移性を考え，膵・消化管を中心に原発巣の全身的検索が重要である．

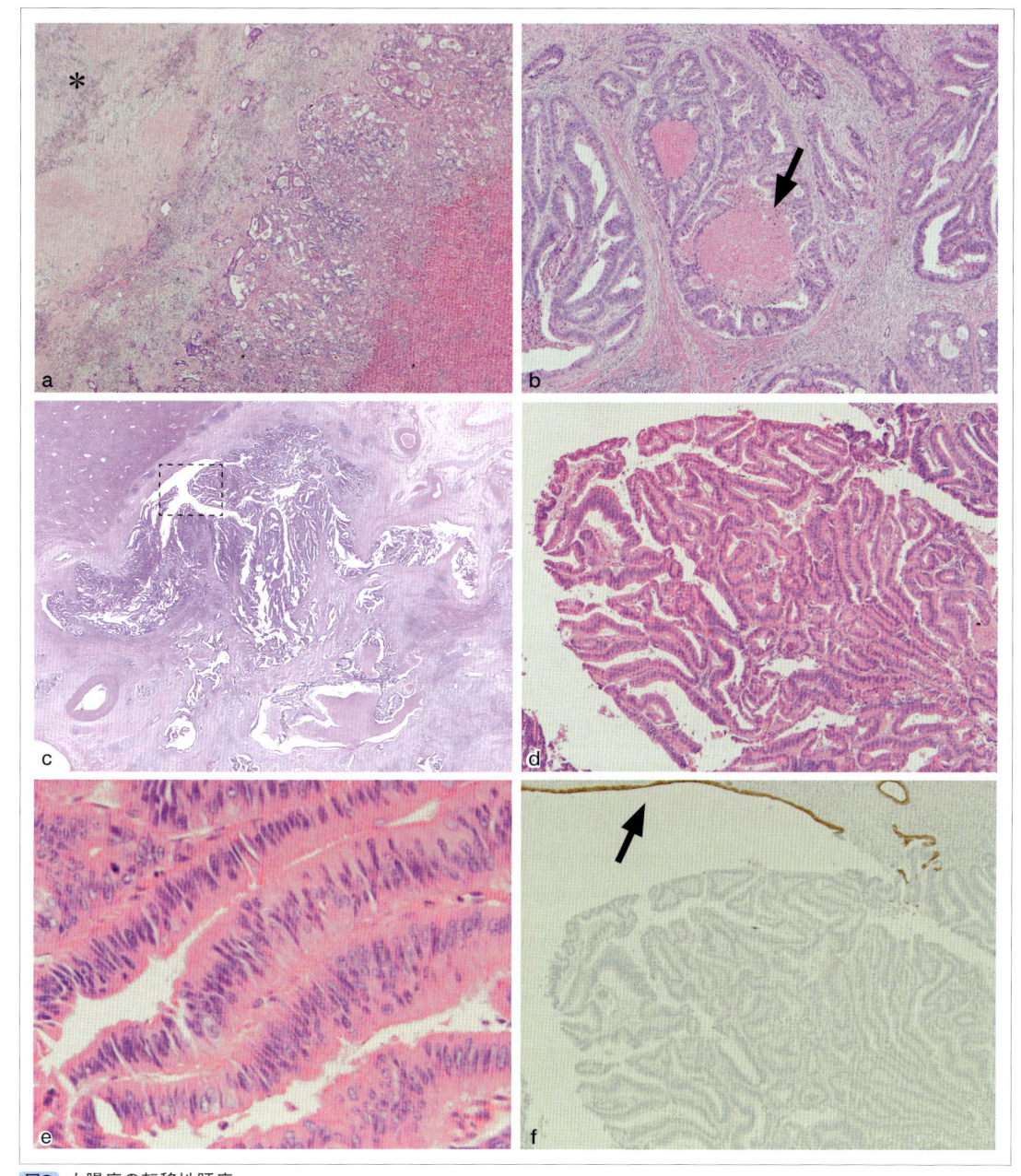

図2 大腸癌の転移性肝癌
a：原発巣と同様に壊死傾向の強い肝転移巣で，腫瘍の中心部（＊）は広範囲に壊死に陥っている．
b：腸型上皮である高円柱上皮からなる異型腺管からなり，腺管内にも壊死（➡）を認める．
c：肝門部胆管のセミマクロ像．肝門部大型胆管の胆管内腔に向かって増殖する腫瘍を認める．
d：乳頭状増殖を示す腫瘍で，IPNBに類似する．
e：少量の線維血管性間質（fibrovascular stalk）を有し，構成する腫瘍細胞は幅の狭い高円柱上皮細胞で，核の偽重層化など腸型の細胞からなる．
f：CK7の免疫染色．既存の胆管上皮（➡）は陽性であるが，腫瘍はCK7陰性であり胆管型よりは大腸型のcytokeratinパターンを示す．

- NET G1・G2では均一な腫瘍細胞がリボン状～類臓器構造を示す特徴的な組織像からなるが，NET G3では肺の小細胞癌や大細胞神経内分泌癌（large cell neuroendocrine carcinoma：LCNEC）の像を示す．
- クロモグラニンA，シナプトフィジン，neuron-specific enolase（NSE）の一般

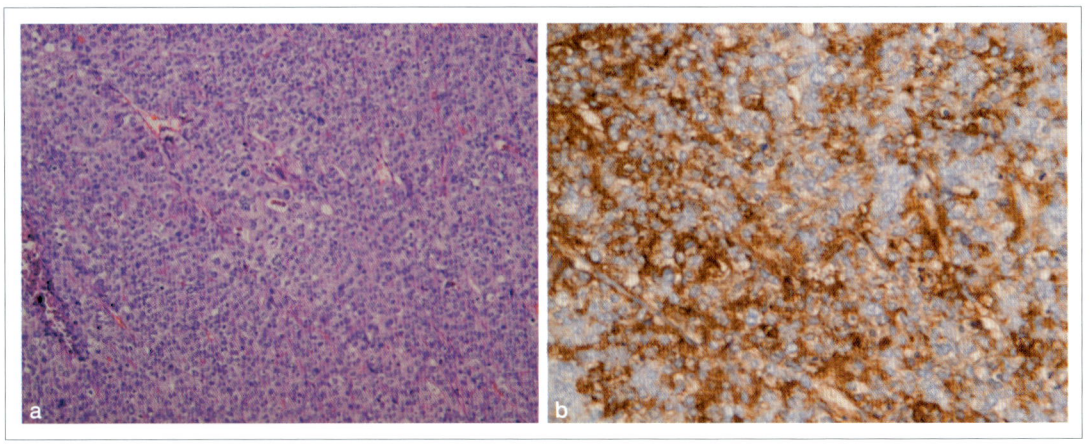

図3 ヘパトイド胃癌
a：肝細胞癌と類似の組織像を呈する腫瘍
b：免疫染色にて AFP 陽性であり，AFP 産生胃癌である．

的な神経内分泌マーカーのほか，膵ラ氏島腫瘍由来ではインスリン，グルカゴン，ソマトスタチンなどのホルモンの免疫染色が有用である．CD56（NCAM）も一般的な神経内分泌マーカーであるが，肝末梢に発生する肝内胆管癌でも陽性となるため，注意が必要である．

扁平上皮癌（squamous cell carcinoma）

- 肝原発の扁平上皮癌や腺扁平上皮癌はきわめてまれであり，胆管上皮や胆管癌からの化生に起因すると推測されている．
- 肝に扁平上皮癌をみた場合はまず転移性を考え，食道，子宮頸部，頭頸部，肺を中心に原発巣の全身的検索が重要である．
- 低分化な扁平上皮癌では，高分子ケラチン（CK5/6 など）が鑑別に有用である．

肝細胞癌類似腫瘍（HCC like tumor）

- 肝細胞癌と類似の組織像を示す腫瘍として，ヘパトイド腺癌（肝様腺癌），腎明細胞癌，副腎皮質癌，メラノーマが挙げられる．
- ヘパトイド腺癌は肝外に発生する腺癌の特殊型で，胃，大腸，膵などの種々の臓器から発生する．形態のみならず alpha-fetoprotein（AFP）産生もみられ，腫瘍マーカーに関しても肝細胞癌との類似性がある．特にヘパトイド胃癌（AFP 産生胃癌）は早期に肝転移をきたし肝細胞癌との鑑別が問題となるが **図3**，通常腫瘍内に明らかな腺癌成分を認める症例が多い．しかし，慢性肝疾患を背景に AFP 産生腫瘍や肝細胞癌類似の肝腫瘍をみた場合は，まず肝細胞癌として検索するのが妥当である．
- 肝細胞マーカー〔アルブミン，hepatocyte-specific antigen（Hep-Par1），AFP，oncofetal protein glypican-3〕，副腎皮質癌マーカー（inhibin，melan A），メラノーママーカー（HMB-45，S-100 蛋白，melan A）の免疫組織化学的検討による鑑別可能である．また，腎明細胞癌は vimentin も陽性となる．

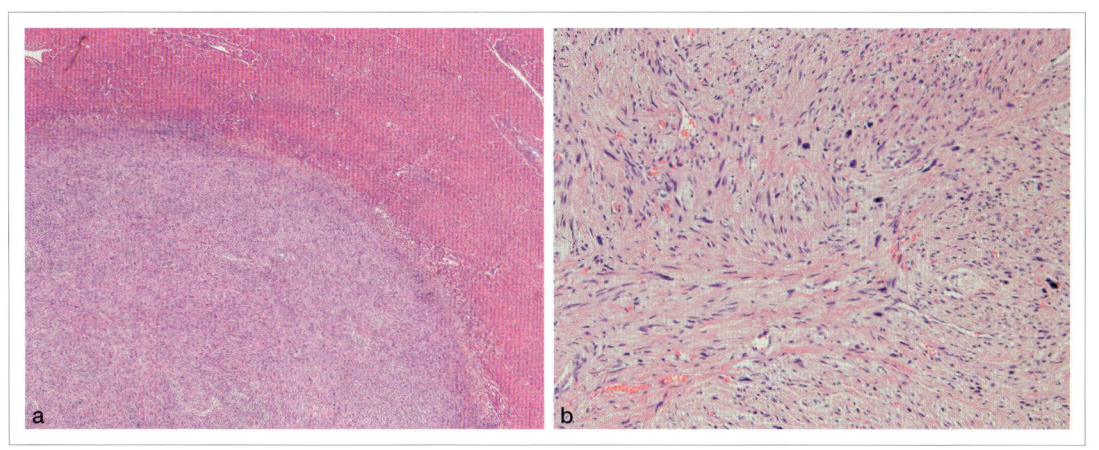

図4 平滑筋肉腫の肝転移症例
a：境界明瞭な転移巣
b：奇異な細胞を混ずる異型紡錘形細胞からなる．形態的に肉腫の像であり，腎門部平滑筋肉腫の既往があった．

間葉系腫瘍（stromal tumor）

- 肝原発の間葉系腫瘍として，血管系腫瘍（血管腫，血管肉腫，類上皮性血管内皮腫），平滑筋系腫瘍（平滑筋腫，平滑筋肉腫 図4），神経性腫瘍（神経鞘腫，悪性神経鞘腫）のほか，血管筋脂肪腫，未分化肉腫，孤立性線維性腫瘍，Langerhans 細胞組織球症，悪性線維性組織球腫などが発生する．いずれもまれであるが，多発性に肝腫瘍を形成した症例では，まず転移性を疑うべきである．
- 肝原発血管肉腫の 25% では，塩化ビニルモノマーや二酸化トリウム（トロトラスト）との関連性が指摘されている．
- 原発巣の全身的検索が重要である．
- 消化管の悪性 gastrointestinal stromal tumor（GIST）が血行性転移をきたした場合，ほとんどの症例では肝に転移を認める 図5．
- 組織型の診断には一般病理学的な免疫染色が有用である．

血液系腫瘍（hematological malignancy）

- まれであるが肝原発の悪性リンパ腫（節外性リンパ腫）が発生し，単発性～多発性の腫瘤を形成する．B 細胞性が主体で，特にびまん性大細胞性 B 細胞リンパ腫（DLBCL）が多い．
- HCV 持続感染などの慢性肝疾患や免疫不全状態からの発症が多い．
- 白血病患者において白血病細胞が肝の類洞や門脈域に浸潤するが，リンパ性白血病では門脈域，骨髄性では類洞への浸潤が目立つ．
- リンパ節原発のリンパ腫患者の末期において，リンパ腫細胞が肝の類洞や門脈域内に浸潤する．

その他

- 精巣腫瘍で肝や肺に転移をきたす．米国の剖検症例による検討では精巣腫瘍の 75% 程度に肝転移を認める．鑑別には AFP，human chorionic gonadotropin（HCG）が有用である．

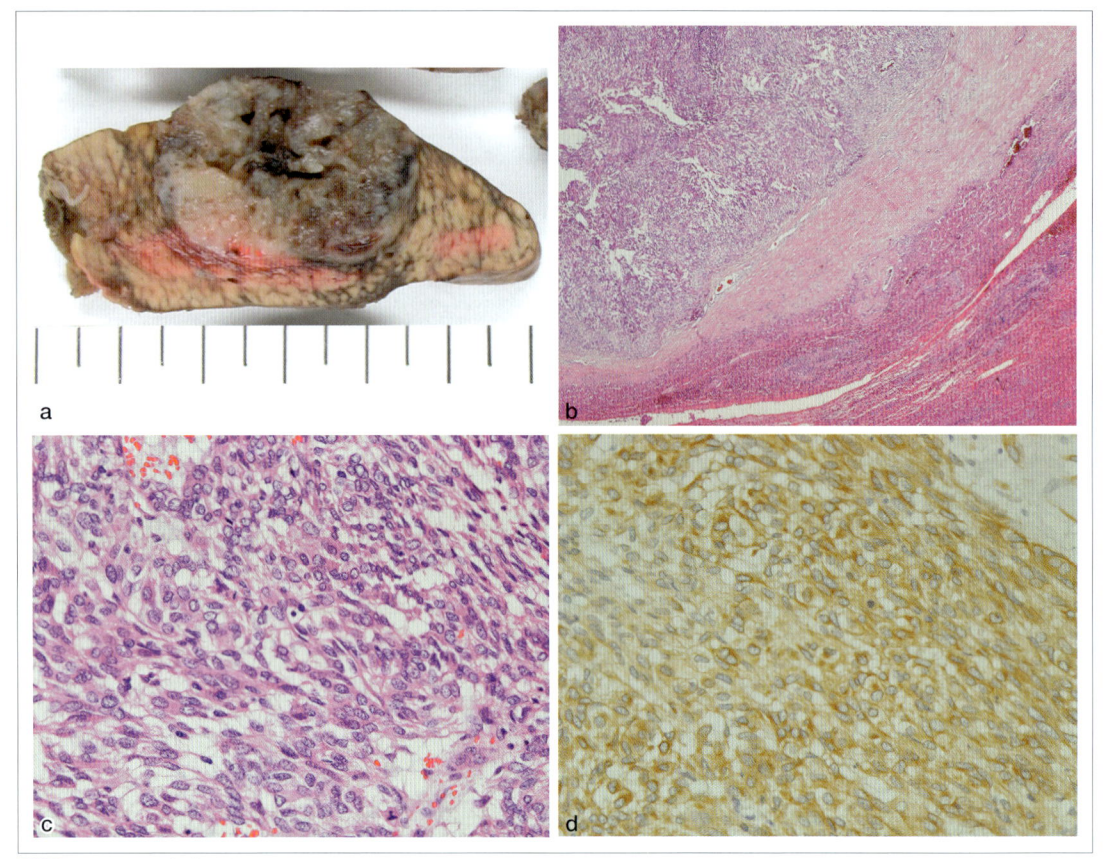

図5 GIST の肝転移症例
a：割面像．もろい白色調の腫瘍で，出血も目立つ．
b：線維性被膜様を有し，周囲の肝実質に対して圧排性に増殖している．
c：円形〜卵円形の核を有する紡錘形細胞からなる腫瘍．消化管 GIST の既往があった．
d：c-kit の免疫染色で，明瞭な陽性を示す．

免疫組織化学

- 通常，既往歴などの臨床情報を加味すれば鑑別は容易であるが，肝腫瘍が原発か転移かの判断に迷う症例がある．また，再発転移とは考えにくいほど原発巣の切除が古い症例や原発巣が脈管侵襲を欠く早期癌である症例など，転移性肝癌と確定診断するのに躊躇する症例をしばしば経験する．このような際には，癌細胞の表現型を検索することが診断の一助となる．
- 胆管細胞・胆管細胞癌に特異的なマーカーはないが，肝細胞・肝細胞癌に特異的なマーカーを使うことにより，肝細胞癌の特殊な組織型の判定に有用である．

肝細胞マーカー

- 肝細胞・肝細胞癌のマーカーとして，Hep-Par1，AFP，glypican-3，CD10，polyclonal CEA がある．
- 低分化型や硬化型の肝細胞癌では Hep-Par1 が陰性となる．また，原因は不明であるが，針生検材料を用いた免疫染色では，しばしば Hep-Par1 が肝細胞癌や肝

表1 cytokeratin パターンによる癌の鑑別

CK7⁺ CK20⁻	肝内胆管癌 肝門部胆管癌 肝外胆管癌 膵管癌 乳管癌 肺腺癌 胃癌 子宮内膜癌（類内膜癌） 卵巣漿液性腺癌	CK7⁺ CK20⁺	胆嚢癌 肝門部胆管癌 肝外胆管癌 尿路上皮癌 卵巣粘液性腺癌 膵管癌 胃癌
CK7⁻ CK20⁺	大腸癌 胃腺癌	CK7⁻ CK20⁻	肝細胞癌 腎癌 前立腺癌 副腎皮質癌 神経内分泌腫瘍（小細胞癌） 扁平上皮癌 胃腺癌

細胞で陰性となるため，常に偽陰性の可能性も考慮して免疫染色を評価する必要がある．

- AFPは肝細胞癌の一部しか陽性とならない．
- glypican-3は早期肝細胞癌や一部の高分化型肝細胞癌で陰性となる．
- CD10, polyclonal CEAは毛細胆管に陽性となる．
- AFP, glypican-3は胚細胞性腫瘍でも陽性となる．
- glypican-3はメラノーマでも陽性となる．

cytokeratin　表1

- 腺癌の原発を検索する際，最もよく用いられているのはcytokeratinパターンによる検索である．cytokeratinは悪性腫瘍になっても元来のcytokeratin発現をよく保持しており，特にCK7とCK20による分類で癌の発生部位の推定がある程度可能である．

診断のポイント

- 肝腫瘍の組織型を見極め，先行する慢性肝疾患が存在する場合，肝細胞癌，胆管癌などの原発性肝腫瘍をまず考えるべきである．
- 肝細胞癌，胆管癌ともに神経内分泌腫瘍や肉腫への分化を呈する症例があるので，摘出検体では腫瘍全体の検索が必要である．
- 転移性の可能性が疑われた場合，既往歴より癌の詳細な情報のみならず癌の組織標本の再検鏡も重要である．
- 免疫組織化学的検索は鑑別に有用であるが，あくまでも陽性率より鑑みた傾向であり，過信することは危険である．特殊な肝細胞癌，胆管癌の可能性も考慮して，複数のマーカーを用いて評価する必要がある．

- CK7は基本的なcytokeratinで，胆管をはじめ卵巣，肺，乳腺上皮細胞にみられるが，大腸を含む腸管上皮細胞には発現していない．
- 胆管上皮および肝末梢の肝内胆管癌はCK7（＋），CK20（－）であるが，大腸上皮および大腸癌はCK7（－）でCK20（＋）である．
- 肝外胆管癌，膵管癌，胃癌はCK7（＋），CK20（－/＋），乳管癌，肺腺癌はCK7（＋），CK20（－）となり，cytokeratinパターンからは肝内胆管癌との鑑別は不可能である．

MUC 蛋白

- 上皮細胞が産生・分泌する粘液の主成分であるムチンはコア蛋白（mucin core protein）の種類によってMUC1から順に分類され，正常組織における局在からMUC2（腸型，特に杯細胞型），MUC5AC（胃型，特に胃腺窩上皮型），MUC6（胃型，特に胃幽門腺型）が形質マーカーとして扱われている．
- 組織学的評価と表現型の評価が一致しない症例では，これらのMUC蛋白による粘液形質の検索が鑑別に有効な場合がある．

CDX2

- CDX2蛋白は腸管特異的な転写因子をコードするhomeobox geneの産物で，十二指腸から直腸までの腸管の上皮細胞の核内に発現していることから，大腸癌や腸型の胃癌で発現し，胆管癌や膵管癌でもCDX2の発現が報告されている．
- 大腸癌，腸型の胃癌，膵管癌，胆管癌はCDX2（＋），乳管癌，肺腺癌はCDX2（－）となり，cytokeratinと組み合わせることにより，さらに正確な鑑別が可能となる．

鑑別診断

▶胆管細胞腺腫（bile duct adenoma） 図6

- 肝被膜直下に好発する0.5～2cm大の胆管細胞性良性腫瘍で単発が多いが，20％程度では多発性に認められる．
- 胃癌や膵癌の手術の際に，肝転移巣として術中迅速診断の検体として提出される場合が多い．

▶偽脂肪腫（pseudolipoma） 図7

- 腹部手術の既往歴を有する症例に多い．
- 肝外から肝被膜に付着，陥没した数mm～2cm程度の，厚い線維性被膜で覆われた境界明瞭な結節性病変で，内部に変性・壊死した脂肪組織や石灰化を容れる．

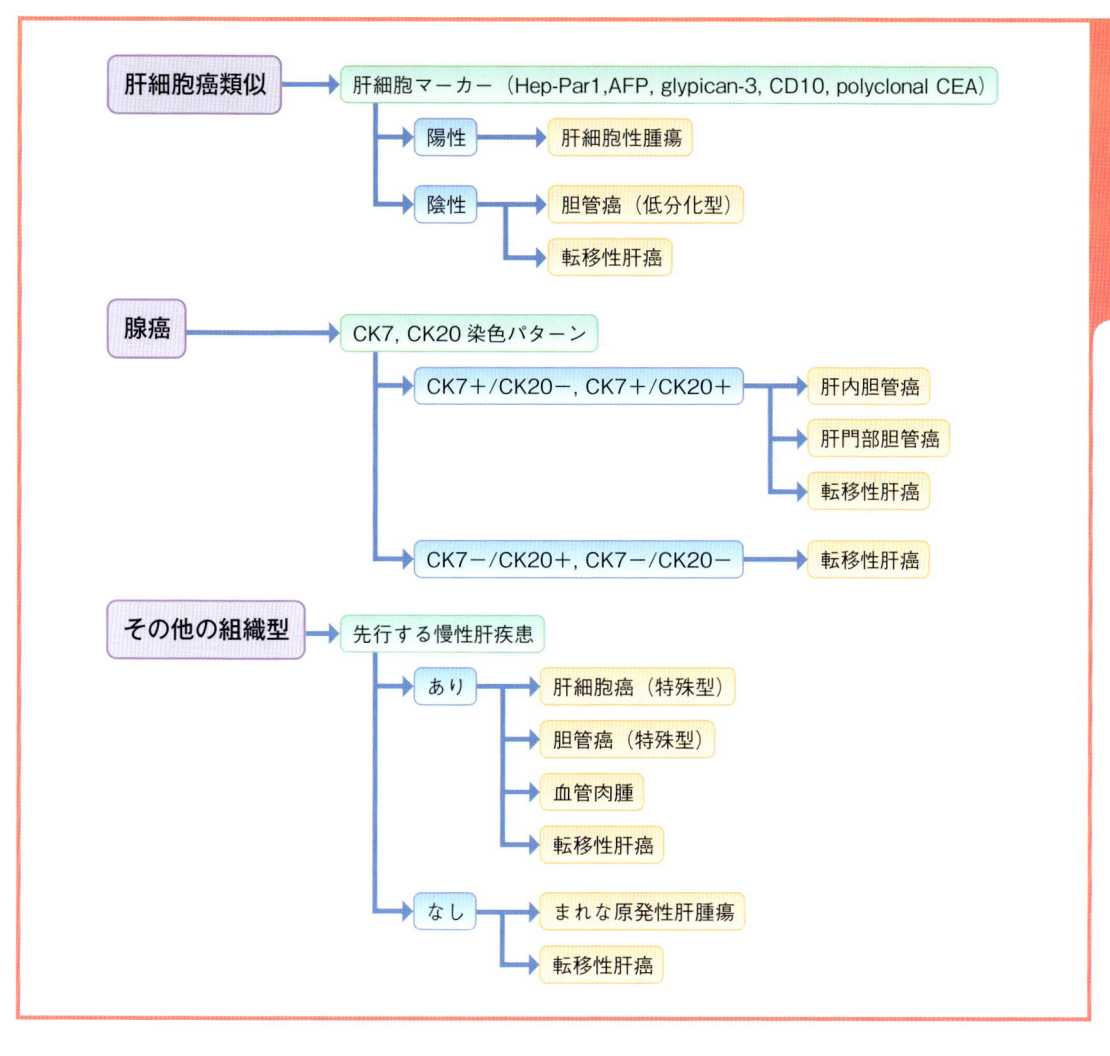

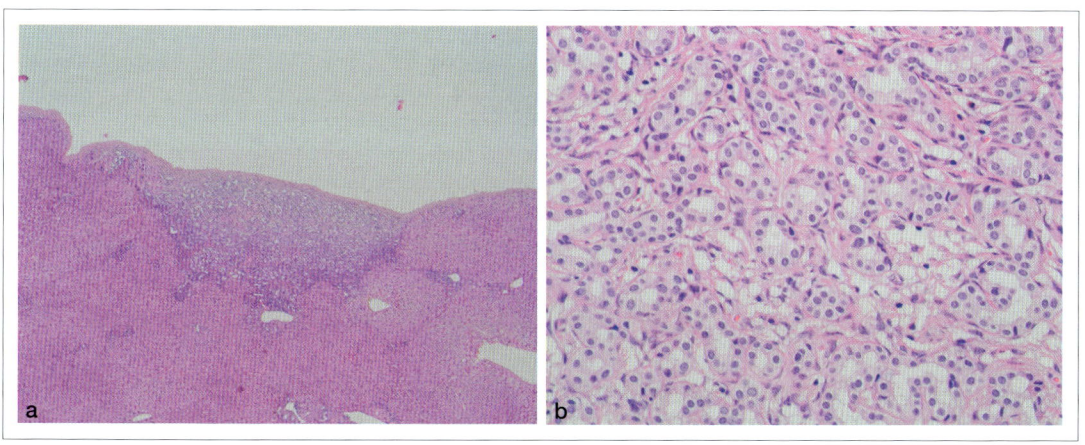

図6 胆管細胞腺腫
a：肝被膜直下に楔状の腫瘍様病変を認める．
b：異型性に乏しい，細胆管類似の小腺管の増生からなる．

転移性腫瘍 127

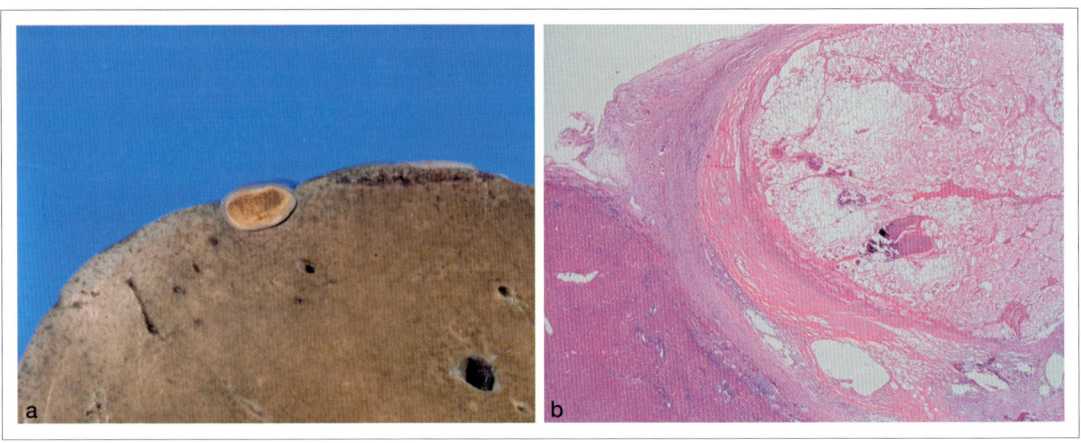

図7 偽脂肪腫
a：肝被膜に陥没するかのごとく，被膜様物を有する黄色調腫瘤を認める．
b：変性・壊死した脂肪組織や石灰化からなる病変で，厚い線維性被膜様物を有する．

治療と予後

- 通常，肝転移は癌末期において多発性に出現し，手術適応もまれであり，予後不良である．
- 結腸癌，直腸癌では単発性に肝転移をきたし，転移巣切除後の予後が良好（5年生存率が40％程度）であることから，外科的肝部分切除の適応となる場合が多い．

〔原田憲一，池田博子，中沼安二〕

hepatocellular adenoma：HCA

肝細胞腺腫

疾患の概要

- 肝原発の細胞性良性腫瘍である．
- 肝には，そのほかにさまざまな良性肝細胞性結節性病変があり，その疾患概念，臨床所見，病理所見などから分類されている 表1 ．
- 特に限局性結節性過形成（focal nodular hyperplasia：FNH）との鑑別が重要で，その要点を 表2 にまとめる．
- WHO 分類（2010）では，HCA の遺伝子異常が FNH との鑑別にも有用とされた．

染色体・遺伝子異常

- WHO 分類では，HCA の遺伝子型により以下の4つの亜型に分類されている 表3 ．
  ① hepatocyte nuclear factor 1-α（HNF1-α）不活化型（H-HCA）
  ② β-catenin 活性化型（b-HCA）
  ③ inflammatory HCA（I-HCA）（gp130, STAT3 or GNAS 変異）
  ④ 分類不能型（u-HCA）
- おのおのの遺伝子異常は，免疫組織化学的所見と対応するとされている．すなわち，H-HCA では，liver fatty acid binding protein（L-FABP）が減弱し，b-HCA では，β-catenin の核内集積があるか，あるいは glutamine synthetase（GS）がびまん性に陽性となる．I-HCA では，serum amyloid A（SAA）や C reactive protein（CRP）が陽性となる．u-HCA には遺伝子異常や特徴的な免疫組織化学的所見はない．
- 上述の概要や臨床所見の解釈をするうえでの問題点として，以下に注意する必要がある．
- これまでわが国での十分例による報告は少ないものの，経口避妊薬普及率が低いわが国での疫学や臨床所見は欧米の報告とは異なる可能性が高い．また，従来の診断基準と WHO 分類では，診断根拠が異なるため 表4 ，各診断基準での相反例が存在しうる．この解決法は後述する．

表1 さまざまな良性肝細胞性結節の分類

	HCA	FNH	NRH	PNT	IPH	LRN
概念	肝細胞性良性腫瘍	中心瘢痕を伴う過形成結節	肝内にびまん性に再生性・過形成性結節が形成される 線維性隔壁を伴わない	肝門部の過形成結節 門脈圧亢進症を伴うことが多い	非硬変性の門脈圧亢進症でIPHの詳細な診断基準をみたすもの	定義により異なる 肝癌取扱い規約では，肝硬変の再生結節の大型のものを指す IWP分類では非硬変性の結節も含む
結節の部位	肝内どこにでも存在しうる	末梢部が多いといわれているが，肝内どこにでも存在しうる	肝全体のびまん性に存在	肝門部	概念的にはびまん性疾患だが結節形成の報告もある	肝内どこにでも存在しうる
結節の数	単発・(多発)	単発・(多発)	多発	単発・(多発)		多発・(単発)
結節の大きさ	数cm	数cm	多くは1.5cm以下	数cm（時に肝の2/3）		数mm〜数cm
門脈圧亢進症の合併	ほとんどない	合併は少ない	合併が多い	合併が多い	合併する	定義により異なる
肝硬変の合併	なし	なし	なし	なし	なし	定義により異なる
問題点	・わが国の症例では欧米でいわれているほどの経口避妊薬との関係は少ない ・中心瘢痕様の組織を有する例などFNHとの鑑別が問題となることがある ・良性腫瘍性病変であるが，過形成との鑑別が困難なことがある	・過形成病変であるが，良性腫瘍性病変のHAと鑑別が困難なことがある ・結節外はほぼ正常といわれているが，NRH/IPH様の病変がみられることがある	・大結節が併存し，その結節がHA様であったり，FNH様であることがある ・結節のみられない領域はIPHに類似する	・IPHにきわめて類似した病態といわれ，疾患概念を疑問視する説もある	・結節形成の目立つ症例ではNRHとの異同が問題となることがある ・組織学的にIPHに類似しているが，臨床的に門脈圧亢進症を示さない例がある	・肝癌取扱い規約とIWP分類で定義が異なる ・肝癌取扱い規約では肝硬変の再生結節の大型のものを指すが，IWP分類では広範壊死後の大再生結節や，FNH様，NRH様の再生結節も含まれることがある

HCA：肝細胞腺腫（hepatocellular adenoma），FNH：限局性結節性過形成（focal nodular hyperplasia），NRH：結節性再生性過形成（nodular regenerative hyperplasia），PNT：部分的結節化（partial nodular transformation），IPH：特発性門脈圧亢進症（idiopathic portal hypertension），LRN：大型再生結節（large regenerative nodule），IWP：international working party

（近藤福雄．非硬変性門脈圧亢進症（肝内血行異常）と肝内結節性病変について（第二報）特に定型例と非定型例の問題解決のために．日本門脈圧亢進症学会雑誌．1999；5：247-56, Kondo F, et al．Nodular lesions associted with abnormal liver circulation. Intervirology. 2004；47：277-87.）

表2 限局性結節性過形成と肝細胞腺腫の鑑別診断

	FNH	HCA
定義	血管形成異常に起因する過形成病変	良性腫瘍性病変
背景肝	正常	正常
肉眼的特徴	中心瘢痕（＋）	中心瘢痕（－）
組織学的特徴	異常血管，異常門脈域	門脈域（－）
臨床的特徴	経口避妊薬との関連（？）	経口避妊薬，蛋白同化ホルモン，糖原病などとの関連（＋）
	癌化（－），出血（－）	癌化（＋），出血（＋）

（近藤福雄．肝細胞腺腫と限局性結節性過形成：新 WHO 分類をふまえた良性肝細胞性結節のあたらしい考え方．The Liver Cancer Journal. 2013；5：174-83．近藤福雄ほか．良性肝細胞性結節の病理診断：新 WHO 分類をふまえて．肝臓．2013；54：807-18．）

表3 肝細胞腺腫の各亜型と限局性結節性過形成の特徴

	H-HCA	b-HCA	I-HCA	u-HCA	FNH
変異遺伝子	HNF1α	β-catenin	gp130, STAT3, GNAS		
免疫染色所見	L-FABP 減弱	GS 陽性, β-catenin 核陽性	SAA 陽性 CRP 陽性		GS 地図状
性差	女性優位	女性優位			
組織学的特徴	脂肪化	細胞異型	炎症細胞浸潤 細胆管反応 類洞拡張		中心瘢痕 異常血管 細胆管反応 類洞拡張
特徴的臨床所見	経口避妊薬	経口避妊薬	飲酒，肥満		画像で中心瘢痕，血管異常
全腺腫症例内での比率	35〜40%	10〜15%	45〜60%	10%	
出血の可能性	（＋）	（＋）	（＋）	（＋）	（－）
癌化の可能性	（＋）？	（＋）高頻度？	（＋）？	（＋）？	（－）

（近藤福雄．肝細胞腺腫と限局性結節性過形成：新 WHO 分類をふまえた良性肝細胞性結節のあたらしい考え方．The Liver Cancer Journal. 2013；5：174-83．近藤福雄ほか．良性肝細胞性結節の病理診断：新 WHO 分類をふまえて．肝臓．2013；54：807-18．）

表4 肝細胞腺腫の旧来の診断基準と新WHO分類の特徴と問題点

A. 旧来の診断基準
特徴：臨床的に，HCA関連背景因子（経口避妊薬，糖原病など）を考慮し，病理学的に，特有の肉眼像，組織像を考慮し，特有の病態を推測して診断する
問題点：
1. 腫瘍であることの分子生物学的根拠がない
2. FNHなど非腫瘍性病変や高分化型HCCとの鑑別が明確にできないことがある
3. 病態や定義を厳格に当てはめると，非定型例が多くなる
B. 新WHO分類の診断基準
特徴：肝細胞の遺伝子変異，あるいはその間接所見である免疫組織化学的所見に基づいて診断する
問題点：
1. 旧来の診断基準での診断結果と必ずしも一致しない
2. 遺伝子変異があることが必ず腫瘍性性格を有しているといえるか疑問が残る
3. 複数の遺伝子変異パターンを示した場合，亜分類が難しい

（近藤福雄ほか．良性肝細胞性結節の病理診断：新WHO分類をふまえて．肝臓．2013；54：807-18.）

臨床所見

■好発年齢，性

- 欧米を主体とした報告では，80〜90％は妊娠可能な女性で，経口避妊薬服用者に多いとされている．
- 肝細胞腺腫の関連因子として，蛋白同化ホルモンや排卵誘発剤などの薬物投与，糖原病，糖尿病などの代謝障害が知られている．

■臨床症状

- 約半数に上腹部痛がみられるほか，5cm以上の大きな病変では，腫瘤触知，破裂，出血などをきたすこともある．
- 無症状で画像診断により偶然発見されることも多い．

病理所見

肉眼所見

- ほぼ均一な色調の結節性病変である 図1a．内部に出血巣を伴うことがある．被膜はあることもないこともある．
- 大きな特徴は，FNH 図1b にみられるような星芒状の中心瘢痕がないことである．
- 背景は正常肝であることが多い．しかし，HCA患者がウイルスに感染したり，アルコール多飲をする場合は，これに伴う変化がみられる．

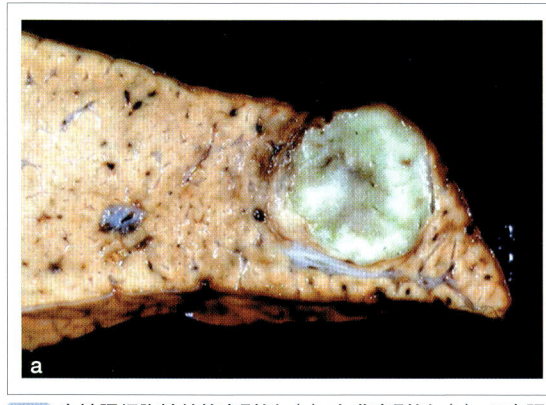

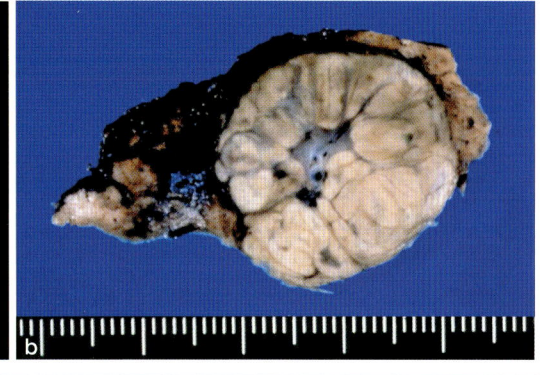

図1 良性肝細胞性結節定型例（a）と非定型例（b）の肉眼像
a：HCA．中心瘢痕が存在しない． b：FNH．星芒状の中心瘢痕が明瞭である．a, bとも背景は正常肝
（近藤福雄．肝細胞腺腫と限局性結節性過形成：新WHO分類をふまえた良性肝細胞性結節のあたらしい考え方．The Liver Cancer Journal. 2013；5：174-83, 近藤福雄ほか．良性肝細胞性結節の病理診断：新WHO分類をふまえて．肝臓．2013；54：807-18.）

各亜型の免疫組織化学的所見と組織学的所見

- HCAは4亜型に分類されている．通常は免疫染色に基づいて分類され，組織学的にはそれぞれに特徴があるとされている．
- H-HCAではL-FABPが減弱し，腫瘍細胞は脂肪化がみられることが多い 図2a, b．
- b-HCAでは，β-cateninの核内集積があるか，あるいはGSがびまん性に陽性となる 図2c, d．
- I-HCAではSAAやCRPが陽性となる．また，炎症細胞浸潤が目立つ領域がある 図2e, f．
- u-HCAでは遺伝子異常はなく，特徴的な免疫組織化学的所見はない．
- FNHではGSが地図状に染色され，HCAとの鑑別に有用とされている 図3．
- 上記定型例に当てはまらない例もまれならず経験される 図4．例えば，結節の肉眼所見，組織所見はFNHであるが，免疫染色ではSAA陽性であり，背景肝が肝硬変である場合，分類困難となる．

診断のポイント
- 良悪性の鑑別ポイントとして，間質浸潤，血管浸潤の有無，組織学的異型性，免疫染色（GPC3, HSP70, GS）がある．
- きわめて高分化な肝細胞癌と良性肝細胞性結節（FNH，HCAなど）の組織所見が同様になってしまうことがある．その場合，病理と画像の合わせ技診断 図5 が有用である．
- 組織所見，免疫染色を合わせて確定診断を試みて，定型例の分類ができなければ，個別化診断（三次元診断）とする．定型例でも個別化診断で評価できる．
- 個別化診断では，実質組織の腫瘍化度，悪性度が最も重要である．この評価は，HCAの遺伝子変異（免疫染色所見）の蓄積のほか，上記良悪性の鑑別項目を再度評価する．
- この腫瘍化度，悪性度により，臨床的対応を決定する．
- 良性肝細胞性結節の所見は多種多様で，非定型例の病態把握に難渋することも多いが，その場合，血流異常に起因する過形成結節と遺伝子変異の組み合わせの解釈が有用である 図6．

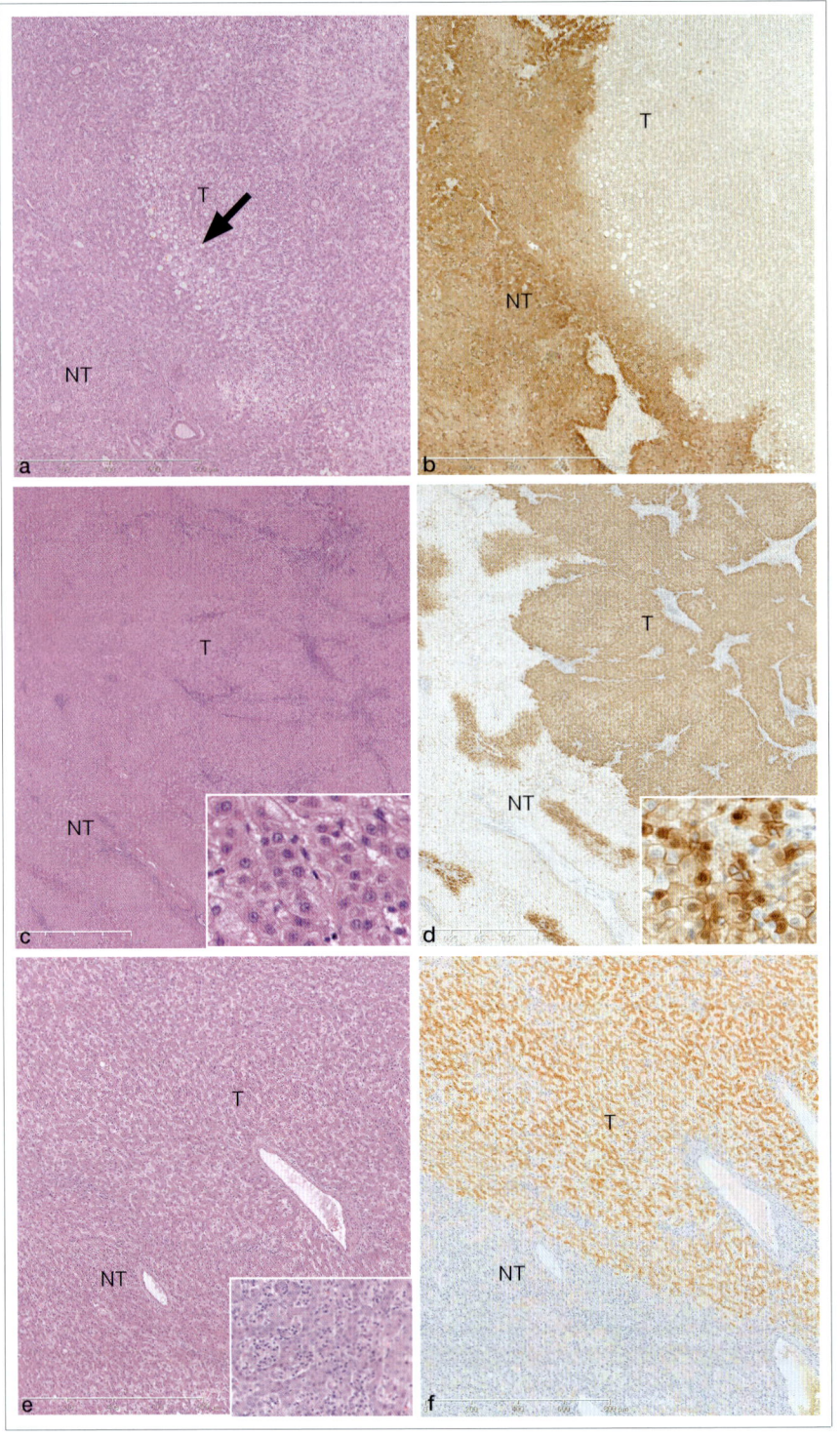

図2 HCA の亜型
T：腫瘍部，NT：非腫瘍部．
a：H-HCA．腫瘍部では脂肪化が目立つところもある（➡）．
b：H-HCA の L-FABP 免疫染色．腫瘍部では減弱が明瞭である．
c：b-HCA．本症例では欧米の報告のような異型性はみられなかった（inset）．
d：b-HCA の GS 免疫染色．腫瘍部はびまん性に強陽性である．非腫瘍部は小葉中心部のみに陽性の正常パターンである．β-catenin 免疫染色での核内集積（inset）．
e：I-HCA．炎症細胞浸潤の目立つ領域がある（inset）．
f：I-HCA の SAA 免疫染色．腫瘍部はびまん性に陽性である．

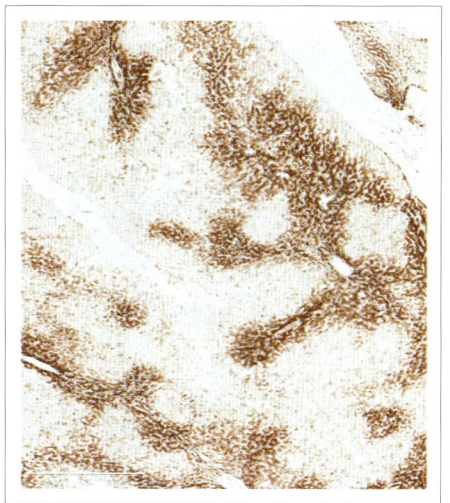

図3 FNH
GS免疫染色．地図状パターンである．図2d の非腫瘍部の正常パターンと比較するとわかりやすい．

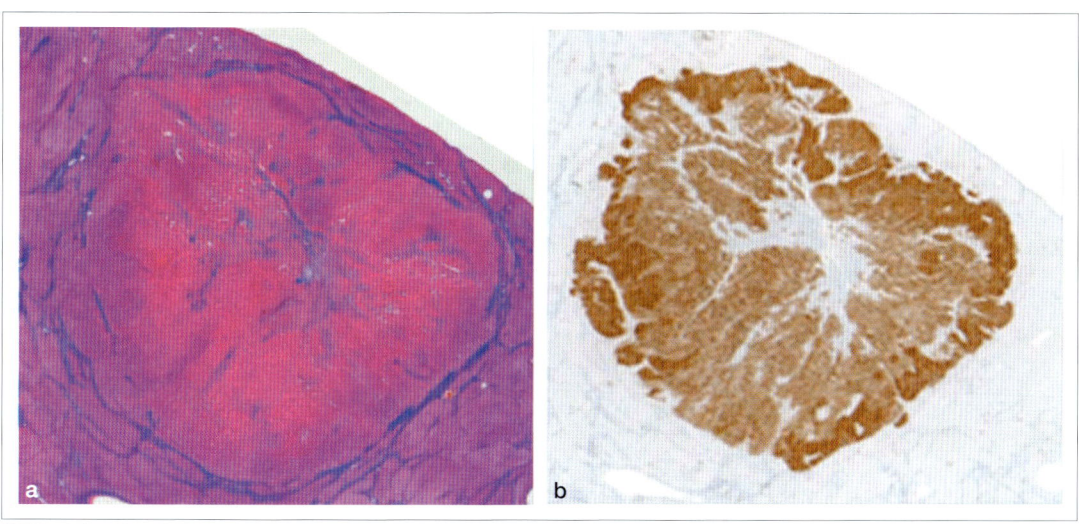

図4 明瞭な中心瘢痕を有し，FNHに類似したSAA陽性結節
a：径1.5cmの結節性病変．中心瘢痕を内包し，結節自体の形態はFNHに合致する像である．しかし，背景肝はアルコール性，B型ウイルス性肝硬変であり，正常ではない（Masson Trichrome染色）．
b：SAA免疫染色では，結節全体の肝実質細胞が陽性である．H-HCAと同様の所見である．
（近藤福雄．肝細胞腺腫と限局性結節性過形成：新WHO分類をふまえた良性肝細胞性結節のあたらしい考え方．The Liver Cancer Journal. 2013；5：174-83，近藤福雄ほか．良性肝細胞性結節の病理診断：新WHO分類をふまえて．肝臓．2013；54：807-18 Sasaki M, et al. Serum amyloid A-positive hepatocellular neoplasms in the resected livers from 3 patients with alcoholic cirrhosis. Histol Histopathol. 2013；28：1499-505.）

個別化診断

- 各診断基準において相反した場合，病変の個別化診断（personalized diagnosis）あるいは三次元診断が非常に有用である 図7．
- 診断の3要素として，①X軸：病変（間質）の構造，②Y軸：腫瘍（実質）の腫瘍化，悪性化の程度，③Z軸：背景因子を挙げ，それらを個別に記載する．
- X軸の項目としては，中心瘢痕，異常門脈域，異常血管，細胆管反応の程度など，Y軸は腫瘍実質の異型性，遺伝子異変の程度，あるいはその間接所見である免疫染色所見，間質浸潤の有無など，Z軸には経口避妊薬服用歴，アルコール

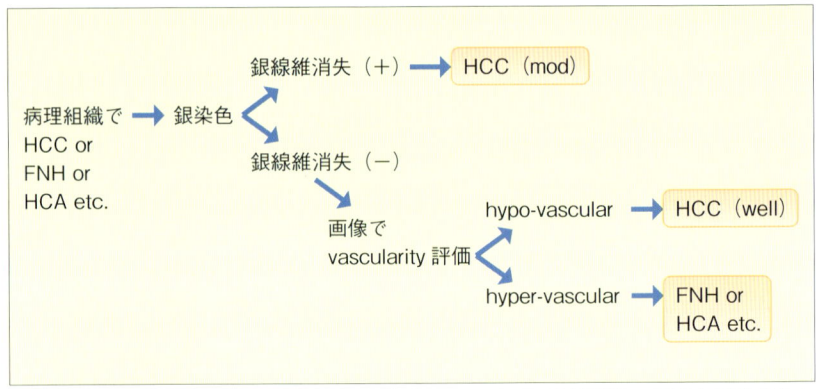

図5 生検と画像による，HCCと良性結節（FNH，HCA）の鑑別法：病理と画像の合わせ技診断

HCC：肝細胞癌，FNH：限局性結節性過形成，HCA：肝細胞腺腫，mod：中分化型，well：高分化型

（近藤福雄．腫瘍鑑別診断のポイントと限界．中沼安二ほか編．腫瘍病理鑑別診断アトラス 肝臓．東京：文光堂；2010. p.205-12.）

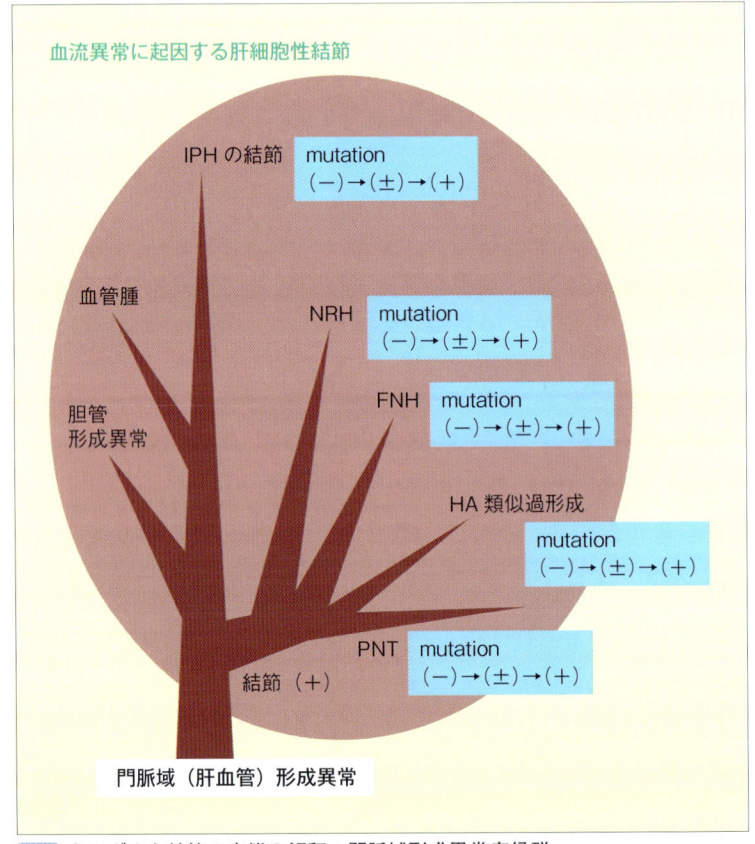

図6 さまざまな結節の病態の解釈：門脈域形成異常症候群

門脈域形成異常による肝内異常血流に起因するさまざまな肝細胞性結節性病変があり，それぞれにmutation（−），focally（+），mutation（+）という段階がある．そして，mutation（+）という病態がHCAと考える．

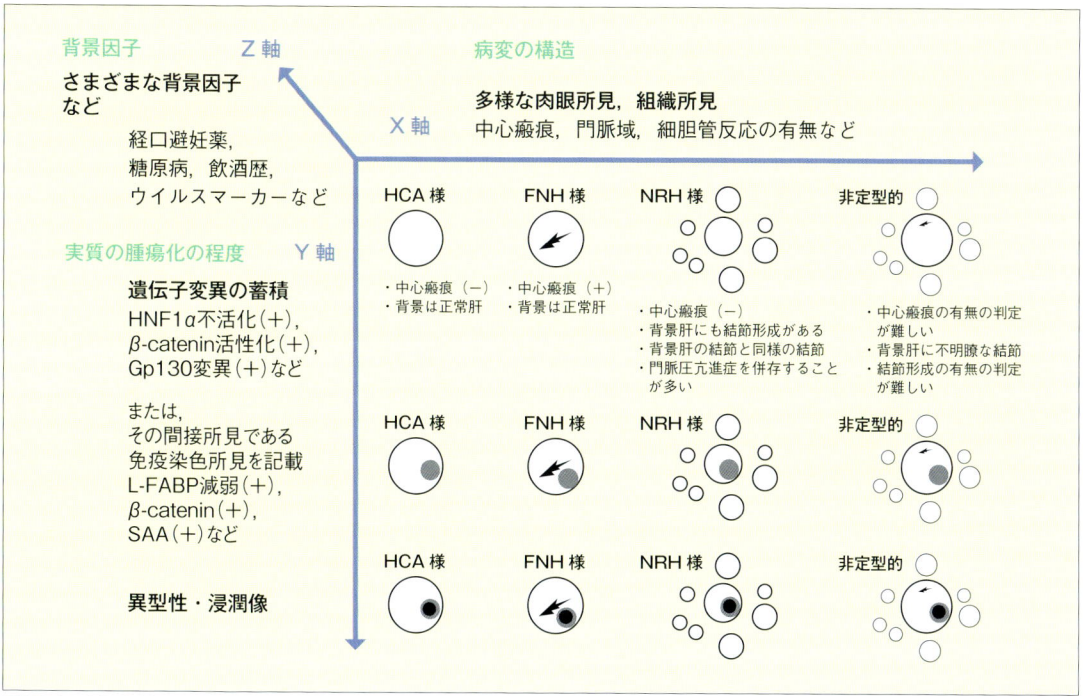

図7 個別化診断：三次元診断

Z軸 背景因子
さまざまな背景因子 など
経口避妊薬，糖原病，飲酒歴，ウイルスマーカーなど

Y軸 実質の腫瘍化の程度
遺伝子変異の蓄積
HNF1α不活化（+），β-catenin活性化（+），Gp130変異（+）など

または，その間接所見である免疫染色所見を記載
L-FABP減弱（+），β-catenin（+），SAA（+）など

異型性・浸潤像

X軸 病変の構造
多様な肉眼所見，組織所見
中心瘢痕，門脈域，細胆管反応の有無など

- HCA様：中心瘢痕（-），背景は正常肝
- FNH様：中心瘢痕（+），背景は正常肝
- NRH様：中心瘢痕（-），背景肝にも結節形成がある，背景肝の結節と同様の結節，門脈圧亢進症を併存することが多い
- 非定型的：中心瘢痕の有無の判定が難しい，背景肝に不明瞭な結節，結節形成の有無の判定が難しい

（近藤福雄. 肝細胞腺腫と限局性結節性過形成：新WHO分類をふまえた良性肝細胞性結節のあたらしい考え方. The Liver Cancer Journal. 2013；5：174-83，近藤福雄ほか. 良性肝細胞性結節の病理診断：新WHO分類をふまえて. 肝臓. 2013；54：807-18.）

歴，ウイルスマーカー，肝硬変の有無などを記載する．このようにすれば，非定型例を含めたすべての症例を網羅することが可能である．
- 複数の遺伝子変異パターンがあった場合でも，無理にHCAの4亜型に分類する必要もなくなり，最も重要であるY軸の腫瘍（実質）の腫瘍化，悪性化の程度を詳細に重点的に評価することで，臨床的対応もしやすくなると考えられる．

鑑別診断

▶肝細胞癌（hepatocellular carcinoma）

- 腫瘍細胞の細胞密度，異型性，間質浸潤の有無などで鑑別を行う．

▶さまざまな良性肝細胞性結節

- 表1 に示すさまざまな病変が鑑別の対象となる．
- 表1 の基準で鑑別するが，鑑別結果と免疫染色所見が異なることがある．その場合，個別化診断 図7 を行う．

肝細胞腺腫

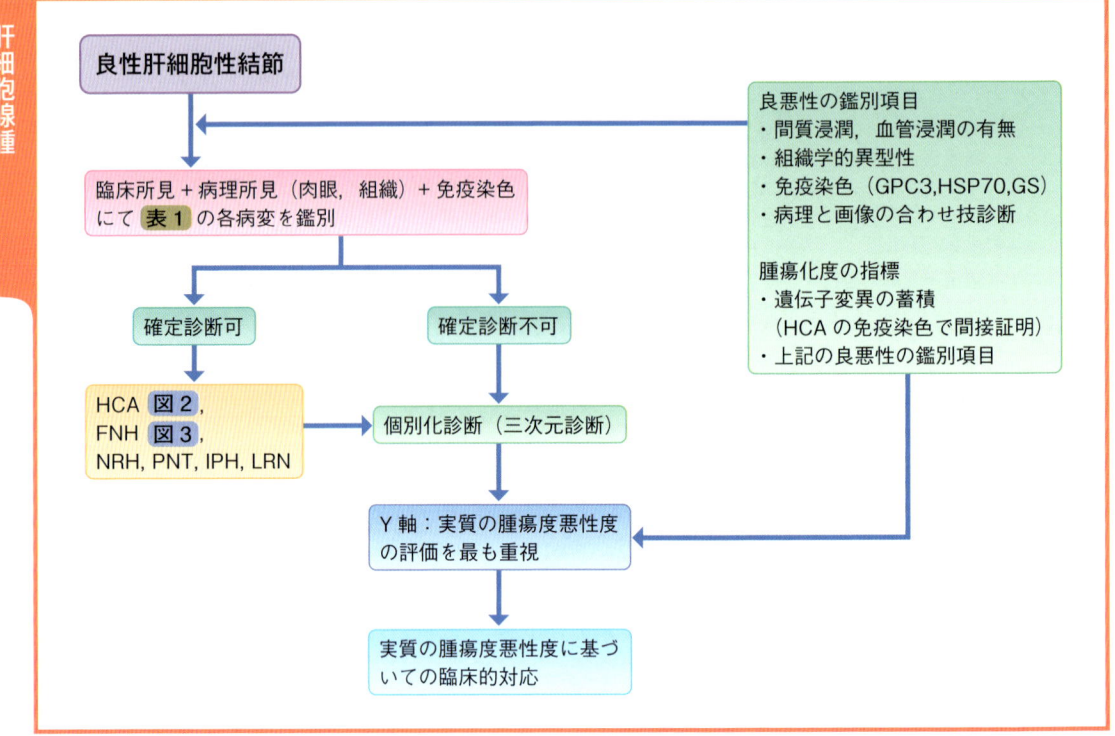

```
良性肝細胞性結節
       │
       ▼
臨床所見＋病理所見（肉眼，組織）＋免疫染色
にて 表1 の各病変を鑑別
       │
   ┌───┴───┐
   ▼       ▼
確定診断可  確定診断不可
   │       │
   ▼       ▼
HCA 図2,   個別化診断（三次元診断）
FNH 図3,        │
NRH, PNT,       ▼
IPH, LRN   Y軸：実質の腫瘍度悪性度
           の評価を最も重視
                │
                ▼
           実質の腫瘍度悪性度に基づ
           いての臨床的対応
```

良悪性の鑑別項目
・間質浸潤，血管浸潤の有無
・組織学的異型性
・免疫染色（GPC3,HSP70,GS）
・病理と画像の合わせ技診断

腫瘍化度の指標
・遺伝子変異の蓄積
　（HCAの免疫染色で間接証明）
・上記の良悪性の鑑別項目

（近藤福雄，副島友莉恵，福里利夫）

focal nodular hyperplasia and other hyperplastic

限局性結節性過形成とその他の過形成結節

疾患の概要

- 限局性結節性過形成（FNH）は肝細胞の過形成病変であるが，最新のWHO分類（2010）では腫瘍性の肝細胞腺腫と同項で取り扱われている．このなかではclassical FNHとFNH variantsに分類されているが，わが国ではFNHとFNH-like nodule（lesion）に大別されている．
- FNHはその多くが正常肝に発生し，その原因として肝内の血管奇形に伴う局所的な血流異常に起因した肝実質の虚血性障害に対する代償性の再生性過形成，あるいは血栓や内膜肥厚などに起因する血管障害により惹起される肝実質の過形成などが考えられている．
- 肝細胞腺腫と同様に経口避妊薬摂取の既往がある女性にもしばしば発生し，血管腫との合併やまれながら肝細胞腺腫との合併も報告されている．
- 男性や小児にも発生することから，経口避妊薬摂取の既往は偶発的あるいは促進的因子とする考えが一般的である．
- 先天性門脈欠損症，Budd-Chiari症候群，特発性門脈圧亢進症（idiopathic portal hypertension：IPH）など背景肝に血流異常がある場合にもFNHやFNH-like noduleが発生することが知られているが，そのような場合には多発性の腫瘤を形成し，定型的なFNHよりもFNH-like noduleであることが多い．

臨床所見

■好発年齢，性
- 若い女性（特に30〜40代）に多いとされるが，小児や高齢者にも発生する．
- 女性優位である．

■臨床症状
- 自覚症状には乏しいが，腫瘤として大きくなれば腹痛や周囲臓器への圧迫症状などを示す．
- 肝細胞腺腫と異なり破綻性出血を起こすことは少ない．

■画像所見
- FNHの定型的な肉眼所見である中心性瘢痕部には動脈性血管が集簇しており，画像診断では腫瘤中心から周囲に向かって放射状に広がる車軸状の血管が特徴とされている 図1a ．
- FNHの血流動態として腫瘤近傍の肝動脈から流入した動脈性血流が線維性隔壁

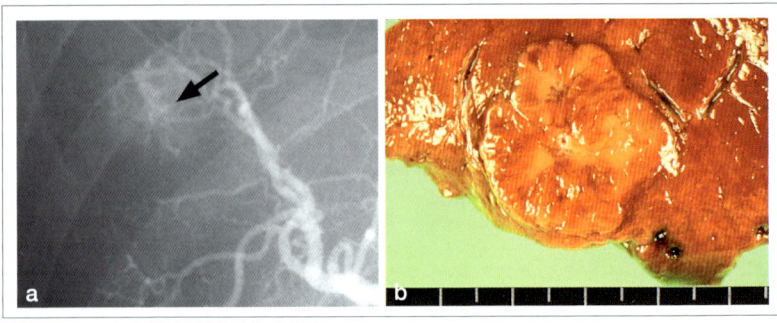

図1 FNHの血管造影所見と肉眼像
a：肝右葉に存在する多血性肝腫瘤で，中心から周辺に放射状に広がる車軸状血管が観察される（➡）．
b：肉眼的に膨張性に発育し，明瞭な中心性瘢痕を伴う分葉状腫瘤である．

内の毛細血管を介して類洞に流れ込み，さらに周囲の類洞や肝静脈に流出する．したがって腫瘤を栄養した動脈性血流が早期に周囲肝静脈系に流出する画像所見はFNHにみられる特徴の1つである．その所見は同じ多血性肝腫瘍でありながら早期に門脈系に流出する肝細胞癌と異なることから，両者の鑑別に有用である．しかし，この所見はFNH以外にも血管筋脂肪腫をはじめとして被膜を有さない肝腫瘍でもしばしば認められるため，FNHに特異的な所見とはいえない．

病理所見

肉眼所見

- 病理形態的に定型例では腫瘍の中心に星芒状で白色調の瘢痕組織（中心性瘢痕；central scar）を認め **図1b** ，肝外に突出する場合を除いて線維性被膜の形成はみられない．
- central scarに関しては同一症例でも腫瘍の割面ごとに多少の形態が異なるが，大きな星芒状瘢痕が中心に1個ある場合，やや大きめの2〜3個の星芒状瘢痕が散在性に認められる場合，肉眼的に明瞭な中心性瘢痕を欠く場合などさまざまである **図2** ．しかし，腫瘍内に線維性瘢痕組織（fibrous scar）が散在性に認められ分葉状を呈する所見は共通している．中心性瘢痕を認める場合と認めない場合の比はおおよそ2：1である．
- 中心性瘢痕と腫瘍サイズの関連性は乏しく，小さいものでもすでに明瞭な中心性瘢痕を伴うものがある一方で，大きくても中心性瘢痕がないものが存在する．
- 中心性瘢痕の形成は局所的な血流異常に起因する可能性が高いが，明確ではない．肝被膜下領域であるperipheral zoneは阻血性状態に陥りやすく，FNHをはじめとして硬化型肝癌などさまざまな中心性瘢痕を伴う肝腫瘍が出現しやすい領域である．
- 流出血流の影響で腫瘍境界の背景肝側に拡張した肝静脈がしばしば認められる．
- 背景肝は基本的に正常肝であるが，しばしば脂肪肝を伴う．

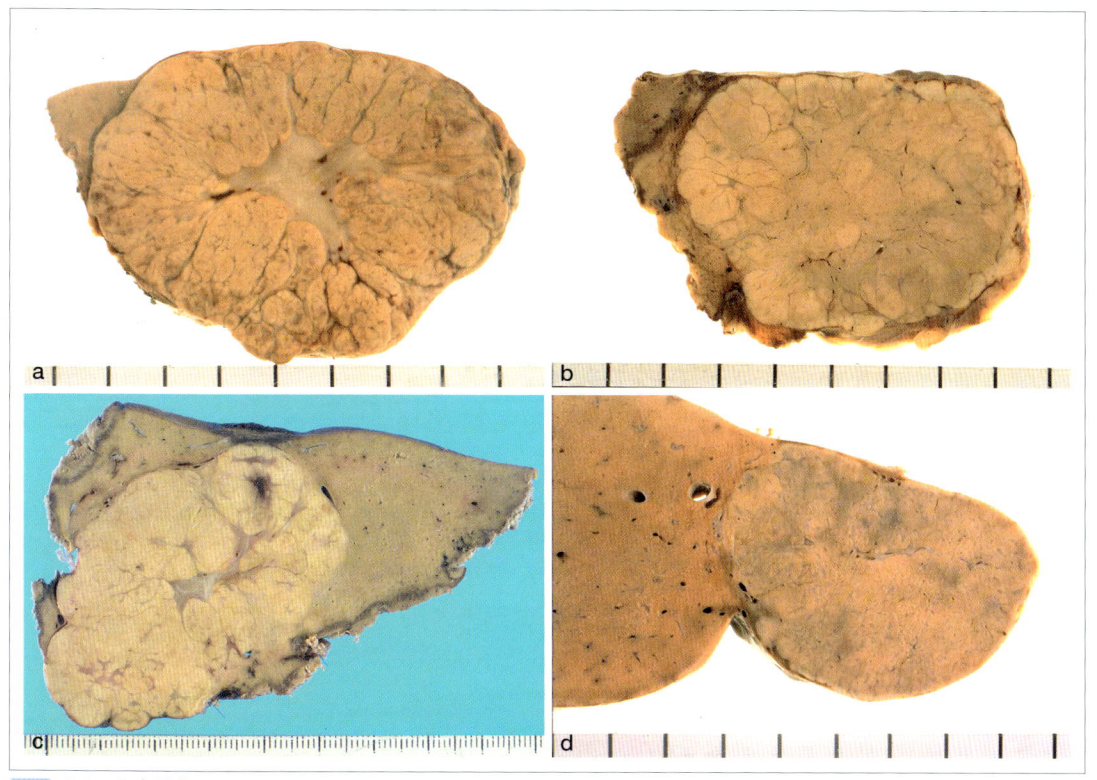

図2 FNH の肉眼像
大きく明瞭な白色の星芒状瘢痕を中心に 1 個認めるもの（a），2～3 個の星芒状瘢痕が腫瘤内に散見されるもの（c），明瞭な星芒状瘢痕を伴わないもの（b, d），肝外に突出するもの（d）など，さまざまである．

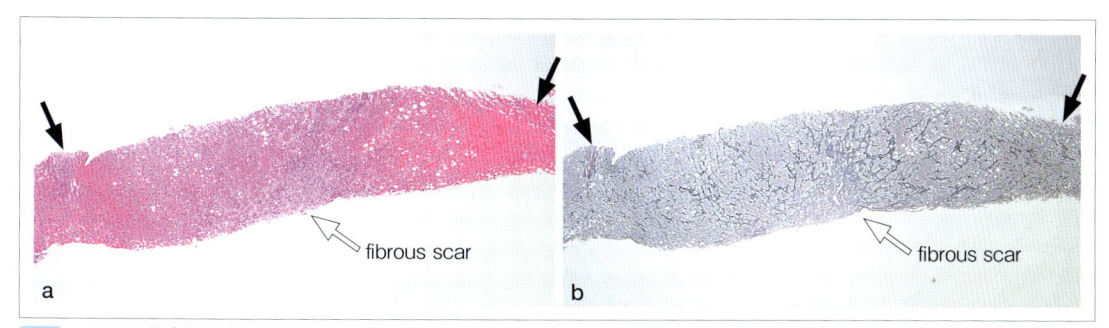

図3 FNH の針生検組織；HE 染色と鍍銀法
a：FNH の分葉状結節の一部を貫通するように採取されている（➡：結節辺縁）．
b：結節内側に線維性瘢痕組織（⇨）が認められる（鍍銀法でより明瞭）．

組織学的所見

- 不均一に壁肥厚した筋性動脈や静脈様血管，リンパ球主体の炎症細胞浸潤を含む線維性瘢痕組織と実質肝細胞の境界部には細胆管の増生が認められ，腫瘤実質肝細胞は過形成変化を示し，背景肝を軽度圧排する 図3．
- 背景肝との境界には線維性被膜を欠き，周囲の類洞や肝静脈の拡張を伴うことが多い．
- 高度の過形成変化ではしばしば線維性瘢痕の近傍の実質に小型の偽腺管様構造を認めるが，肝細胞癌の偽腺管構造と混同しないことが重要である．

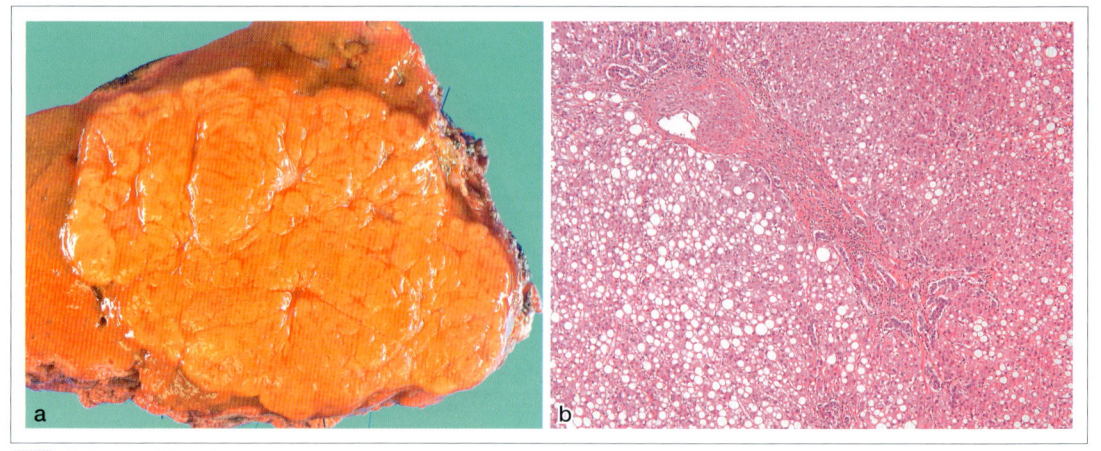

図4 高度の脂肪化を伴うFNH
a：肉眼的に被膜をもたない黄色調の強い分葉状腫瘤で内部に瘢痕巣が散見される．
b：組織学的に腫瘤は壁肥厚を伴う筋性血管や細胆管の介在を伴う線維性瘢痕と高度の脂肪化を伴う過形成肝細胞で構成される．

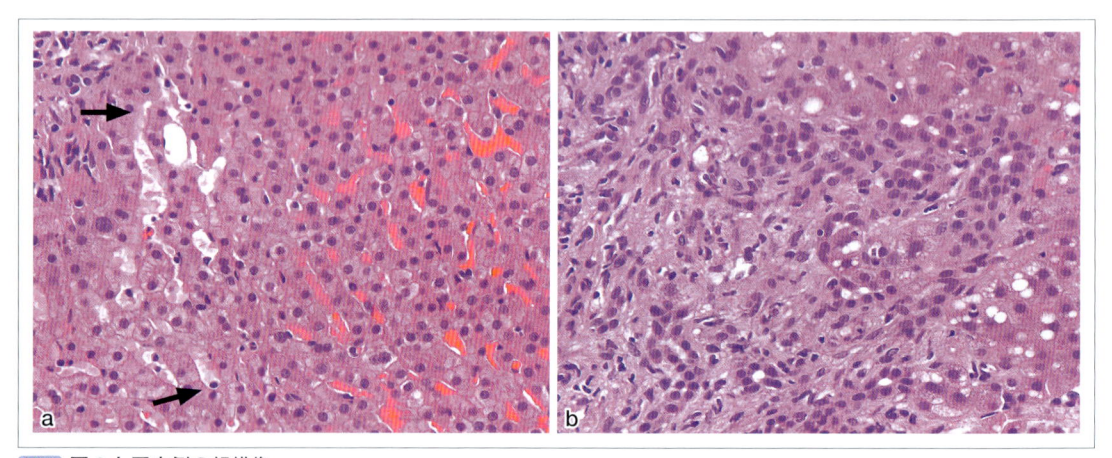

図5 図3と同症例の組織像
腫瘤境界には被膜はみられず，周辺肝実質を圧排する過形成肝細胞と類洞の軽度拡張を認める(a)．中心側の瘢痕組織内には細胆管の増生を認める(b)．

- 実質肝細胞に高度の脂肪化を伴うことはまれにみられ 図4 ，高度の脂肪化を伴う HNF 1α-inactivated type の肝細胞腺腫との鑑別が問題となる．両者の鑑別点の1つは細胆管の増生を伴う線維性瘢痕組織の介在の有無である 図5 ．

免疫組織化学

- 腫瘤内の線維性瘢痕組織とその周囲の実質を除いて地図状に glutamine synthetase (GS) の強発現所見を認め，その染色態度から map-like pattern と呼ばれる 図6 ．

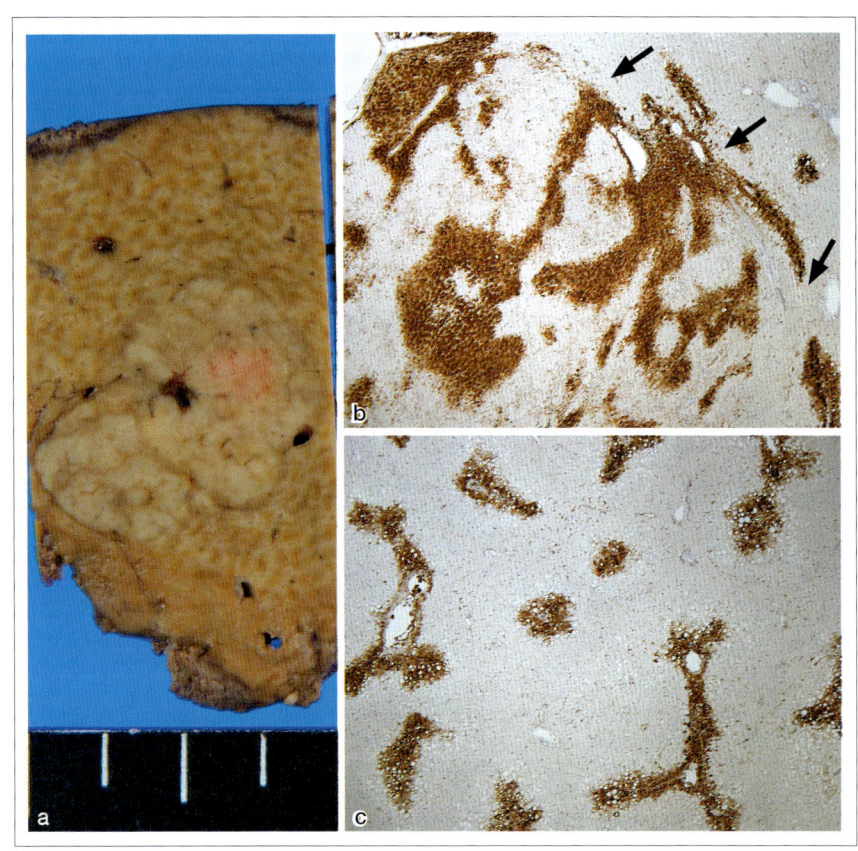

図6 抗GS抗体による免疫染色
a：肉眼像
b：腫瘤部では線維性瘢痕とその周囲肝実質には陰性であるが地図状に結節内部に陽性所見を認め，map-like pattern を呈する．
c：背景肝では GS は中心静脈を取り囲むように陽性所見を呈する．

その他の過形成結節

FNH-like nodule (lesion)〔FNH類似結節（病変）〕

- FNH と同様に多血性腫瘤として抽出される **図7**．
- 慢性肝障害，特にアルコール性肝硬変を背景として単発あるいは多発する．
- 先天性門脈欠損症や Budd-Chiari 症候群などの肝内血流異常を伴う障害肝においても経験される．
- 病因にかかわらず移植によって摘出された硬変肝の約15%に病理組織学的に FNH-like nodule が認められ，これらのなかには臨床的に多血性を示すものが存在することから肝癌と誤診される可能性がある．
- 慢性肝疾患にみられる FNH-like nodule の多くは境界明瞭な径2cm以下の腫瘤で被膜を有することが多く，組織学的には腫瘤内部に動脈性血管や細胆管の増生を伴う小瘢痕巣を散見する．
- 病変実質の肝細胞は異型に乏しいが，細胞密度が中等度に増加する過形成像がみられる．類洞は拡張傾向にあり Kupffer 細胞の介在を認める．特に線維性被膜

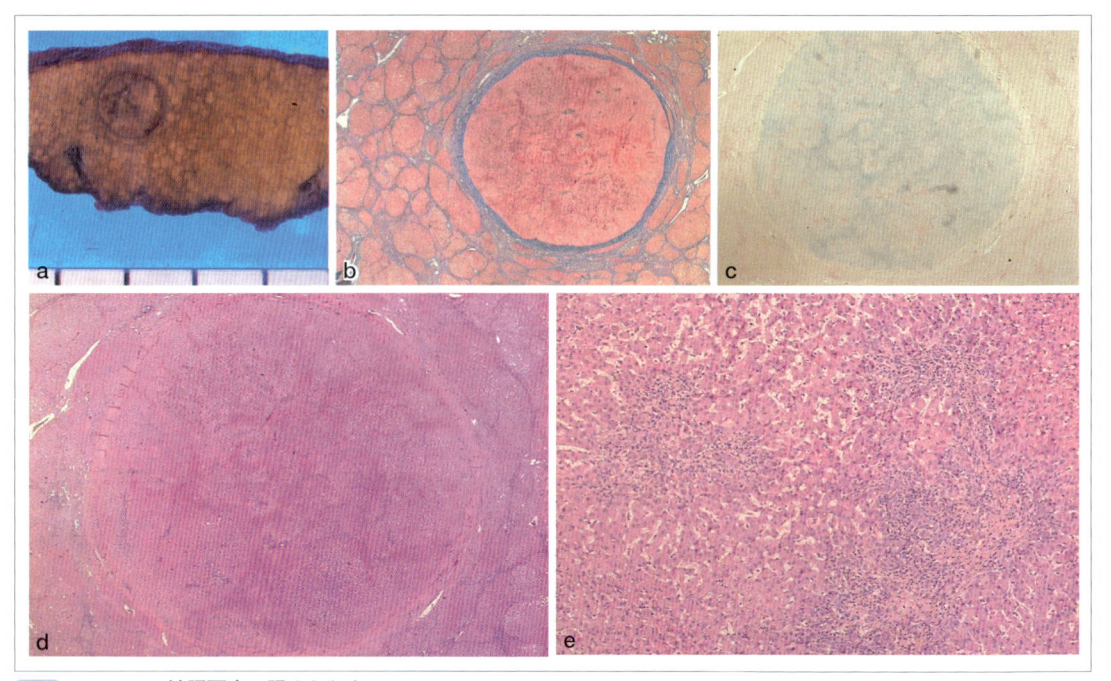

図7 アルコール性肝硬変に認められた FNH-like nodule
a：境界明瞭な 10mm 程度の腫瘤で，内部に瘢痕様組織がうかがわれる．
b：アザン染色では背景肝が microriodular cirrhosis で腫瘤は明瞭な線維性被膜を有するのがわかる．
c：ベルリン染色では腫瘤内部に高度のヘモジデリン沈着が認められる．
d：HE 染色では腫瘤内部に線維性瘢痕とうっ滞がうかがわれる．
e：腫瘍部実質肝細胞には細胞異型は乏しく，過形成変化と炎症細胞や細胆管の増生を伴う小瘢痕組織が散見され，類洞の拡張が目立つ．

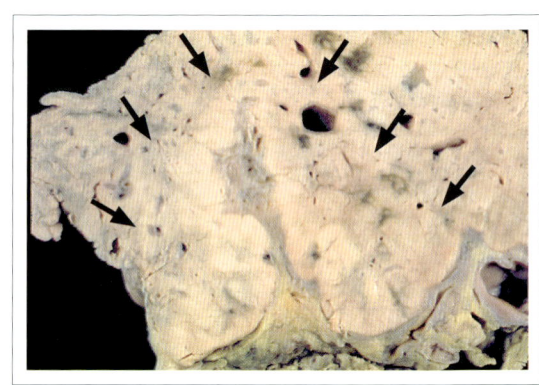

図8 IPH 剖検例にみられた PNT 肉眼像
肝門部側に境界不明瞭な癒合状の腫瘤性病変を認め（➡），脈管を中心とした小結節の癒合状の構造からなる．
（久留米大学病院病理部：鹿毛政義医師提供）

を伴うものは慢性的な血流の流出障害（うっ滞）に起因する肝細胞や Kupffer 細胞内へのヘモジデリン沈着が認められる．定型的な FNH は正常肝に発生し被膜形成や鉄沈着はほとんどみられないが，本疾患は慢性障害肝に発生し病理形態は多くの点で FNH に類似していることから FNH-like nodule と総称される．

- アルコール性肝硬変にみられる FNH-like nodule のなかで抗 SAA 抗体や抗 CRP 抗体で陽性に染色されるものがある．これらの抗体は炎症性の肝細胞腺腫でも発現が認められることから，両者は発生する背景肝が異なるが形態的に類似点があるため，その異同や関連性が注目されている．

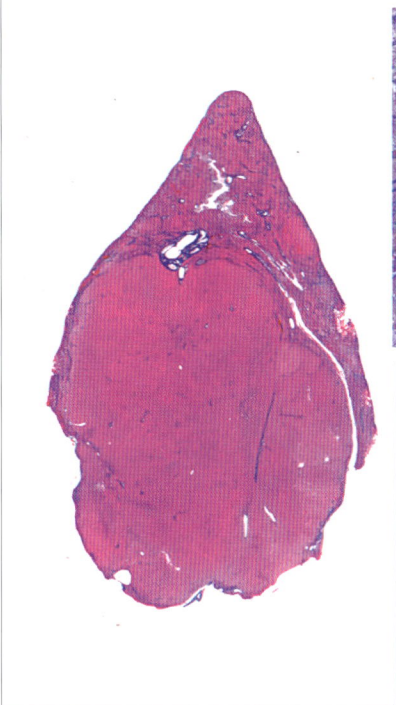

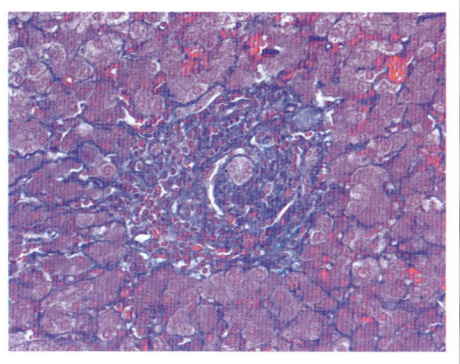

図9 脾腫を伴う径約 2cm の肝腫瘤（アザン染色）
40代，女性．境界明瞭な被膜を欠く腫瘤．背景肝組織に末梢門脈域の門脈枝の潰れが認められ，IPH の診断に至る．

診断のポイント

- FNH の約 2/3 は肉眼的に腫瘤中心側に 1 個あるいは数個の大きな瘢痕組織を伴う分葉状の腫瘤である．残りの約 1/3 は肉眼的に明瞭な中心性瘢痕は示さないが内部に小さな瘢痕組織を多数認める．
- 肝被膜直下の peripheral zone に好発する．
- 動脈性血流に富む多血性腫瘤で血流は中心から周辺に放射状に広がり，多くは周囲肝静脈系に流出する．
- 背景肝との境界にほとんどの場合，被膜形成はなく周辺肝実質の類洞や静脈は拡張傾向にある．
- 腫瘤内には Kupffer 細胞の介在を種々の程度に認める．多くの場合に，その数は周辺の肝実質と比べてほぼ同等かより多い．
- 瘢痕組織内には偏心性の壁肥厚を伴う動脈性血管，種々の程度のリンパ球主体の炎症細胞浸潤，実質域との境界に細胆管の増生を認める．
- 腫瘤実質域の瘢痕側には過形成変化として小型の偽腺管様構造が集簇して認められることがあるため，特に生検組織では高分化型肝癌と誤診しないよう注意が必要である．
- FNH では免疫組織学的に抗 GS 抗体で map-like pattern と呼ばれる陽性像を認める．
- 動脈血流の豊富な FNH-like nodule はアルコール性肝障害を含む慢性障害肝や肝内血流異常を背景に伴うことが多い．
- 一方で，肝内血流異常では門脈血流の豊富な NRH や PNT 様の過形成結節も発生する．

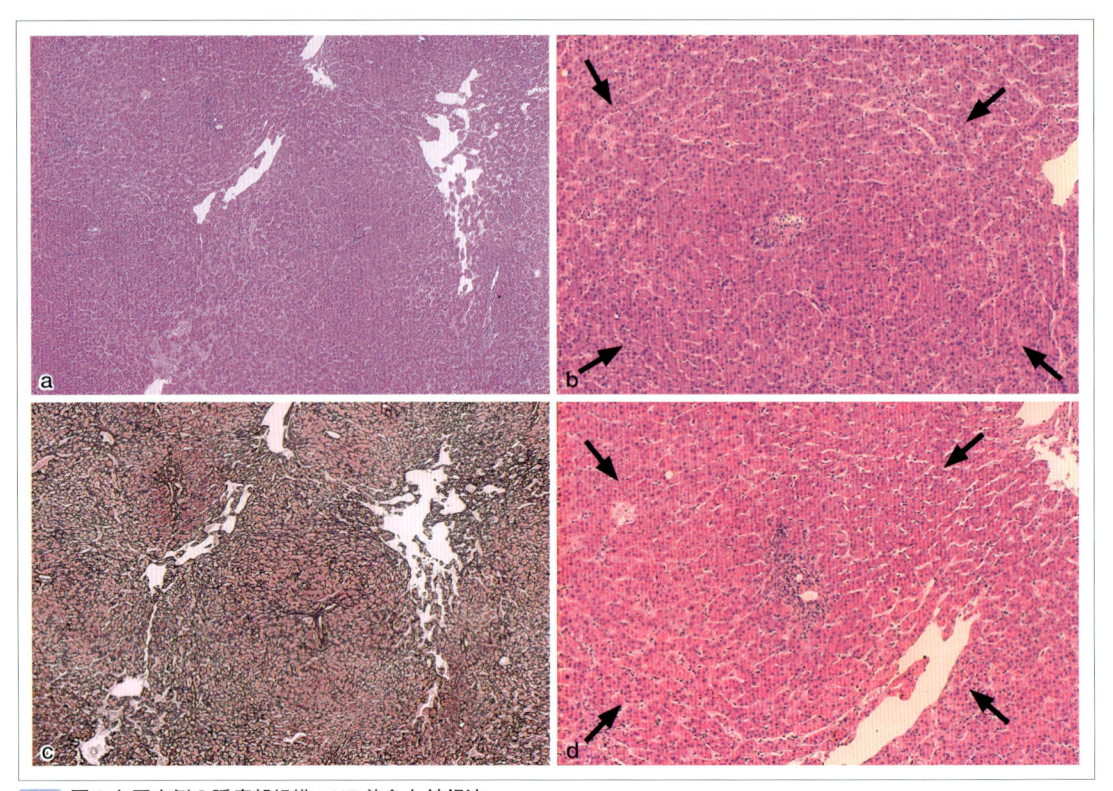

図10 図8と同症例の腫瘤部組織；HE染色と鍍銀法
腫瘤は小さな門脈域を中心とした小結節（➡）の癒合からなり（b, d），互いの小結節間の類洞や血管は拡張し，腫瘤内の異常血行路がうかがわれる．

結節性再生性過形成（nodular regenerative hyperplasia：NRH），部分的結節化（partial nodular transformation：PNT）

- NRHは組織学的に数mm単位の小結節がびまん性に認められる．門脈域を中心とした肝細胞の結節性状の過形成変化であり周囲肝細胞索の菲薄化と類洞の軽度拡張を伴う．PNTは多くが肝門部や比較的大きな門脈域に接して腫瘤を形成する 図8 が，組織像はNRH様の実質の癒合よりなることが多い 図9, 10 ．
- 鍍銀法で結節状の過形成変化が明瞭となる 図10c ．一般的に背景肝に線維化はみられない．
- 原因はよくわかっていないが全身性エリテマトーデス（SLE）やBehçet病などを含む膠原病，特発性門脈圧亢進症（IPH）などでしばしば認められる．
- 肝内血流異常を伴う時には動脈血流で濃染されるFNH-like noduleを形成する場合，門脈血流で濃染されるNRHあるいはPNTを形成する場合，また同一症例で両者が混在する場合など，さまざまな症例を経験する．

（中島　収，矢野博久）

rate tumors of the liver

まれな肝腫瘍

- 肝は他臓器に発生した悪性腫瘍が転移する頻度の最も高い臓器である．それだけにまれな肝原発腫瘍は常に他臓器からの転移との鑑別が問題となる．
- 現在はたとえ多発性肝転移結節があっても積極的に切除する方針であり，さらに抗癌剤の進歩，分子標的治療薬の登場によって転移性肝癌の治療戦略は一変した．したがって，まれな肝腫瘍に遭遇したとき，原発性か転移性かを決定する病理医の責任は以前にも増して重要である．病理組織所見，免疫染色所見とともに臨床医／放射線科医と緊密に連携をとりながら最終診断に至るべきであろう．
- 本稿では日常遭遇することはまれであるが，鑑別診断として念頭に置いておかなければならない肝原発腫瘍を取り上げ 表1 ，肉眼像，組織像とともに概説する．

上皮性腫瘍

肝細胞性悪性腫瘍（hepatocellular malignant tumors）

硬化型肝細胞癌（scirrhous hepatocellular carcinoma：硬化型HCC）

■ 疾患の概要
- 腫瘍細胞索が大量の線維性間質によって取り囲まれる肝細胞癌である．
- 線維量としては腫瘍細胞索の厚さと同程度か，それ以上の線維幅が1つの目安となる．
- 一般的には硬化領域が50％以上を占める場合を硬化型HCCとしている．
- 原則として動脈塞栓術やラジオ波焼灼術（radiofrequency ablation：RFA）による線維化は除く．
- 硬化型HCCの発生数，頻度は第17回全国原発性肝癌追跡調査報告（2002〜2003年）によれば，手術，生検標本でHCCと診断された6,739例中32例で0.4％にあたる．

■ 臨床所見
好発年齢，性
- 平均年齢57 ± 9歳で男性に多い．
- 肝炎ウイルス感染率は79％で，その内訳はHBV 41％，HCV 38％，NBNC 21％と通常肝細胞癌と比べてHBV陽性例，NBNC陽性例の割合が高いと報告されている．

表1 まれな肝腫瘍

A. 上皮性腫瘍

Ⅰ. 肝細胞性悪性腫瘍（hepatocellular malignant tumors）
 1. 硬化型肝細胞癌（scirrhous hepatocellular carcinoma）
 2. fibrolamellar hepatocellular carcinoma
 3. 未分化癌（undifferentiated carcinoma）
 4. リンパ上皮腫様肝細胞癌（lymphoepithelioma-like hepatocellular carcinoma）

Ⅱ. 胆管上皮性悪性腫瘍（biliary malignant tumors）

Ⅲ. その他のまれな上皮性悪性腫瘍
 1. 異所性ホルモン産生腫瘍
 2. その他

B. 非上皮性腫瘍

Ⅰ. 良性間葉系腫瘍（benign mesenchymal tumors）
 1. 先天性肝巨大血管腫（congenital huge hemangioma）
 2. 間葉系過誤腫（mesenchymal hamartoma）
 3. その他

Ⅱ. 悪性間葉系腫瘍（malignant mesenchymal tumors）
 1. 平滑筋肉腫（leiomyosarcoma）
 2. その他

C. 胚細胞腫瘍（germ cell tumors）
 1. 奇形腫（teratoma）
 2. 卵黄嚢腫瘍（yolk sac tumor）（内胚葉洞腫瘍；endodermal sinus tumor）
 3. その他

D. 悪性リンパ腫（malignant lymphomas）
 1. 免疫不全関連リンパ増殖症（immunodeficiency-associated lymphoproliferative disorders）
 2. その他

E. 腫瘍類似病変（tumor-like lesions）
 1. 限局性脂肪肝（focal fatty liver）
 2. 孤立性壊死性結節（solitary necrotic nodule）
 3. その他

(Bioulac-Sage P, et al. Tumours of the liver and intrahepatic bile ducts. In:Bosman FT, et al. eds. WHO Classification of Tumours of the digestive system 4th edition. World Health Organization Classification of Tumours. Geneva:WHO Press;2010. p195-261 を基に筆者作成)

画像所見
- 平均腫瘍径 4.3 ± 2.6cm と発見時には大型であることが多い．
- 肝内胆管癌に類似の画像所見を示すことはよく知られている．そのため画像診断に難渋する例が多く，臨床診断と病理診断の不一致がまれならず経験される．

腫瘍マーカー
- AFP 陽性率 81％，PIVKA-Ⅱ陽性率 53％と高率である．

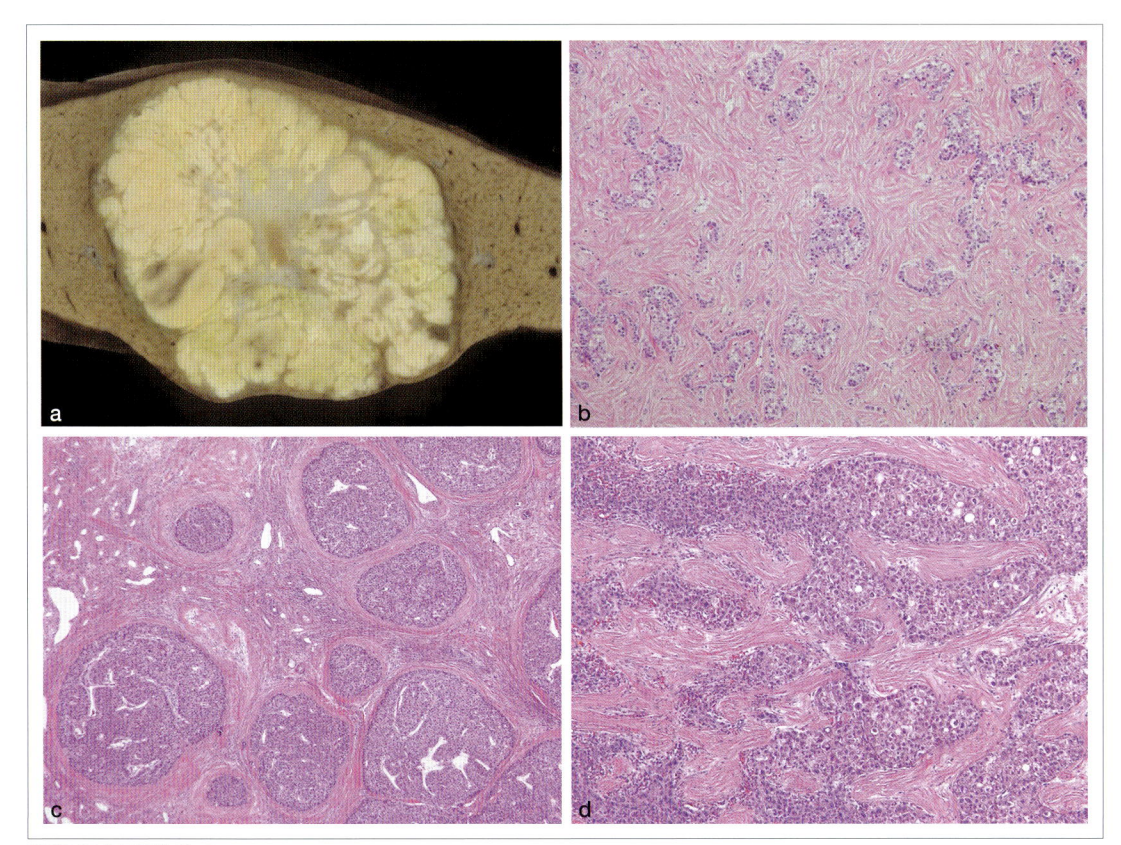

図1 硬化型肝細胞癌
a：分葉状構造がみられ，中心瘢痕を伴う．
b：大量の線維性間質の中に小型腫瘍胞巣が散在している．
c：大型の腫瘍胞巣が大量の間質により囲繞されている．
d：索状腫瘍胞巣と同じ程度の幅の線維性間質を伴う．

病理所見

肉眼所見

- 通常の HCC とは異なり，硬く，表面は陥凹，割面で境界不明瞭な分葉状構造がみられ，中心瘢痕様構造がみられることが多い 図1a ．

組織学的所見

- 基本的組織像は腫瘍細胞の索状構造と周囲の線維性間質であるが，間質量および腫瘍細胞のパターンは症例および腫瘍内の部位によって異なる．
- 間質の量と腫瘍胞巣の大きさの組み合わせによってさまざまにパターン化できる．図1b, c はともに大量の間質を示すが，図1b では著しく大量の間質の中に小型腫瘍胞巣が散在し，図1c では大型の腫瘍胞巣が大量の間質によって囲繞されている．このような所見は大型の腫瘍の中央部にみられることが多い．図1d では間質の幅と腫瘍胞巣の幅がほぼ同程度であり，このような所見が硬化型 HCC の定型的なパターンである．腫瘍の中心および辺縁を除いて広く認められる．
- 腫瘍細胞は通常型 HCC と同様であり，中分化型が多い．すなわち，好酸性顆粒を有するが，過度な好酸性の増強はみられない．また，異常に大きな核小体も認められない．

免疫組織化学
- 通常，hepatocyte paraffin1（Hep-Par1）陽性，cytokeratin（CK）7陰性であるが，症例によっては一部陽性細胞もみられる．

■鑑別診断
- fibrolamellar hepatocellular carcinoma，肝内胆管癌，転移性肝癌などが鑑別診断として挙げられる．

■予後
- 硬化型HCCは通常型HCCに比べ予後不良，逆に予後良好との報告がある．

fibrolamellar hepatocellular carcinoma：FLC

■疾患の概要
- 肝硬変のない若年成人に好発する黄白色調の充実性腫瘍で，好酸性顆粒状の豊富な胞体をもつ癌細胞は索状，あるいはシート状に配列し，その間に層状構造を示す硝子化結合織の増生をみる特徴的な組織像を呈す．
- わが国ではまれであり，硬化型HCCとの鑑別を要する．
- 肝炎ウイルス感染がなく，正常肝組織から発生するため，現在でもその発生病理は不明である．米国では全HCCのうち，FLCは0.9％と報告されており，欧米の白人に多く，アジアやアフリカではきわめてまれのようである．

■臨床所見
好発年齢
- 20〜30代を中心に発症し，平均年齢は25歳，50歳以上は6％にすぎない．

画像所見
- CTでは境界明瞭な，分葉状，内部不均一な腫瘤であり，中心瘢痕やしばしば石灰化を伴う．小さな石灰化も含めるとFLCの約7割にみられ，通常型HCCとの鑑別に有用である．しかし，限局性結節性過形成（focal nodular hyperplasia：FNH）と誤られることがある．

腫瘍マーカー
- AFPの上昇はほとんど認めない．

■病理所見
肉眼所見
- 腫瘍辺縁は凹凸不整で外側に向かって緩やかな凸状を呈する．内部には中心瘢痕様構造があり，その周囲に八つ頭状に結節が形成されている 図2a ．

組織学的所見
- FLCは一般には障害のない正常肝組織に発生し，豊富な層状線維化（lamellar fibrosis）を示す 図2b ．
- 鍍銀染色でみると，膠原線維が層状に増生し線維束を形成している 図2c ．
- 腫瘍細胞は多稜形で豊かな好酸性胞体を有し 図2d ，ふくろうの目のような大きな核小体を認める 図2e ．
- 胞体の好酸性の増強は豊富なミトコンドリアを反映している．
- 砂粒状封入体様構造を呈するpale body（ground glass inclusion）が散在してみられるのが特徴である 図2d ．胞体内に脂肪滴を認めることもある．

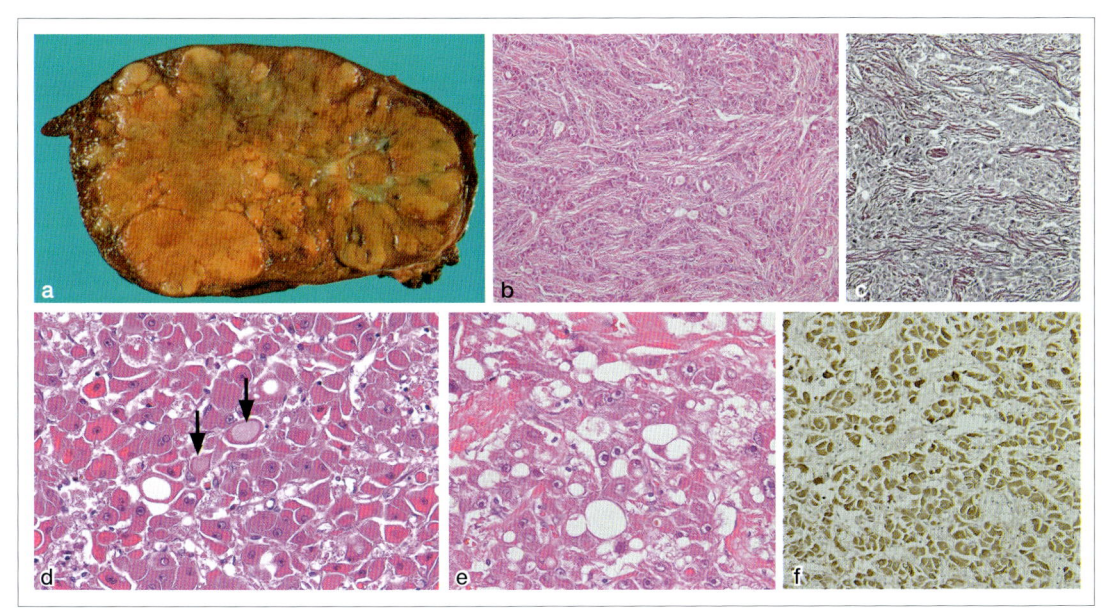

図2 fibrolamellar hepatocellular carcinoma
a：腫瘍辺縁は凹凸不整で外側に向かって凸状に突出している．内部には中心瘢痕様構造があり，その周囲に八つ頭状に結節が形成されている．
b：肝細胞索周囲に豊富な層状線維化を伴う．
c：bと同一視野の鍍銀染色
d：腫瘍細胞は多稜形で豊かな好酸性胞体を有する．pale body が散在してみられる（➡）．
e：ふくろうの目のような大きな核小体を認める．
f：免疫染色でCK7陽性

免疫組織化学

- Hep-Par1，CK7も陽性を示す 図2f．
- pale body は fibrinogen 陽性である．

鑑別診断

- 硬化型HCC，肝内胆管癌，転移性肝癌などが挙げられる．
- 硬化型HCCとFLCとの鑑別は肝炎ウイルス感染の有無，非癌部所見および腫瘍細胞の特徴の相違により可能である．すなわち硬化型HCCの腫瘍細胞は基本的には通常型HCCと同様であるのに対してFLCは硬化型HCCに比して胞体の好酸性が増強しており，大きな核小体や pale body を認める．また，FLCの間質は層状線維化を示す．
- CK7の染色態度も鑑別に有用である．

予後

- 従来，通常型HCCと比較して予後良好とされていたが，最近の報告では通常型HCCと変わりないとされている．
- 5年生存率は34％であり，完全切除された場合でも63％である．70％の症例にリンパ節転移を，50％に遠隔転移を認める．

未分化癌（undifferentiated carcinoma）

疾患の概要

- 腫瘍細胞は胞体に乏しく，短紡錘形から類円形の核を有し，充実性，髄様に増殖

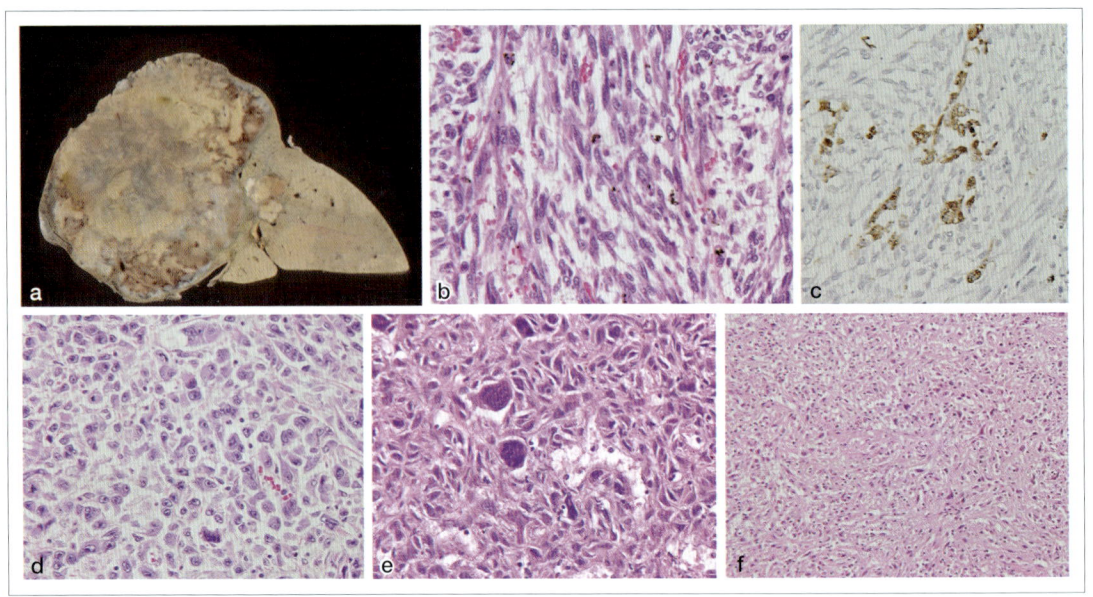

図3 未分化癌
a：右葉全体を占拠するような巨大塊状型を呈している．
b：紡錘形腫瘍細胞の束状増生
c：一部の腫瘍細胞は Hep-Par1 陽性を示す．
d：腫瘍細胞は個々に遊離している（遊離細胞型）．
e：破骨細胞様多核巨細胞が散在している．
f：腫瘍細胞は孤在性に増殖し，豊富な線維性間質を伴う．

する．組織像のみでは肝細胞癌と診断困難な癌である．
- Edmondoson 分類Ⅳ型に相当する．
- sarcomatoid HCC, spindle cell HCC, HCC with sarcomatoid change, HCC with spindle cell change, HCC with spindle cell metaplasia などと表記されることもある．
- 未分化癌は腫瘍全体が肉腫様細胞から構成される場合と，通常の HCC 領域が混在する場合，あるいは破骨細胞様腫瘍細胞が混在する場合がある．

■ 臨床所見
- 最近の報告は少なく，2000 年以降報告された 5 例をみると，4 例が HCV 陽性，1 例が HBV，HCV ともに陰性，背景肝は 4 例が慢性肝炎，1 例が正常肝であった．

■ 病理所見

肉眼所見
- 1 つの肝葉全体を占めるような巨大塊状型が多い 図3a．また，被膜の形成に乏しく，壊死，出血が目立つことが多い．

組織学的所見
- 腫瘍細胞は紡錘形 図3b あるいは多形性を示し，接着性は失われ，束状構造を示すもの 図3b，腫瘍細胞が遊離しているもの（遊離細胞型 図3d），破骨細胞様多核巨細胞（undifferentiated hepatocellular carcinoma with osteoclast-like giant cells）が散在しているもの 図3e，孤在性に増殖し，豊富な線維性間質を伴うもの 図3f などがみられる．

免疫組織化学

- vimentin が陽性を示す．
- Hep-Par1 はほとんどの腫瘍細胞が陰性であるが，一部陽性であれば肝細胞への分化を示すことになり，肝細胞性未分化癌の有力な証拠となる 図3c ．CK7 が陽性を示す場合もある．
- Hep-Par1，CK7 ともに陰性の場合は肉腫との鑑別を要するが，下記の鑑別診断に記載した内容を基に総合的に判断する必要がある．

■ 鑑別診断

- 肝肉腫，肝癌肉腫，転移性肝腫瘍が鑑別の対象となる．
- 肝肉腫はまれであり，多くは 20 歳未満の幼年者，未成年者にみられるため，年齢は肉腫様 HCC と肝肉腫との鑑別の有力な指標となりうる．
- 肝肉腫と肝硬変の併存率は低く，肝硬変併存の有無も鑑別の手がかりとなる．
- 遊離型未分化癌では横紋筋肉腫や悪性リンパ腫との鑑別を要するが，それぞれの特異的マーカーによる免疫染色を用いれば鑑別は容易である．
- 通常型 HCC とともに併存する肉腫様領域が分化した肉腫成分，すなわち軟骨肉腫，骨肉腫，平滑筋肉腫，悪性 schwann 細胞腫成分を伴う場合は癌肉腫といえるが，紡錘形腫瘍細胞からなる場合は HCC with spindle cell change と考えられている．

■ 予後

- 肝未分化癌の報告は少なく，予後に関する一定の見解は得られていない．自験例および症例報告を参考にすると，治療は一般の HCC に準じて切除あるいは肝動脈化学塞栓術が行われるが，発見時，すでに巨大な腫瘍を呈しており，転移を伴っていることも多いため，通常型 HCC に比して予後は悪い．
- 上記鑑別に挙げた肝未分化胎児性肉腫は切除および化学療法が行われ，後者が奏効することがある．肝横紋筋肉腫に対しても同様の治療が行われるが，治療抵抗性で予後不良と報告されている．肝癌肉腫に対しても切除，化学療法が行われるが，発見時すでに転移をきたしていることが多く，予後はきわめて不良である．悪性リンパ腫に対しては化学療法が行われ，組織型によっては寛解が期待できる．

リンパ上皮腫様肝細胞癌（lymphoepithelioma-like hepatocellular carcinoma）

■ 疾患の概要

- リンパ上皮腫様癌（lymphoepithelioma-like carcinoma：LELC）は上咽頭に発生する未分化癌であり，密なリンパ球浸潤を伴い，腫瘍細胞は Epstein-Barr virus（EBV）陽性を示す．胃や肺に発生する LELC は EBV 陽性，乳腺や子宮頸部では EBV 陰性のことが多い．
- 肝原発 LELC は HCC の場合と肝内胆管癌の場合があり，EBV についても陽性と陰性の場合がある．
- きわめてまれであり，症例報告でみる程度である．

■ 病理所見

肉眼所見

- 灰白褐色調充実性腫瘍であり，不規則な分葉状を呈する 図4a ．

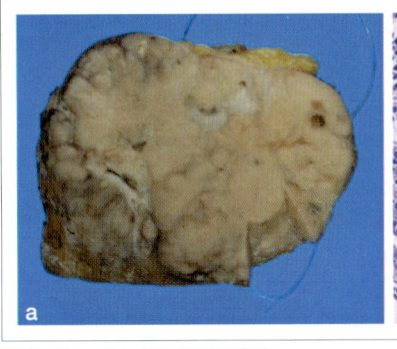

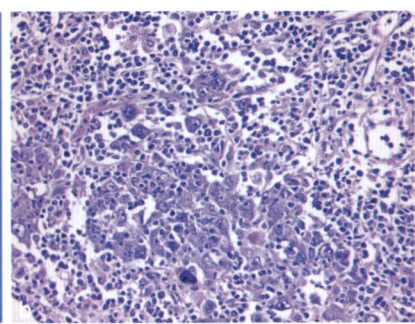

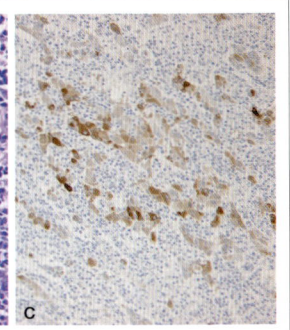

図4 リンパ上皮腫様肝細胞癌
a：灰白褐色調充実性腫瘤で，不規則な分葉状を呈している．
b：腫瘍細胞は索状に配列し，周囲には著明なリンパ球浸潤を伴う．
c：腫瘍細胞は Hep-Par1 陽性

組織所見
- 腫瘍細胞は索状に配列し，周囲には著明なリンパ球浸潤を伴う 図4b．

免疫組織化学
- 腫瘍細胞は Hep-Par1 陽性 図4c となる．
- 周囲のリンパ球は T 細胞，B 細胞が混在する．
- EBV は陰性あるいは陽性である．

予後
- 通常型 HCC に比して予後はよいとされ，特に EBV 陰性症例は予後がよいとの報告がある．

胆管上皮性悪性腫瘍

- まれな肝内胆管癌として扁平上皮癌，腺扁平上皮癌，粘液癌，印環細胞癌などがある．周囲には胆囊，肝外胆管，胃，膵などがあり，これらの癌からの直接浸潤あるいは転移との鑑別を要する．
- 扁平上皮癌，腺扁平上皮癌の場合は埋没胆囊癌の可能性があることに十分注意しなければならない．

その他のまれな上皮性悪性腫瘍

異所性ホルモン産生腫瘍

- 肝原発ホルモン産生腫瘍はきわめてまれである．parathyroid hormone-related protein（PTHrP）を除くと intact PTH 産生肝細胞癌の報告が 2 例あるにすぎない．

肝原発 ACTH 産生腫瘍

- 肉眼的には灰白色調腫瘤が多発している 図5a．
- 腫瘍細胞は充実性増殖を示し 図5b，核は類円形で，比較的大きさが揃ってお

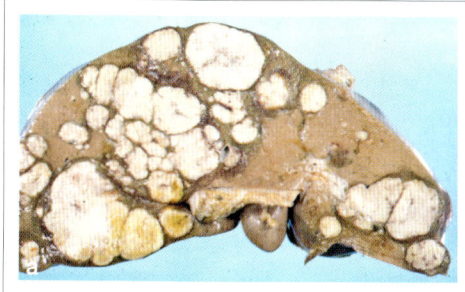

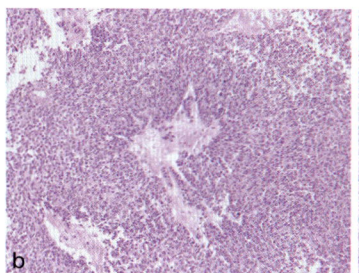

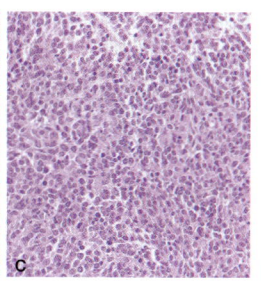

図5 ACTH産生腫瘍
a：灰白色充実性腫瘤が多発している．
b：腫瘍細胞は充実性増殖を示す．
c：核は類円形で，比較的大きさが揃っており，細胞質は乏しく，境界不明瞭

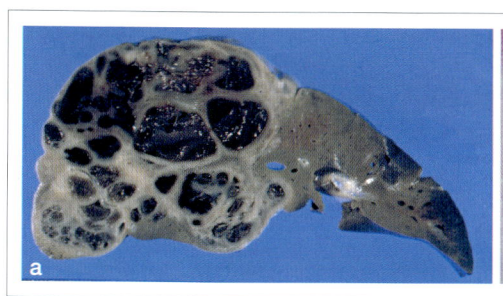

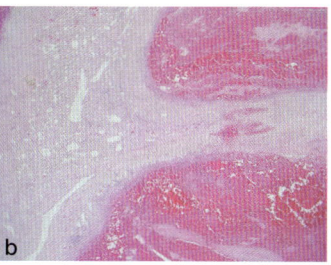

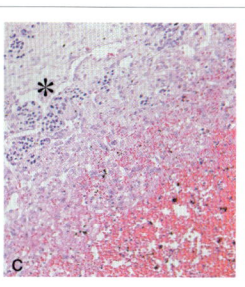

図6 先天性巨大肝血管腫
a：肝右葉全体を占拠する巨大な血管腫．血管腔には血液凝固塊を入れている．
b：嚢胞状に拡張した血管腔間には毛細血管～小血管の増生をみる．
c：嚢胞状拡張血管腔の内面には毛細血管増生層をみる．＊：髄外造血巣．

り，細胞質は乏しく，境界不明瞭である 図5c ．
- 当該症例の組織内 ACTH 定量値は肝腫瘍部 525ng/g，非腫瘍部 3ng/g，下垂体 69ng/g であった．

非上皮性腫瘍

良性間葉系腫瘍（benign mesenchymal tumor）

- 肝原発良性非上皮性腫瘍のなかでは海綿状血管腫の頻度が最も高く，ついで血管筋脂肪腫〔angiomyolipoma（血管周囲類上皮細胞腫瘍：perivascular epithelioid cell tumor：PEComa）〕も比較的遭遇する機会が多い．

先天性巨大肝血管腫（congenital huge hemangioma）

- 肝原発血管腫がごくまれに巨大となり，腫瘍内で局所的な血管内凝固が起こり，血小板減少および多くの凝固因子の低下と出血傾向をきたす（Kasabach-Meritt 症候群）．
- 肝右葉全体を占拠する巨大な血管腫で，腫瘍内血管腔には血液凝固塊を伴う 図6a ．

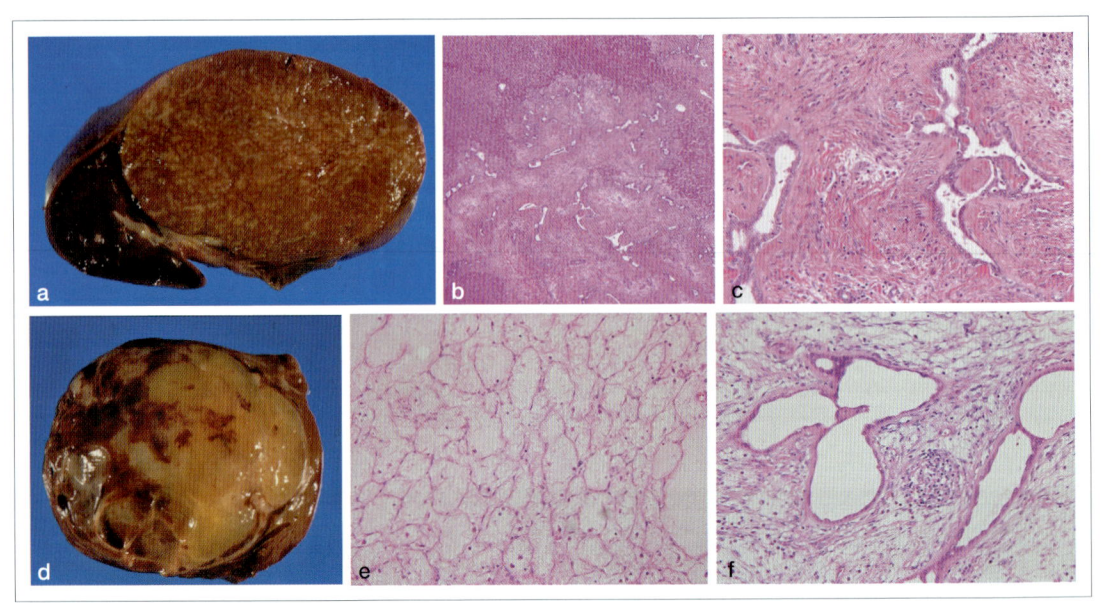

図7 間葉系過誤腫
a：境界明瞭な充実性腫瘤
b：未熟な間葉組織とその中の胆管および肝実質が乱れた配列を示す．
c：内腔の不整な，核の腫大した胆管が未熟な間葉組織によって囲繞されている．
d：多嚢胞性腫瘤
e：嚢胞変性によりリンパ管腫様組織像を呈している．
f：胆管と周囲の未熟な間葉組織

- 嚢胞状に拡張した血管腔間には毛細血管〜小血管の増生を認める 図6b．血管腔内には毛細血管増生層や髄外造血巣を散見する 図6c．

間葉系過誤腫（mesenchymal hamartoma）

- まれな良性病変であり，おそらく先天性と考えられている．
- 間葉成分の嚢胞変性によりかなり大きくなり，定型的な場合には大きな腹部腫瘤として認められる．切除後再発することはない．
- 通常は2歳までに発見され，ほとんど5歳までに診断される．多く（70％）は男児である．
- 肉眼的に境界明瞭で充実性腫瘤と多嚢胞性の場合，あるいは両者が混在してみられる場合がある 図7a, d．
- 未熟な間葉組織の中に内腔の不整な，核の腫大した胆管，および肝実質が乱れた配列を示す 図7b, c, f．未熟な間葉組織の嚢胞変性を伴い，リンパ管腫のような組織像を呈する 図7e．

その他のまれな肝良性間葉系腫瘍

- 神経鞘腫〔neurinoma（schwannoma）〕，リンパ管腫（lymphangioma），孤立性線維性腫瘍（solitary fibrous tumor），平滑筋腫（leiomyoma），Langerhans細胞組織球症（Langerhans cell histiocytosis），粘液腫（myxoma），軟骨腫（chondroma）などが報告されているが，いずれもきわめてまれである．

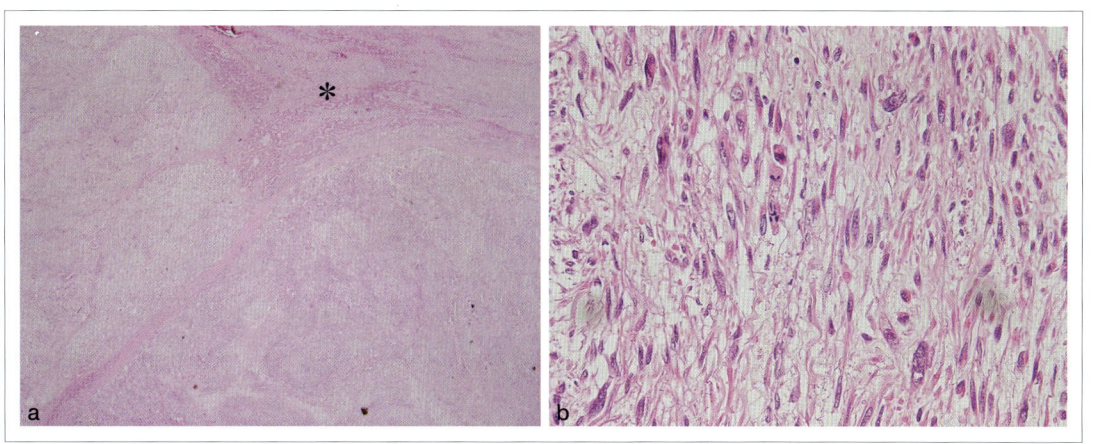

図8 平滑筋肉腫
a：周囲肝実質（＊）との境界には偽被膜がみられ，腫瘍内に線維帯が伸長している．
b：紡錘形腫瘍細胞の増生よりなり，好酸性細胞質を有し，核異型，核分裂像を伴う．

悪性間葉系腫瘍（malignant mesenchymal tumor）

- 成人の肝原発悪性間葉系腫瘍のなかでは血管肉腫（angiosarcoma）が最も頻度が高く，ついで類上皮性血管内皮腫（epithelioid hemangioendothelioma）が続く．
- 小児では未分化肉腫（undifferentiated sarcoma, embryonal sarcoma）の頻度が最も高い．
- これらの腫瘍以外はきわめてまれである．

平滑筋肉腫（leiomyosarcoma）　図8

- 古い文献で報告された肝原発平滑筋肉腫の多くは胃腸管間質腫瘍（GIST）と考えられている．

診断のポイント

- まれな肝腫瘍は転移性肝腫瘍との鑑別が最大の問題となる．
- 硬化型肝細胞癌は画像で肝内胆管癌あるいは混合型肝癌と診断されることが多い．
- fibrolamellar hepatocellular carcinoma はわが国ではまれであるが，特徴的な間質の線維束走行，好酸性の強い細胞質，pale body などが診断の決め手となる．
- 未分化癌と他臓器からの転移との鑑別は難しいが，免疫染色を駆使するとともに全身の画像検査，臨床医/放射線科医との意見交換が必須となる．
- 通常の肝細胞癌でもリンパ球浸潤を伴うことがあるが，より高度の浸潤さらには腫瘍細胞索内にもリンパ球浸潤をみる場合はリンパ上皮腫様癌と診断する．ただし，他臓器のリンパ上皮腫様癌の転移を否定する必要がある．
- 異所性ホルモン産生腫瘍は肺原発が多いが，肝にも発生することがある．
- Kasabach-Meritt 症候群の原因として肝原発血管腫がある．
- ごくまれに肝原発胚細胞腫瘍，悪性リンパ腫が発生することがある．
- 腫瘍類似病変は画像では真の腫瘍との鑑別が難しい，あるいは誤られることがあるため，病理診断に際しては注意が必要である．

- 紡錘形腫瘍細胞の増生よりなり，好酸性細胞質を有し，核異型，核分裂像を示す．周囲肝実質との境界には偽被膜がみられ，腫瘍内に線維帯が伸長している．
- α-SMA（＋），CD117（−），CD34（−），DOG1（−）などを示す．
- GIST が最大の鑑別対象となる．GIST は α-SMA（−／＋），CD117（＋），CD34（＋），DOG1（＋）である．ただし，消化管 GIST の転移の可能性があるため，画像による精査が必要である．

その他のまれな悪性間葉系腫瘍

- 悪性神経鞘腫〔malignant schwannoma（悪性末梢神経鞘腫；malignant peripheral nerve sheath tumor）〕，線維肉腫（fibrosarcoma），横紋筋肉腫（rhabdomyosarcoma），悪性線維性組織球症（malignant fibrous histiocytoma），脂肪肉腫（liposarcoma），滑膜肉腫（synovial sarcoma），骨肉腫（osteosarcoma）などの報告があるが，いずれもきわめてまれである．
- 診断にあたっては転移性肉腫との鑑別に細心の注意をはらわなければならない．

（大部　誠）

cancer of extrahepatic bile duct

肝外胆管癌

疾患の概要

肝外胆管の概念・定義

- 肝外胆管，胆囊，乳頭部を肝外胆道系として区分し，さらに肝外胆管は従来，肝門部胆管，上部胆管，中部胆管および下部胆管に区分していたものが，『胆道癌取扱い規約第6版』から，肝門部領域胆管と遠位胆管に区分するようになった．
- 肝外胆管は肝門部領域（perihilar）胆管，遠位（distal）胆管に区分し，肝門部領域胆管は肝側左側は門脈臍部の右縁（U-point）から，右側は門脈前後枝の分岐点の左縁（P-point）までの範囲で，十二指腸側は左右肝管合流部下縁から十二指腸壁に貫入するまでを二等分した部位までとし，その位置は原則として胆囊管合流部で判断する．遠位胆管は，同部より十二指腸壁に貫入する部分までとする．
- 肝内胆管との境界部にある肝門部胆管に関する注意事項として，U-point，P-pointはCTで判断し，門脈右後枝が先行独立分岐する場合，右側の範囲は門脈分岐部から門脈臍部右縁までの長さを参考とし，それと同等の長さを右側にも反映させるとしている．

肝外胆管癌の定義

- 肝門部領域胆管，遠位胆管に原発する癌をいい，原発部位が肝外胆管か肝内胆管かの区分が困難な場合は，『原発性肝癌取扱い規約』の記載も併記して対応すると改訂された．
- 肝外胆道系に発生する癌はその原発する部位が不明のことが多いため，その原発部位が明らかでない場合，その主たる占拠部位を原発部位として取り扱うという考え方を優先する，と注意事項として記載された．
- 『胆管癌取扱い規約』の改訂により，肝門部胆管癌は肝門部領域胆管癌に改められ，肝内腫瘍の有無にかかわらず，肝門部領域胆管に主座のある癌を指す，と明確に定義された．
- 本規約改訂によって，第5版まで記載されていた肝門部胆管癌（左右肝管癌，肝管合流部癌），上部胆管癌，中部胆管癌，下部胆管癌，広範囲胆管癌の分類は削除された．
- WHO分類では"perihilar"の肝内胆管癌として，肝内胆管癌に記載されているが，UICC分類では同じ"perihilar"という名称を用いても肝外胆管癌として取り扱われている．
- 肝外胆管の区分に関しては，臨床医・病理医ともに部位を想起しやすいという理

由から，従前の区分のほうを引き続き使用している傾向にある．本稿では，このような理由から，あえて従前の区分を用いて解説している部分があることをことわっておく．

臨床所見

■好発年齢，性
- 男性に多く，60〜70代に好発する．
- アジアに罹患者が多い．わが国においては年間約18,000人が死亡し，癌による臓器別死亡原因では第6位である．
- 5年生存率は20％前後で膵癌に次いで悪性度が高い．近年は75歳以上の高齢者の死亡率の増加が目立つ．

■臨床症状
- 胆管癌による胆管閉塞により閉塞性黄疸をきたす．
- 根治的治療は外科的切除のみであるが，発見時に手術不能であることが多い．
- 肝外胆管癌切除症例の大部分が壁肥厚を伴う進行した腺癌で，その約4割は切除時にすでにリンパ節転移を伴っている．
- 病態に関しては，進行癌に関することが大部分であり，前癌病変や初期病変，さらに進行癌へ至る過程に関しては，未知の点が多い．

■画像診断検査
- 非侵襲性の検査として，上部・肝門部胆管病変の描出に有効な腹部超音波検査（abdominal ultrasonography：ab-US），中部・下部胆管病変の描出に有効な超音波内視鏡検査（endoscopic ultrasonography：EUS），さらに多列検出器コンピュータ断層撮影（multi-detector-row computed tomography：MDCT），磁気共鳴胆道膵管造影（magnetic resonance cholangiopancreatography：MRCP）による検査がそれぞれ必要に応じて行われる．
- 侵襲性の検査として内視鏡的逆行性胆管膵管造影検査（endoscopic retrograde cholangio-pancreatography：ERCP）および経皮経肝胆管造影（percutaneous transhepatic cholangiography：PTC）による直接造影と経皮経肝的または経乳頭的胆管内超音波検査（intraductal ultrasonography：IDUS）は病変の狭窄像や壁肥厚像の把握に有用である．
- これらの検査とともに細胞診・生検診断を行い，組織学的確定診断や病変の広がりを把握する．
- 画像的な鑑別診断として，原発性硬化性胆管炎やIgG4関連疾患，さらに下部胆管領域では膵癌や腫瘤形成性膵炎，肝門部胆管領域ではMirizzi症候群や胆嚢頸部癌などが挙げられる（1章『胆道腫瘍の診断』 図2 参照）．

■腫瘍マーカー
- 進行胆管癌では，血清ビリルビン値やアルカリホスファターゼ値が高値になり，腫瘍マーカーとしてCEAやCA19-9が高値を示すことがある．
- しかし，すべての進行胆管癌で上昇することはなく，また胆管炎，糖尿病，喫煙

などでも上昇することがある．

病理所見

肉眼所見　図1

- 『胆道癌取扱い規約第6版』では，肉眼的形態分類は新鮮標本ないしは固定標本を用いて行い，粘膜面から見た病変の高低から乳頭型，結節型，平坦型を基本3型にし，これらに割面を参考にした壁内浸潤様式の膨張型，浸潤型を組み合わせた計6種の亜分類が代表的なものとして定義されている．
- 多くの症例が術前に経皮経肝的胆管ドレナージ（percutaneous transhepatic cholangio drainage：PTCD または percutaneous transhepatic biliary drainage：PTBD）が挿入されているため，外科手術標本での肉眼型はこれらによる変形を伴っていることが多い．
- 約84%は結節浸潤型ないしは平坦浸潤型の肉眼型を示し，組織学的には腺癌が約98%を占めている．

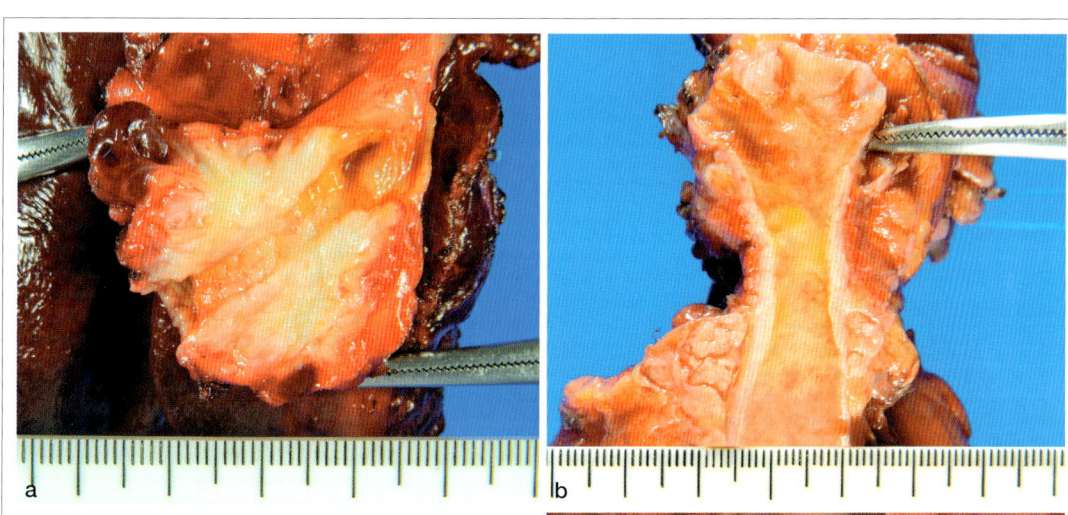

図1　肉眼的形態分類
a：結節浸潤型
b：平坦浸潤型
c：乳頭膨張型．ホルマリンに浮かべて写真撮影を行った．このように一工夫すると，乳頭状に胆管内に増殖している様子が一目瞭然である．

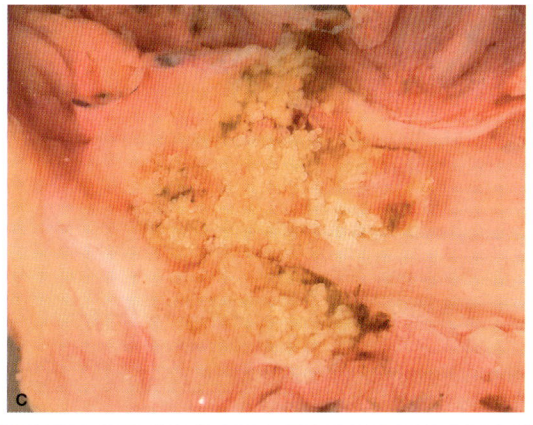

肝外胆管癌　161

組織学的所見

- 『胆道癌取扱い規約第6版』の組織学的分類は，腺癌を筆頭に10種類の組織型が規定されており，腺癌はさらに5種類の組織型に細分類されている 表1．
- 腺癌は肝外胆管癌の93.5%を占めるとの報告がある．なお，組織型分類は，癌巣が示す組織像のうち，量的に優勢を占める組織像をもって行うことを原則にしている．
- WHO分類（2010）では乳頭状腺癌は存在せず，代わりに胆管内乳頭状病変（intraductal papillary neoplasm of the bile duct：IPNB）という概念が導入された．
- 日本の規約では腺癌は管状腺癌と低分化腺癌とに分けられているが，WHO分類では存在せず，一方でWHO分類では腺癌が胆道型（biliary type），胃腺窩型（gastric foveolar type），腸型（intestinal type）に分けられ，日本の規約にないclear cell adenocarcinomaが加えられている 表1．

表1 胆道癌取扱い規約第6版とWHO分類の組織分類

胆道癌取扱い規約（第6版）	WHO分類（2010）
a. 腺癌 Adenocarcinoma	Carcinoma
1）乳頭腺癌 Papillary adenocarcinoma（pap）	Adenocarcinoma
2）管状腺癌 Tubular adenocarcinoma	Adenocarcinoma, biliary type
i）高分化型 Well differentiated（tub 1）	Adenocarcinoma, gastric foveolar type
ii）中分化型 Moderately differentiated（tub 2）	Adenocarcinoma, intestinal type
3）低分化腺癌 Poorly diffrentiated adenocarcinoma	Clear cell adenocarcinoma
i）充実型 Solid type（por 1）	Mucinous adenocarcinoma
ii）非充実型 Non-solid type（por 2）	Signet ring cell carcinoma
4）粘液癌 Mucinous adenocarcinoma（muc）	Adenosquamous carcinoma
5）印環細胞癌 Signet-ring cell carcinoma（sig）	Intracystic（gallbladder）or intraductal（bile ducts）papillary neoplasm with an associated invasive carcinoma
b. 腺扁平上皮癌 Adenosquamous（cell）carcinoma（asc）	
c. 扁平上皮癌 Squamous cell carcinoma（scc）	Mucinous cystic neoplasm with an associated invasive carcinoma
d. 未分化癌 Undifferentiated carcinoma（ud）	
e. 絨毛癌 Choriocarcinoma（cc）	Squamous cell carcinoma
f. 癌肉腫 Carcinosarcoma（cs）	Undifferentiated carcinoma
g. AFP産生腺癌 α-Fetoprotein producing adenocarcinoma	Neuroendocrine neoplasms
h. 神経内分泌腫瘍 Neuroendocrine neoplasm（NEN）	Neuroendocrine tumour（NET）
1）神経内分泌腫瘍 Neuroendocrine tumor（NET）	NET G1（carcinoid）
i）NET G1（carcinoid）	NET G2
ii）NET G2	Neuroendocrine carcinoma（NEe）
2）神経内分泌癌 Neuroendocrine carcinoma（NEC）	Large cell NEC
i）Large cell NEC	Small cell NEC
ii）Small cell NEC	Mixed adenoneuroendocrine carcinoma
3）混合型腺神経内分泌癌 Mixed adenoendocrine carcinoma（MANEC）	Goblet cell carcinoid
4）杯細胞カルチノイド Goblet cell carcinoid	Tubular carcinoid
5）管状カルチノイド Tubular carcinoid	
i. 粘液嚢胞性腫瘍 Mucinous cystic neoplasm（MCN）	
j. 分類不能腫瘍 Unclassified tumors（uct）	

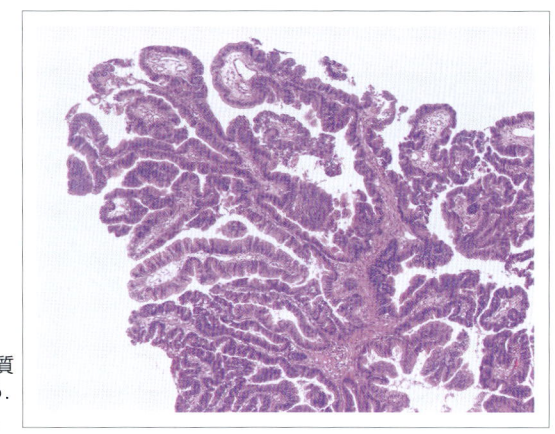

図2 乳頭腺癌
主に円柱状の癌細胞が，血管間質を伴って乳頭状に増殖している．WHO分類ではIPNsに相当する．

- 胆道型，胃腺窩型，腸型は腺癌の形質発現ないし細胞質形態を表現したものである．
- まれな腫瘍に関しては，別項を参照のこと．本稿では代表的な組織型に関して概説する．

初期病変

- 胆管癌は慢性持続性の炎症を背景に多段階発癌を示すことが知られており，その初期病変に関しては，肉眼的に明らかな乳頭状病変を示さない（平坦型）胆管上皮層内腫瘍性病変（biliary intraepithelial neoplasm：BilIN）と乳頭状増殖を示す（乳頭型）IPNBが報告されている．
- BilIN分類は上皮内の異型度を3段階（BilIN-1, BilIN-2, BilIN-3）に分類し，BilIN-1は従来の軽度ディスプラジア，BilIN-3は上皮内癌であり，BilIN-1とBilIN-2は腫瘍性であるが癌とはいえないものとし，異型の程度により二分されている．
- IPNBは，拡張した胆管内で乳頭状に増殖する腺癌または異型上皮の腫瘍性病変である．膵の膵管内乳頭粘液性腫瘍（intraductal papillary mucinous neoplasm：IPMT）のカウンターパートとしての病変と考えられているが，粘液産生の有無は問わない．

乳頭腺癌　図2

- 主に円柱状の癌細胞が血管間質を伴って，乳頭状に増殖した癌である．絨毛状構造を示す癌もこの群に属する．
- 部分的に管状腺癌を伴うこともある．異型度の低いものと高いものとがあり，粘膜内部でみられることが多い．
- 深部浸潤した領域では管状腺癌の形態をとることが多いが，WHO分類ではこの組織分類名は存在せず，形態的にはIPNs（intraductal papillary neoplasms）に近いと考えられる．
- 乳頭腺癌は，4〜11%の頻度との報告がある．
- 浸潤を伴わない場合は，非常に予後がよい．

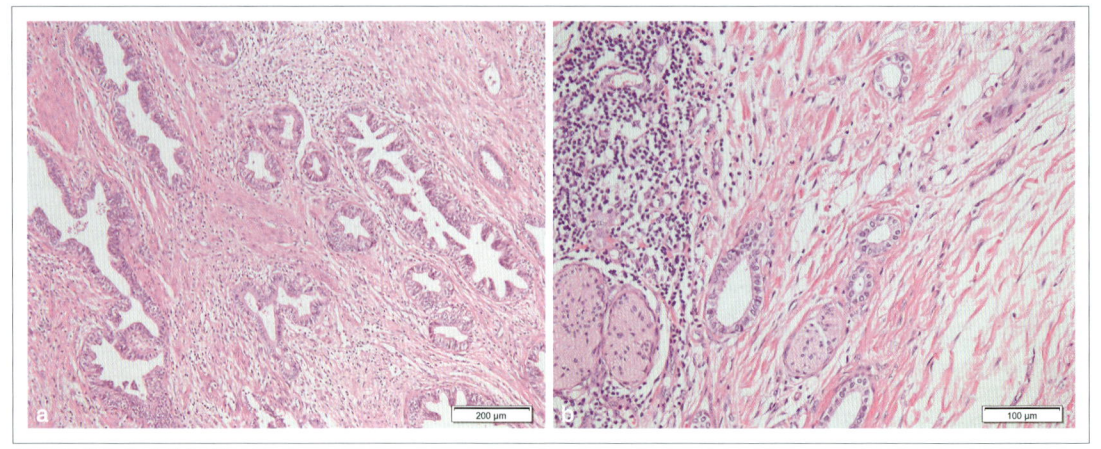

図3 管状腺癌高分化型
a：円柱状〜立方状の癌細胞が，線維増生を伴って比較的明瞭な管腔を形成し増殖する．
b：間質浸潤部の深部でも腺管が均一であることがあるため，術中迅速などの場合は，見落とさないように特に気をつけなければならない．

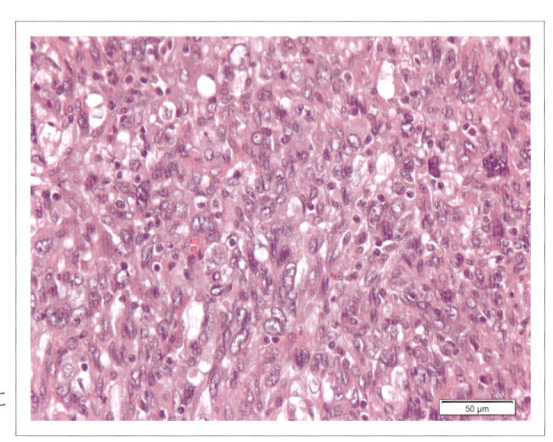

図4 低分化型腺癌（非充実型）
癌細胞が小胞巣状，索状，あるいは孤在性で，びまん性に浸潤し，間質は一般に豊富な線維組織を伴うことが多い．

- 粘膜下層以深の浸潤癌を伴う症例は通常の高〜中分化型管状腺癌より予後良好の傾向を示すが，統計学的な有意差はないとされる．

管状腺癌　図3

- 円柱状〜立方状の癌細胞が，線維増生を伴って管腔を形成して増殖する．時に低乳頭状の増殖像を伴うことがあるが，腫瘍の大半が乳頭状増殖を示さない限り乳頭腺癌とはしない．
- 病理学的な形態像から高分化型，中分化型に分類し，分化度が低くなるにつれて核異型が目立ち，腺腔構築が不明瞭化，癒合腺管や篩状構築を示すようになる．

低分化型腺癌　図4

- 低分化型では腺腔形成の不明瞭化がさらに進み，腫瘍の大部分は不完全で不整な腺腔構築を示すか，索状〜小胞巣状，個在性に浸潤・増殖する．
- 癌胞巣の形状により充実型と非充実型に分類する．
- 充実型：癌胞巣が単純充実性ないし敷石状配列を示す．淡明な胞体を有する腫瘍

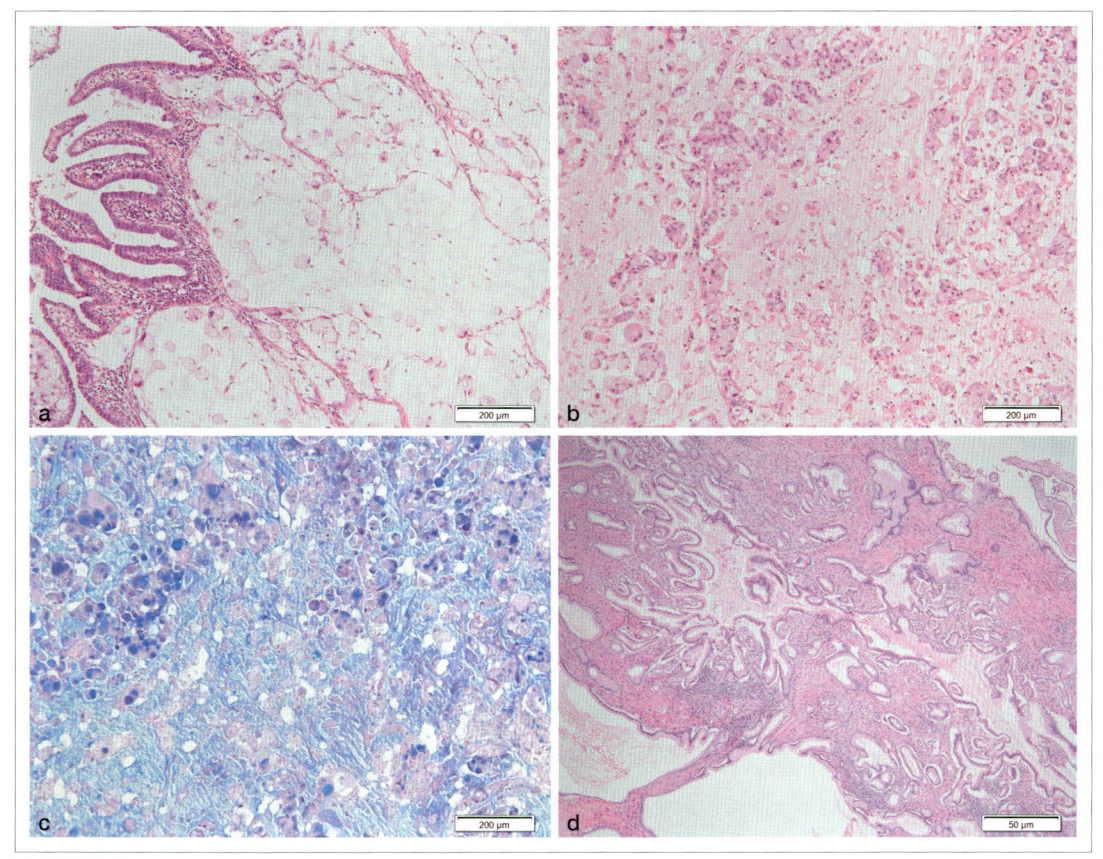

図5 粘液癌
a, b：粘液癌細胞が産生した粘液が細胞外に貯留し，粘液湖ないし粘液結節が形成されている．
c：Alcian blue & PAS 染色でも著明な粘液の存在がわかる．
d：粘液産生胆管癌の浸潤例．乳頭状構築を示したまま浸潤している．

細胞が充実性を主体とした増殖を示す場合は，WHO 分類では clear cell carcinoma と分類される．
- 非充実型：癌細胞が小胞巣状，索状，あるいは孤在性で，びまん性に浸潤し，間質は一般に豊富な線維組織を伴うことが多い．
- 粘膜下層以深の浸潤を伴う高分化・中分化型管状腺癌と低分化型腺癌の間には，予後に有意差があるとされる．

粘液癌　図5

- 癌細胞が産生した粘液が細胞外に貯留し，粘液湖ないし粘液結節が形成された癌と定義され，50％以上の腫瘍細胞が細胞外粘液を含むとする定義もある．
- 粘液癌の頻度は非常にまれで，0.4〜2.3％とされ，予後は比較的良好とする報告があるが，頻度が低いため多数症例を用いた検討はなされていない．
- 一方で，粘液産生胆管癌または粘液産生の著明な IPN（intraductal papillary neoplasm）との異同や用語の使用に関しては，いまだ不明確な点も多い．

免疫組織化学

- CK7, 19, berEP4（EpCAM）が陽性．
- 腸型の形質を有する腫瘍の場合は，CK20やCDX2が陽性になることがある．

慢性炎症から発癌までの分子病理

- 慢性持続性の炎症を伴って産生されるIL-6（interleukin-6），TNF-α（tumor necrosis factor-α）などの炎症性サイトカインは，胆管上皮に存在するそれぞれの受容体と結合し，細胞内の刺激伝達系を活性化させ，発癌に関わるさまざまな因子の発現を亢進させる．
- IL-6-Jak（janus kinase）-STAT（signal transducer and activator of transcription）経路により細胞内にシグナルが伝達され，p44/42およびp-38 MAPK（mitogen-activated protein kinase）の活性化を介して抗アポトーシス活性を示すMcl-1（myeloid cell leukemia 1）の活性化をきたし，発癌に深く関与していると考えられている．
- IL-6-Jak-STAT経路に対してブレーキの役目をするSOCS（suppressor of cytokine signaling）ファミリーの1つであるSOCS 3が，胆道癌では抑制されている状態であることが報告されている．
- TGF-βは本来IL-6と拮抗し，強力な増殖抑制作用を示すはずであるが，胆道癌ではその活性は抑制されておりIL-6の作用を増強させていると考えられている．
- 主にマクロファージや単球から産生されるTNF-αは，TNF受容体1（TNFR1）を介して細胞内のNF-κBの活性化をきたしCOX（cyclooxygenase）の発現が誘導されることが知られており，COX2は血管新生とともに腫瘍の増殖・進展に関与する．また，MMP 9（matrix metalloproteinase-9）の産生が誘導されることも報告されている．
- 腫瘍増殖活性に関連するKRAS遺伝子変異は胆道癌の50～60%程度に認められるとされ，発癌過程の早期から関与していると考えられている．
- 多段階発癌の経過を示す病変であると考えられている再生異型以外の上皮内異型病変では，smad4がBilIN, IPNBともに異型度が上昇するに従って発現が低下するが，cyclin D1, p21は逆に発現が亢進することがわかっている．
- p53はBilINではBilIN-2から発現が高くなり，異型度が増して浸潤癌に至るまで亢進する傾向を示すが，IPNBでは軽度の異型を示す段階から比較的亢進し，異型度が増すにつれて亢進する傾向を示している．
- 肝外胆管癌のKRAS遺伝子変異と免疫組織化学的にp53蛋白の発現とSMAD4発現の消失は，近位から遠位にかけて増加する．
- p16は，BilIN, IPNBともに異型度が上昇するに従って，発現が低下することが報告されている．
- 上皮内異型病変が悪性度を増して浸潤癌になる過程では，細胞接着や腫瘍形態維持に関連するE-cadherinやβ-cateninの発現低下が認められるようになる．

- 浸潤・進展・転移する過程においては，MMP（matrix metalloproteinase）-1,2,3,7,9 が浸潤や転移，予後と関わっていると報告されている．
- MMP の活性を抑制する阻害因子として TIMP（tissue inhibitor of metalloproteinase）が知られているが，腫瘍およびその周囲の間質に TIMP の高発現が報告されている．

鑑別診断

- 肝外胆管癌の鑑別診断は大きく 2 通りに分かれる．1 つは腫瘍の主座がどこかという肝外胆管癌の原発を決める場合と，もう 1 つは肝外胆管癌以外の疾患との異同である．
- 基本的には，閉塞起点が腫瘍の主座であることが多い．

▶中部胆管癌（取扱い規約第 6 版 遠位胆管癌）と胆嚢管癌，胆嚢頸部癌

- 中部胆管癌（遠位胆管癌）は，胆嚢管癌や胆嚢頸部癌との鑑別が問題になる．
- 胆嚢管癌は，閉塞起点と組織学的に上皮内病変と胆嚢管周囲に腫瘍の主座があることが確認された場合に限るべきである．
- 胆嚢頸部癌は，比較的鑑別しやすい．
- 胆嚢頸部に腫瘍主座があること，胆嚢内に上皮内病変が広がっていることなどで判断する．

▶下部胆管癌（取扱い規約第 6 版 遠位胆管癌）と膵癌（膵頭部癌）

- 術前診断が下部胆管癌（遠位胆管癌）と診断されていても，切除検体の観察や組織学的な検討で膵頭部癌とされる症例は少なくない．
- 下部胆管領域に狭窄を伴う腫瘍ができた場合，胆管外の膵実質に浸潤して肉眼的（画像上）に認識できる浸潤性病変をきたす前の比較的早期に黄疸が認められると考えられる．
- 肉眼的，組織学的に膵内胆管外に結節性病変が認められた場合は，膵癌の可能性を念頭に置く．
- 組織学的には，胆管上皮内に粘膜内病変や前癌病変がないかを確認する．
- 同様に，腫瘍周囲の主膵管・分枝膵管に上皮内病変や前癌病変がないかを確認する．
- 胆管壁内進展（胆管壁に長軸方向に進展）は，膵癌の胆管浸潤ではまれである．
- 腫瘍の分化度の高低差に注目する．一般的に腺癌であれば，原発巣に近いところで分化度が高く，浸潤するに従って分化度の低い領域が出現する．
- 現在，両者を区別する免疫染色は存在しない．

▶下部胆管癌（取扱い規約第 6 版 遠位胆管癌）と Vater 乳頭部癌

- 内視鏡所見で Vater 乳頭部癌として特徴的な肉眼所見が認められるかを確認する．

- 画像所見で，胆管だけでなく膵管の拡張が認められるかを確認する．
- 切除検体を処理する際，胆管の粘膜の変化を注意深く観察し，狭窄部位がどの領域にあるかを確認する．
- 組織学的には，oddi 筋よりも十二指腸側に病変の主座があれば Vater 乳頭部癌と診断可能である．

▶下部胆管癌（取扱い規約第6版 遠位胆管癌）と十二指腸癌

- 膵内胆管は十二指腸と解剖学的に近接した走行をするため，時に十二指腸癌との鑑別に苦慮する症例が存在する．
- 十二指腸粘膜からの観察では，潰瘍形成を伴う2型腫瘍様の肉眼型を示すことがあり，一見すると十二指腸癌と判断せざるを得ないことがある．
- 膵頭部癌との鑑別と基本的に同じ考え方で，肉眼的にも組織学的にも胆道癌としての組織学的特徴を満たすか否かで決める．当然ながら，十二指腸癌としての特徴を有しているか否かを確認することを求められる．

治療と予後

- 文献的に報告されている危険因子は，胆管結石症，原発性硬化性胆管炎，膵胆管合流異常症（先天性胆道拡張症）が挙げられている．

外科的治療

- 現胆管癌はその占拠部位により術式が異なり，中・下部胆管癌に対しては膵頭十二指腸切除術（pancreaticoduodenectomy，または pancreatoduodenectomy：PD），肝門部胆管癌に対しては肝区域切除＋尾状葉切除＋肝外胆管切除が標準術式であり，広範囲胆管癌に対しては両者を併せた肝膵十二指腸切除術（hepatopancreatoduodenectomy：HPD）が適応となる．
- PD の5年生存率は30%台，肝区域切除＋尾状葉切除＋肝外胆管切除の5年生存率は 30～40%台と報告されている．
- 肝，肺，腹膜転移，遠隔リンパ節転移を伴う胆道癌は切除不能である．

化学療法

- 日本ではゲムシタビンと TS-1 が広く用いられている．
- ゲムシタビン＋シスプラチン併用療法（GC 療法）は，胆道癌に対する国際標準治療と位置づけられている．
- 切除不能胆管癌・術後再発症例に対する有効な化学療法は存在せず，主に延命効果を目的として行われている．

放射線療法

- 放射線療法とは，外照射と腔内照射の併用である．
- 切除不能胆道癌に対する放射線療法の目的は，延命（姑息的治療）あるいはステ

ント開存性維持，減黄，疼痛緩和（対症的治療）などであることが多い．
- 胆道癌に対する放射線療法と化学療法との併用療法が生存期間（率）の延長に寄与するか否かを明らかにしていく必要性が議論されている．

ステント治療

- 胆管癌による閉塞部にステントを挿入し，黄疸や胆管炎の治療を行うことを目的とする．
- PTBD, PTCDに代わり内瘻術が行われるようになった．内瘻術は内視鏡的に行われ，用いるステントはプラスチックステント（plastic stent：PS）と金属ステント（metal stent：MS）の大きく2種類に大別される．
- 内瘻術によって患者QOLが改善され，さらに生存率も外科的バイパス術と遜色がないとされる．

切除症例における予後因子

- 胆管癌切除症例の予後因子として切除断端および剝離面での癌遺残の有無，リンパ節転移の有無，神経周囲浸潤の有無および門脈・肝動脈への浸潤による血管合併切除の有無などが挙げられる．
- 腫瘍分化度やMUC4, MUC1, MMP7（matrix metalloproteinase 7），EGFR（epidermal growth factor receptor），VEGF（vascular endothelial growth factor）などの分子の発現が予後と関連する因子として報告されている．
- 近年，上皮内癌成分を有する症例が予後良好であると報告されており，臨床病理学的に重要な因子として認識されている．

（尾島英知）

gallbladder carcinoma
胆嚢癌

疾患の概要

- 『胆道癌取扱い規約』に沿って，胆嚢癌の大部分を占める腺癌について記載する 表1 ．それ以外の組織型に関しては，まれな胆道腫瘍の項目で記載する．
- 『胆道癌取扱い規約第6版』より，管状腺癌・低分化型（tub 3）に分類されていたものが，低分化腺癌・非充実型（por 2）に分類されるようになった．また充実腺癌（solid adenocarcinoma：sol）が低分化腺癌・充実型（poorly differentiated adenocarcinoma solid type：por 1）と分類された．
- 胆嚢癌は胆道から発生する癌のうち，女性では51％，男性では28％を占め，女性に多い．
- 早期発見・診断が困難であり，発見時には進行した症例が多い．
- 進行胆嚢癌（Stage Ⅲ, Ⅳ；UICC）切除後の5年生存率は，Stage Ⅲで40～65％，Stage Ⅳで8～25％である．Stage Ⅰ（79～91％），Stage Ⅱ（64～85％）と比較して明らかに予後不良である．
- 手術不能症例では，通常1年以内に死の転帰をとる．
- 組織学的には大部分が腺癌からなり，特に分化型腺癌が全体の70％を占める．
- 危険因子として膵・胆管合流異常がある．
- 胆嚢癌に胆石を合併している頻度は高く，40～80％と報告されている．
- 胆嚢結石症患者の長期観察症例で，胆嚢癌発生症例は0.2％以下であり，胆石と胆嚢癌との関連は明らかではない．

表1 胆道癌取扱い規約（腺癌）とWHO分類

胆道癌取扱い規約（第6版）	WHO分類（2010）
腺癌　Adenocarcinoma	Adenocarcinoma
乳頭腺癌　Papillary adenocarcinoma（pap）	Adenocarcinoma, biliary type
管状腺癌　Tubular adenocarcinoma	Adenocarcinoma, gastric foveolar type
高分化型　Well differentiated（tub 1）	Adenocarcinoma, intestinal type
中分化型　Moderately differentiated（tub 2）	Clear cell carcinoma
低分化腺癌　Poorly differentiated adenocarcinoma	Mucinous adenocarcinoma
充実型　Solid type（por 1）	Signet ring cell carcinoma
非充実型　Non-solid type（por 2）	
粘液癌　Mucinous adenocarcinoma（muc）	
印環細胞癌　Signet-ring cell carcinoma（sig）	

腺癌は胆嚢癌の約85％を占める．
WHO分類では，腺癌を細胞形質により，胆道型（biliary type），胃腺窩型（gastric foveolar type），腸型（intestinal type）に分類している．その他は同一名の組織型がほぼ対応している．

染色体・遺伝子異常

- 染色体 9p, 8q, 19q のヘテロ接合性欠失がある．
- *KRAS*, *TP53*, *CDKN2A* 遺伝子変異が報告されている．
- 特に *KRAS* 遺伝子変異は膵・胆管合流異常症例で多く報告されている．

臨床所見

好発年齢，性
- 60〜70代に多く，男女比は約1：2〜3と女性に多い．
- 西洋よりも東洋で多く，日本は患者の数が多い国の1つである．

臨床症状
- 初期は症状に乏しいことが多いが，初期でも胆石，胆嚢炎を合併すれば疼痛が生じる．
- 進行症例では，右上腹部痛，心窩部痛，背部痛，黄疸をきたし，右季肋部に腫瘤を触れることがある．

画像所見
- 肝浸潤や胆管浸潤のない比較的早期の癌の診断には，CTや超音波内視鏡（EUS）が有用である．不均一な胆嚢壁肥厚，辺縁不整の腫瘤形成を認める．

腫瘍マーカー
- 胆管癌・胆嚢癌ともにCEA，CA19-9が上昇することがあるが，早期病変では概して正常域にある．

病理所見

肉眼所見

- 『胆道癌取扱い規約』では，肉眼的形態を粘膜面の高低から，乳頭型（papillary type），結節型（nodular type），平坦型（flat type），充満型（filling type），塊状型（massive type），その他の型（others）に分類し，さらに，腫瘍組織割面から浸潤様式として，膨張型（expanding type），浸潤型（infiltrating type）に分類している 図1 ．
- 乳頭型とは，隆起の辺縁が周囲粘膜から急峻に立ち上がり，乳頭状の腫瘤が主に粘膜内・上皮内腫瘍から構成されているものである．細い血管性芯が認められ，有茎性，無茎性のものがある 図2a ．
- 結節型とは，隆起の辺縁が周囲粘膜へなだらかに移行するものが多く，隆起が主に胆嚢壁の深部に浸潤した腫瘍成分から形成されるものをいう 図2c ．
- 平坦型とは明瞭な隆起を形成しないもので，多くは浸潤型である 図2e ．
- 充満型と塊状型は，胆嚢が腫瘍で充満し，粘膜面からみた肉眼形態が不明の場合

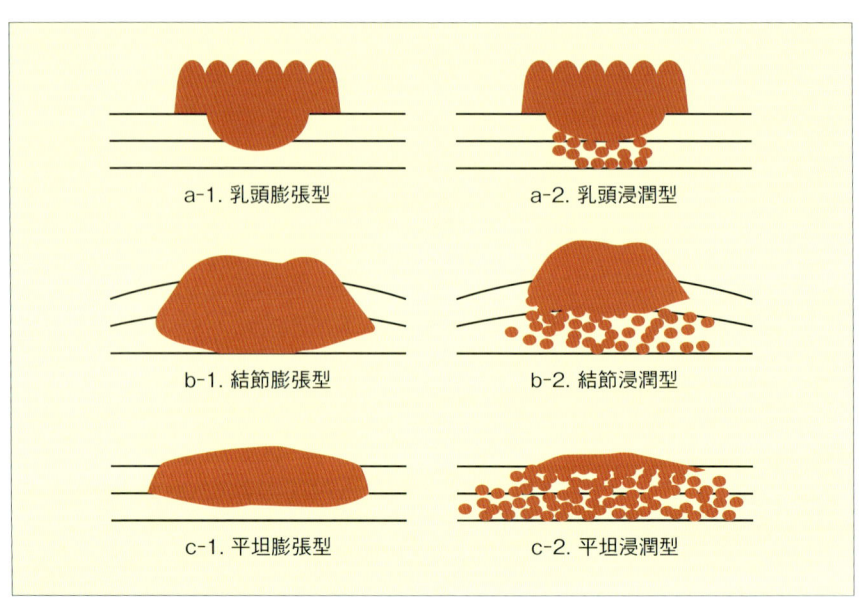

図1 胆道癌の肉眼的形態分類
粘膜面の高低より，乳頭型，結節型，平坦型に大きく分けられる．さらに，腫瘍組織割面から，浸潤様式として，膨張型，浸潤型に分類する．
（日本胆道外科研究会編．臨床・病理 胆道癌取扱い規約．第6版．東京：金原出版；2014．）

の名称である．胆囊が原型をとどめている場合には充満型とし，原型をとどめず肝への浸潤が高度の場合を塊状型とする．

- その他の型とは，潰瘍（潰瘍型）や低い顆粒状粘膜隆起（顆粒状隆起型）を形成する癌などを指す．記載するときは，その他の型とは記載せず，潰瘍型，顆粒状隆起型などと記載する．
- 隆起性病変の場合には，容易に腫瘍性病変の存在は確認できるが，平坦型の癌浸潤（癌浸潤範囲）の同定は困難である．
- 胆囊癌においては結節型，平坦型を含めた表面型癌が約80%を占める．
- 胆囊癌は肝，リンパ節，腹膜への転移に加え，胆囊床部を通した肝への浸潤，胆管，十二指腸，胃への浸潤なども認められる．

組織学的所見

- 胆囊・胆管を含む胆道の壁構造は，粘膜，線維筋層，漿膜下層であり，通常の消化管に認められる粘膜筋板，粘膜下層を欠く 図3a ．
- 頸部を除く胆囊では，粘膜層の憩室嵌入であるRokitansky-Aschoff洞が固有筋層から漿膜下層に認められる．
- 早期胆囊癌とは，癌の浸潤が粘膜内（M）ないし固有筋層内（MP）内に留まるもので，リンパ節転移の有無は問わない．Rokitansky-Aschoff洞内に進展する上皮内癌は，それが胆囊壁のどの層にあっても，粘膜内癌pTis（M）と診断される 図3b ．
- 肝外胆管から胆囊管にかけて固有筋層は菲薄な平滑筋組織より構成され，癌浸潤により，深達度の診断が困難となる症例がある．その場合には，desmin免疫染

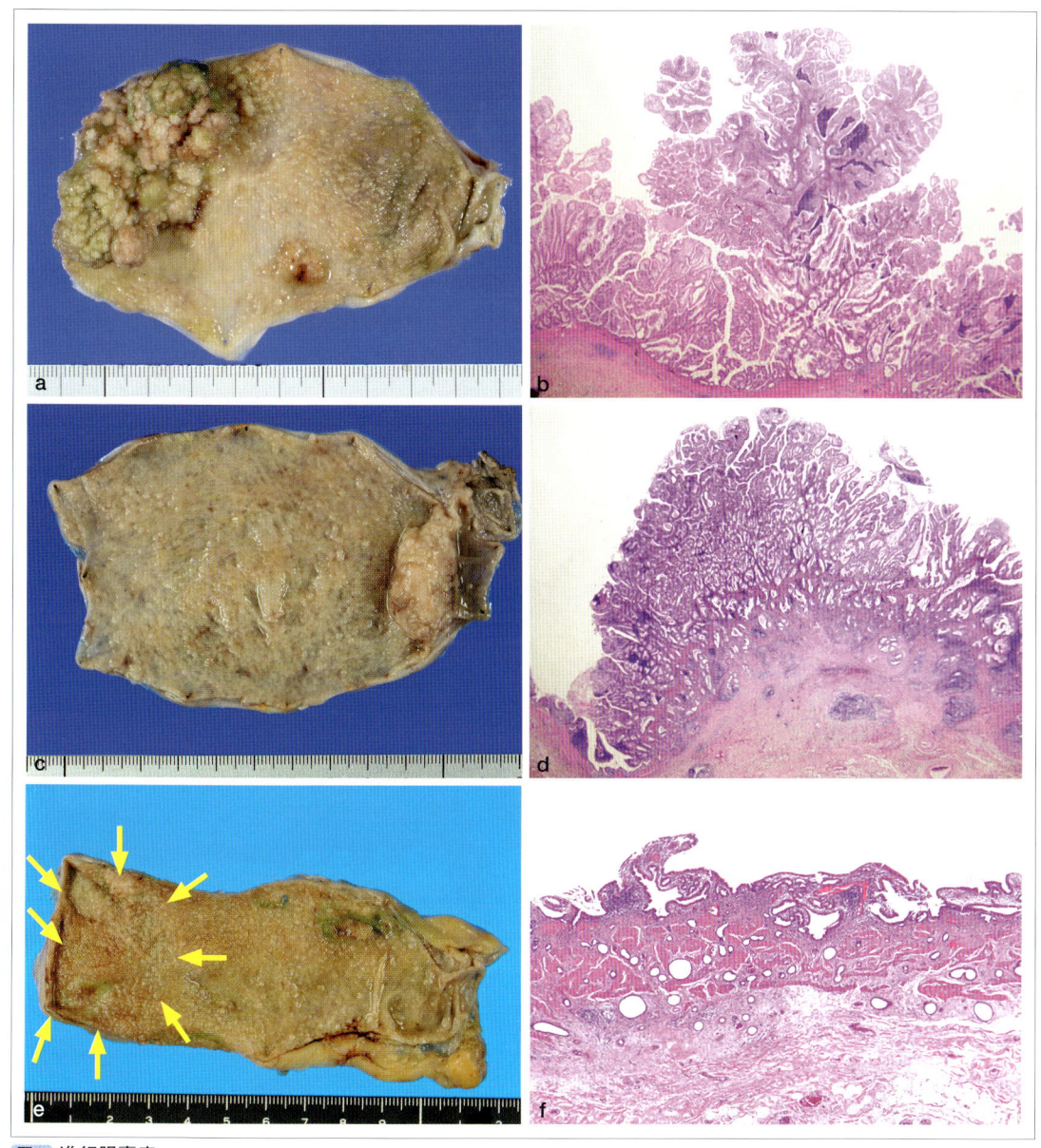

図2 進行胆嚢癌
a:肉眼所見.乳頭浸潤型(胆嚢癌,Gfbn).腫瘍は高分化型腺癌の所見で,胆嚢粘膜全体にわたって上皮内癌の広がりを認めた.
b:aの病変部のルーペ像.
c:肉眼所見.結節膨張型(胆嚢癌,Gn).腫瘍は高分化型腺癌の所見で,漿膜下層にかけて浸潤していた.
d:cの病変部のルーペ像
e:肉眼所見.平坦浸潤型(胆嚢癌,Gf).腫瘍は中分化型腺癌の所見で,漿膜下層にかけて浸潤していた(⇨).
f:eの病変部のルーペ像(弱拡大)

色が有用である 図3c.

- 胆嚢癌は主病変周囲に上皮内進展している頻度が高く,提出標本を全割し病変の広がりを検索する必要がある.
- 胆嚢に発生する悪性腫瘍の約85%は腺癌である.
- 『胆道癌取扱い規約』において,腺癌は乳頭腺癌,管状腺癌(高分化型,中分化型),低分化腺癌(充実型,非充実型),粘液癌,印環細胞癌の5つに分類され

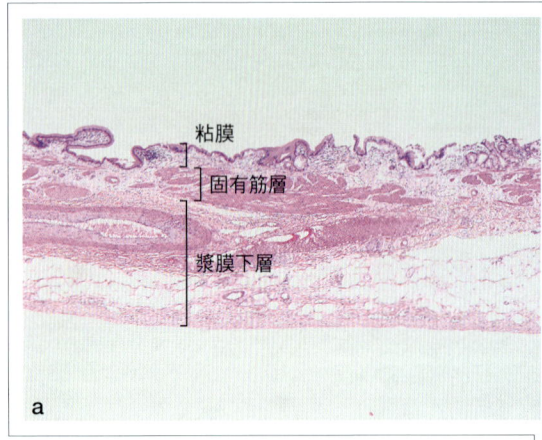

図3 正常胆嚢粘膜および早期癌の進展
a：正常胆嚢粘膜．粘膜，固有筋層，漿膜下層（最外層は漿膜により覆われる）の3層構造よりなる．脈管（血管，リンパ管）や神経線維は漿膜下層に存在する．
b：Rokitansky-Aschoff 洞へ癌細胞が上皮内進展をしている．胆嚢癌では上皮内進展は粘膜癌として扱い，その由を記載する．本症例は，pT1a（M）-RAS（SS）であった．
c：desmin 免疫染色による早期癌の診断．菲薄な平滑筋層の同定には desmin 免疫染色が有用である．本症例は，癌組織が平滑筋層を越えておらず，早期癌と診断し得た．

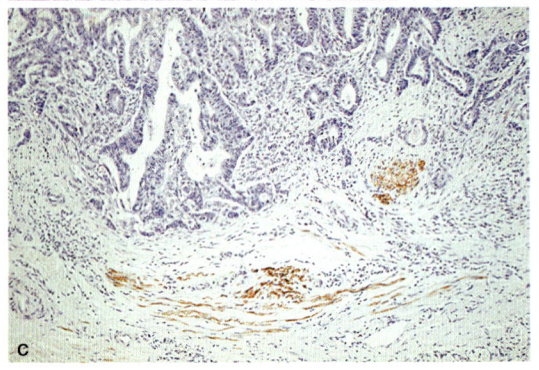

ている 表1．
- 一般的に胆嚢癌は，粘膜内では乳頭状の高分化型を呈し，浸潤するに従い分化度が低下する．浸潤領域周囲には，間質の線維化（desmoplasia）を伴う 図4c．

乳頭腺癌（papillary carcinoma：pap） 図5

- 乳頭腺癌は癌細胞が血管間質を伴って，乳頭状に増生した癌である．主に粘膜内に存在し，浸潤するに従い管状腺癌に移行することが多い．絨毛状構造を示す癌もこの群に属する．
- 静脈侵襲が高度で肝転移をきたしやすい．

管状腺癌（tubular adenocarcinoma：tub） 図4

- 管状腺癌は腺腔構造が認められる癌で，さらに高分化型（well differentiated：tub 1），中分化型（moderately differentiated：tub 2）に亜分類される．乳頭腺癌とともに，高分化型管状腺癌は静脈侵襲が多く，肝転移，腹膜播種をきたしやすい．低分化になるに従いリンパ管侵襲が多くなる．
- 高分化型のみからなる症例はまれで，中分化型を混在している場合が多い．
- 高分化型（tub 1）は腺腔形成が顕著な管腔腺管からなり，構成細胞は主に円柱〜立方状である．胆道内発育様式には膨張型と浸潤型がある．進行癌では結節型や潰瘍型，腫瘤型（乳頭部）の肉眼型をとる．
- 中分化型（tub 2）は，管状の癌腺管に大小不同が目立ち，部分的に分岐，吻合

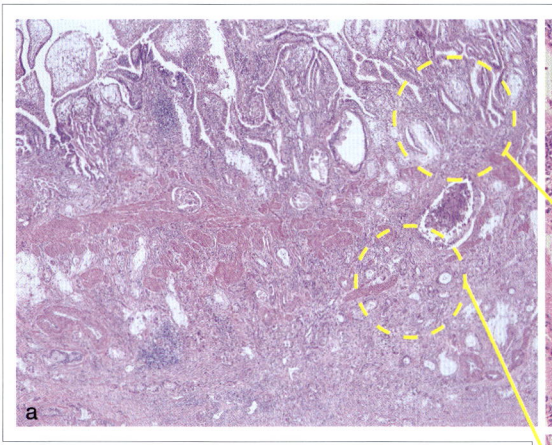

図4 管状腺癌
胆嚢癌では通常粘膜内部分では高分化型（tub1）の管状腺癌，ないし乳頭状腺癌（pap）の形態をとり（b），浸潤するに従い，中分化（tub 2）〜低分化（por 2）の形態をとる．浸潤部間質には線維性間質を伴い，びまん性浸潤性発育を示すことが多い（c）．

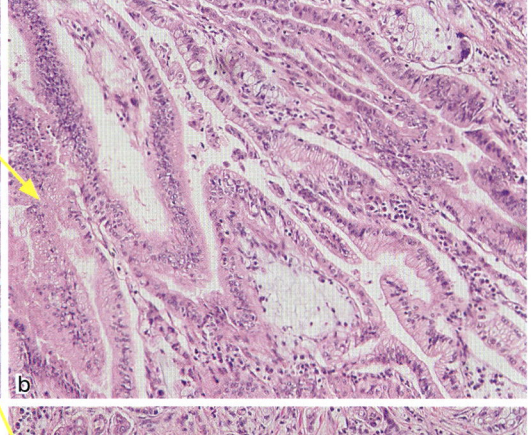

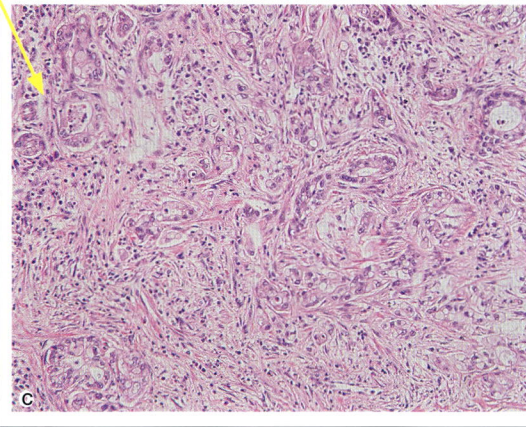

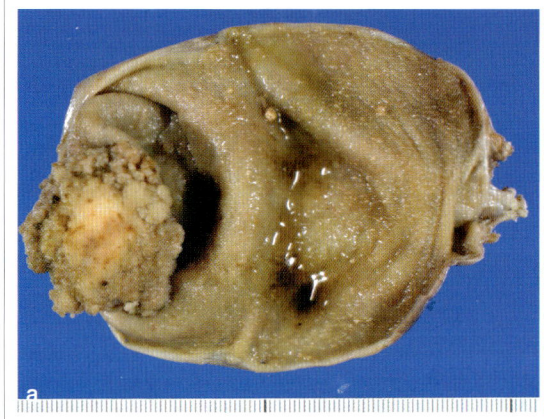

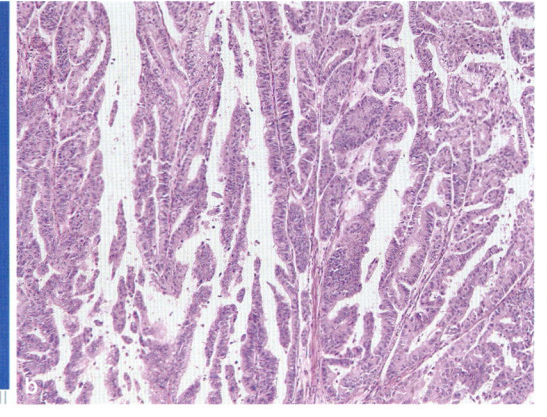

図5 乳頭腺癌
a：肉眼所見．胆嚢底部に広基性の乳頭状病変を認める．肉眼型では乳頭膨張型の所見である．
b：粘膜内部の所見．円柱状の腫瘍細胞が血管間質に伴い乳頭状，一部絨毛状構造を呈して増生している．乳頭腺癌は粘膜内部で認められることが多い．

したり，腺腔が不明瞭になっている群と篩状構造が目立つ群とがある．構成細胞は主に円柱状で，強い細胞異型を示す．肉眼型として，結節型，潰瘍型のほかに腫瘤型（乳頭部）の形態もとる．

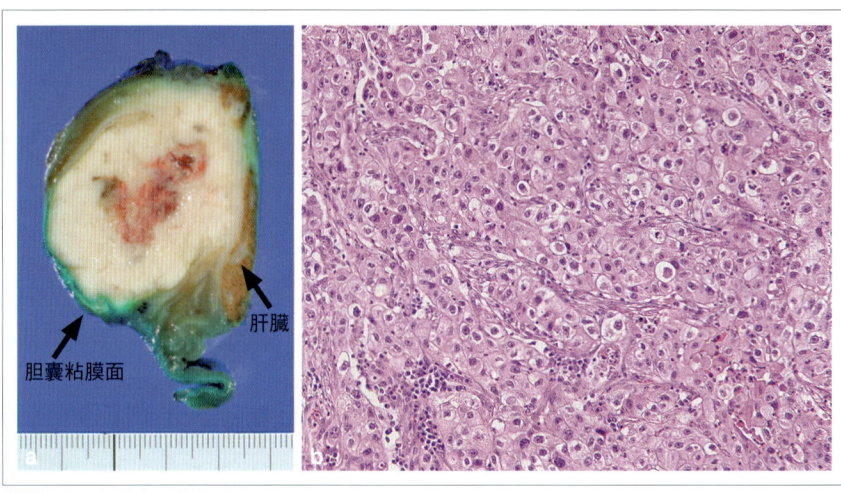

図6 低分化腺癌の充実型
a：肉眼所見．胆嚢壁内に膨張型発育様式を示す腫瘍組織の増生を認める．肝への浸潤像も確認できる．
b：組織所見．癌胞巣が充実性，一部敷石状構造を呈して増生している．構成細胞の核異型度は高く，核分裂像も散見される．

低分化腺癌（poorly differentiated adenocarcinoma：por）図6

- 低分化腺癌（por）は，腺腔形成が乏しいか，ほとんど認められない癌をいう．病巣のごく一部に腺腔が形成される，または粘液が存在することにより腺癌と判断できる．病巣の形状により充実型（solid type：por 1）と非充実型（non-solid type：por 2）に分類する．
- 充実型（por 1）は充実性，敷石状の癌細胞の増生を認める．一部腺腔形成や粘液を産生する癌細胞を認めることがある．間質成分が少なく，一部の症例では，内分泌癌との鑑別が必要となる．肉眼型として結節膨張型をとることが多い．非充実型（por 2）と比べて静脈侵襲をきたしやすい．
- 非充実型（por 2）は，癌病巣が小胞巣状，索状，あるいは孤在性で，びまん性に浸潤し，間質には線維組織を伴う 図4c．一般的に浸潤部において認められる．リンパ管侵襲をきたしやすい．

粘液癌（mucinous adenocarcinoma：muc）図7

- 粘液癌の頻度は，肝外胆管癌に比較して胆嚢癌のほうが多い．癌細胞が産生した粘液が細胞外に貯留し，粘液湖（mucinous lake）ないし，粘液結節（mucous nodule）が形成された癌をいう．癌細胞の異型度や細胞増殖能は一般に低い．
- 『胆道癌取扱い規約第5版』では，高・中分化型腺癌に由来する高分化型粘液癌（well differentiated：muc-w）と印環細胞癌に由来する低分化型粘液癌（poorly differentiated：muc-p）とに亜分類されていたが，第6版からは亜分類されなくなった．

印環細胞癌（signet-ring cell carcinoma：sig）図8

- 印環細胞癌は，癌細胞内に粘液が貯留し，核が偏在し，扁平化した印環形の細胞

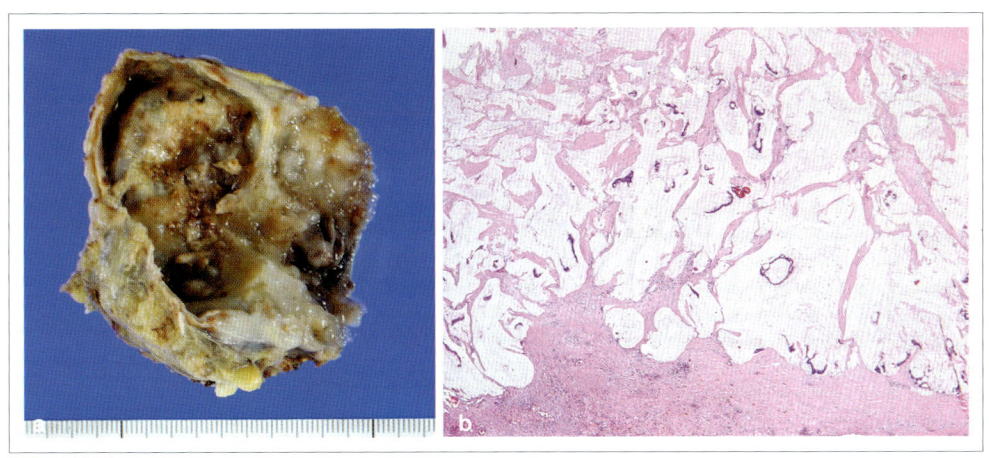

図7 粘液癌
a：肉眼所見．癌細胞が産生した粘液の貯留を胆嚢粘膜面に認める．本症例は胆嚢壁の炎症，壊死所見も伴っており，急性胆嚢炎として手術された症例である．
b：組織所見．著明な粘液産生を認め，粘液湖を形成している．腫瘍細胞の異型度や細胞増殖能は一般に低い．

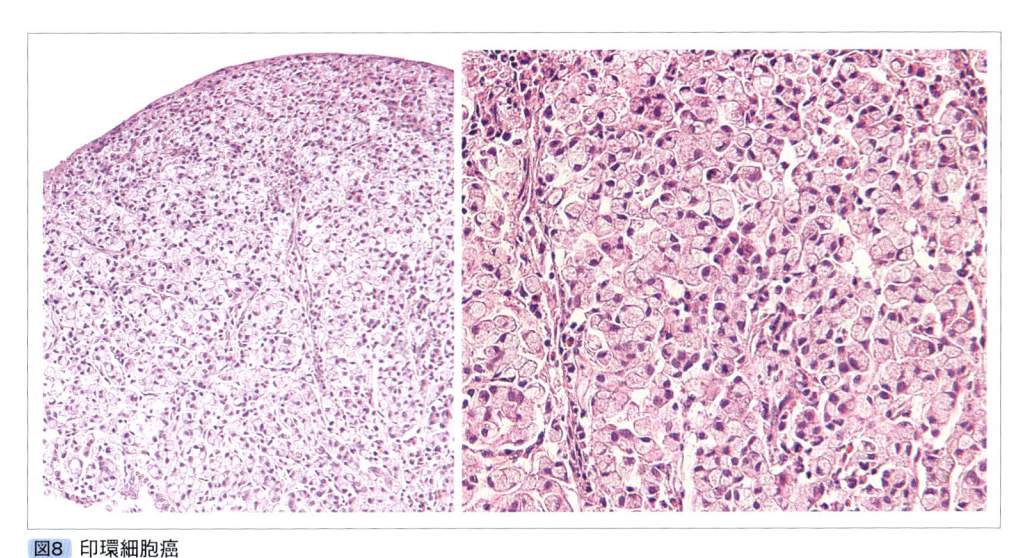

図8 印環細胞癌
印環形の細胞からなる腫瘍細胞の増生を認める．腺腔形成はほとんど認められない．

からなる癌である．粘膜固有層で側方進展する傾向を有する．

胆嚢癌の浸潤様式

- 胆嚢癌の発育進展様式は，粘膜内を中心に側方に進展する水平方向発育と，胆嚢壁内を浸潤性に進展する垂直方向発育がある．壁内進展（垂直方向）の際に，静脈侵襲（肝転移），リンパ管侵襲（リンパ節転移）および神経浸潤が高頻度に認められる 図9 ．
- 進行胆嚢癌における癌の浸潤様式は，筋層を破壊して浸潤する形態（destructive growth type：DG type）と，筋層を破壊せず，筋層をすり抜けるように浸潤する形態（infiltrative growth type：IG type）に分類することができる．DG

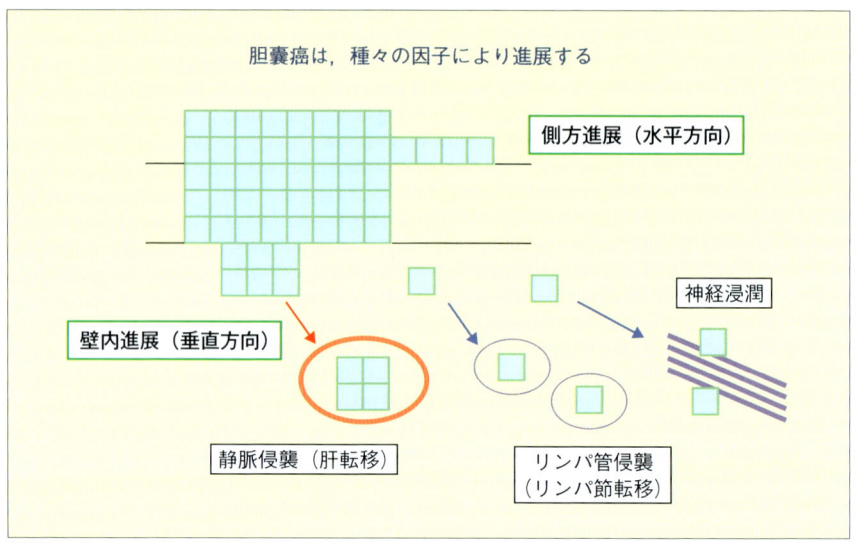

図9 胆嚢癌の発育進展様式
分化型腺癌：①膨張型発育病巣→静脈侵襲，②浸潤型発育病巣→リンパ管侵襲，神経浸潤
(Kijima H, et al. Pathological characteristics of early to advanced gallbladder carcinoma and extrahepatic cholangiocarcinoma. J Hepatobiliary Pancreat Sci. 2014；21（7）：453-8.)

type はリンパ管侵襲，リンパ節転移ともに有意に多く，予後不良因子となる 図10．

免疫組織化学

- 多くの胆嚢癌で CK 7, 18, 20 が陽性となることが多い．しかし，胆嚢を含めた胆道系では CK 7, 20 の染色パターンが一定でないことがあるので注意が必要である．
- 進行胆嚢癌では，固有上皮型が多くを占め，MUC 1 が陽性を示すことが多い．
- 胆嚢癌では CA19-9，CEA が陽性となる．しかし，一部の胆道固有上皮，化生部粘膜においても陽性になることがあるので，注意が必要である．

診断のポイント

- 一般的に胆嚢癌は上皮側では乳頭状〜高分化型腺癌の形態を呈し，浸潤するに従い低分化となる傾向がある．
- 胆嚢癌は進行癌で明らかに予後不良であり，正確な深達度診断が必要である．
- 追加切除の判断材料として，深達度，胆嚢管断端の評価などが挙げられ，正確な解剖学的位置に基づいた切り出しが必要である．
- 良性疾患として手術された胆嚢の 0.3〜1％ 程度に偶発癌を認めるため，外科医，病理医ともに常に癌の存在に注意しなければならない．
- 特に平坦型の癌は術前に診断が困難であるため，注意が必要である．
- 外科切除された胆嚢粘膜を詳細に観察し，必要があれば全割し，病理組織を検索する必要がある．

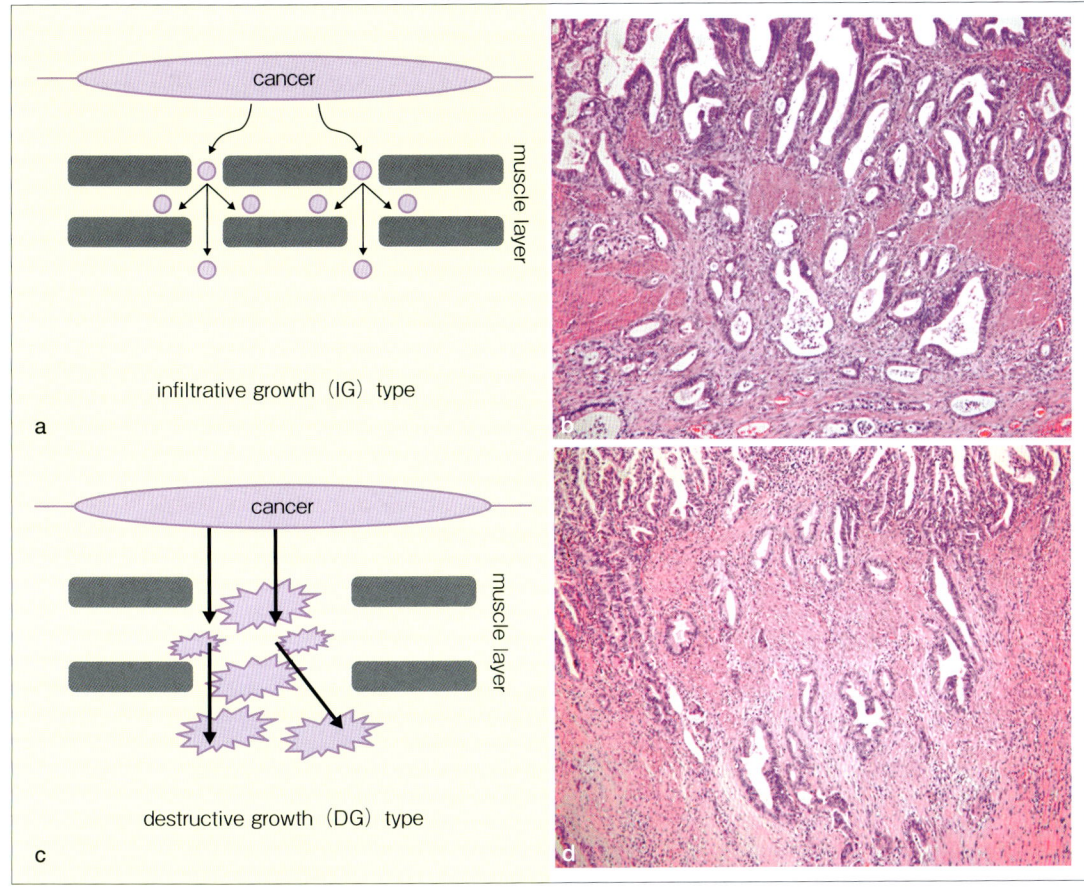

図10 癌浸潤様式の模式図と組織所見
a, b：IG type．癌細胞が筋層を破壊せず，すり抜けるように漿膜下層に浸潤している．
c, d：DG type．癌細胞が筋層を破壊しながら，漿膜下層に浸潤している．
(模式図：Okada K,et al.Clinical significance of wall invasion pattern of subserosa-invasive gallbladder carcinoma. Oncol Rep. 2012；28 (5)：1531-6.)

鑑別診断

▶黄色肉芽腫性胆嚢炎（xanthogranulomatous cholecystitis） 図11

- 黄色肉芽腫性胆嚢炎は，胆石症患者の1〜2％に認められ，女性に多い．
- 胆嚢粘膜の損傷と，それに引き続く胆汁の壁内流出により胆嚢壁内に肉芽腫が形成される．
- 胆汁成分を貪食した組織球は泡沫細胞となり，異物型巨細胞の出現も認められ，肉芽組織が形成される．
- 陳旧化した病巣は漿膜下層に線維の増生が認められ，周囲の組織，腸管や肝に炎症が波及することがあり，臨床的に胆嚢腫瘍との鑑別が必要となる．

▶胆嚢腺筋腫症（adenomyomatosis） 図12

- Rokitansky-Aschoff 洞の増殖とそれに伴う筋線維（線維筋組織）の増生により，

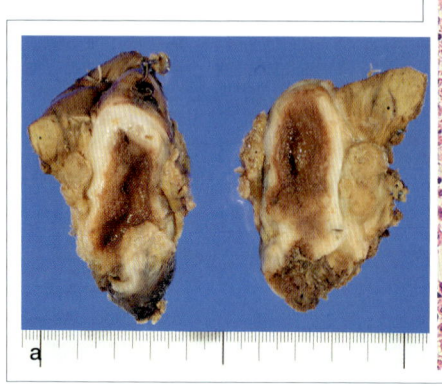

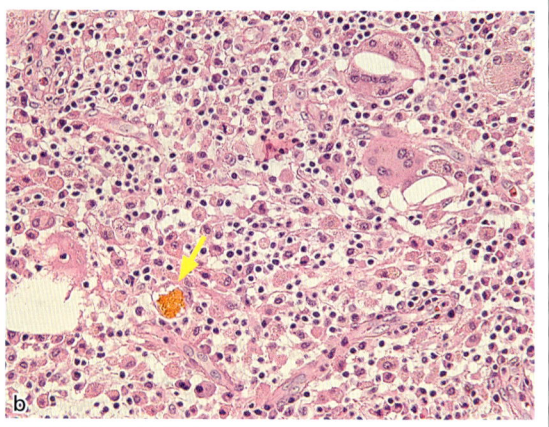

図11 黄色肉芽腫性胆嚢炎
a：肉眼所見．胆嚢を長軸方向に割を入れたもの．肉眼的には線維化に伴う胆嚢壁の肥厚を認める．術前の画像診断では，腫瘍性変化との鑑別が必要である．
b：組織所見．泡沫細胞を主体に，リンパ球，好中球などの炎症細胞浸潤，異物型巨細胞を認める．胆汁色素（⇨）も認める．

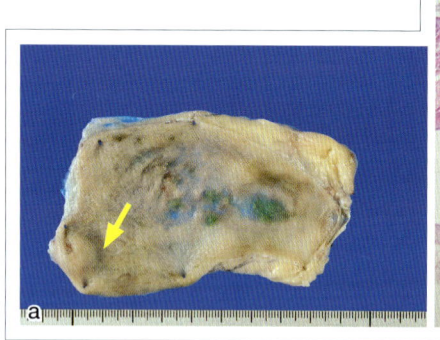

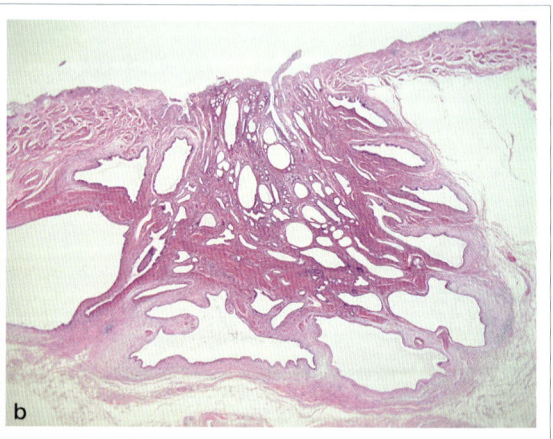

図12 胆嚢腺筋腫症
a：肉眼所見．Rokitansky-Aschoff 洞と平滑筋（線維筋線維）の増生により，肉眼的に胆嚢壁が限局性に肥厚（⇨）している．
b：組織所見．Rokitansky-Aschoff 洞が固有筋層から漿膜下層にかけて増生，拡張し，その周囲には平滑筋線維と膠原線維が増生している．

　　　　胆嚢壁が限局性，またはびまん性に肥厚する病変である．
- 胆嚢腺筋腫症は，病変の部位や広がりから3つの型に分類される．胆嚢の底部を中心に限局した腫瘤を形成する底部型（限局型），胆嚢の頸部や体部に全周性の肥厚をきたし，内腔が狭くなっている分節型（輪状型），胆嚢壁全体にRokitansky-Aschoff 洞の増生が及び，びまん性の肥厚を認める広範型（びまん型）に分けられる．
- 漿膜下層に至る胆嚢壁が肥厚するために，臨床的には隆起型ないし，びまん浸潤型の癌との鑑別が必要となる．

▶胆嚢腺腫（adenoma）

- 腺腫は，限局性の小隆起性病変である．

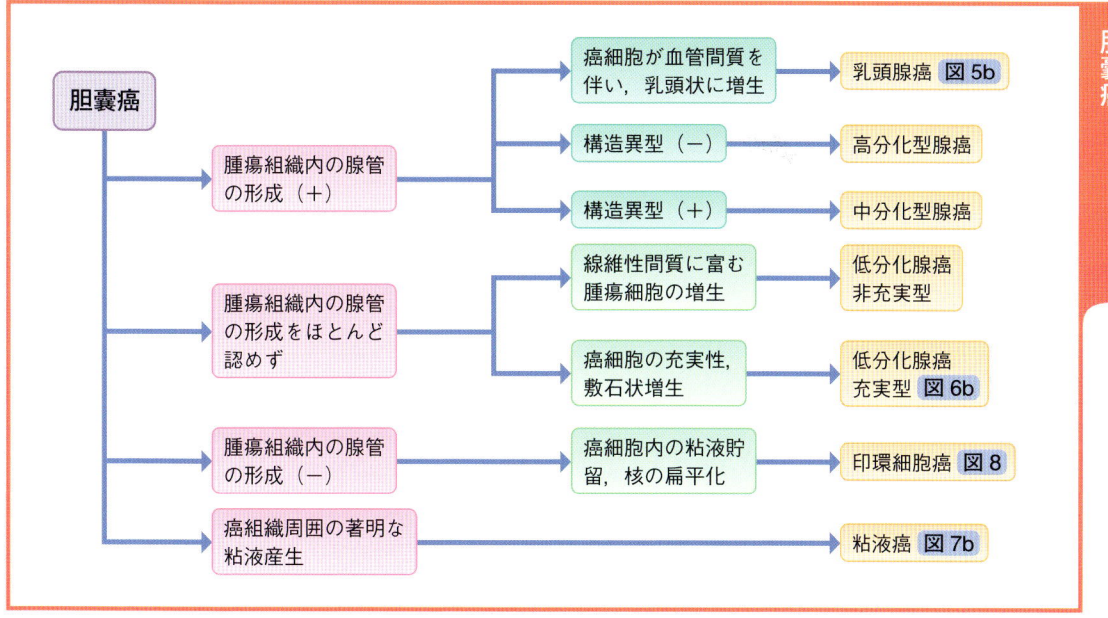

```
胆嚢癌 ─┬─ 腫瘍組織内の腺管         ┬─ 癌細胞が血管間質を      ─ 乳頭腺癌 図5b
        │  の形成（＋）             │  伴い，乳頭状に増生
        │                           ├─ 構造異型（－）          ─ 高分化型腺癌
        │                           └─ 構造異型（＋）          ─ 中分化型腺癌
        │
        ├─ 腫瘍組織内の腺管         ┬─ 線維性間質に富む        ─ 低分化腺癌
        │  の形成をほとんど         │  腫瘍細胞の増生            非充実型
        │  認めず                   └─ 癌細胞の充実性，        ─ 低分化腺癌
        │                              敷石状増生                充実型 図6b
        │
        ├─ 腫瘍組織内の腺管         ─── 癌細胞内の粘液貯       ─ 印環細胞癌 図8
        │  の形成（－）                 留，核の扁平化
        │
        └─ 癌組織周囲の著明な                                  ─ 粘液癌 図7b
           粘液産生
```

- 胆嚢内に広範に広がる低異型度上皮性腫瘍を腺腫と診断している例が散見されるが，その多くは低異型の高分化型腺癌である．

▶転移性癌 (metastatic carcinoma)

- 転移性胆嚢癌の原発巣は，腎細胞癌，胃癌，悪性黒色腫，大腸癌，乳癌などである．
- 転移性胆嚢癌は肉眼上，周囲組織との境界が明瞭な隆起性腫瘤となる傾向がある．
- 原発巣との組織像の類似性，腫瘍の増殖形態，周囲粘膜への移行像，腫瘍組織分化傾向，また免疫染色を基に総合的に診断する必要がある．

治療と予後

- 胆嚢癌を含めた胆道癌に対しての現在唯一の根治治療は外科切除である．切除不能胆嚢癌，再発胆嚢癌症例に化学療法（ゲムシタビン，TS-1 など）が施行されるが，現在標準的な化学療法は確立されていない．
- 胆嚢癌に対する放射線治療については報告が少なく，その臨床的有用性は明らかでない．
- 胆嚢癌切除後の予後因子として，リンパ節転移，壁深達度，肝外胆管・肝床への浸潤，肝・十二指腸間膜への浸潤，神経周囲浸潤，腫瘍組織型などが報告されている．

（吉澤忠司，鬼島　宏）

adenoma
腺腫

疾患の概要

- 肉眼的には小隆起性病変であり，比較的まれな疾患である（胆嚢の隆起性病変の内0.9％）．
- 胆道腺腫は胆嚢，肝外胆管，十二指腸乳頭部ともに，発生母地・組織像が類似しており，組織学的に周囲粘膜とfront形成を示す病変である．
- 腺腫の組織異型は癌の異型より低く，反応性幼若上皮の異型より高い．また良性腫瘍の特徴でもあるが，異型度が病変内で比較的均一である．
- 胆嚢腺腫の多くは，幽門腺型の管状腺腫であり，肝外胆管・十二指腸乳頭部の腺腫は腸型の管状腺腫が多い．
- 十二指腸乳頭部の症例が多い一方，肝外胆管の腺腫はまれである．
- 腺腫内癌が一定の割合で存在することが知られており，胆道癌発癌の一経路とされている．
- 胆嚢腺腫の50～65％に胆嚢結石を伴う．

臨床所見

好発年齢，性
- 胆道における腺腫（胆嚢，乳頭部）は40～50代に多く，男女比は1：2～3と女性に多い．

臨床症状
- 胆嚢腺腫では臨床症状を呈することはまれであり，胆嚢結石症，慢性胆嚢炎の手術で摘出された標本内に偶然存在することが多い（0.3～0.5％）．
- 胆嚢頸部に生じた腺腫は，まれに胆汁の流れを阻害することがあり，胆嚢炎の症状を呈することがある．
- 乳頭部腺腫では胆道の閉塞を伴い，黄疸を呈することがある．

病理所見

肉眼所見
- いわゆる小隆起性病変（ポリープ）であり 図1a ，早期胃癌肉眼分類に準じる

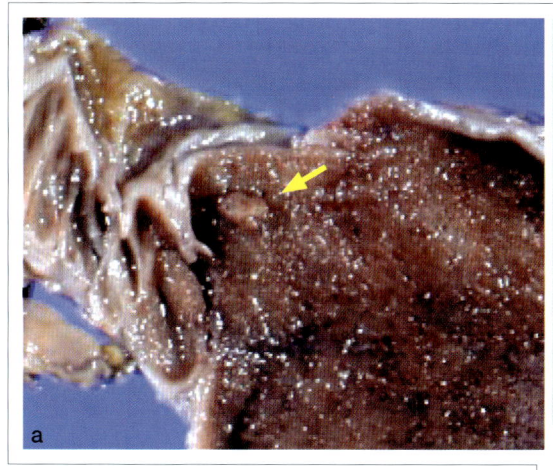

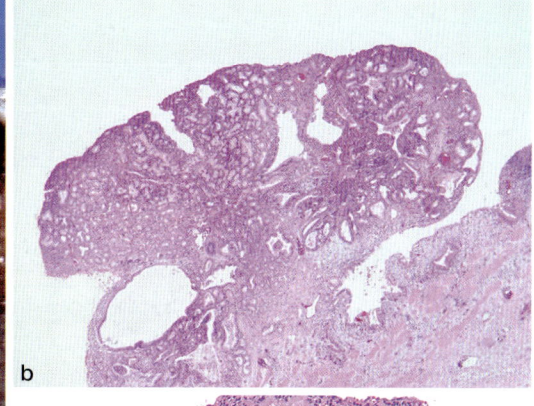

図1 胆嚢腺腫〔化生上皮型（幽門腺型）〕
a：肉眼的には小隆起性病変（ポリープ）であり，黄褐色調で，結節状構造（⇨）を示す．
b, c：異型は低く，主として胃幽門腺型を有する腫瘍性化生腺管からなる腺腫である．

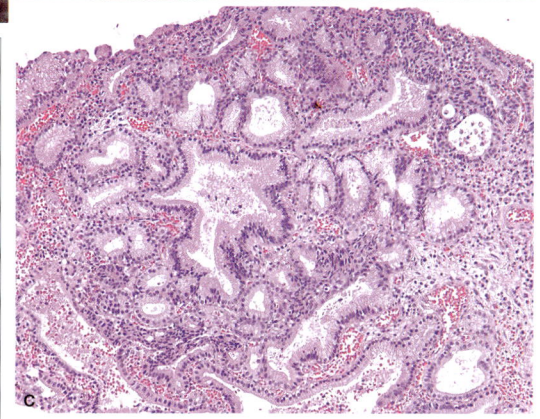

と 0-Ip 型（p：pedunculated，有茎性），0-Is 型（s：sessile，無茎性），0-Ⅱa 型を呈することが多い．
- 隆起性病変は褐色ないし黄褐色調で，結節状・脳回状の表面構造を示す．

組織学的所見

腺腫（adenoma）

- 2010年 WHO 分類では，adenoma を組織学的に tubular（管状腺腫），papillary（乳頭状腺腫），tubulopapillary（管状乳頭腺腫）に分類している．
- 腺腫の大部分は管状腺腫である．
- 乳頭状（ないし乳頭管状）から絨毛状構造を示す腺腫様病変の一部〔WHO 分類に従えば，intracystic（gallbladder）or intraductal（bile ducts）papillary neoplasm〈軽度異型～中等度異型（境界病変）と呼ばれるもの〉〕，特に粘膜表層進展を伴う病変は低異型度腺癌であると判断される．
- 管状腺腫はさらに化生上皮型と固有上皮型に分けられ，化生上皮型は胃型（幽門腺型）と腸型，混合型に分けられる．
- 胆道の腺腫の多くは，化生上皮型の管状腺腫であるといえる．
- 胆嚢に多く認められる腺腫は胃型（幽門腺型）の管状腺腫である．胃の幽門腺型

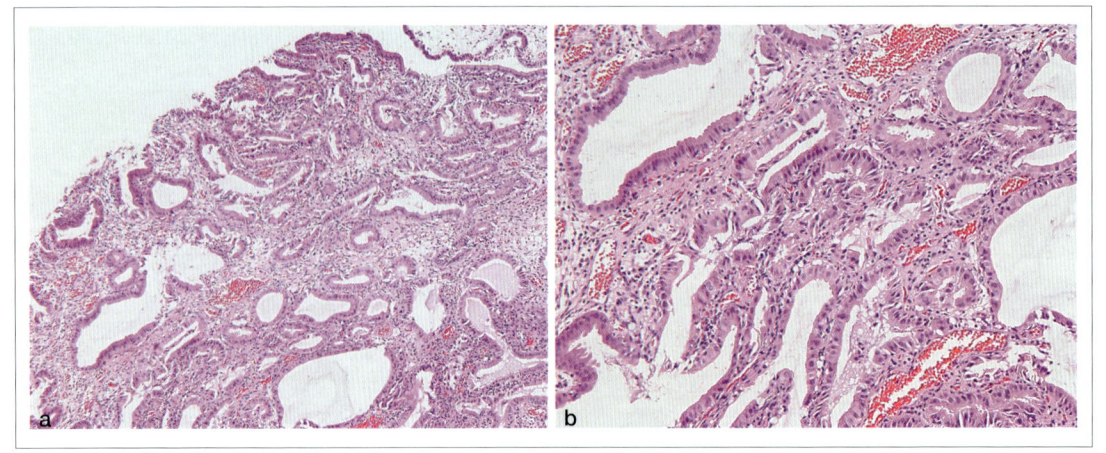

図2 胆嚢腺腫（固有上皮型）
軽度異型を示す固有上皮からなる腺腫（a：弱拡大，b：強拡大）．

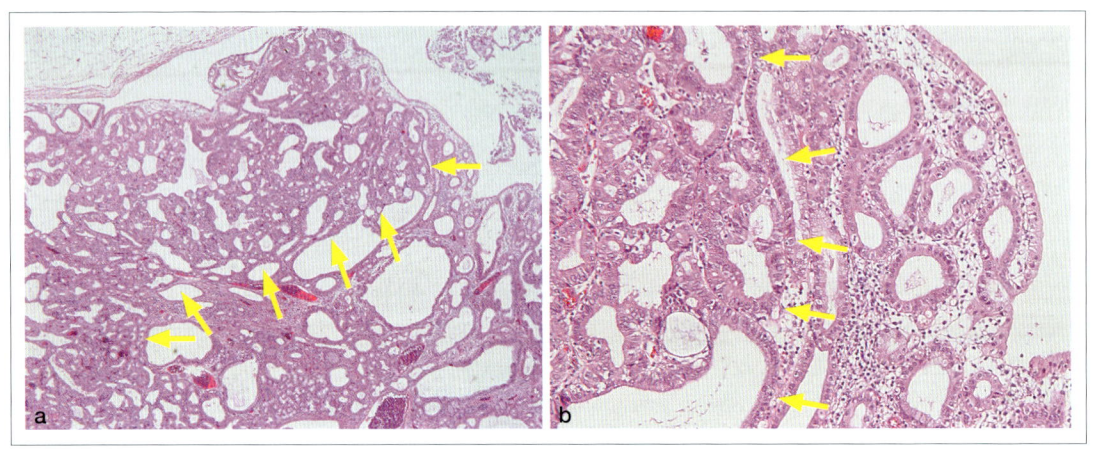

図3 腺腫内癌
a：弱拡大像．胃幽門腺形質を有する腺腫成分とともに，分化型管状腺癌が認められる（⇨）．
b：強拡大像．腺腫と癌の境界（⇨）は比較的明瞭である．

形質を有する腫瘍性腺管が高い密度で増殖し，周囲粘膜組織との間で境界を形成しながら結節状に増殖するのが特徴である　図1b, c．
- 固有上皮型の腺腫は頻度が低く，一般に低異型度のことが多い．したがって固有上皮からなる過形成ポリープとの鑑別が問題となる　図2．

腺腫内癌（carcinoma in adenoma）

- 腺腫はしばしば癌成分を伴い腺腫内癌として存在する．この場合にも肉眼的には結節状隆起病変としてとらえられる．
- 組織学的に，腺腫内癌の癌部では，構造異型・核異型ともに高くなり，腺腫部との境界が比較的明瞭である　図3．
- 腫瘍細胞の核は均一に腫大し，粘液産生は比較的弱い．管状腺腫の一部に分化型管状腺癌の病巣がみられ，腺腫内癌の形態がしばしば認められる．

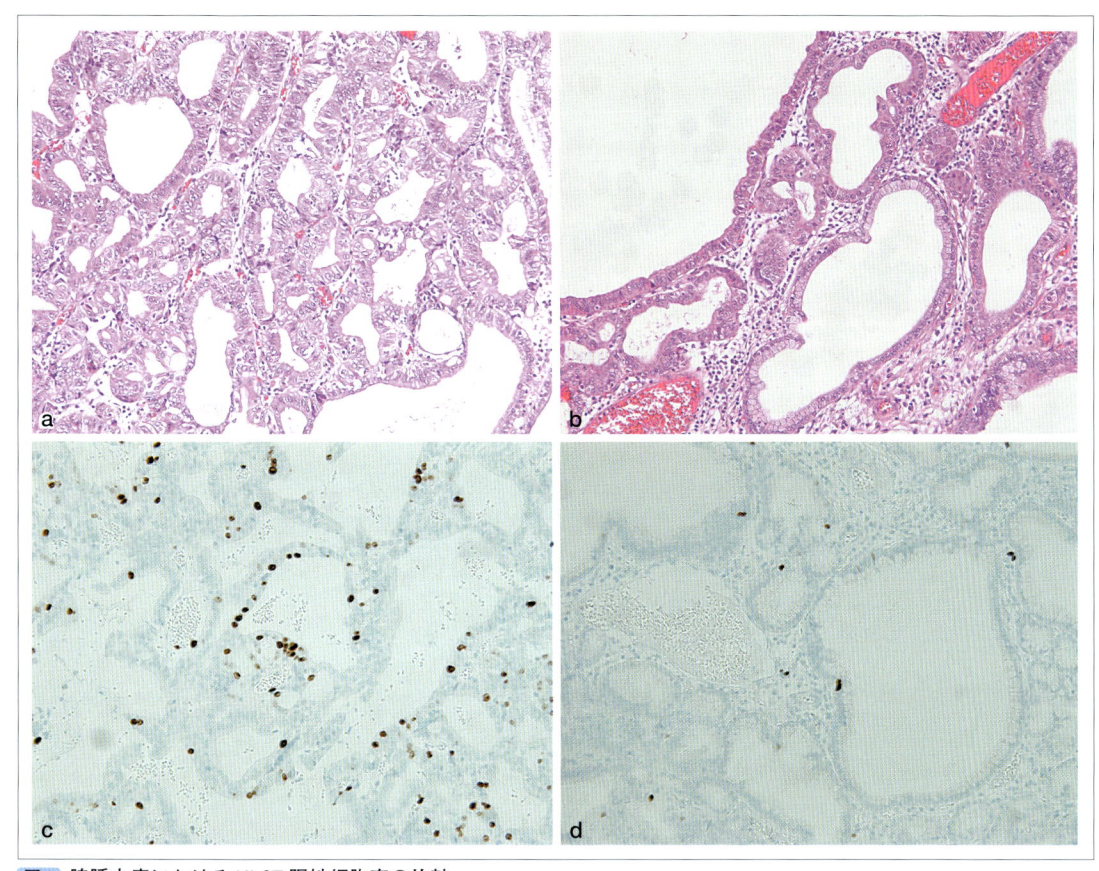

図4 腺腫内癌における Ki-67 陽性細胞率の比較
a, c：carcninoma 領域．Ki-67 陽性細胞率は約 20％
b, d：adenoma 領域．Ki-67 陽性細胞率は約 5％

免疫組織化学

- Ki-67 免疫染色は，腺腫・腺腫内癌における腺腫部と癌部との鑑別に有用であり，癌部での Ki-67 陽性細胞率は，腺腫の陽性率よりも高い 図4．
- 腺腫の約半数の症例では，β-カテニンが核・細胞質に陽性を示し，細胞膜に陰

診断のポイント

- 胆道における腺腫はまれである．胆嚢の隆起性病変では 1％前後を占めるにすぎない．
- 15mm 以上の腺腫では癌を伴うことがあり，詳細な検索が必要である．
- 腺腫は周囲粘膜と境界（front）を形成する病変である．
- 胆道における腺腫の多くは化生上皮からなるが，一部固有上皮から発生する症例もあり，過形成ポリープとの鑑別が必要となる．
- 胆道において，早期癌から進行癌への癌進展過程で adenoma-carcinoma sequence は，minor pathway と考えられている．
- 腺腫の一部と IPNB，胆嚢 ICPN のなかには鑑別が困難な症例が存在する．IPNB は腫瘍発生領域とともに，周囲粘膜への進展像の有無が重要である．胆嚢 ICPN に関してはサイズによる分類（adenoma or ICPN）が提唱されている．

性を示す.

前癌病変 (premalignant lesion) としての腺腫

- 早期癌〜進行癌への癌進展過程で，腺腫内癌は多くの癌で証明されているが，胆道癌に関しては重要な位置を占めていないものと考えられている．この理由として，①早期胆嚢癌全体に占める腺腫内癌の割合は10.9%と低いこと，②腺腫自体の頻度も癌に比べて非常に低いこと，③腺腫内癌の88.0%が有茎性で，全例で癌はポリープ頭部に限局していること，④ p53蛋白過剰発現が腺腫内癌では認められず，一方で腺腫を合併しない通常型癌の68.3%で p53蛋白過剰発現が認められること，⑤ KRAS遺伝子変異が腺腫内癌では認められないこと（通常型癌では10%に認められる），⑥早期癌から進行癌に至る主要経路が0-Ip型ではなく，0-Is，Ⅱa，Ⅱ型から結節型，びまん型であること，などが挙げられる．
- 十二指腸乳頭部の発癌過程としては，胆道癌と異なりadenoma-carcinoma sequenceが重要な発癌過程と考えられている．この理由として，十二指腸乳頭部癌の癌病巣周囲には腺腫病変が混在しており，癌病巣の進行とともに腺腫領域が減少することが報告されている．また，KRAS遺伝子変異やp53の過剰発現が腺腫領域で確認されている点が挙げられる．

鑑別診断

▶過形成ポリープ (hyperplastic polyp) 図5

- 固有上皮からなる過形成ポリープは，桑実状で有茎性ないし亜有茎性を呈する．
- 組織学的には，ポリープは異型の乏しい胆嚢固有上皮からなる点に注意すべきである．
- 低異型度の固有上皮からなる固有上皮型腺腫との鑑別が問題となる．

▶胆道内乳頭状腫瘍性病変 (intraductal/intracystic papillary neoplasm)

- 肉眼的に同定される乳頭状腫瘍性病変である．肝外胆管では肝外胆管乳頭状腫瘍 (intraductal papillary neoplasm of the extrahepatic bile duct：IPNB)，胆嚢では胆嚢内乳頭状病変 (intracystic papillary neoplasm of the gallbladder：ICPN) と呼ばれる．
- 病変部胆管は拡張し，囊胞状の拡張を示す例も存在する．粘液の過分泌，粘液貯留を伴う例もある．以前は，乳頭腫 (papilloma)，乳頭腫症 (papillaomatosis) などと診断されていたものも含まれる．intraluminal papillary neoplasm of the biliary tractは異型度により，軽度〜中等度異型（境界病変），高度異型（高分化型腺癌，上皮内癌）に分類される．
- 境界病変，特に軽度異型を示すIPNBのなかには乳頭状腺腫との鑑別が困難な

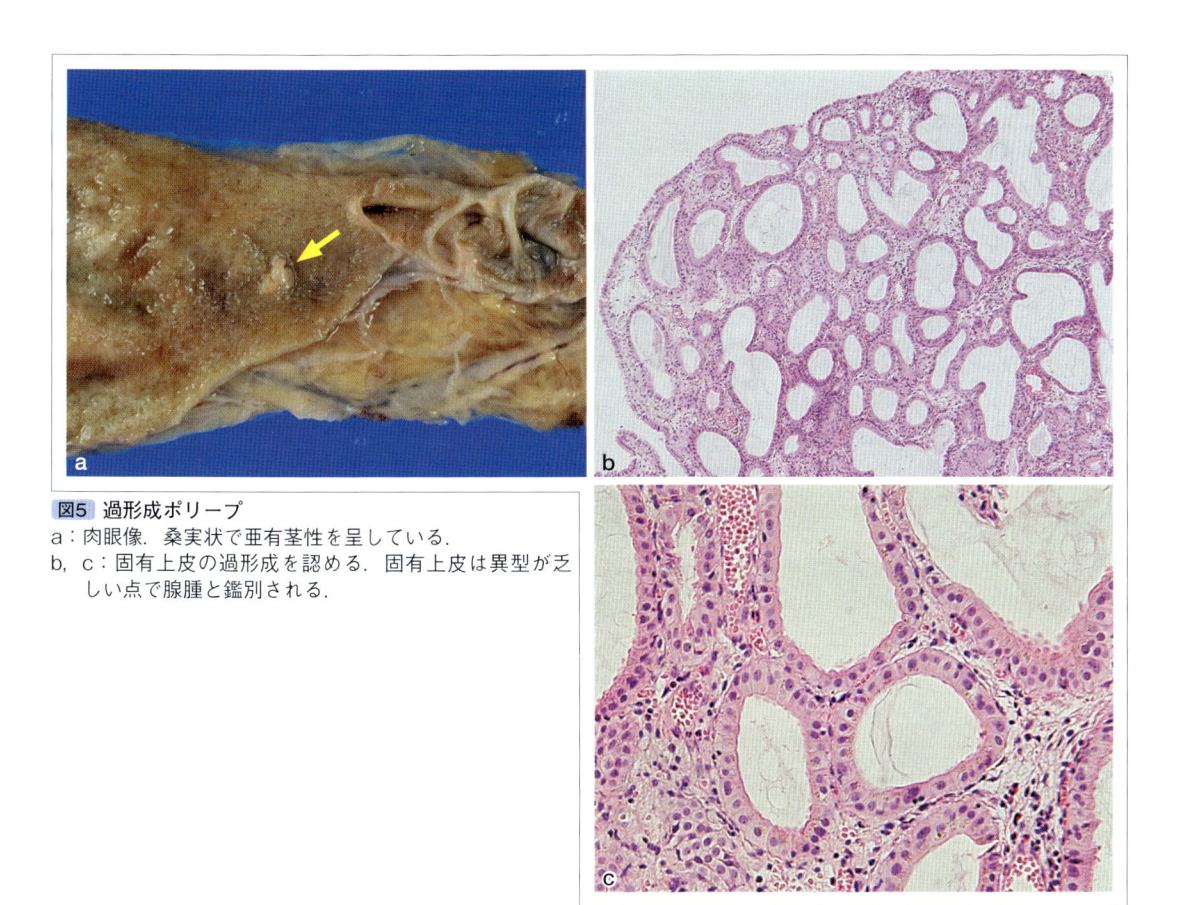

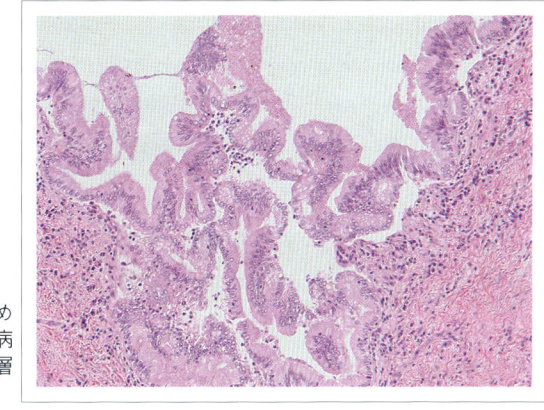

図5 過形成ポリープ
a：肉眼像．桑実状で亜有茎性を呈している．
b，c：固有上皮の過形成を認める．固有上皮は異型が乏しい点で腺腫と鑑別される．

図6 IPNB
異型上皮細胞の乳頭状増生を認める．本病変は中等度異型（境界病変）を示している．IPNB は表層拡大進展像を呈している．

症例が存在する．鑑別ポイントとしては，IPNB は肝左葉（特に肝 S4）に発生する頻度が高い点，胆道上皮の表層進展様式を示す点が挙げられる 図6．
- IPNB と同様に胆囊 ICPN も腺腫の一部との鑑別に苦慮する症例が存在する．Adsay らは胆囊の腫瘍性ポリープを ICPN（胆囊内の 10mm 以上の隆起性病変）と定義し，腺腫と鑑別するよう提唱している 図7．サイズによる鑑別は簡便な一方，生物学的に同様の組織をサイズにより区別することに対しては今後の検討課題である 表1．

腺腫

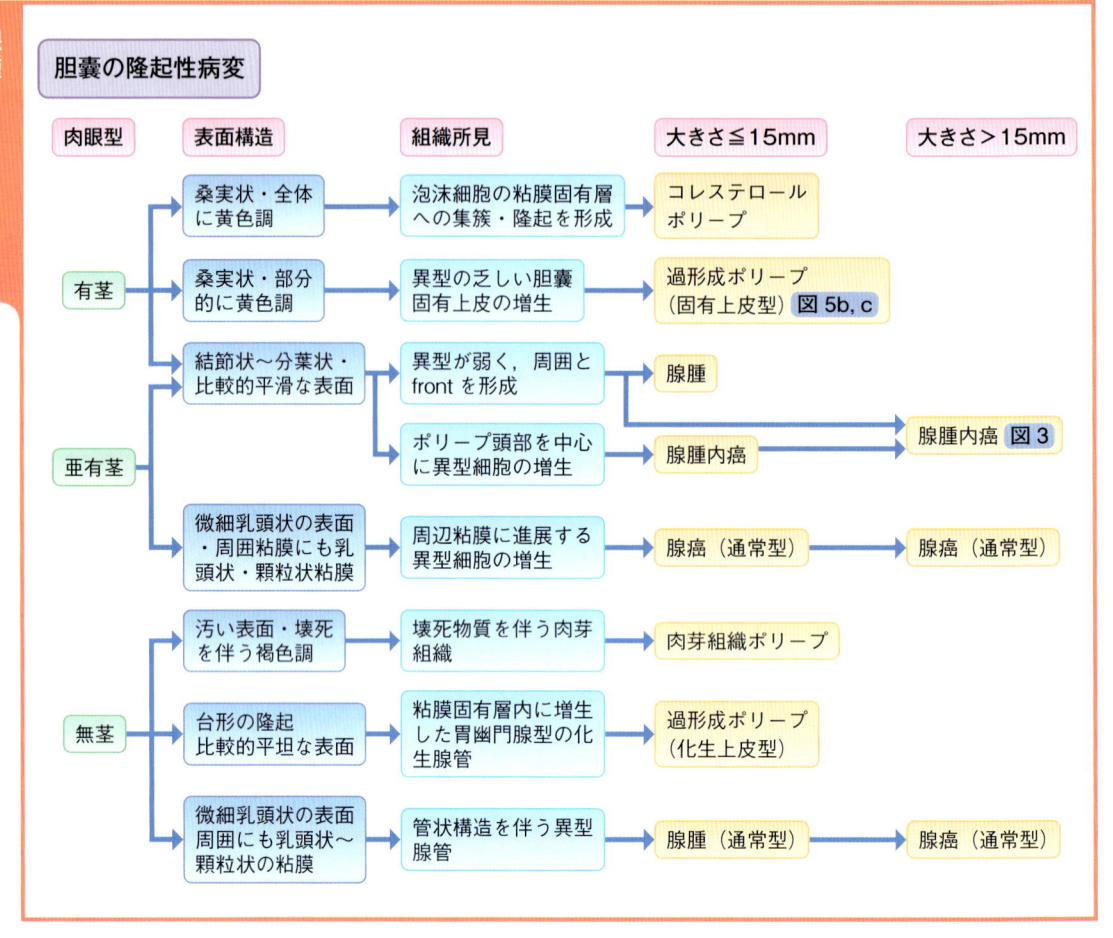

胆嚢の隆起性病変

肉眼型	表面構造	組織所見	大きさ≦15mm	大きさ>15mm
有茎	桑実状・全体に黄色調	泡沫細胞の粘膜固有層への集簇・隆起を形成	コレステロールポリープ	
有茎	桑実状・部分的に黄色調	異型の乏しい胆嚢固有上皮の増生	過形成ポリープ（固有上皮型）図 5b, c	
亜有茎	結節状〜分葉状・比較的平滑な表面	異型が弱く、周囲とfrontを形成	腺腫	腺腫内癌 図3
亜有茎	結節状〜分葉状・比較的平滑な表面	ポリープ頭部を中心に異型細胞の増生	腺腫内癌	
亜有茎	微細乳頭状の表面・周囲粘膜にも乳頭状・顆粒状粘膜	周辺粘膜に進展する異型細胞の増生	腺癌（通常型）	腺癌（通常型）
無茎	汚い表面・壊死を伴う褐色調	壊死物質を伴う肉芽組織	肉芽組織ポリープ	
無茎	台形の隆起 比較的平坦な表面	粘膜固有層内に増生した胃幽門腺型の化生腺管	過形成ポリープ（化生上皮型）	
無茎	微細乳頭状の表面 周囲にも乳頭状〜顆粒状の粘膜	管状構造を伴う異型腺管	腺腫（通常型）	腺癌（通常型）

▶腺癌（adenocarcinoma），
低異型度上皮内癌（low grade intraepithelial carcinoma）

- 腺腫は，限局性の小隆起性病変である．胆嚢内に広範に広がる低異型度上皮性腫瘍を腺腫と診断している症例報告などが散見されるが，その多くは低異型の高分化型腺癌である．
- 『胆道癌診療ガイドライン』に記載されているとおり，胆嚢隆起性病変で径10mm以上，かつ画像上増大傾向を認める場合，または大きさにかかわらず広基性病変は，組織学的に低異型度の上皮性腫瘍であっても腺腫ではなく高分化型腺癌と診断すべきである．
- 腺腫と，ICPN（胆嚢内の10mm以上の隆起性病変）および低異型度の高分化型腺癌の厳密な組織学的判定基準は，今後の課題である．

治療と予後

- 胆嚢の腺腫と腺腫内癌の肉眼型，大きさ別の癌化率を検討した研究では，癌化率は大きさに比例して増大すると報告されている．最大径15mm以上の腺腫では，

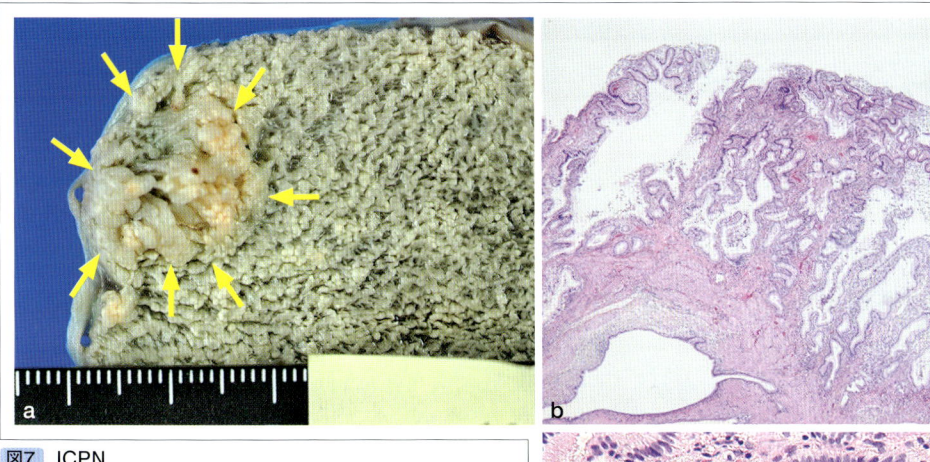

図7 ICPN
a：肉眼像．胆嚢底部に15×15mmの乳頭状隆起性病変を認める（⇨）．病変周囲にはコレステロールポリープを伴う．
b：管状腫瘍細胞が乳頭状の発育を示す．
c：腫瘍細胞は軽度異型を示し，腺腫との鑑別が困難であるが，本腫瘍は広基性であり，外方性の発育も示し，また腫瘍径も勘案し，ICPNと診断した．

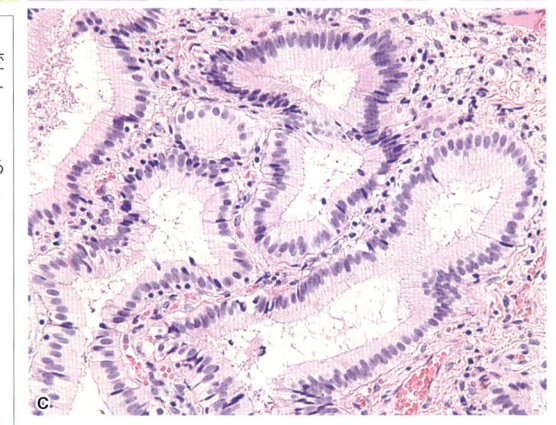

表1 definition of intracystic papillary neoplasm（ICPN）

Gallbladder neoplasm that is:
Intramucosal
Pre-invasive neoplastic（dysplastic）
Mass forming；exophytic（papillary or polypoid）
≧ 1.0cm
Compact
Distinct from the neighboring mucosa

(Adsay V, et al. Criteria for pathologic sampling of gallbladder specimens. Am J Clin Pathol. 2013；140（2）：278-80.)

その90％以上が癌化を示し，腺腫全体では約40％に癌化を示した．

- 『胆道癌診療ガイドライン』では，胆道癌リスクファクターとして胆嚢腺腫（Evidence Level V），および乳頭部腺腫（Evidence Level Ⅳ）が挙げられているが，肝外胆管腺腫は含まれていない．

- 『胆道癌診療ガイドライン』では，胆嚢ポリープの径が10mm以上で，かつ画像上増大傾向を認める場合，または大きさにかかわらず広基性病変では，腺腫ではなく胆嚢癌（腺癌）の頻度が高く，胆嚢摘出術の適応と示されている．

(吉澤忠司，鬼島　宏)

biliary intraepithelial neoplasia
上皮内腫瘍

疾患の概要

- 胆管上皮内腫瘍は，大型胆管に発生する胆管癌の前癌病変と位置づけられている．
- biliary intraepithelial neoplasia（BilIN）と胆管内乳頭状腫瘍（intraductal papillary neoplasm of the bile duct：IPNB）の2種類の胆管上皮内腫瘍が広く認識されている 表1．
- BilIN は顕微鏡レベルの病変で，これまでディスプラジアや上皮内癌と呼ばれていた病変に相当する．
- IPNB は粘液産生性胆管腫瘍，胆管乳頭腫症を包括する概念で，乳頭型胆道癌，肝内発育型胆管癌と診断されていた腫瘍の一部も IPNB に含まれる．
- 頻度は，IPNB に比して BilIN が圧倒的に多い．
- BilIN は，肝内大型胆管，肝外胆管，胆囊に発生し，IPNB は肝内大型胆管と肝外胆管に発生する．IPNB 類似の腫瘍は胆囊にも発生するが，乳頭腫との異同を含めコンセンサスは得られていない．
- BilIN，IPNB ともにさまざまな異型度を呈し，胆管癌の多段階発癌プロセスを反映する．

染色体・遺伝子異常

- BilIN と IPNB に共通した遺伝子異常として，$KRAS$ 遺伝子変異は早期から，$p53$ の異常は後期にみられる．そのほか，$p16$，$SMAD4$ 遺伝子などの異常が報告されている．
- $GNAS1$ 遺伝子の異常は IPNB でしか確認されていない．

表1 胆管上皮内腫瘍の分類

現在の分類	対応する旧来の用語
biliary intraepithelial neoplasia（BilIN）	ディスプラジア 上皮内癌
胆管内乳頭状腫瘍（IPNB）	胆管乳頭腫 胆管乳頭腫症 粘液産生性胆管腫瘍 肝内発育型胆管癌の一部 乳頭型胆道癌の一部

臨床所見

■ 好発年齢，性
- BilIN は 50 歳以上の成人に多いが，慢性胆道疾患合併例では若年にもみられる．男女差は明らかにされていない．
- IPNB は 50～80 代に多く，男女比は約 3：2 と男性優位である．

■ 臨床症状
- BilIN は顕微鏡レベルの変化で，臨床症状を起こさない．しかし，原発性硬化性胆管炎（primary sclerosing cholangitis：PSC），肝内結石症，胆道拡張症，胆石症合併例では，背景胆道疾患に伴う症状をみる．浸潤癌を伴うと閉塞性黄疸など癌関連の症状がでる．
- IPNB では，胆管内腫瘍に伴う閉塞性黄疸，胆管拡張による腹痛，随伴性胆管炎に伴う発熱などをみる．

■ 画像所見
- BilIN は CT や MRI では描出できない．胆管内視鏡で粘膜の微小な変化がみられることがあるが，非特異的である．
- IPNB では胆管内に乳頭状腫瘍が描出される．上流胆管は拡張することが多く，しばしば囊胞状となる．胆管内視鏡で乳頭状病変の粘膜変化が確認できることがある．
- 囊胞状の IPNB では，胆管との交通が確認できるが，炎症が強い場合は確認できないこともある．
- IPNB の 80％は肝内胆管に発生し，肝内 IPNB の 60％は左葉に発生する．

■ 腫瘍マーカー
- CA19-9，CAE が上昇することがある．

病理所見

肉眼所見

- BilIN は通常肉眼的には確認できず，組織学的に偶発的に診断される．胆囊病変は粘膜の毛羽立ち状変化がみられることがある．
- IPNB では胆管内腔に発育する乳頭状腫瘍と上流胆管の拡張がみられ 図1 ，30％の症例で粘液の過剰産生を伴う．まれであるが，胆管内に乳頭状腫瘍が多発することも知られている．
- BilIN，IPNB ともに，浸潤癌を合併すると充実性結節が確認できる．

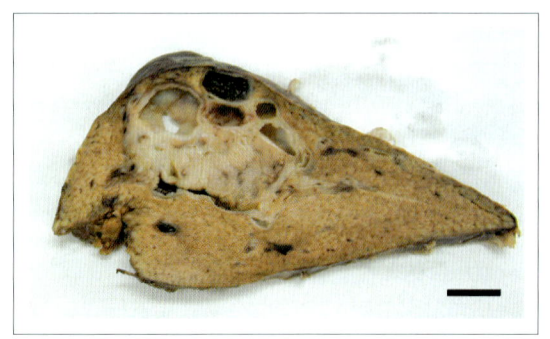

図1 IPNB の肉眼所見
拡張した胆管内に充満する腫瘍をみる（━：1cm）．

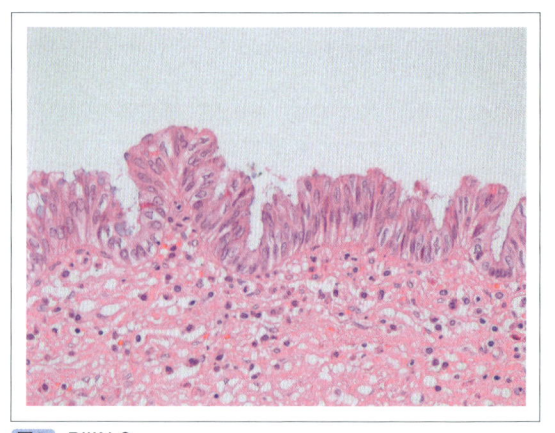

図2 BilIN-2
偽乳頭状の異型病変で，核腫大，細胞極性の乱れ，不整核膜などがみられる．

表2 BilIN の組織所見

過形成・再生粘膜	通常平坦粘膜で，肝内結石症や先天性胆道拡張症では，乳頭状となることがある．細胞密度が軽度増加する．核は類円形で，核縁は平坦である．核クロマチンは微細で，均等に分布する．上皮内の好中球浸潤がみられることもある．核分裂像もみられることがある．
BilIN-1	平坦もしくは低乳頭状病変．細胞極性は比較的保たれ，核は基底側に位置する．部分的に核の偽重積がみられるが，細胞の先端に達することはない．核膜の不整，核腫大，核／細胞質比（N/C 比）の増加などの軽い細胞異型を伴う．核の大きさや形は比較的均一で，大型核がみられる場合は，BilIN-2, -3 を考慮する．
BilIN-2	平坦もしくは低乳頭状病変で，核密度が増加した偽乳頭状病変もみられる．細胞極性の乱れが明らかだが，びまん性変化ではない．細胞の先端に達する核の偽重積を散見する．大型核，核濃染，不整核膜などの異型性が明確である．核の大きさや形も不整となる．付属腺への進展（glandular involvement）がみられることもある．核分裂像はまれ．
BilIN-3	低乳頭状もしくは偽乳頭状病変を示すことが多く，平坦病変はまれ．細胞学的に癌の特徴を有するが，基底膜を越えた浸潤がみられない．細胞極性はびまん性に乱れ，核は細胞の先端に達し，内腔側への突出もみられる．篩状の管腔形成もみられることがある．細胞学的には，核膜の不整，核濃染，奇異な大型核がみられる．核分裂像もみられることがある．付属腺への進展も伴う．

（Zen Y, et al. Biliary intraepithelial neoplasia: an international interobserver agreement study and proposal for diagnostic criteria. Mod Pathol. 2007；20：701-9.）

組織学的所見

BilIN

- 胆管上皮に，核腫大，核濃染，核膜の不整像，細胞極性の乱れなどの異型性をみる 図2．
- 異型度に基づき，BilIN-1，BilIN-2，BilIN-3 の3段階に分類する 表2 図3．
- 核分裂像がみられる場合は高異型度病変，特に BilIN-3 が示唆される．しかし過形成でも核分裂像を伴うことがあるので，それだけで診断してはならない．
- 非異型上皮との間にフロントを形成することがある．特に BilIN-3 でフロントが明瞭なことが多い．

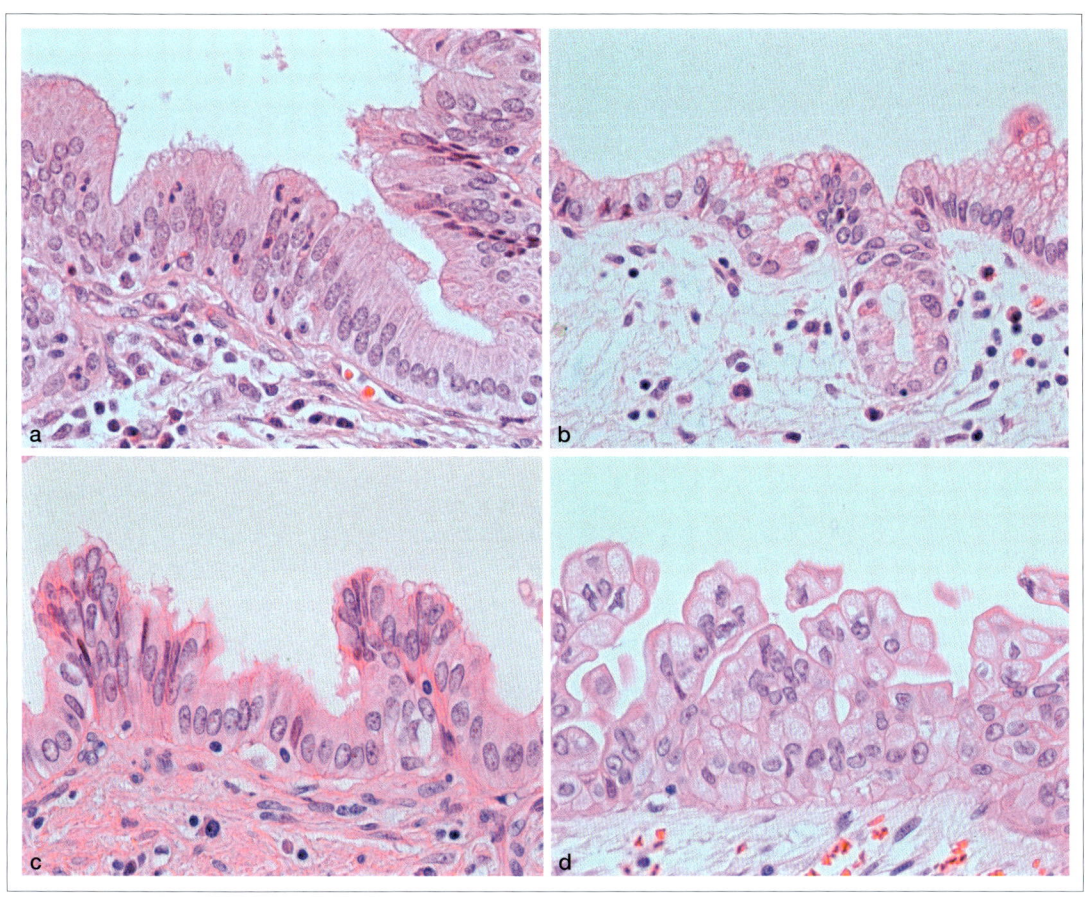

図3 再生上皮と BilIN
a：再生上皮．核密度の増加と核腫大がみられるが，核は類円形で均一．上皮内好中球の浸潤をみる．
b：BilIN-1．核膜の不整，核腫大，粗なクロマチンなどがみられるが，細胞極性は保たれる．
c：BilIN-2．核の異型性がより明瞭で，細胞極性が乱れ，先端に達する核の挙上を散見する．
d：BilIN-3．核異型だけでなく，びまん性の細胞極性の乱れをみる．

- BilIN はしばしば胆管付属腺内に上皮内進展する **図4**．顕著な例は浸潤癌との鑑別を要す．
- BilIN は平坦，微小乳頭状病変である．胆囊粘膜は生理的に乳頭状であり，胆囊 BilIN を乳頭状病変と誤認してはいけない．
- BilIN は浸潤癌に進展すると通常管状腺癌の組織像を呈す．

IPNB

- 拡張した胆管内腔に異型胆管上皮の乳頭状増殖がみられる **図5**．線維性結合組織からなる茎を有し，高乳頭状構造を呈す．
- 核異型，核の重積，細胞極性の乱れなどの異型性がみられ，異型度により軽度異形成（腺腫相当），中等度異形成（境界悪性相当），高度異形成（上皮内癌相当）に分類する．
- 腫瘍は上皮置換性に側方進展し，進展部では高乳頭状構造が不明瞭となり，BilIN に類似することがある．
- 管腔内に分泌された粘液や，細胞内粘液がしばしば確認できる．

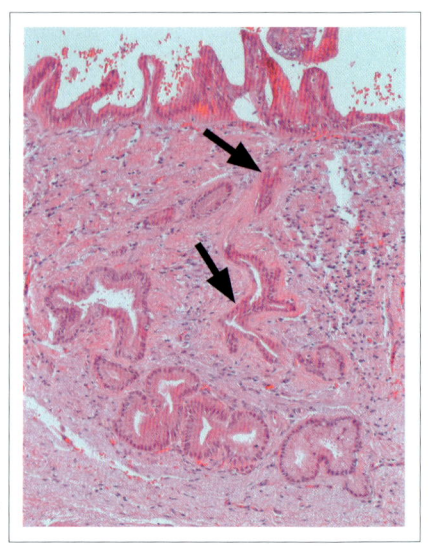

図4 BilIN の付属腺内進展（BilIN-2）
付属腺の導管に沿って BilIN の進展をみる（➡）．深部には，既存の腺組織が確認できる．

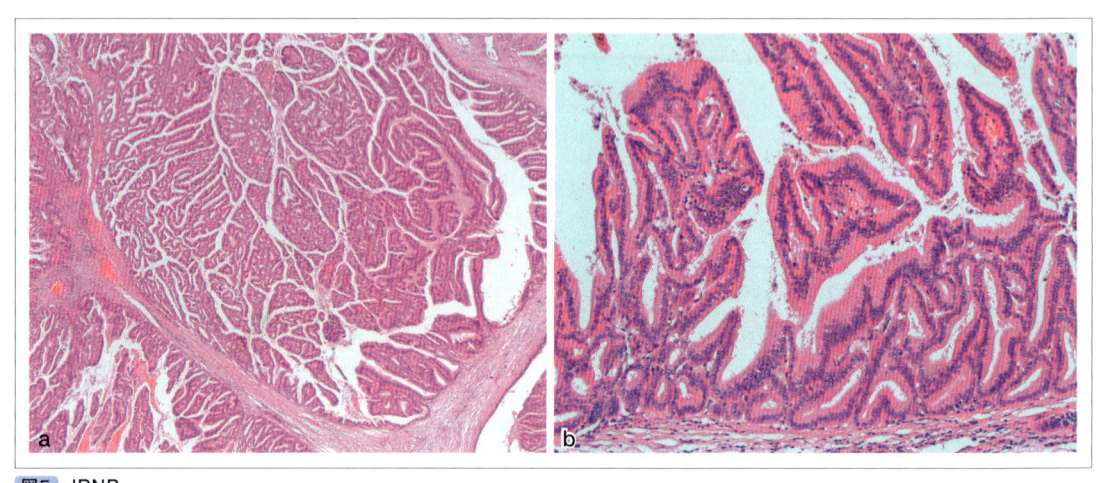

図5 IPNB
拡張した胆管内に充満する異型胆管上皮の乳頭状増殖をみる（a：低倍率像，b：中倍率像）．

- 診断時に浸潤癌を合併している症例があるが，その頻度は報告により差がある．
- 浸潤癌合併例は管状腺癌だけでなく，粘液癌の組織像を呈することがある．
- 粘液過剰産生例で粘液が間質に漏出し，mucous lake を形成する．粘液内に浮遊する上皮がみられない限り，浸潤巣としてはいけない．
- 浸潤癌非合併例では壊死はみられない．
- 管状構造はみられたとしても，部分的である．

免疫組織化学

- BilIN と IPNB は CK7, 19 に陽性となる．MUC5AC を高頻度に発現する．
- 浸潤癌合併例では，浸潤巣に MUC1 や p53 を高率に発現する．
- CK20，MUC2，MUC6，CDX2 などの発現は組織亜型と密接に関連している 表3 ．

表3 IPNBの組織形態分類とその特徴

	膵胆管上皮型	腸型	胃型	オンコサイト型
細胞形態	円柱〜立方	高円柱	円柱	円柱〜立方
細胞質	好酸性	好酸性	淡明	強い好酸性
核の形態	類円形	重積核	類円形	類円形
核の位置	基底側	基底側	基底側	細胞中心性
異型度	高度異形成	中等度〜高度異形成が多い	軽度〜高度異形成	高度異形成
浸潤癌	管状腺癌	管状腺癌 粘液癌	管状腺癌	管状腺癌
免疫染色				
CK7	＋	＋／−	＋	＋
CK20	−	＋	−	−
MUC1	＋	−	−	＋
MUC2	−	＋	−	−
MUC5AC	＋	＋	＋	＋
MUC6	＋	−	＋	＋
CDX2	−	＋	−	−

- BilINとIPNBともに異型度が増加するにつれて，p21, サイクリンD1の発現が増加し，SMAD4の発現が減弱する．BilIN-2・3は，しばしばS100Pを発現する．
- CA19-9に加えてCEAを発現することがある．

組織亜型・分類

BilIN

- ほとんどの症例は胆管上皮類似の形態を呈し，免疫染色ではCK7陽性，CK20陰性，MUC2陰性，CDX2陰性である．
- まれに腸型の組織形態や形質を示すことがある．大腸ディスプラジアに類似し，核の偽重積，杯細胞の介在がみられ，免疫染色でCK20, MUC2, CDX2の発現をみる．腸型のBilINはPSCでみられることが多い 図6 ．

IPNB

- 細胞形態に基づいて膵胆管上皮型，腸型，胃型，オンコサイト型に分類する 図7 表3 ．膵胆管上皮型と腸型の頻度が高い．
- 膵胆管上皮型の腫瘍細胞は円柱〜立方状で，好酸性の細胞質と類円形核を有する．通常，高度の核異型を伴い高度異形成に分類される．MUC5AC陽性，CK20, MUC2, CDX2は陰性．
- 腸型は大腸腺腫に類似した組織像を呈す．細胞は高円柱状で重積核を有し，免疫

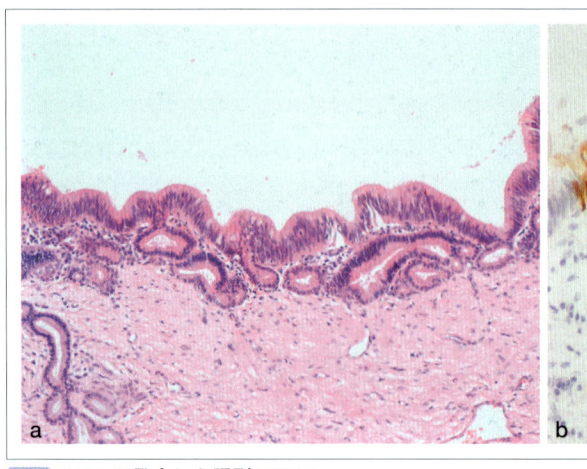

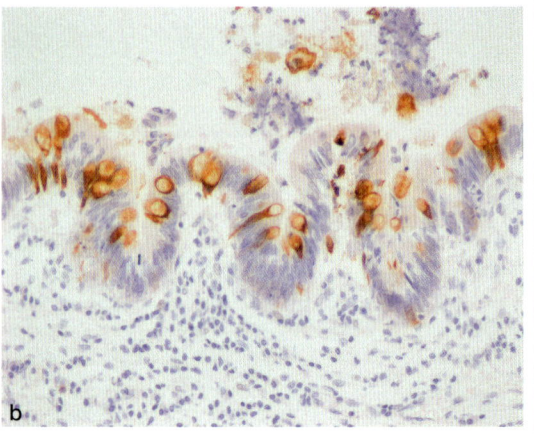

図6 PSC に発生した腸型 BilIN-1
a：核の偽重積や杯細胞の介在をみる．大腸粘膜ディスプラジアに類似する．
b：MUC2 免疫染色で杯細胞が明瞭となる．

染色でCK20，MUC2，CDX2 の発現をみる．通常，CK7 も発現するが，まれに陰性となる．

- 胃型は，胃の腺窩上皮に類似した形態を呈す．細胞は円柱状で核は基底側に位置し，細胞内粘液を有する．高度異形成の症例では，膵胆管上皮型と鑑別が難しくなる．
- オンコサイト型は，複雑な乳頭状構造を呈す．細胞は立方〜円柱状で，強い好酸性の細胞質，中心に位置する類円形核を有す．ホブネイル構造もみられる．
- 合併する浸潤癌に関しては，膵胆管上皮型，胃型，オンコサイト型は管状腺癌に進展することが多い．腸型 IPNB は管状腺癌だけでなく，粘液癌に進展することがある．

診断のポイント

- BilIN は顕微鏡レベルの病変で，IPNB は肉眼的に確認できる病変である．
- BilIN は同じ異型度の病変であっても，組織形態は症例間でバリエーションがあり，個々の症例で細胞異型，構造異型に基づいて異型度を判断する必要がある．
- BilIN-1 と反応性変化の鑑別においては，免疫染色は通常有用ではなく，組織形態に基づいて判断する．核膜の不整陥凹，上皮内好中球の有無が有用な所見となる．
- BilIN の付属腺内進展を浸潤癌と誤認しない．周囲に異型のない腺組織が存在することが参考になる．
- IPNB は頻度の高い腫瘍でなく，診断は慎重に行う．大腸癌の転移，胆管内に内反した乳頭部腫瘍などが類似の像を呈すことがある．
- IPNB では異型度だけでなく，組織型分類を記載する．
- IPNB と胆管嚢胞腺癌・腺腫の区別で最も重要な所見は，卵巣様間質の有無である．

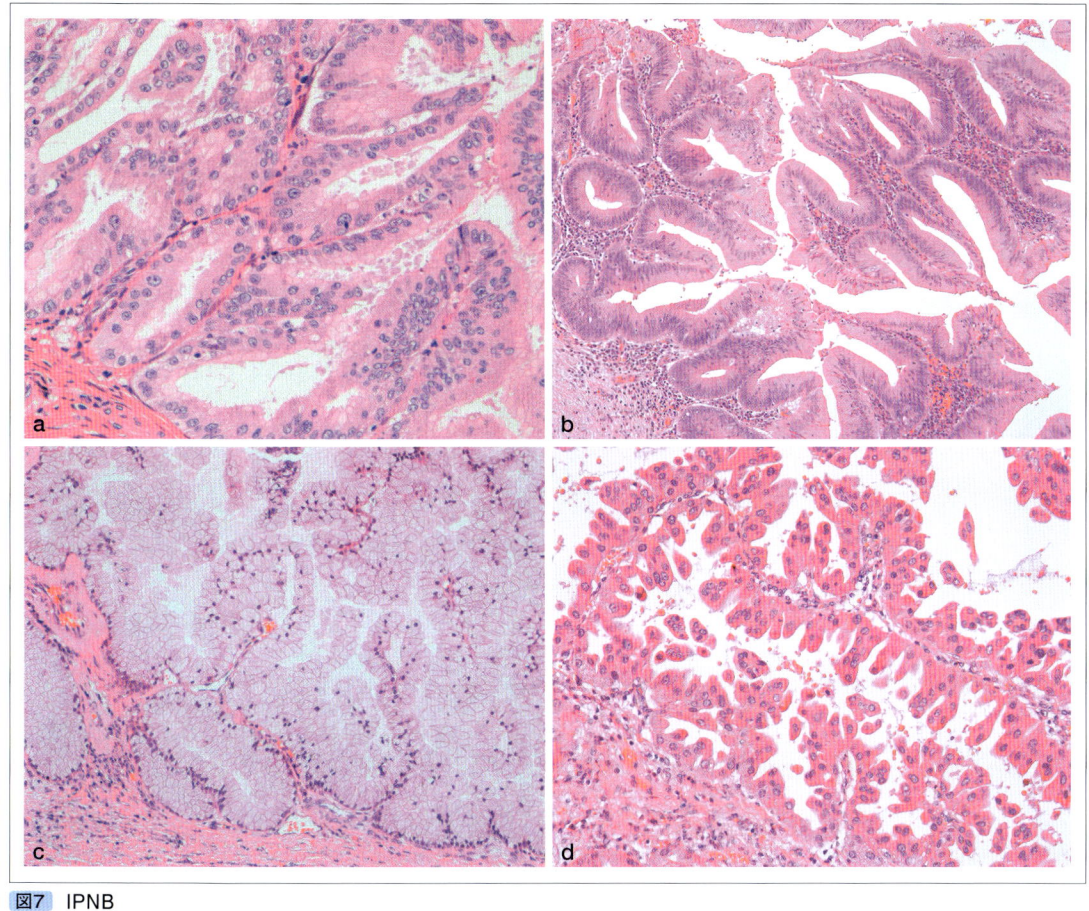

図7 IPNB
a：膵胆管上皮型　　b：腸型　　c：胃型　　d：オンコサイト型

鑑別診断

▶ BilINとIPNBの鑑別

- 顕微鏡レベルの病変であるBilINと異なり，IPNBは画像的もしくは肉眼的に確認できる．
- BilINでは高乳頭状構造はみられない．
- BilINの大部分は膵胆管上皮型だが（まれに腸型），IPNBは腸型，胃型，オンコサイト型の組織形態を呈す．
- PSCに合併する腸型BilINは，浸潤癌を合併すると胆管内発育や粘液の過剰産生を示し，腸型IPNBとの鑑別が問題となるが，IPNBに比べて胆管内腫瘍の構造が複雑で，整然とした乳頭状構造がないことで鑑別できる．また，IPNBがPSCに合併することは非常にまれで，PSCの既往の有無が鑑別に役立つ．

```
上皮内腫瘍
├─ 異型胆管上皮
│   ├─ 平坦・低乳頭状（顕微鏡レベル）
│   │   ├─ 核腫大はあるが，核は類円形で均一 → 再生・過形成上皮 図3a
│   │   └─ 核膜の不整な陥凹など，腫瘍性の細胞異型あり
│   │       ├─ 細胞極性は保たれる* → BilIN-1 図3b
│   │       ├─ 細胞極性が部分的に乱れ，核の挙上を散見する* → BilIN-2 図3c
│   │       └─ びまん性の細胞極性の乱れをみる* → BilIN-3 図3d
│   └─ 高乳頭状
│       ├─ 嚢胞状変化（−）
│       │   ├─ 複雑な乳頭・管状構造，強い細胞異型，壊死などを伴う → 大腸癌の転移，内反した乳頭部腫瘍など別の腫瘍を考える
│       │   └─ 整然とした乳頭状腫瘍で，壊死なし → IPNB 図5, 7
│       └─ 嚢胞内病変
│           ├─ 整然とした乳頭状腫瘍で，卵巣様間質なし → IPNB 図5, 7
│           └─ 卵巣様間質あり → 胆管嚢胞性腫瘍
```

*それ以外の所見も考慮する 表2

▶胆管上皮の反応性変化

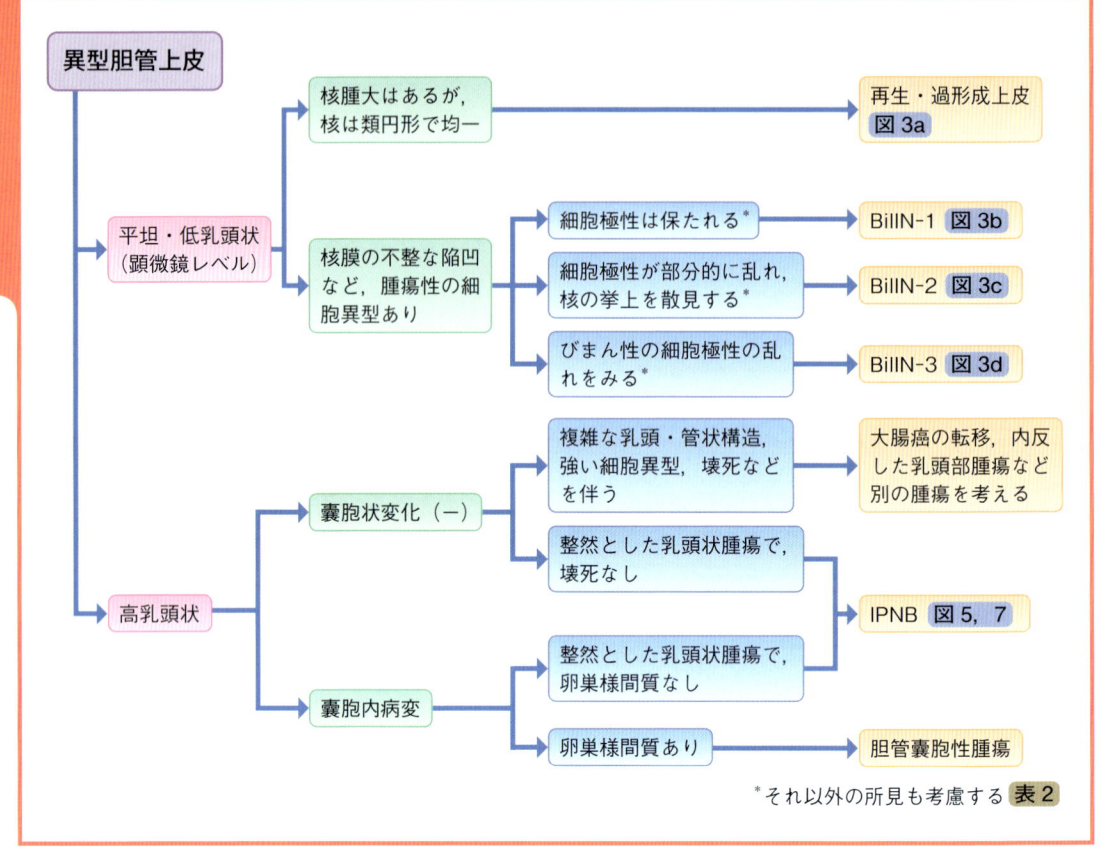

- 胆管炎や胆囊炎に伴う胆管上皮の変化は，BilIN との鑑別を要す．上皮内の好中球浸潤，類円形の核，微細なクロマチンは反応性変化を示唆する 図3a．
- Ki-67 は反応性変化でも陽性率が高くなることがあり，鑑別に利用できない．p53 は反応性変化では陰性だが，BilIN でも陽性率は高くない．
- 先天性胆道拡張症では，胆管上皮が乳頭状の過形成を示すことがある 図8．細胞異型がないことで BilIN や IPNB と区別できる．

▶大腸癌の肝転移

- 大腸癌の肝転移巣で，腫瘍が胆管内に発育することがある．腫瘍細胞が上皮置換性に増殖するため，原発性肝腫瘍，特に腸型 IPNB との鑑別が問題となる．大腸癌の転移では胆管内の乳頭構造が複雑で管状構造や壊死を伴う 図9．また，IPNB に比べて細胞異型が強い．
- 腸型の IPNB では CK7，19 などの胆管形質が保持されるが，大腸癌では陰性であることが多い．

▶胆管断端にみられる異型腺管―浸潤癌か BilIN か

- 胆管癌（特に肝門部胆管癌）の胆管断端にみられる異型腺管が，浸潤癌の壁内浸潤なのか BilIN の付属腺進展なのか鑑別が問題となることがある（3章『肝外胆

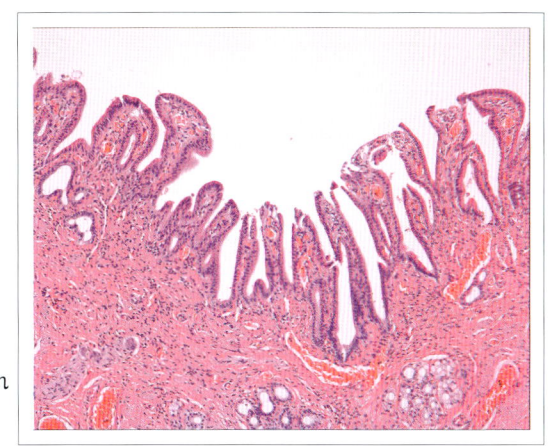

図8 先天性胆道拡張症にみられた総胆管の過形成粘膜
乳頭状の過形成像がみられる．

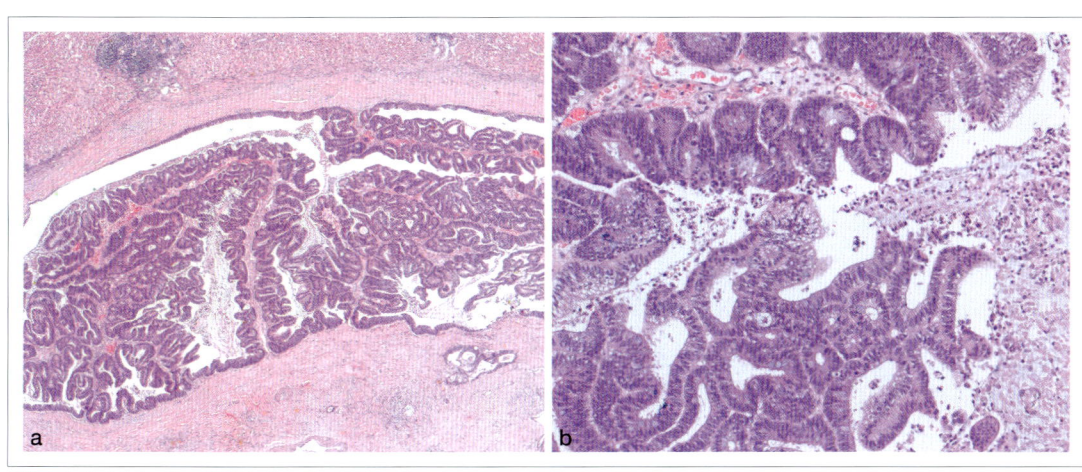

図9 大腸癌肝転移の胆管内発育
胆管内に乳頭状腫瘍を形成し，上皮置換性発育を示す．IPNB に比して細胞異型が強く，構築も複雑で，壊死が明瞭である（a：低倍率像，b：中倍率像）．

管癌』参照）．周囲に既存の付属腺が存在するか，表層被覆上皮に異型があるか否かが鑑別に有用である **図10**．

- BilIN の進展なら，通常被覆上皮にも異型があり，周囲に異型のない付属腺が分布する．

▶胆管嚢胞腺癌・腺腫（bile duct cystadenocarcinoma/biliary cystadenoma）

- 胆管の嚢胞状拡張を伴う IPNB では胆管嚢胞腺癌・腺腫との鑑別が問題となる．卵巣様間質の有無が最も重要な所見で，間質が確認できる場合は胆管嚢胞腺癌・腺腫と診断できる．卵巣様間質は部分的にしかみられないことがあるので，十分なサンプリングが必要である．
- 嚢胞状の IPNB では胆管との交通があるが，胆管嚢胞腺癌・腺腫では通常交通はみられない．

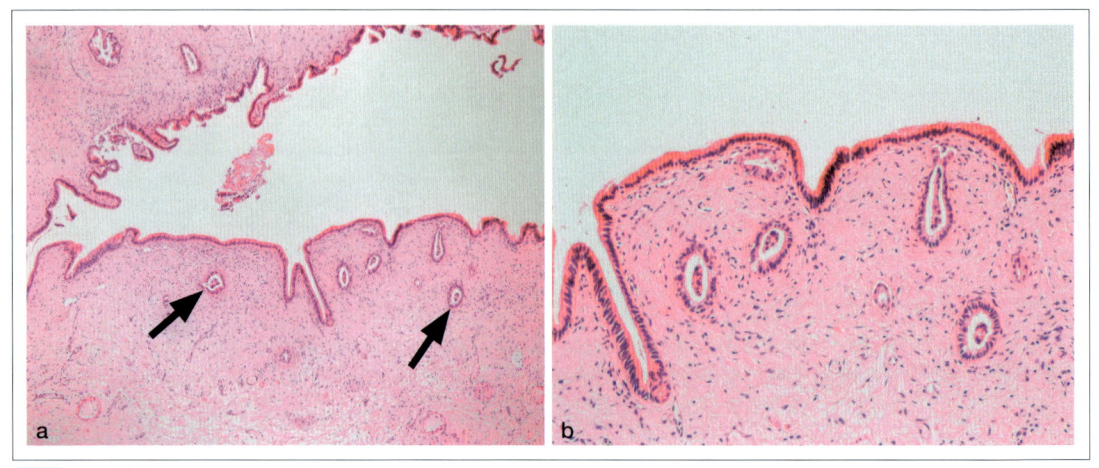

図10 胆管断端にみられた異型腺管
胆管壁内に異型腺管を散見する（➡）．表層被覆上皮に異型性はなく，周囲に腺組織も確認できず，浸潤癌の壁内進展と判断できる（a：低倍率像，b：中倍率像）．

治療と予後

- 多くの論文で，断端が上皮内癌で陽性の場合は陰性とかわらず，予後には影響がないとの報告がある．
- BilIN が切除標本で偶発的にみられ，全切除されていれば，追加治療の必要はない．断端に BilIN-3 が確認された場合，可能な限り追加切除が望まれる．
- BilIN から浸潤癌に進展するのに要する時間は明らかでない．
- IPNB は外科的切除が第 1 選択である．
- 非浸潤性 IPNB の予後は良好である．浸潤癌合併例でも，特に粘液癌は，通常型胆管癌に比して予後がよい．

（全　陽）

tumor-like lesions
腫瘍類似病変

疾患の概要

- 胆道系にはさまざまな腫瘍類似病変が発生する．胆道の閉塞や拡張などの所見がある場合，腫瘍性疾患を除外することがきわめて重要となる．
- 腫瘍類似病変は胆嚢に多いが，肝内・肝外胆管や乳頭部にもみられる．
- 炎症に伴う変化，過形成，発生・分化異常などが主体である．
- 臨床所見，画像所見のみからは確定診断が難しく，生検もしくは切除後の病理組織診断が必要になることが多い．また，摘出検体の病理学的検討で初めて見出されることもある．
- 基本的に良性疾患であるが，上皮異型を伴い，悪性との鑑別が問題となることがある．また，前癌病変的な性格をもつものも含まれるため注意が必要である．

臨床所見

好発年齢，性
- さまざまな年齢層に認められる．胆石症やこれに関連した胆嚢炎は女性にやや多い．胆嚢コレステロールポリープは胆石症を伴わないが，40～50代の女性に多い．
- 先天性胆道拡張症の多くは30歳前に診断され，1:3で女性に多い．
- 原発性硬化性胆管炎は小児～高齢者までみられるが，初発は40歳前後で，2:1で男性に多い．
- IgG4関連硬化性胆管炎は中高年で発症し，男性に多い傾向がある．

臨床症状
- 胆嚢病変は胆嚢炎症状で発症するか，画像診断で発見される．
- 胆管病変や乳頭部病変は閉塞性黄疸で発症し，その後の胆道造影検査や内視鏡検査で確認される．

画像所見
- 疾患の種類に応じ多彩である．CT，MRI画像，内視鏡検査，超音波検査などで，限局性もしくはびまん性の病変や胆道の狭窄または拡張が見出される．

病理所見

胆嚢

二房性胆嚢（bilocular gallbladder） 図1

- 胆嚢内腔に隔壁が形成され，2つの独立した腔が形成される疾患である．先天的な要因で起こるとされているが，壁内結石，腺筋過形成などの後天的な要因でも起こりうる．
- 底部が憩室様に突出するものはフリジア帽変形（Phrysian cap deformity），胆嚢がほぼ同じ大きさに分画されるものは砂時計胆嚢（hour-glass gallbladder）と呼ばれている．特に前者は，臨床的に胆嚢腫瘍との鑑別が困難なことがある．
- 多くの場合，胆石や慢性炎症を伴う．

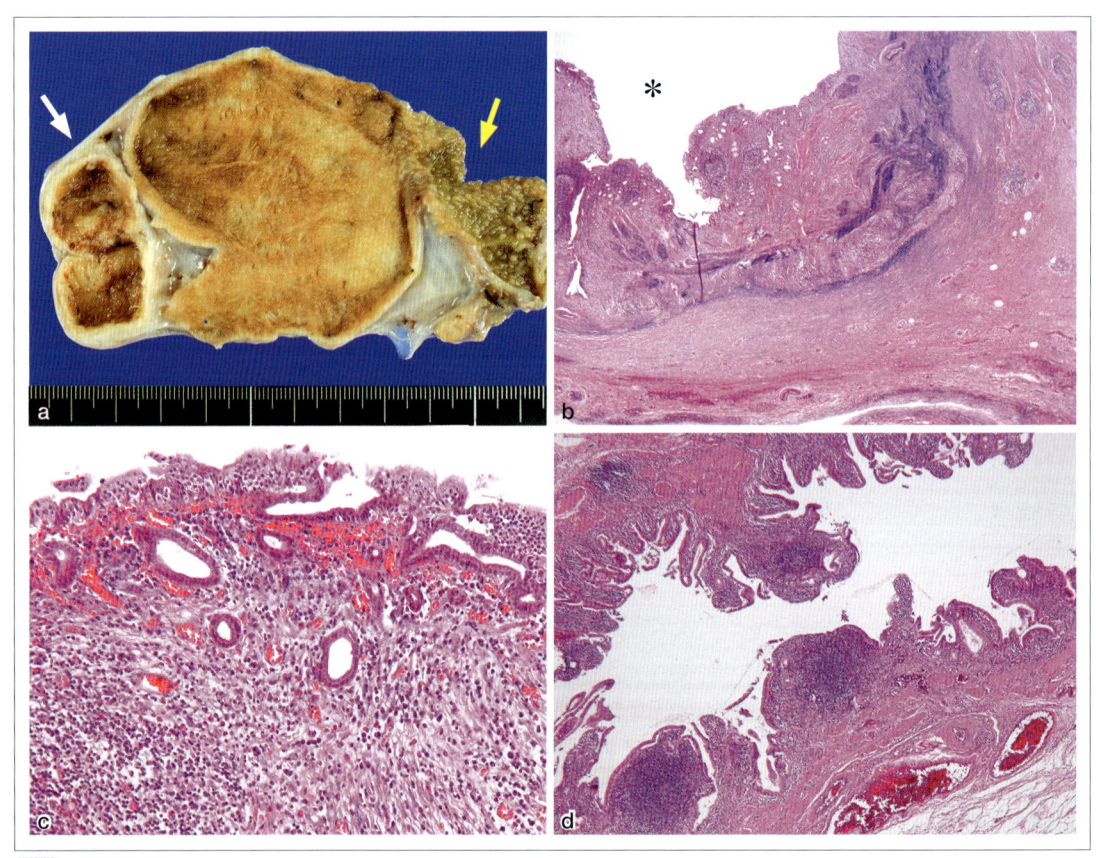

図1 二房性胆嚢
a：肉眼像．胆嚢底部に本来の内腔と独立した腔が形成されており，壁が肥厚する（⇨）．胆嚢管近くの粘膜に白色の顆粒状小隆起が多数みられる（⇨）．
b：二房性胆嚢壁の低倍率像（elastica HE）．＊は内腔．
c：二房性胆嚢壁の中倍率像．高度の慢性炎症細胞浸潤が認められる．
d：胆嚢管の中倍率像．粘膜固有層にリンパ濾胞が多数形成されている．

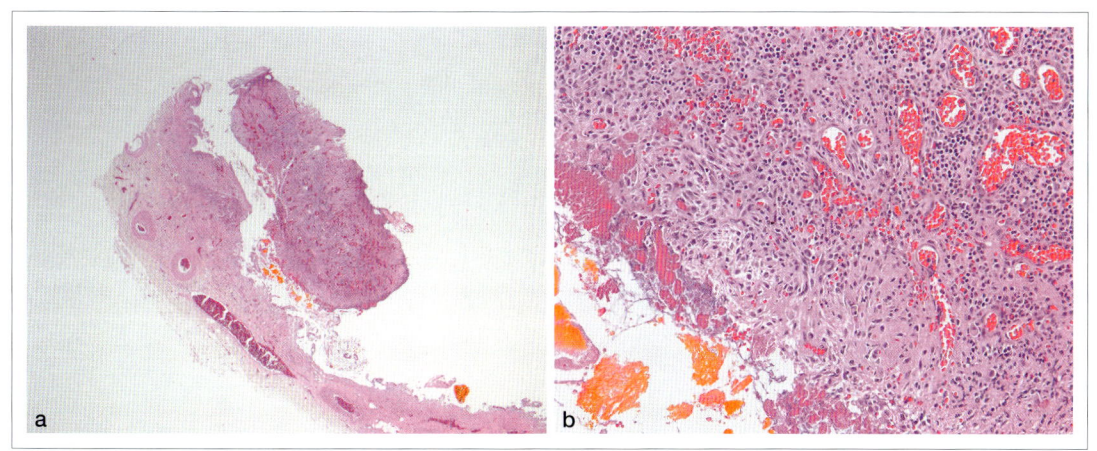

図2 ポリープ状の肉芽組織
a：低倍率像．胆嚢内腔に結節状の肉芽組織が突出している．
b：中倍率像．毛細血管，炎症細胞，線維芽細胞からなる肉芽組織で，表面に胆砂と滲出物が付着している．

異所性組織（ectopic tissues）

- 胆嚢壁には，胃粘膜や膵組織が異所性に認められることがあり，それぞれ消化性潰瘍や急性膵炎様の症状を起こした症例が報告されている．
- その他，小腸，肝，副腎皮質，甲状腺組織などが摘出後に偶然に見出されることがあるが，臨床的に問題となることはほとんどない．

急性胆嚢炎に伴う変化

- 高度の急性胆嚢炎では，壁がうっ血，浮腫により強く肥厚する．粘膜の広範なびらんが生じた場合，内腔面に肉芽組織が形成される．時に，発達した肉芽組織がポリープ状に突出することがある 図2．
- 粘膜の再生に伴い，さまざまな程度の反応性上皮異型が認められることがあり，上皮内癌や異形成（前癌病変）と誤診しないよう慎重に観察する必要がある．反応性上皮異型では，核腫大，核小体の明瞭化があるが 図3d，クロマチンは繊細で，核の不整や濃染は軽度にとどまることが多い．
- 反応性上皮異型と上皮内癌・異形成の鑑別に p53 免疫組織化学が補助診断として有用である．反応性上皮異型では基本的に核は p53 蛋白陰性であり，陽性核がみられても散在性で，染色性も全体に弱い．上皮内癌や異形成では p53 蛋白が大部分の核で強く染色されるのが特徴であるが 図3d，しばしば陰性のこともあるので注意すべきである．

慢性胆嚢炎に伴う変化

■ リンパ濾胞性胆嚢炎（follicular cholecystitis）

- 慢性胆嚢炎ではリンパ球，形質細胞を主体とする慢性炎症細胞のびまん性浸潤がみられるが，しばしば過形成性のリンパ組織（リンパ濾胞）が粘膜固有層に出現し，胆嚢や胆嚢管粘膜に多数の顆粒状小隆起を形成する 図1a, d 状態をいう．
- リンパ組織が発達し，有茎性のポリープとなることもある．

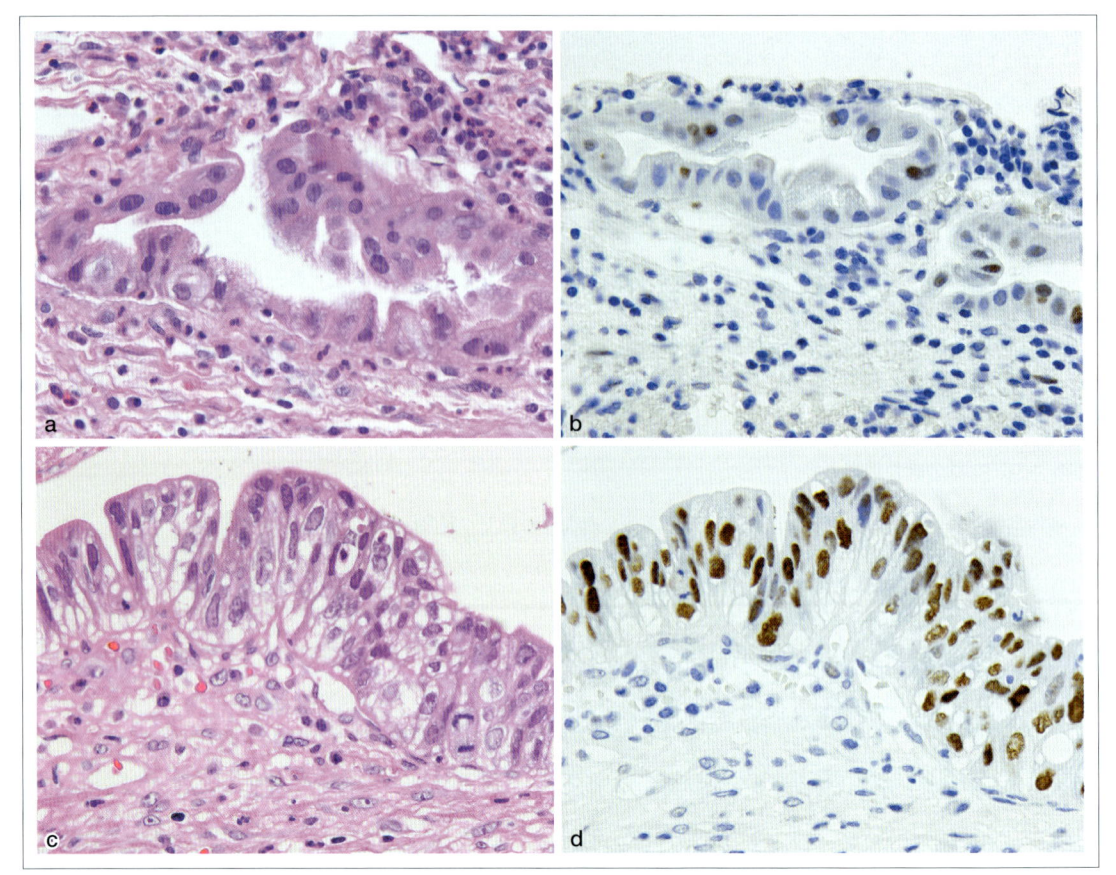

図3 急性胆嚢炎に伴う反応性上皮異型（高度異形成との比較）
a：高倍率像．反応性上皮異型．核腫大は比較的強いが，クロマチンは繊細である．
b：高倍率像．反応性上皮異型．p53免疫染色．一部の細胞に陽性所見がみられるのみである．
c：高倍率像．急性炎症を伴った高度異形成．粗いクロマチンを含む不整核を持つ細胞が重層化している．なお，隣接して腺癌が認められた．
d：高倍率像．高度異形成．p53免疫染色．ほとんどの核が強陽性である．

■ 線維上皮性ポリープ（fibroepithelial polyp）

- 慢性炎症により線維化を伴う粘膜上皮の過形成が隆起性病変を形成することが知られている．

■ Rokitansky-Aschoff洞

- 慢性胆嚢炎で壁の線維化とともに粘膜上皮の固有筋層から漿膜下層までの嵌入が多発性にみられることをいう．
- 通常，洞を裏打ちする上皮には異型はないが，種々の程度の上皮異型が認められる場合があり 図4，実際にRokitansky-Aschoff洞内に癌が発生することが報告されている．
- 胆嚢癌の症例において，Rokitansky-Aschoff洞内に進展することもあるので注意が必要である．

腺筋腫性過形成（adenomyomatous hyperplasia）

- Rokitansky-Aschoff洞の増生と周囲の平滑筋層の肥大，過形成により胆嚢壁が限局性またはびまん性に肥厚し，腫瘍とまぎらわしい病態を形成することがあ

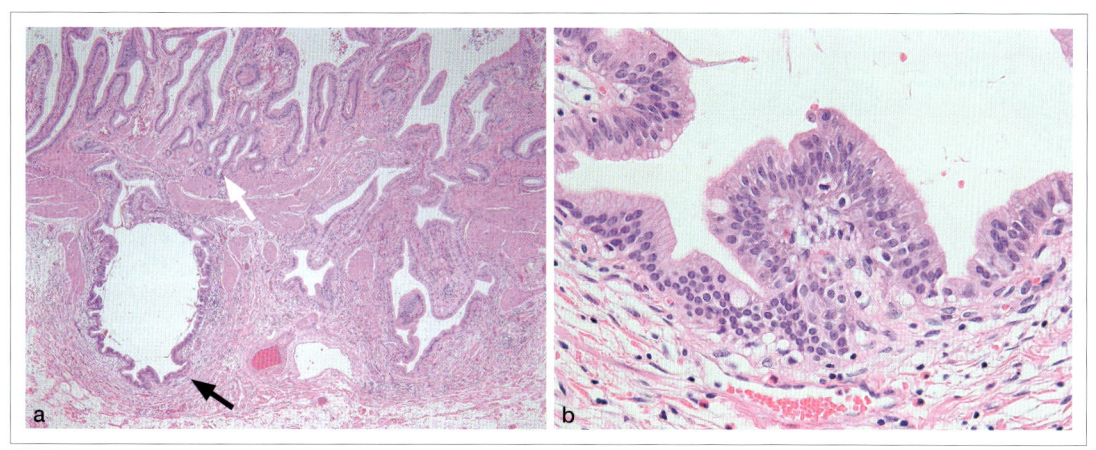

図4 Rokitansky-Aschoff 洞の上皮異型
a：中倍率像．慢性胆囊炎〔軽度乳頭状過形成（⇨）あり〕に認められた多発性 Rokitansky-Aschoff 洞．一部に異型を伴う上皮増生像が認められる（➡）．
b：高倍率像．核クロマチンの増加，核の重層化がみられる．悪性とはいえないが，注意すべき所見である．

  る．この病変を腺筋腫性過形成，または胆囊の憩室性疾患（diverticular disease）と呼ぶ．
- 限局性（focal）の病変は腺筋腫（adenomyoma）として記載されることが多く，通常は底部に認められる 図5a, c, e．分節性（segmental）は体部に多く，限局性で全周性の壁肥厚を特徴とする（砂時計様の形状）．びまん性（diffuse）のより広範な病変は腺筋腫症（adenomyomatosis）と呼ばれている 図5b, d, f．
- 腺筋腫性過形成における上皮過形成は必ずしも前癌状態とはみなされていないが，2～6.4%に癌が合併することが知られている．癌は限局性よりも分節性，びまん性の病変に関連することが多い．

黄色肉芽腫性胆囊炎（xanthogranulomatous cholangitis） 図6

- 慢性胆囊炎の特殊型で，脂質，セロイド色素，結石砂などを貪食したマクロファージが壁内に集簇し，肉芽腫を形成するものである．多核の巨細胞も出現する．Rokitansky-Aschoff 洞の破綻が関連している可能性が指摘されている．
- 著明な壁肥厚や壁内結節・囊腫をきたし，画像診断上腫瘍との鑑別が難しいことがしばしばある．

Luschka 管過形成（hyperplastic Luschka ducts）

- Luschka 管は胆囊窩に存在する胆囊壁と肝の間にある腺管構造であり，摘出された胆囊の約1割に認められる．通常，胆囊内腔とは交通がない．
- まれではあるが，Luschka 管が過形成をきたし，不規則な構造を伴うことがあり，腺癌の浸潤と誤診されることがあるため注意を必要とする．

粘液貯留囊胞（mucocele）

- 胆囊管が結石などにより閉塞され，胆囊内腔に粘液が貯留することがある．
- 高度になると，Rokitansky-Aschoff 洞内や漿膜下層に粘液が貯留し，粘液癌と

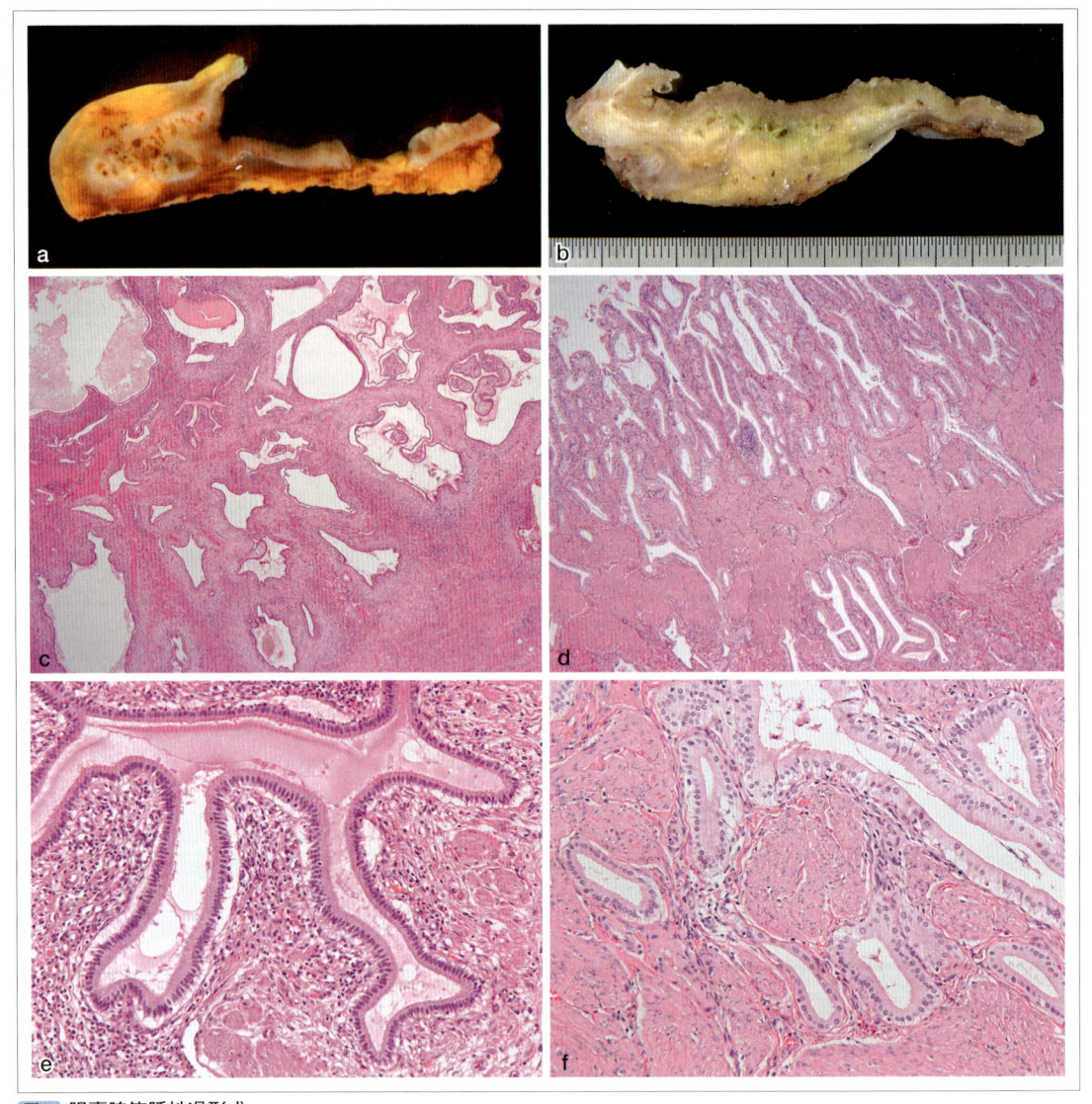

図5 胆嚢腺筋腫性過形成
a：肉眼像．胆嚢底部に限局した病変．割面に多数の小腔が認められる．
b：肉眼像．胆嚢の全体に及ぶびまん性病変．
c, e：aの底部限局性病変の低倍率像および中倍率像．異型のない腺上皮と平滑筋の増生がみられ，深部では腺の拡張を伴っている．
d, f：bのびまん性病変の低倍率像および中倍率像．異型のない腺上皮が小型の腺管を形成しながら平滑筋とともに増生している．

まぎらわしくなるが，粘液内に粘液産生性の腫瘍細胞の浮遊は認められないことで鑑別が可能である．

粘膜上皮の化生（epithelial metaplasia）

- 慢性炎症に伴い，粘膜上皮の化生がしばしば幽門腺化生，腸上皮化生，扁平上皮化生を示す．
- 化生自体が腫瘍様病変をきたすことはほとんどないが，幽門腺化生は粘膜上皮の深部に出現し，増生して固有筋層内や神経線維内に侵入することがあるため 図7 ，浸潤癌と誤らないようにしなければならない．

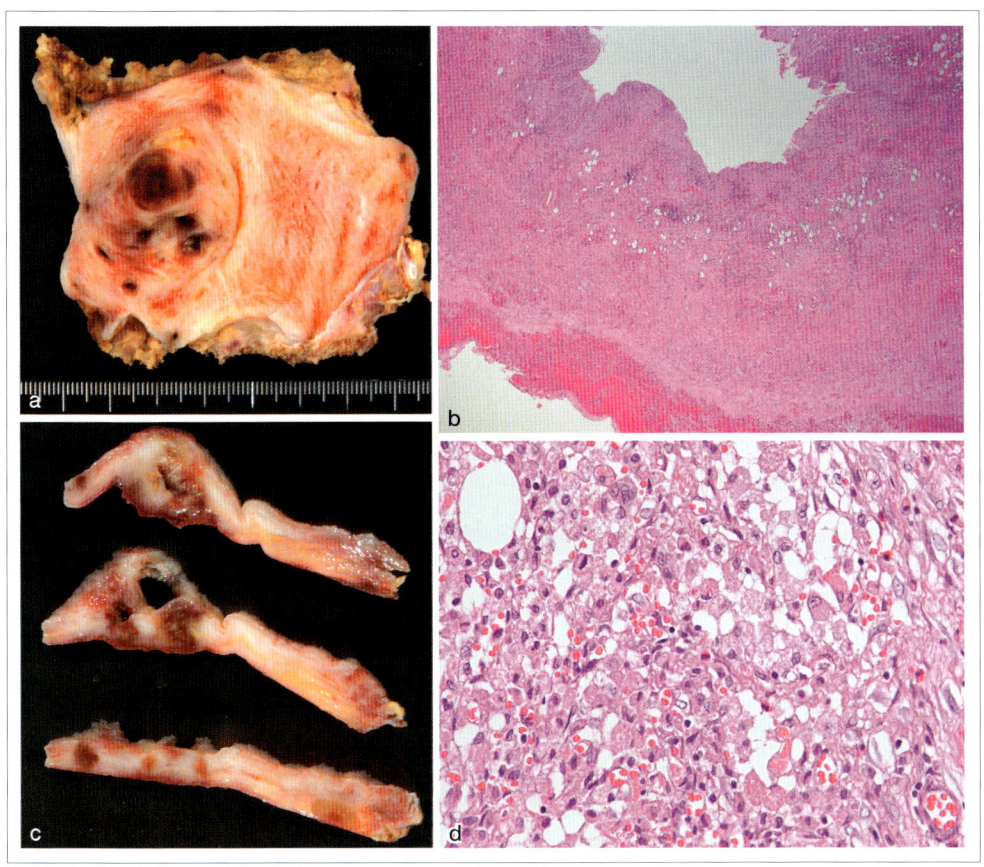

図6 黄色肉芽腫性胆嚢炎
a：肉眼像．胆嚢内腔面．底部に結節性病変がみられる．
b：低倍率像．壁肥厚と壁在性囊胞
c：肉眼像（割面）．高度の壁肥厚があり，底部では炎症性滲出物を入れた腔が形成されている．黄色の色調変化がみられる．
d：高倍率像．脂質を貪食した泡沫状組織球を主体とする炎症細胞浸潤と線維芽細胞の増生

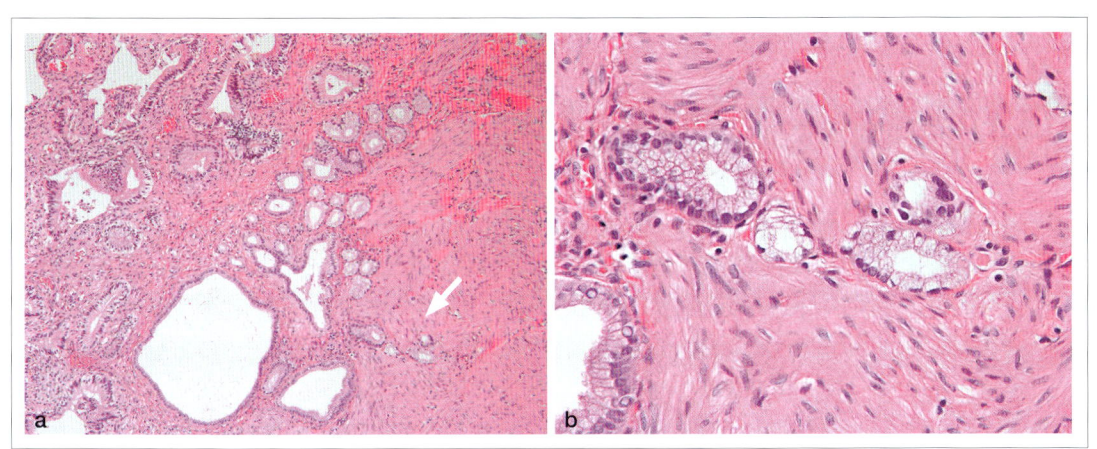

図7 胆嚢粘膜上皮の幽門腺化生
a：低倍率像．粘膜深部に幽門腺に類似した腺管が出現し，一部が固有筋層に侵入している（⇨）．
b：高倍率像（割面）．固有筋層内に侵入する異型のない幽門腺化生上皮

腫瘍類似病変 | 207

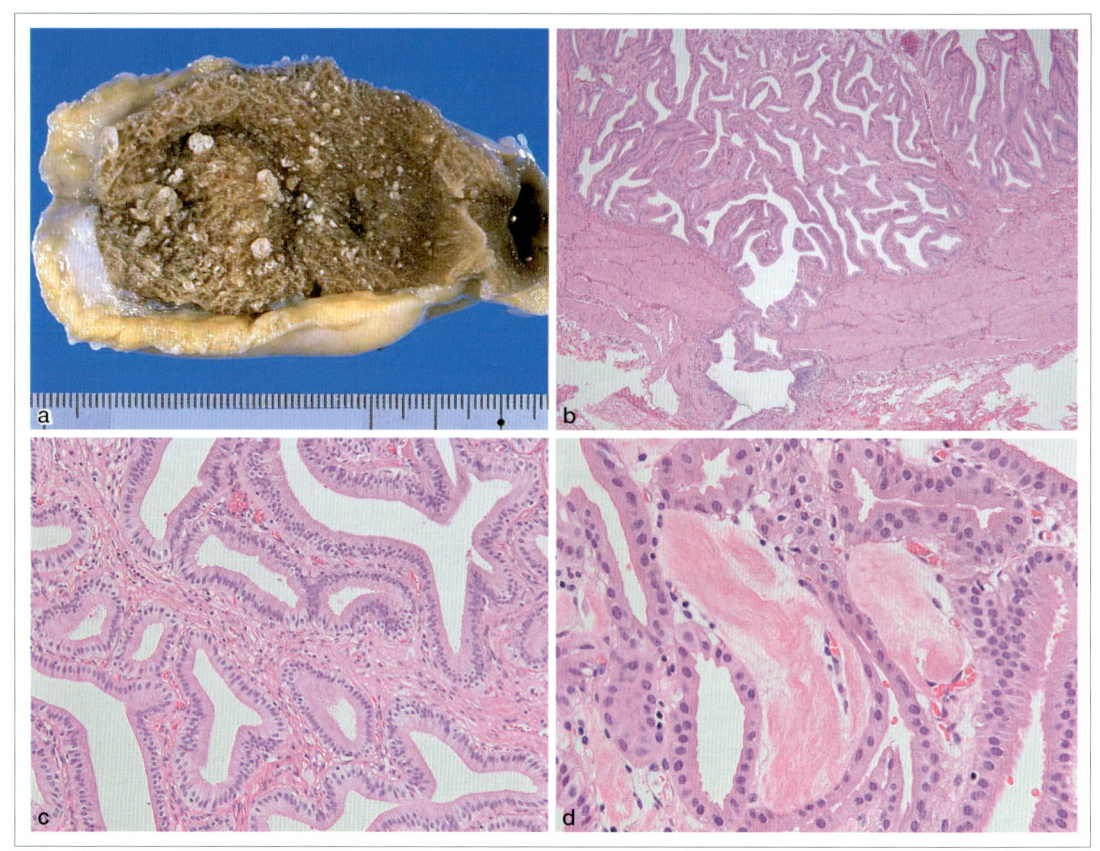

図8 胆嚢粘膜の二次性乳頭状過形成
a：肉眼像．胆嚢粘膜が絨毛状に肥厚しており，軽度のコレステローシスを伴っている．
b：低倍率像．複雑ではあるが規則的な乳頭状パターンをとる粘膜上皮の過形成
c：中倍率像．上皮異型はほとんどみられない．
d：高倍率像．核の形態は均一で，重層化は軽度である．間質に硝子化がみられる．

乳頭状過形成（papillary hyperplasia）

- 粘膜上皮が乳頭状の過形成により高度に肥厚する病態であり，多くは胆石やコレステローシスを伴う二次性乳頭状過形成（secondary papillary hyperplasia）である 図8．まれに原発性硬化性胆管炎や潰瘍性大腸炎に合併することが知られている．

- 頻度は低いが，他の病態を伴わずに生じる場合は，原発性乳頭状過形成（primary papillary hyperplasia）と診断される．

- 二次性乳頭状過形成は限局性であることが多いが，分節性，びまん性の形で広範囲に出現することもある．限局性の場合には腺腫との鑑別が難しくなる．通常，上皮細胞は正常の胆嚢粘膜上皮に類似しており，明らかな異型は認められない．癌の発生との有意な関連性は見出されていないが，膵管胆道合流異常を伴う乳頭状過形成は胆嚢癌を合併する頻度が高いとの報告がある．なお，原発性硬化性胆管炎や潰瘍性大腸炎に合併する乳頭状過形成では，広範囲にわたることが多く，粘液産生を伴う円柱上皮からなり，上皮異型を伴うなどの特徴がみられる．

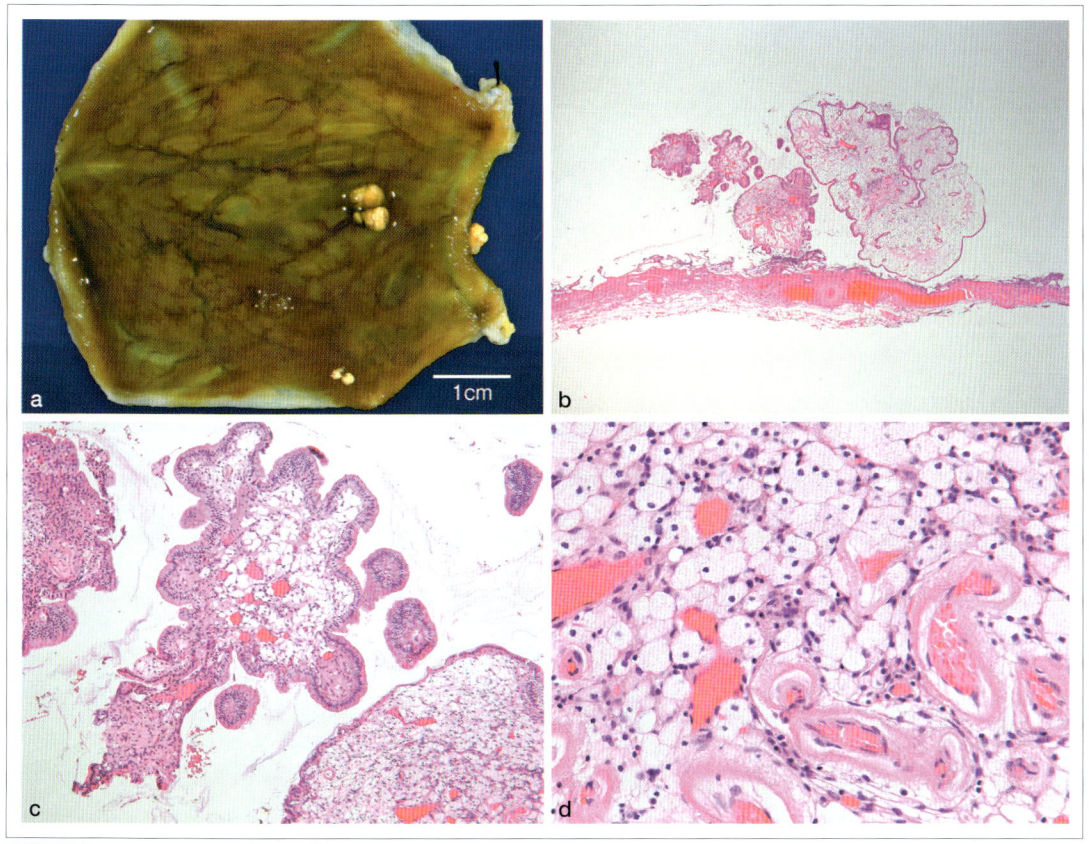

図9 胆嚢コレステロールポリープ
a：肉眼像．胆嚢内腔面に大小の黄色有茎性ポリープが認められる．
b：低倍率像．ポリープの間質は淡明である．胆嚢壁に肥厚や炎症はみられない．
c：中倍率像．上皮の一部はやや過形成を示すが，異型は認められない．
d：高倍率像．コレステロールエステルを貪食した，N/C 比の低い泡沫状組織球が間質に充満している．

コレステロールポリープ（cholesterol polyp）　図9

- 胆嚢内腔に突出する黄白色の有茎性ポリープであり，胆嚢のポリープとしては最も頻度が高い．多発性であることが多く，胆嚢粘膜のどの部位にでも生じうる．
- 病変部ではコレステロールエステルを主体とする脂質を貪食したマクロファージの集簇が粘膜固有層に認められ，上皮の一部は過形成を示すが，明らかな異型はない．
- 通常，びまん性のコレステローシスを伴わない．また，胆石や慢性胆嚢炎を合併することも少ない．

肝外胆管および乳頭部

異所性組織（ectopic tissues）　図10

- まれではあるが，膵組織や胃粘膜組織が肝外胆管壁や乳頭部，またはそれらの周囲に認められることがある．

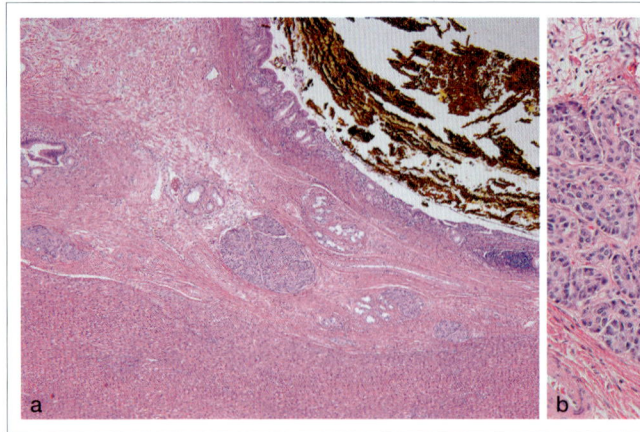

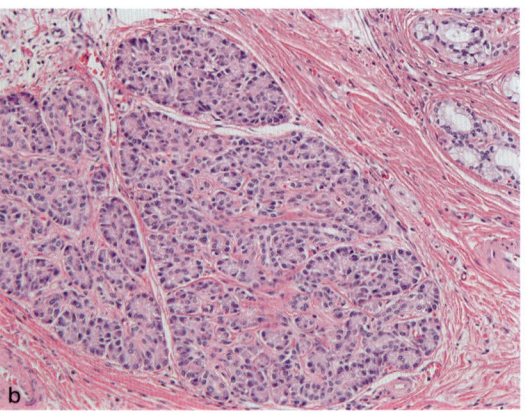

図10 肝管周囲の異所性膵組織
a：低倍率像．結石を含む肝管の周囲に大小の膵組織の集簇が認められる．
b：中倍率像．著変のない膵外分泌組織である．

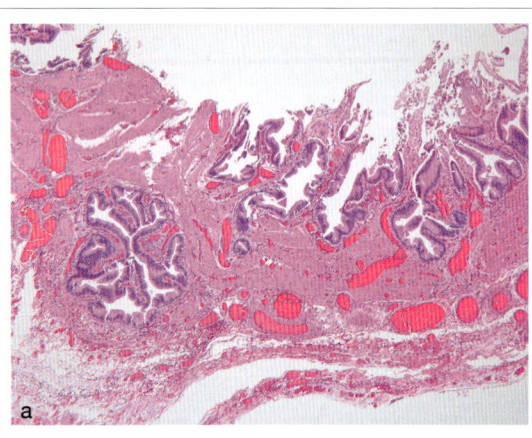

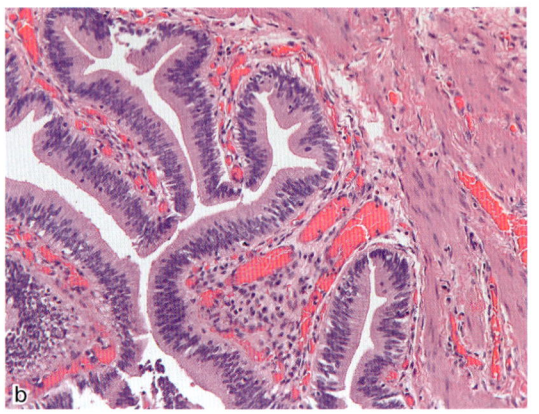

図11 先天性胆道拡張症にみられた胆管粘膜の異形成（2か月，男児）
a：低倍率像．拡張部の胆管粘膜上皮に不規則な乳頭状増生が認められる．
b：高倍率像．クロマチンの増加した紡錘形核が重層化している．

- 臨床的に問題となることはほとんどないが，異所性膵組織が胆管を閉塞し，黄疸をきたした症例が報告されている．

先天性胆道拡張症（congenital dilatation of the common bile duct）

- 肝外胆管が先天的に拡張する病態で，腹痛，黄疸，腫瘤触知などの症状で発見される．肝内胆管に病変が及ぶ場合もあり，戸谷らにより5型に分類されている．
- 小児期に発見される場合もあるが，高齢者で初めて症状が出現することもある．
- 典型的な症例では，総胆管が囊胞状に拡張するため，総胆管囊胞（choledochal cyst）とも呼ばれている．膵管胆道合流異常が背景にあることが多いが，拡張の原因は不明である．
- 小児例においても病変部胆道粘膜に比較的高度の異形成が認められることがあり，粘膜上皮の性状を詳細に調べる必要がある 図11．
- 胆道癌，特に胆管癌が約30％に合併することが知られており，発見されたら可能な限り外科的に切除し，胆管空腸吻合を行うことが推奨されている．

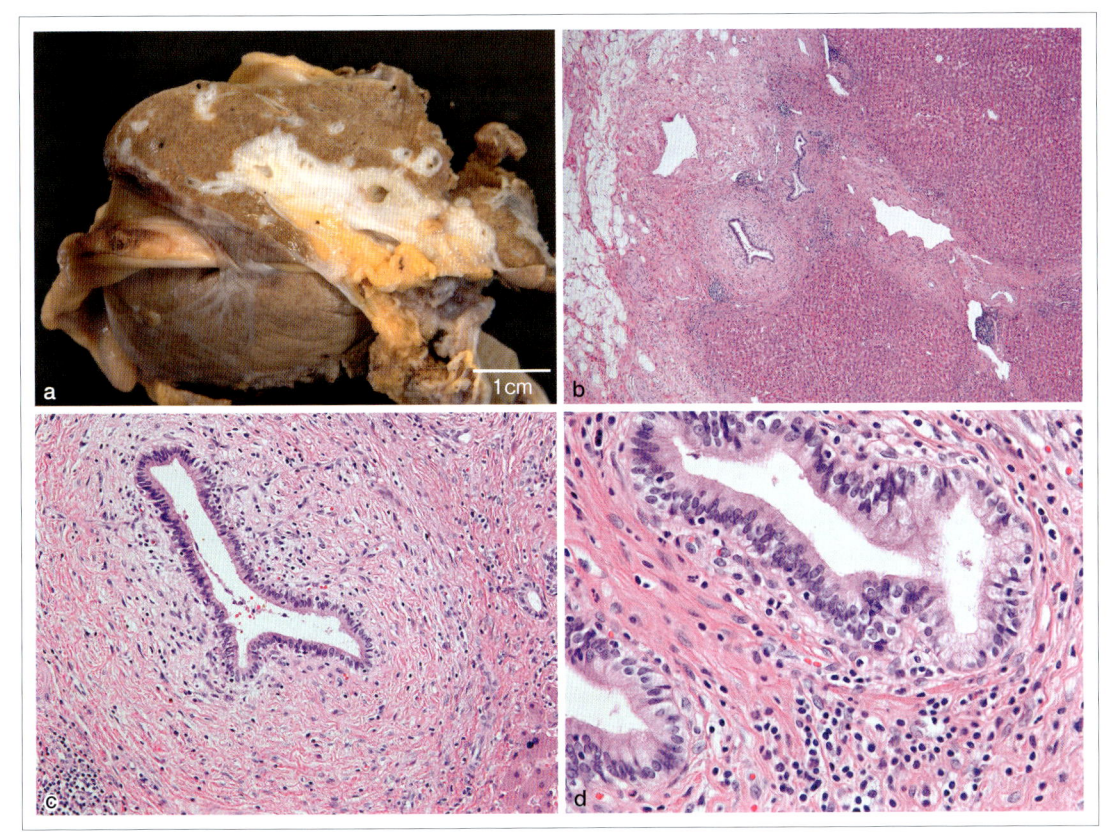

図12 原発性硬化性胆管炎
a：肉眼像．肝門部胆管と肝内胆管に著明な線維性肥厚がみられる．肝内胆管癌が疑われ，切除された．
b：低倍率像．肝門部の胆管の肥厚とその周囲のリンパ濾胞の形成
c：中倍率像．胆管壁の層状線維化と軽度の慢性炎症細胞浸潤．なお，IgG4陽性形質細胞の浸潤はほとんどみられなかった．
d：高倍率像．胆管上皮に軽度の過形成と核重層化がみられる．

硬化性胆管炎（sclerosing cholangitis）

- 慢性炎症と線維化により胆管壁が肥厚し，内腔が狭窄する病態である．閉塞性黄疸をきたすため，胆道の腫瘍性疾患との鑑別がしばしば問題となる．

- 他の病態により二次的に引き起こされる二次性硬化性胆管炎が多くの例を占める．原因としては胆道結石，手術による損傷，慢性膵炎，胆道拡張症，胆道閉鎖症，寄生虫感染，AIDS，薬物（毒素），虚血，慢性移植片対宿主病，サルコイドーシス，胆管癌などさまざまなものが含まれている．

- 原因不明の硬化性胆管炎は原発性硬化性胆管炎（primary sclerosing cholangitis：PSC）と呼ばれている 図12．多く（75％以上）に慢性炎症性腸疾患（特に潰瘍性大腸炎）が合併する．

- 肉眼的に肝外胆管の壁が白色に肥厚し，内腔が狭窄する．

- 病変は肝門部の胆管や小葉間胆管にも及ぶ．組織学的には胆管壁の線維性肥厚が認められ，典型的な場合には小葉間胆管に層状の求心性線維化（onion-skin fibrosis）が観察される．

- リンパ球，形質細胞主体の慢性炎症細胞浸潤が種々の程度にみられる．

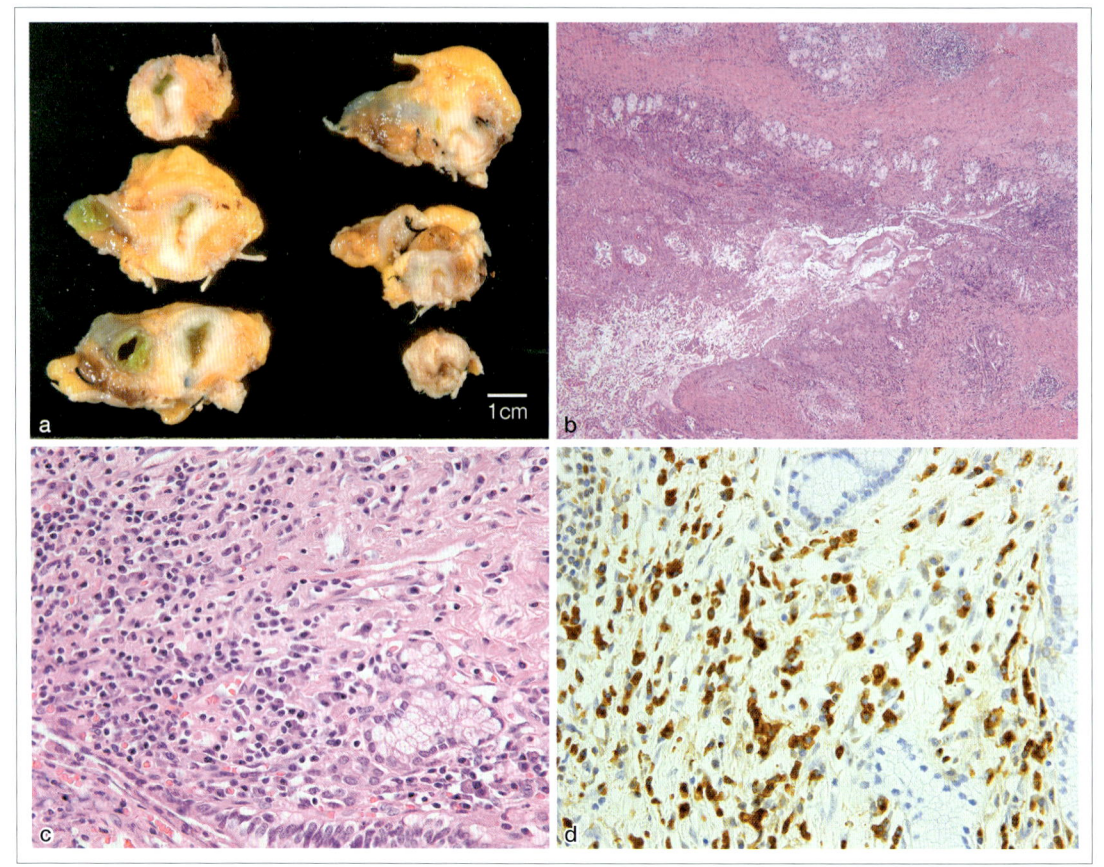

図13 IgG4関連硬化性胆管炎
a：肉眼像．自己免疫性膵炎の症例．胆嚢床に胆管癌を併発したため手術が行われた．総肝管から総胆管にかけ高度の壁肥厚が認められる．
b：低倍率像．胆管粘膜下，付属腺周囲に高度の炎症細胞浸潤がみられる．
c：中倍率像．炎症細胞の主体は形質細胞とリンパ球である．
d：高倍率像．IgG4免疫染色．形質細胞の多くはIgG4陽性である．

- 胆管付属腺の過形成を合併することも報告されている．胆管生検による診断確定は難しいことが多いが，胆道癌の可能性を除外するうえで重要である．また，PSCの10～40％に胆管癌が合併することにも留意する必要がある．

IgG4関連硬化性胆管炎（IgG4-related sclerosing cholangitis）　図13

- IgG4関連疾患（IgG4-related disease）は比較的新しい疾患概念であり，高IgG4血症（135mg/dL以上）を伴い，自己免疫性膵炎をはじめとして全身にわたる多くの臓器に慢性炎症をきたし，腫大・肥厚した炎症部位にIgG4陽性形質細胞が多数浸潤することが特徴である（IgG4/IgG陽性細胞比40％以上，かつIgG4陽性形質細胞が10/HPFを超える）．
- 閉塞性黄疸で発症することが多く，膵炎による膵内胆管の圧排・狭窄が主要な原因とされるが，肝外胆管自体にも病変がみられることがある．
- 病変部では胆管壁の著明な線維性肥厚とリンパ球，形質細胞浸潤が認められ，硬化性胆管炎と類似した所見を示すが，免疫組織化学的にIgG4陽性形質細胞の浸潤が証明される．IgG4陽性形質細胞浸潤を伴う慢性炎症は，胆嚢，肝（Glisson

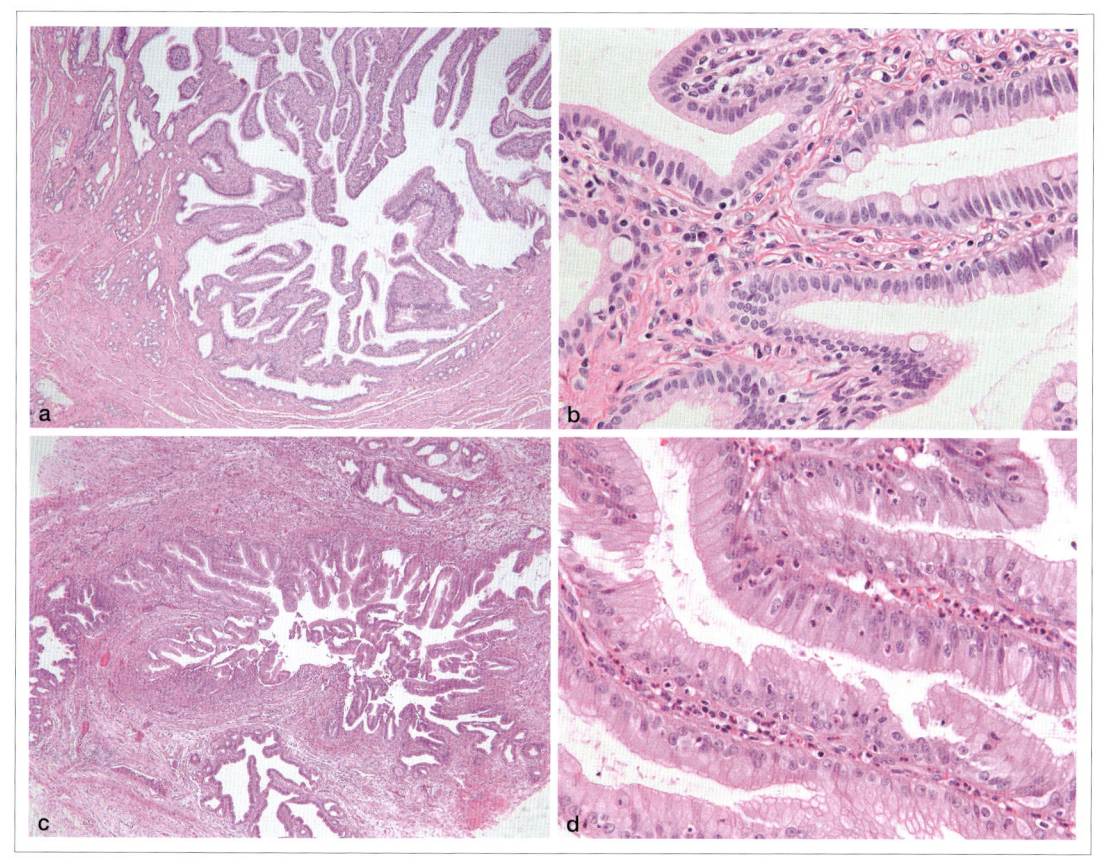

図14 乳頭部，胆嚢管の乳頭状過形成
a：低倍率像．乳頭部の粘膜上皮が乳頭状に増生している．この症例では総胆管に拡張があり，腫瘍が疑われたため摘出された．
b：高倍率像（aの拡大）．乳頭状過形成は異型に乏しい円柱上皮からなっている．また，杯細胞が散見される．
c：低倍率像．胆嚢管に偶然認められた乳頭状過形成
d：高倍率像（cの拡大）．軽度の核重層化を伴う高円柱上皮の増生がみられる．

鞘），乳頭部にもみられる場合がある．
- 胆管癌発生との関連は不明であるが，肝外胆管癌を合併した例が報告されている．

乳頭部慢性炎症，線維化 (chronic inflammation, fibrosis)

- 乳頭部の慢性炎症が腫瘍様病変を形成することが知られている．慢性炎症細胞浸潤を伴った筋線維芽細胞の増生像が認められる．
- 結石が乳頭部に嵌頓した場合，腫瘤性病変を形成することがある．

乳頭状過形成 (papillary hyperplasia) 図14

- 乳頭部の粘膜上皮に乳頭状の過形成が認められることがある．多くは手術材料で偶然に見出され，閉塞などの症状をきたした例はほとんどないが，われわれが経験した例では総胆管拡張を伴っていた．
- 上皮には異型はなく，反応性の過形成と考えられるが，乳頭部病変は生検された場合，腺腫と鑑別が難しいことがある．また，胆嚢管粘膜上皮にも乳頭状過形成

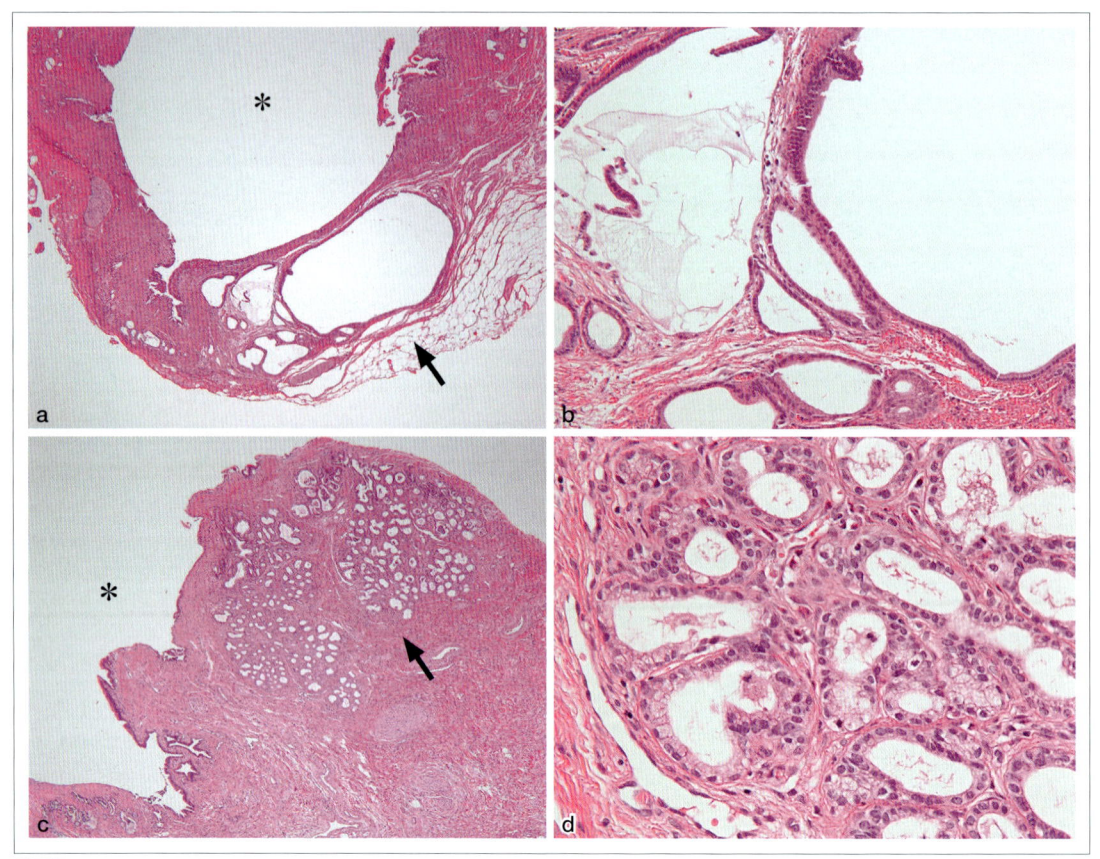

図15 胆管付属腺の囊胞化と過形成
a：低倍率像．総胆管壁の付属腺が囊胞化している（➡）．胆管内腔（＊）の狭窄はみられない．
b：中倍率像（a の拡大）．囊胞は立方上皮から低円柱上皮により裏打ちされている．
c：低倍率像．胆囊管壁内の付属腺の小結節性増生．＊は胆囊管内腔を示す．
d：高倍率像（c の拡大）．異型を伴わない上皮過形成である．

がみられることがある．

胆管付属腺の囊胞化または過形成
(cystic change or hyperplasia of peribiliary glands)　図15

- 胆道粘膜上皮下には胆管付属腺が存在し，種々の病態で囊胞化または過形成を示すことが知られている．
- 常染色体優性多発性囊胞腎患者の肝や肝硬変で胆管周囲の囊胞形成（胆管周囲囊胞：peribiliary cysts）が観察されることがあり，これらは肝内での胆管付属腺の囊胞状拡張によって起こる．
- まれではあるが，類似した胆管付属腺の囊胞状拡張は総胆管でも認められ，これが閉塞性黄疸の原因の1つになりうることが指摘されている．さらに胆管付属腺が過形成をきたし，小結節状の病変を形成することもある．

乳頭部 Brunner 腺過形成 (Brunner's gland hyperplasia)

- 乳頭部では，過形成の Brunner 腺が粘膜下腫瘤を形成することがあり，時に大型化することが報告されている．

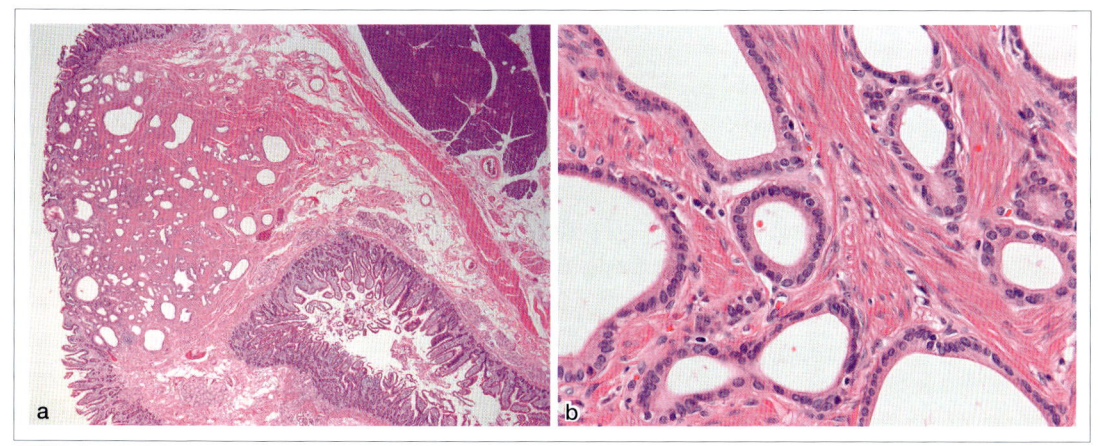

図16 乳頭部腺筋腫
a：低倍率像．総胆管結石砕石の際に認められた乳頭部腫瘤．その後，切除された．
b：高倍率像．大小の腺管構造とその周囲の平滑筋増生からなる病変である．上皮異型は軽度に留まっている．

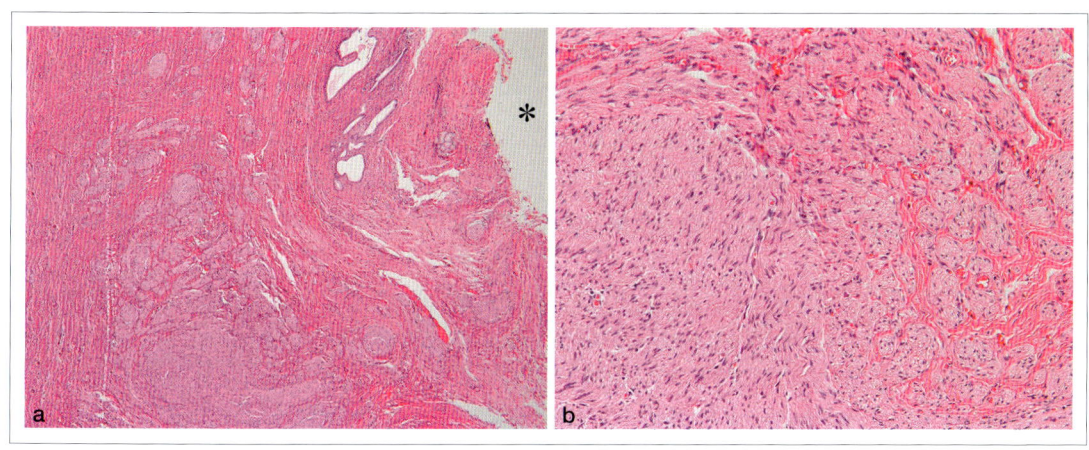

図17 外傷性神経腫
a：低倍率像．総胆管損傷後に生じた内腔狭窄．線維性肥厚をきたした総胆管壁内に末梢神経組織の増生がみられる．
　＊は内腔を示す．
b：高倍率像．末梢神経には腫瘍性変化は認められない．

腺筋腫（adenomyoma） 図16

- 乳頭部において，胆管上皮細胞，腺上皮細胞が平滑筋とともに増生し，結節性病変を形成し，閉塞性黄疸をきたすことがある．軽度の異型がみられることがあるが，悪性転化した例は報告されていない．
- 剖検例などで類似した小型病変も見出されることがあるが，乳頭部の解剖学的構造には個体差があるため，明瞭な構造異常を示す5mm以上の病変に限定して診断すべきとの意見がある．

外傷性神経腫（traumatic neuroma） 図17

- 胆嚢摘出後の胆嚢管の切断部にしばしば既存の末梢神経組織の著明な過形成が認められ，術後疼痛の原因の1つと考えられている．胆嚢管以外の肝外胆管でも手術操作を加えた後には同様の外傷性神経腫が生じうる．

- 過形成性の神経が胆管内腔に突出し，閉塞性黄疸を引き起こすことがある．

鑑別診断

- 前述のさまざまな病態の鑑別診断をフローチャートに示した．いずれの病変も，腫瘍，特に悪性腫瘍の可能性を十分に除外したうえで診断することが重要である．
- 黄疸などの症状，胆石の有無，手術の既往，検査データ，画像診断などの臨床情報と慎重に照らし合わせ，矛盾のないことを確認する必要がある．

治療と予後

- 本稿で述べた病態は，手術が適切に行われれば，予後は良好である．
- 原発性硬化性胆管炎では内科的治療，胆道ドレナージ，胆管空腸吻合術が行われるが，根本的治療は肝移植のみである．
- IgG4関連硬化性胆管炎と診断された場合には，グルココルチコイド治療が第1選択であり，生命予後は比較的良好とされている．

本稿で提示した症例は，旭川医科大学附属病院病理部，JA北海道厚生連旭川厚生病院病理部，国立病院機構旭川医療センター病理部，秋田県総合保健事業団・児桜検査センター，秋田大学大学院医学系研究科分子病態学・腫瘍病態学において標本作製，診断が行われたものである．症例の使用をご快諾いただき，協力していただいた皆様にこの場をお借りして深謝致します．

診断のポイント

- 胆嚢，胆管，乳頭部にはさまざまな種類の腫瘍類似病変が認められ，臨床的に腫瘍，特に悪性腫瘍が疑われて切除される場合がある．
- 炎症に伴う変化，過形成，発生・分化異常などが含まれ，多くの場合，適切な病理組織検査を行うことにより容易に診断することが可能である．
- 急性胆嚢炎では粘膜上皮に比較的強い反応性異型が出現することがあり，異形成や上皮内癌と正しく鑑別する必要がある．
- 腺筋腫性過形成，乳頭状過形成，硬化性胆管炎，先天性胆道拡張症など二次的に胆嚢癌や胆管癌が発生する疾患が含まれており，生検材料，手術材料において上皮の性状を慎重に精査する．
- 胆道系腫瘍類似病変の診断および治療においては，臨床医，放射線科医，病理医の間で十分なディスカッションを行い，コンセンサスを得ることが重要である．

腫瘍類似病変

胆嚢

- 胆嚢腔の隔壁形成 → 二房性胆嚢 図1
- 胃粘膜, 膵組織など → 異所性組織
- 急性胆嚢炎 → 粘膜上皮の核腫大 → 核不整(−), 核重層化軽度, クロマチン繊細, p53陰性 → 反応性上皮異型 図3
- リンパ濾胞形成 → リンパ球異型(−) → リンパ濾胞性胆嚢炎 図1d
- 腺上皮, 平滑筋の増生(限局性, びまん性) → 腺筋腫性過形成 図5 ⇢ 胆嚢癌
- 壁肥厚, 結節形成 → 脂質を含む類上皮細胞, 多核巨細胞 → 黄色肉芽腫性胆嚢炎 図6
- 内腔, 漿膜下層の粘液貯留 → 粘液癌細胞(−) → 粘液貯留嚢胞
- 幽門腺様変化 → 幽門腺化生 図7
- 乳頭状過形成(限局性, びまん性) → 異型(−)または軽度 → 胆嚢疾患合併
  - (+) 二次性乳頭状過形成 図8 ⇢ 胆嚢癌
  - (−) 原発性乳頭状過形成
- 黄色の有茎性ポリープ → 粘膜固有層の泡沫状組織球の集簇 → コレステロールポリープ 図9

胆管・乳頭部

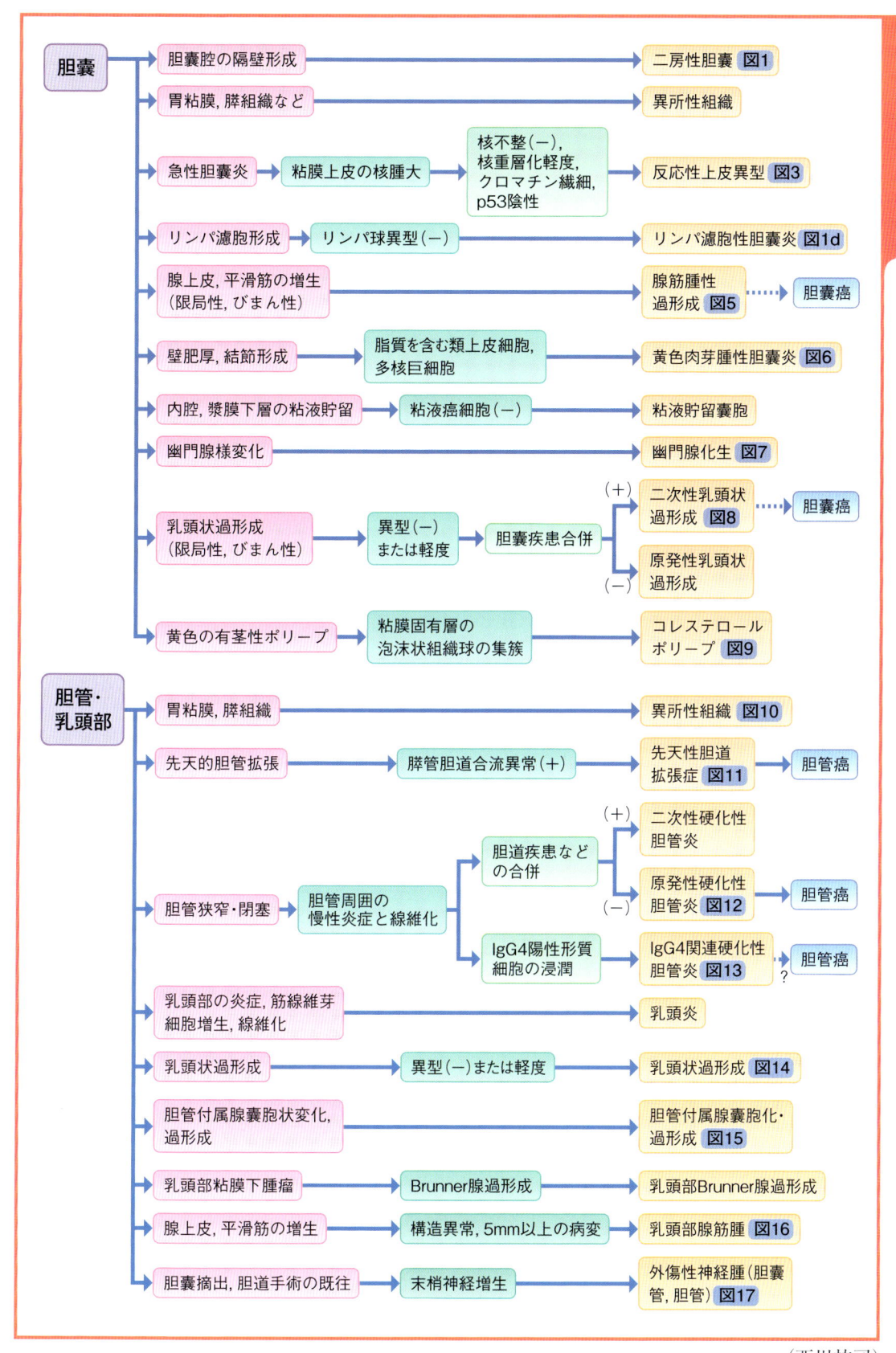

- 胃粘膜, 膵組織 → 異所性組織 図10
- 先天的胆管拡張 → 膵管胆道合流異常(+) → 先天性胆道拡張症 図11 → 胆管癌
- 胆管狭窄・閉塞 → 胆管周囲の慢性炎症と線維化
  - 胆道疾患などの合併
    - (+) 二次性硬化性胆管炎
    - (−) 原発性硬化性胆管炎 図12 → 胆管癌
  - IgG4陽性形質細胞の浸潤 → IgG4関連硬化性胆管炎 図13 ⇢ 胆管癌?
- 乳頭部の炎症, 筋線維芽細胞増生, 線維化 → 乳頭炎
- 乳頭状過形成 → 異型(−)または軽度 → 乳頭状過形成 図14
- 胆管付属腺嚢胞状変化, 過形成 → 胆管付属腺嚢胞化・過形成 図15
- 乳頭部粘膜下腫瘤 → Brunner腺過形成 → 乳頭部Brunner腺過形成
- 腺上皮, 平滑筋の増生 → 構造異常, 5mm以上の病変 → 乳頭部腺筋腫 図16
- 胆嚢摘出, 胆道手術の既往 → 末梢神経増生 → 外傷性神経腫(胆嚢管, 胆管) 図17

(西川祐司)

まれな胆道腫瘍

rare histological types of the extrahepatic bile duct tumor

疾患の概要

- 『胆道癌取扱い規約第6版』では，胆道癌の大部分を占める腺癌以外に，腺扁平上皮癌，扁平上皮癌，未分化癌，絨毛癌，癌肉腫，AFP産生腫瘍，神経内分泌腫瘍（NEN），粘液囊胞性腫瘍（MCN），分類不能腫瘍が記載されている 表1 .
- NENは，『胆道癌取扱い規約第6版』では2010年WHO分類に則り，核分裂数とKi-67指数によりNET（neuroendocrine tumor）とNEC（neuroendocrine carcinoma）に大別されるようになった．またNETはさらにG1（Grade 1）とG2（Grade 2）に分けられる．
- MCNは，膵のMCNに相当するものとして『胆道癌取扱い規約第6版』に記載された．MCNは粘液を産生する円柱上皮細胞よりなり，上皮下には卵巣様間質があるものと定義されている．
- WHO分類ではそのほか，悪性リンパ腫，間葉系腫瘍として横紋筋肉腫，平滑筋肉腫などが記載されているがきわめてまれである．

表1 胆道癌取扱い規約第6版（腺癌以外）

腺扁平上皮癌　Adenosquamous (cell) carcinoma (asc)
扁平上皮癌　Squamous cell carcinoma (scc)
未分化癌　Undifferentiated carcinoma (ud)
絨毛癌　Choriocarcinoma (cc)
癌肉腫　Carcinosarcoma (cs)
AFP産生腺癌　α-Fetoprotein producing adenocarcinoma
神経内分泌腫瘍　Neuroendocrine neoplasm (NEN)
　神経内分泌腫瘍　Neuroendocrine tumor (NET)
　　NET G1 (carcinoid)
　　NET G2
　神経内分泌癌　Neuroendocrine carcinoma (NEC)
　　Large cell NEC
　　Small cell NEC
　混合型腺神経内分泌癌　Mixed adenoendocrine carcinoma (MANEC)
　　杯細胞カルチノイド　Goblet cell carcinoid
　　管状カルチノイド　Tubular carcinoid
粘液囊胞性腫瘍　Mucinous cystic neoplasm (MCN)
分類不能腫瘍　Unclassified tumors (uct)

『胆道癌取扱い規約第6版』に記載されている腺癌（adenocarcinoma）以外の組織型
WHO分類（2010）ではその他，悪性リンパ腫（malignant lymphoma），間葉系腫瘍として横紋筋肉腫（rhabdomyosarcoma），平滑筋肉腫（leiomyosarcoma）などが記載されているがきわめてまれである．

病理所見

腺扁平上皮癌（adenosquamous carcinoma）図1，
扁平上皮癌（squamous cell carcinoma）

- 腺癌成分と扁平上皮癌成分が混在する腫瘍である．『胆道癌取扱い規約』では，扁平上皮癌成分が全体の1/4以上を占めることが必要とされている．扁平上皮癌分が1/4よりも少ない場合は腺癌に分類し，扁平上皮癌成分の存在を記載する必要がある．
- 腺扁平上皮癌の発癌過程として，腺癌から扁平上皮癌への分化，非腫瘍性上皮の扁平上皮化生からの癌化という2つの経路が考えられている．しかし，腺扁平上皮癌では腺癌成分と扁平上皮癌成分の移行像が確認できることから，腺癌からの扁平上皮癌への分化が支持されている．
- 扁平上皮癌成分は cytokeratin 5/6 が陽性となる．
- 扁平上皮癌は病巣すべてが扁平上皮癌成分で構成される腫瘍で，腺癌成分を伴わない．腺扁平上皮癌の発育過程で，腺癌成分が脱落したものと考えられている．
- 腺扁平上皮癌は胆嚢癌において3％，肝外胆管癌で0.5％であり，まれな組織型である．純粋な扁平上皮癌はさらに少なく，胆嚢癌で1％，肝外胆管癌で0.15％である．
- 腺扁平上皮癌，扁平上皮癌ともに隣接臓器への浸潤，リンパ節転移を高頻度にきたしやすく，平均生存期間は13か月．5年生存率も腺癌の約20％と比較して，16％と予後不良である．

未分化癌（undifferentiated carcinoma）図2

- 癌巣のどの部分にも，腺癌，扁平上皮癌，内分泌細胞への分化を示さない癌である．

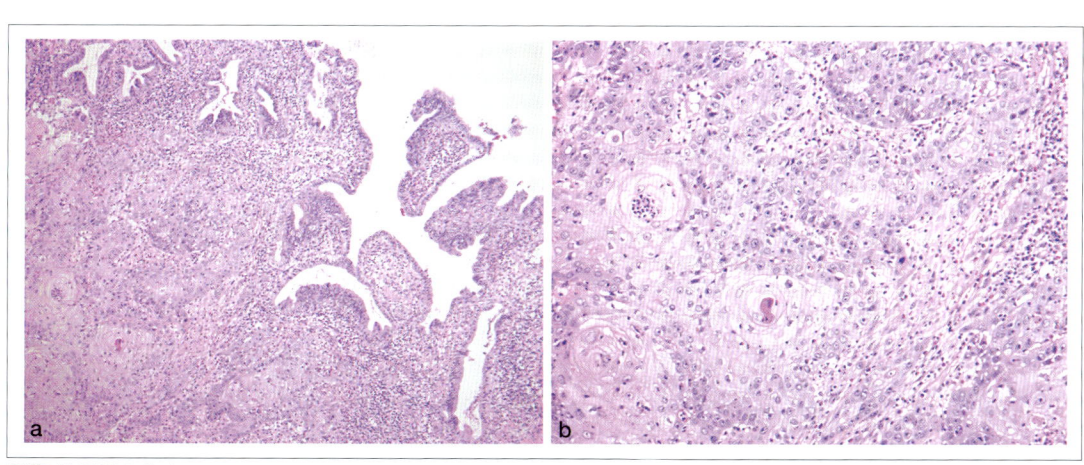

図1 腺扁平上皮癌
a：弱拡大像．明瞭な腺管形成を認める腺癌成分と，角化を示す扁平上皮癌成分を認める．
b：強拡大像．腺癌成分から扁平上皮癌成分への移行像が確認できる．

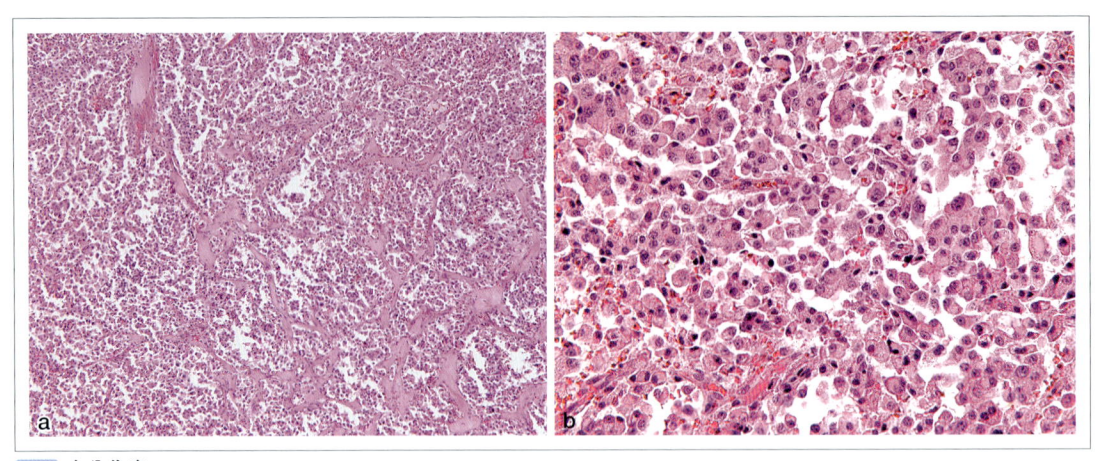

図2 未分化癌
癌組織は充実性増生を示し，明らかな分化を示さない癌である．一部多核の癌細胞も認められる（a：弱拡大，b：強拡大）．

- 組織はシート状ないし充実性増殖を示し，腫瘍壊死を伴うことが多い．
- 充実腺癌，内分泌細胞癌，悪性リンパ腫，転移性充実型癌（肺の大細胞癌，膵未分化癌）との鑑別を要するため，多数のブロックを作成し，腫瘍内を検索する必要がある．
- 胆囊癌の1％，肝外胆管癌では0.38％とまれな癌である．
- 増殖能，悪性度が高く，Ki-67指数も高値であり，予後不良の組織形態である．

絨毛癌（choriocarcinoma）

- 栄養細胞（trophoblast）に類似した癌細胞が出現する，きわめてまれな癌である．
- hCG（human chorionic gonadotropin）の血清検査や免疫染色を行い，さらに転移性絨毛癌を除外する必要がある．
- 腫瘍細胞の細胞質が比較的豊富で，出血，変性を伴うことが多い．
- 絨毛癌は細胞増殖能がきわめて高く，大部分の腫瘍細胞がKi-67免疫染色で陽性を示す．
- 胆囊癌では0.35％，肝外胆管癌では0.45％であり，きわめてまれな組織型である．
- リンパ節転移，肝転移，腹膜播種をきたしやすい．予後は術後数週～数か月で，きわめて悪性度が高い．

癌肉腫（carcinosarcoma） 図3

- 癌肉腫は，癌（腫）成分と肉腫成分の両者が混在する腫瘍である．
- 癌腫成分は腺癌よりなり，肉腫成分は紡錘形～多形の腫瘍細胞が増殖することが多い．癌肉腫の多くは，癌細胞が紡錘形～多形となり肉腫様に変化した"so-called carcinoma"であり，真の肉腫症例は非常にまれである．
- 肉腫成分では，骨肉腫，軟骨肉腫や，分化傾向が明らかでない紡錘形肉腫など，真の肉腫成分が主体をなす症例がある．

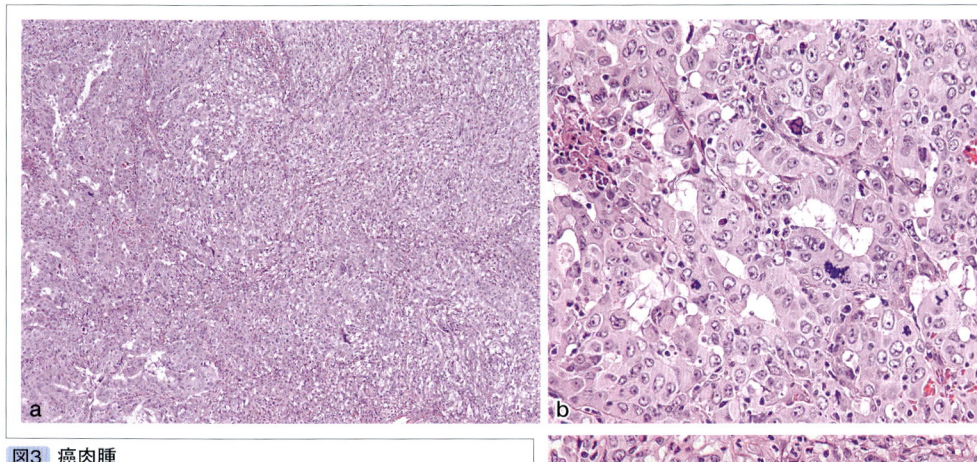

図3 癌肉腫
a：弱拡大像．腺癌成分と，紡錘形の細胞増生を認めるいわゆる癌肉腫の領域が確認される．
b：腺癌領域の拡大像
c：いわゆる癌肉腫領域の拡大像．紡錘形細胞の増生を認める．

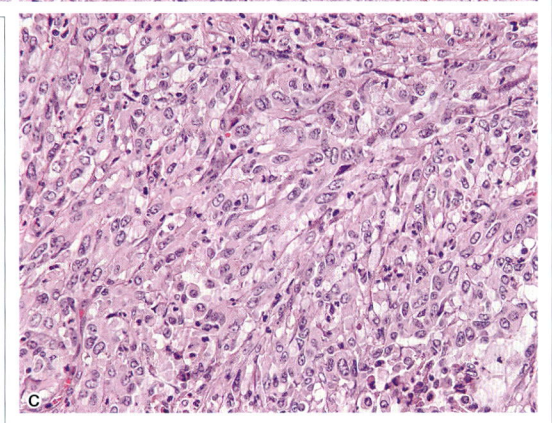

- 胆嚢癌肉腫のほとんどの症例は1年以内に死亡し，予後不良である．

AFP産生腺癌（α-fetoprotein producing adenocarcinoma）図4

- α-fetoproteinを産生している癌で，組織学的には明細胞（粘液陰性，グリコーゲン陽性）や好酸性顆粒状の胞体に富む細胞が乳頭状，管状あるいは充実性に増生している．
- 血清AFP濃度とAFP染色強度はある程度相関し，AFP免疫染色が有用である．
- 肝転移をきたしやすく，予後不良である．

神経内分泌腫瘍（neuroendocrine neoplasm：NEN）

- NENは『胆道癌取扱い規約第6版』から，2010年WHO分類に則った分類となった．
- 核分裂数とKi-67指数によりNETとNECに大別されるようになった 表2．
- NETは核分裂数とKi-67指数からさらにNET G1とNET G2に分類され，NECも細胞形態によりlarge cell NECとsmall cell NECに分類される．
- 胆道系のNETは肝外胆管よりは胆嚢原発の症例が多い．
- 胆道系のNETは非機能性であり，無症状のことが多い．胆嚢癌や胆管癌として手術された検体中に偶然みつかることがある．

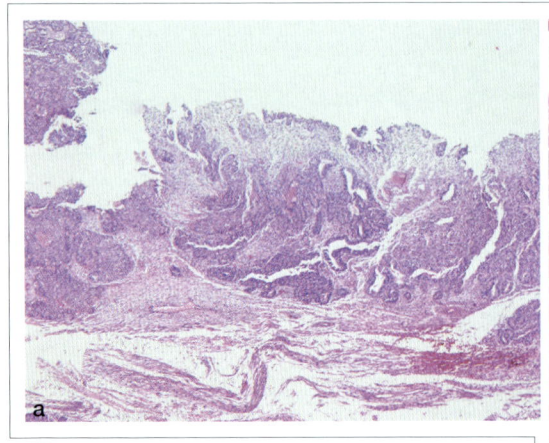

図4 AFP 産生腺癌
a, b：明るい胞体を有する細胞や，好酸性顆粒状の胞体を有する腫瘍細胞が乳頭状，管状あるいは充実性に増生している（a：弱拡大，b：強拡大）．
c：AFP 免疫染色で陽性像を示す．

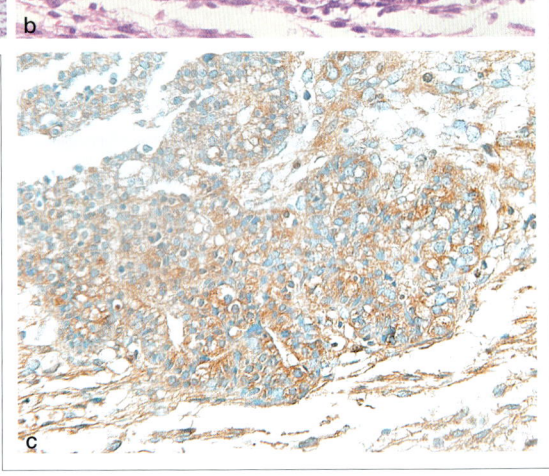

表2 神経内分泌腫瘍分類（2010 年 WHO 分類）

Neuroendocrine neoplasm（NEN）		
Neuroendocrine tumor（NET）	核分裂像（/10HPF）	Ki-67 指数（%）
NET G1（carcinoid）	＜2	≦2%
NET G2	2～20	3～20%
Neuroendocrine carcinoma（NEC）	＞20	＞20%

NET G1，NET G2，NEC の分類は核分裂像と Ki-67 指数により分類する．
核分裂像と Ki-67 指数による grade が異なる場合は，高いほうの値を採用する．

■ NET G1（carcinoid）図5

- 腫瘍性内分泌細胞の増殖よりなる低悪性度腫瘍である．
- 小型の腫瘍細胞は，円形〜類円形の核と好酸性の細胞質を有し，シート状，索状，リボン状の胞巣を形成しながら増殖する．
- 小型の腫瘍細胞は異型に乏しく，増殖活性は低い．
- 大部分の腫瘍細胞が多数の内分泌顆粒を有し，免疫染色（クロモグラニン A，シナプトフィジンなど）や，電子顕微鏡で確認される．

■ NET G2

- NET G1 と神経内分泌癌の中間的な悪性度を示す腫瘍である．
- 腫瘍組織の基本構造は NET G1 に類似するが，核異型が認められるようになり増殖活性も亢進する（核分裂像 2〜20/10HPF，Ki-67 指数 3〜20%）．

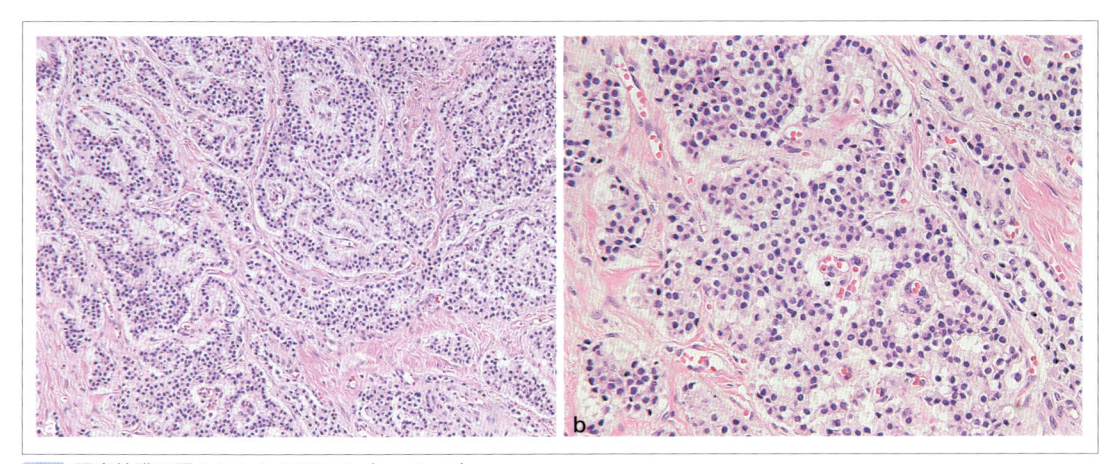

図5 胆囊粘膜に認められた NET G1（carcinoid）
a：小型の均一な腫瘍細胞が索状・リボン状構造を呈して増生している．　　b：核分裂像は目立たない．

- 核分裂像，Ki-67 指数が低い領域の場合，以前の規約（『胆道癌取扱い規約第5版』）でいうカルチノイド腫瘍を含み，高い領域の場合は神経内分泌癌を含んでいる可能性が考えられる．

■ 大細胞神経内分泌癌（large cell NEC）　図6
- 明瞭な核小体，さまざまな量の細胞質をもつ大型細胞が，類器官〜索状の胞巣を形成し増生する．腫瘍組織内に壊死組織を認めることが多い．
- ロゼット形成や管状構造を伴うこともある．
- 悪性度は高く，増殖活性も高値を示す．

■ 小細胞神経内分泌癌（small cell NEC）　図7
- 小細胞癌（内分泌腺癌）は腫瘍性内分泌細胞の増殖よりなる高悪性度腫瘍である．
- 腫瘍細胞はクロマチンに富む円形〜類円形の核と好酸性細胞質を有し，充実性，シート状に増殖する．腫瘍細胞は比較的小〜中型であるが，核はカルチノイドと比較して大型である．高度の脈管侵襲や，肝転移を呈し，予後不良であることが多い．
- 診断には免疫染色（クロモグラニン A，シナプトフィジン）や電子顕微鏡で腫瘍細胞の神経内分泌顆粒を確認する必要がある．
- large cell NEC と同様に悪性度は高く，増殖活性も高値を示す（核分裂像 20/10HPF 以上，Ki-67 指数 20% 以上）．

混合型腺神経内分泌癌（mixed adenoendocrine carcinoma：MANEC）

- 腺内分泌腫瘍は腺癌成分と，内分泌細胞癌成分が混在し，おのおのの成分が 30% 以上存在する腫瘍である．
- 腺癌成分が 30% 以上で神経内分泌癌成分が 30% 未満の場合は腺癌として，逆に神経内分泌癌成分が 30% 以上で腺癌成分が 30% 未満の場合は神経内分泌癌として扱う．しかし，腫瘍組織内に両成分を認めた場合は，その構成成分を記載することが望ましい．

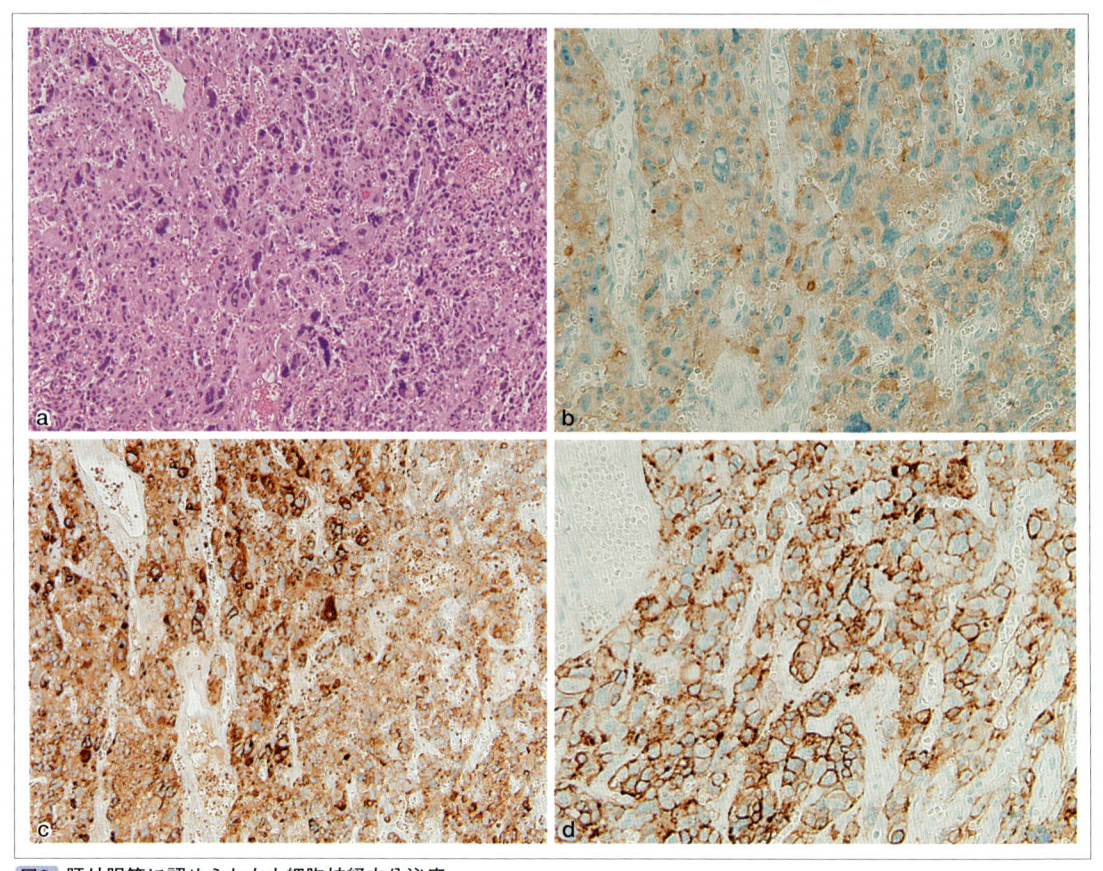

図6 肝外胆管に認められた大細胞神経内分泌癌
未分化な大型細胞よりなる腫瘍．巨細胞，核分裂像も散見された（a）．クロモグラニン A（b），シナプトフィジン（c），CD56（NCAM）（d）は陽性を示す．

> **診断のポイント**
> - 純粋な扁平上皮癌はきわめてまれであり，大部分は，腺癌と扁平上皮癌の移行像が確認できる腺扁平上皮癌である．
> - 未分化癌は多数のブロックを作成し，腫瘍内の分化（腺癌，扁平上皮癌，内分泌細胞癌など）がないことを確認する必要がある．
> - 胆道における NET は偶然みつかる例もあり，詳細な病理検索が必要である．
> - 混合型神経内分泌癌は，腺癌成分，神経内分泌癌成分がそれぞれ 30％以上を占める必要がある．腺癌成分が 30％未満の場合は神経内分泌癌として，神経内分泌癌が 30％未満の場合は腺癌として分類される．
> - 乳癌の特殊型として報告されている浸潤性微小乳頭癌（invasive micropapillary carcinoma：IMPC）が胆道癌に関してもその存在が明らかになってきた 図8．浸潤性微小乳頭癌は他の癌と同様，その存在領域の大小にかかわらずリンパ管侵襲，リンパ節転移をきたしやすく，予後不良因子である．したがって病理診断報告書にはその存在を記載する必要がある．

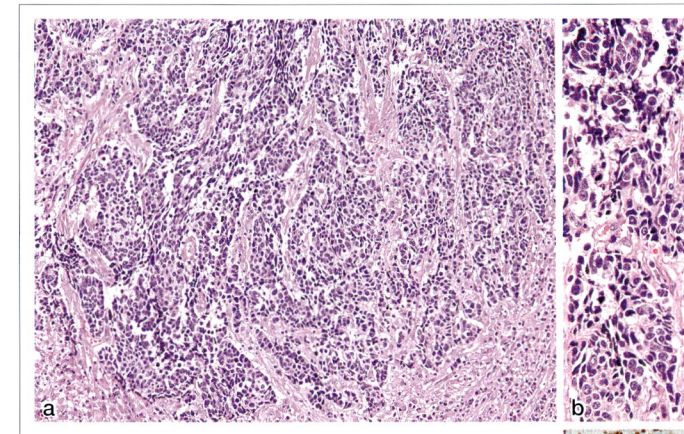

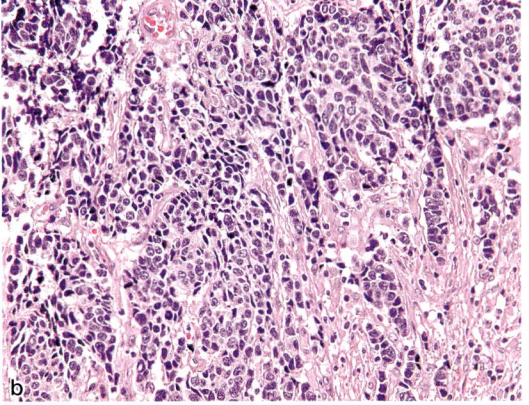

図7 胆囊粘膜に認められた小細胞癌
a：弱拡大像．クロマチンに富む円形〜類円形の核を有する腫瘍細胞がシート状に増生している．
b：強拡大像．核分裂像が散見される．
c：Ki-67指数は約70％であった．

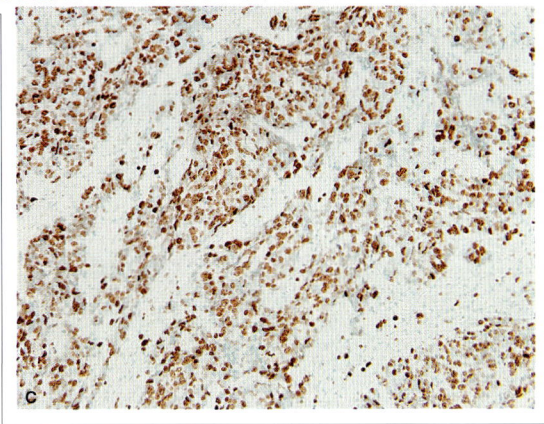

- 通常，粘膜内成分が腺癌，特に分化型腺癌となり，浸潤部や発育先進部が内分泌細胞癌となる．腺癌と内分泌細胞癌の両成分の間には組織学的な移行像が認められることが多い．
- 高度の脈管侵襲，肝転移をきたし，それらは内分泌細胞癌成分よりなることが多い．

杯細胞カルチノイド（goblet cell carcinoid）

- 腺細胞および内分泌細胞双方への分化を示す杯細胞類似の腫瘍細胞が腺房様構造から孤立性構造を呈して増殖する腫瘍．
- 印環細胞癌との鑑別が重要である．

管状カルチノイド（tubular carcinoid）

- 内分泌細胞の形質を有しつつ明瞭な管腔構造を示す腫瘍で，通常の腺癌との鑑別が重要である．

悪性リンパ腫（malignant lymphoma）

- 胆囊，胆管原発の悪性リンパ腫はきわめてまれである．
- 症例報告としては，MALTリンパ腫が多く，続いて濾胞性リンパ腫，びまん性大細胞型B細胞リンパ腫の報告も散見される．

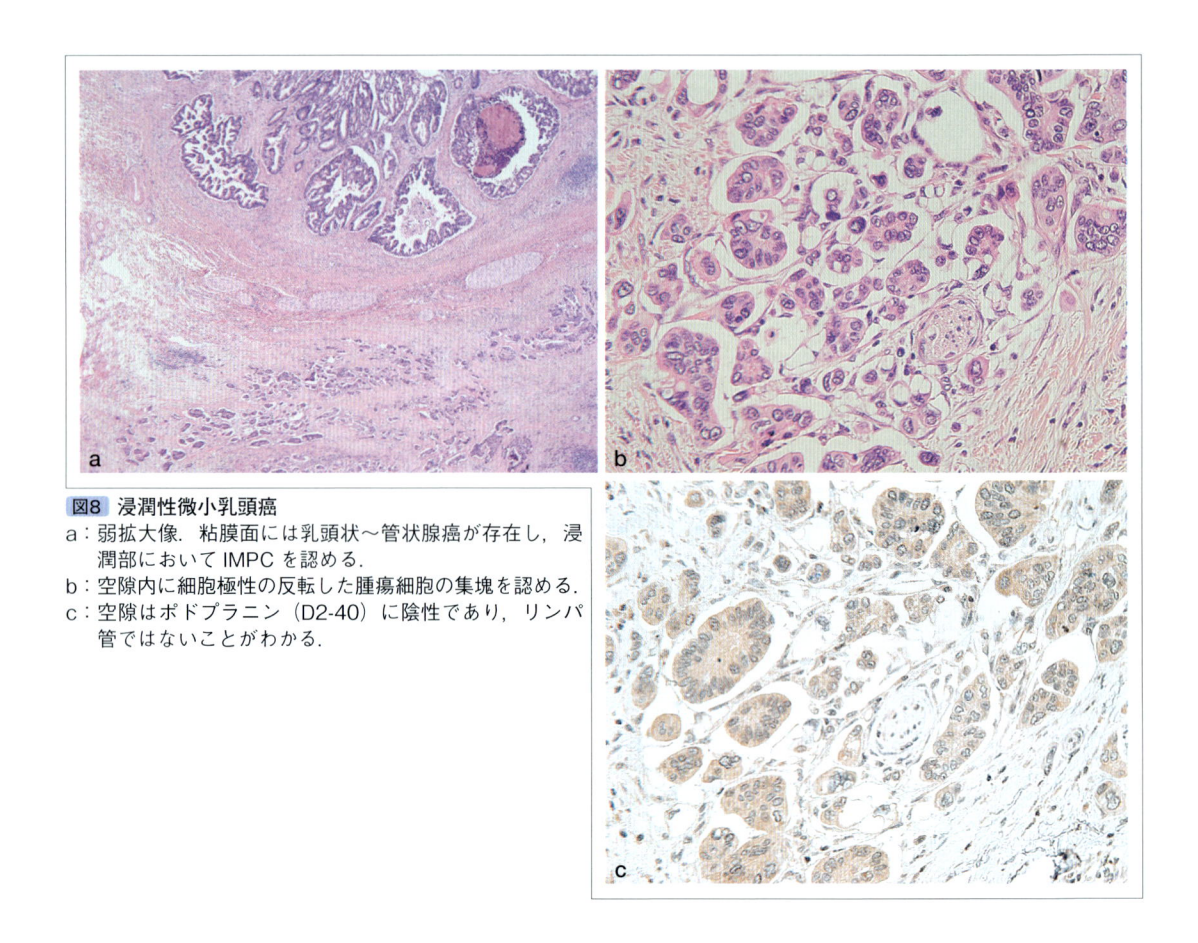

図8 浸潤性微小乳頭癌
a：弱拡大像．粘膜面には乳頭状〜管状腺癌が存在し，浸潤部において IMPC を認める．
b：空隙内に細胞極性の反転した腫瘍細胞の集塊を認める．
c：空隙はポドプラニン（D2-40）に陰性であり，リンパ管ではないことがわかる．

- 胆囊悪性リンパ腫の予後は悪く，長期生存症例は少ないとの報告もある．

（吉澤忠司，鬼島　宏）

ductal carcinoma

膵管癌

疾患の概要 表1

- 膵管癌は膵腫瘍の大部分を占め，線維成分の多い硬癌である．
- 早期発見・診断がいまだ困難で，多くは進行状態で発見される．外科手術可能症例が約10〜20％に留まり，その5年生存率は10〜20％，非手術症例の生存期間は3〜5か月ときわめて予後不良の腫瘍である．
- 罹患率と死亡率がほぼ同率であり，わが国における腫瘍部位別死亡率は第5位である．
- 危険因子は，喫煙，肥満，高脂肪食などに加えて，慢性膵炎，糖尿病，胃切除後で発症リスクが10倍，1.5〜2倍，3〜5倍増加する．家族歴は大切で，第一度近親内の膵癌患者数が1, 2, 3人と増えると，リスクは2.3，6，32倍と増加する．
- 膵頭部癌，体部癌，尾部癌の各比率は，60〜70％，5〜15％，10〜15％である．膵体尾部癌は膵頭部癌よりも発見が遅れることが多い．

表1 膵癌取扱い規約の分類とWHO分類

膵癌取扱い規約（第6版）	WHO分類（2010）
浸潤性膵管癌（invasive ductal carcinomas）	ductal adenocarcinoma[*]
乳頭腺癌（papillary adenocarcinoma）	
管状腺癌（tubular adenocarcinoma）	（variants）
高分化型（well differentiated type）	adenosquamous carcinoma
中分化型（moderately differentiated type）	colloid carcinoma（mucinous noncystic carcinoma）
低分化腺癌（poorly differentiated adenocarcinoma）	
腺扁平上皮癌（adenosquamous carcinoma）	hepatoid carcinoma
粘液癌（mucinous carcinoma）	medullary carcinoma
退形成癌（anaplastic carcinoma）	signet ring cell carcinoma
巨細胞型（giant cell type）	undifferentiated carcinoma（anaplastic carcinoma）
破骨細胞様巨細胞型（osteoclast-like giant cell type/giant cell carcinoma of osteoclastoid type）	undifferentiated carcinoma with osteoclast-like giant cells
多形細胞型（pleomorphic type）	
紡錘細胞型（spindle cell type）	
その他（others）	

[*] WHO分類のductal adenocarcinomaは通常型膵管癌を意味し，組織像は管状腺癌である．『膵癌取扱い規約』の管状腺癌（高分化型・中分化型）および低分化腺癌を包含するものである．このほか，両分類間で同一名の組織型がほぼ対応している．

> ### 染色体・遺伝子異常

- 染色体 18q, 17p, 1p, 9p の欠失がある.
- 90％以上の症例で *KRAS* 遺伝子変異があり,多くの症例で *ERBB2* 遺伝子過剰発現, *CDKN2A*, *TP53*, *SMAD4* 遺伝子異常がみられる.そのほか, *BRCA2*, *MAP2K4*, *STK11*, *TGFR1* 遺伝子などの異常が報告されている.

臨床所見

■好発年齢,性
- 60〜80代で,男女比は約3：2と男性優位に発症する.

■臨床症状
- 非特異的症状で背部痛,腹痛,体重減少,黄疸（膵頭部癌）,糖尿病などがある.
- さらに進行した症例では,消化管狭窄,肝転移巣,腹膜播種巣に関連する症状が出現する.

■画像所見
- CT 画像では腫瘍は低吸収領域となり,腫瘍浸潤による主膵管の途絶とその上流側膵管の拡張をしばしば認める.また腫瘍浸潤による下部胆管の途絶やその肝側拡張もしばしばとらえられる.
- 超音波画像は低エコーで内部不均一な腫瘤影となり,CT 同様に膵管拡張などがとらえられる.

■腫瘍マーカー
- CA19-9, CEA (carcinoembryonic antigen).

病理所見

> ### 肉眼所見

- 『膵癌取扱い規約』では基本5型（潜在型,結節型,浸潤型,囊胞型,膵管拡張型）に分類され,外科切除症例では,結節型 図1a が最も多く,次いで浸潤型 図1b である.
- 周囲との境界明瞭な結節型（nodular type）,周囲に不規則に浸潤するために周囲との境界不明瞭な浸潤型（infiltrative type）,潜在型（masked type）が通常型の浸潤性膵管癌を主に表す肉眼型で,腫瘍性囊胞（後述する膵管癌による二次性囊胞性変化ではなく）よりなる囊胞型（cystic type）,粘液貯留などによる膵管拡張型（ductectatic type）は,粘液性囊胞性腫瘍（mucinous cystic neoplasm：MCN）や膵管内乳頭粘液性腫瘍（intraductal papillary mucinous neoplasm：IPMN）に関連する肉眼型である.潜在型は腫瘍が小さく,浸潤性増殖を示す腫瘍に相当することが多い.

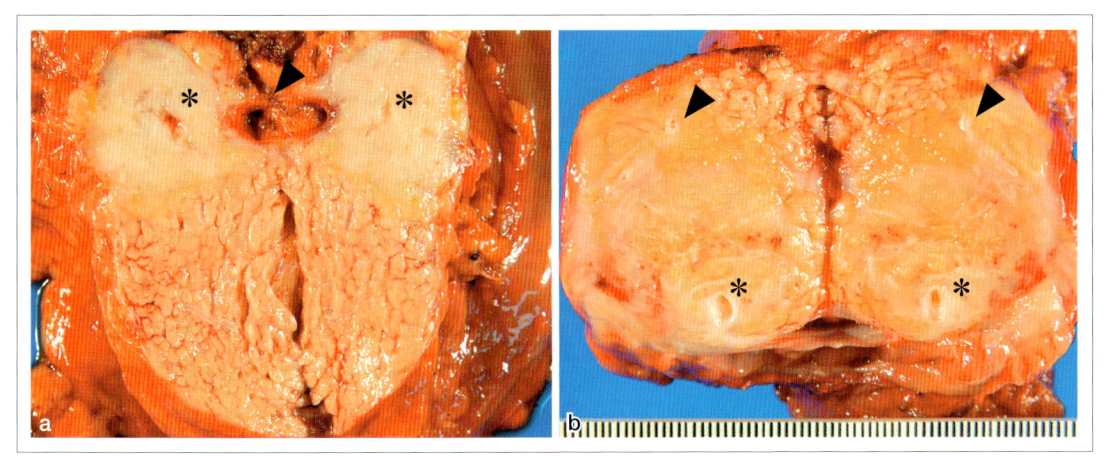

図1 膵管癌の主な肉眼型
膵頭部に腹側から矢状断で割を入れた後，いわゆる観音開きにしたもの．
a：結節型．画面上方の膵頭部頭側には，周囲との境界明瞭な，やや黄色がかった灰白色充実性の腫瘍を認める．腫瘍内部は灰白色調線維成分が不規則・不均一に増え，また既存の膵実質構造が腫瘍によってほぼ完全に置換されている様子がわかる．腫瘍内（*）には壊死・変性に伴う嚢胞様変化がみられる．▶は下部胆管
b：浸潤型．膵頭部足側（画面下方）を主体とする周囲との境界不明瞭な腫瘍で，内部には灰白色調の線維束が不規則・不均一・網目状に増生している．組織学的にはその部に主に癌細胞が浸潤している．分枝膵管からなる retention cyst に癌が進展したもので壁肥厚が目立つ（*）．▶は主膵管

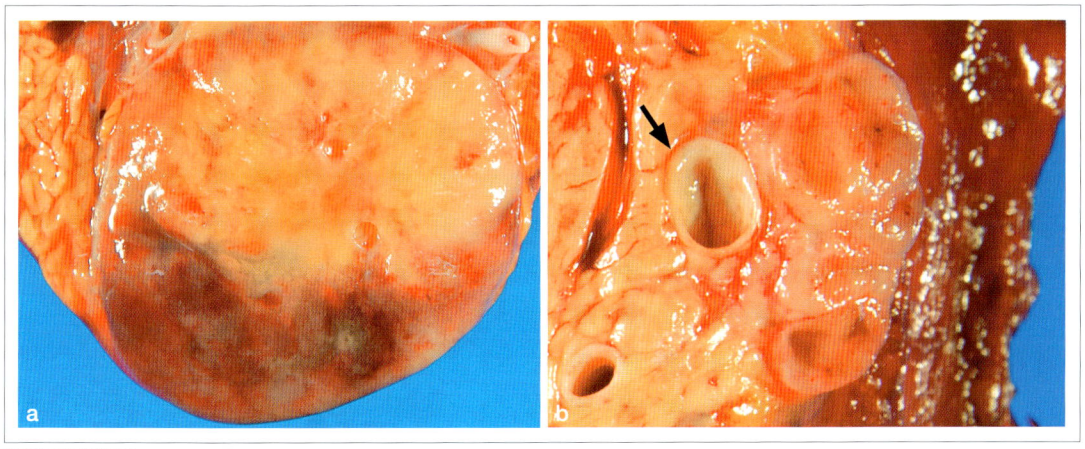

図2 髄様腫瘍
a：膵内分泌腫瘍の割面像．周囲と境界明瞭の類球形腫瘍で，割面はみずみずしく黄白色不均一な部と暗赤褐色部が混在し，髄様腫瘍に特徴的な，割面から腫瘍が膨隆する所見がみられる．
b：分枝膵管内に充満する膵管内乳頭粘液性腺癌（IPMC）の割面像．画面中央の，拡張した主膵管（➡）の右側に複数の分枝膵管の内腔から膨隆する，みずみずしく透明感のあるピンクがかった白色調で中央がややくすんだ色の腫瘍割面である．

- 通常型膵管癌は一般に腫瘍間質の線維性増生の著しい硬癌で，膵管内腫瘍，腺房細胞癌，内分泌腫瘍は髄様腫瘍形態をとることがあり 図2，膵管癌との鑑別点になる．
- 膵管癌と慢性膵炎は両者とも膵実質が線維増生をきたすが，膵管癌では線維の広がりや濃淡が不規則・不均一，慢性膵炎では規則的で均一な線維増生パターンを示す 図3．
- 壊死・出血は高～中分化型腺癌の多い通常型膵管癌においてはまれであるが，低分化腺癌にはしばしば認められる．また，退形成癌では通常認められる．

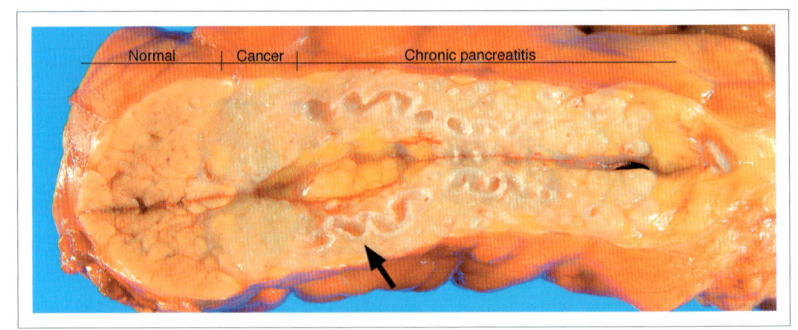

図3 膵管癌とそれによる膵実質の二次性変化
膵体尾部に腹側から水平断で割を入れた後，いわゆる観音開きにしたもの．図左側の膵頭部側に残存する正常膵実質とは対照的に，膵体部の結節型腫瘍とその膵尾部側の膵実質の変化が著しい．主膵管（➡）が著明に拡張し，蛇行して走行している．膵実質は小葉構造が個々に小さくなり，その間を埋めるようにやや透明感のある灰白色の線維組織と黄色の脂肪織が侵入し，膵全体が萎縮して細くなっている．

- 腫瘍割面の比較的大きな囊胞様変化は以下の原因で起こりうる．①腫瘍中心部に，変性・壊死による組織脱落で生じるもの 図1a，②腫瘍の傍らに癌浸潤による二次性変化で生じた囊胞様変化（retention cyst），③癌細胞のつくる腺管構造が肉眼で見えるほど大きなもの，④癌や炎症などにより，腫瘍と大網や胃などが局所的に癒着してできた腹腔内の死腔に癌が進展し，その内面を覆った癌細胞の産生する粘液が貯留して形成されるもの．また腫瘍割面の微小囊胞様変化は，癌のつくる比較的大きな腺管，粘液産生で形成された粘液湖や，癌浸潤による分枝・末梢膵管の二次性拡張をみることが多い．
- 膵管癌による膵実質の二次性変化は，癌浸潤により膵管が狭窄・閉塞・圧排されることによって，その上流側膵管の内圧が上昇することで膵管拡張や retention cyst を起こし，また腺房障害に伴い膵炎から膵実質の脱落と線維組織置換にも至る（閉塞性膵炎）図3．線維化した膵組織はかなり硬くなるが，一般に癌部はさらに硬い．
- 膵頭部癌は，膵内から膵周囲脂肪織，十二指腸，Vater 乳頭部，肝外胆管に進展し，膵体尾部癌では膵周囲脂肪織，脾，胃，左副腎，結腸に進展しやすい．また両者とも門脈系血管や腹膜（膵被膜）に進展する．血行性には肝，肺，骨，副腎などに転移する．

組織学的所見

- 通常型膵管癌は，高～中分化型管状腺癌 図4 および低分化腺癌像を示し，豊富な線維性間質を伴って浸潤性に増殖する．外科切除症例の多くは，癌細胞が膵内から膵周囲脂肪織，十二指腸，胆管などに浸潤している．さまざまな分化度の組織構築や異なる特徴をもつ細胞像（大きさ，色，形）を示し，均一な組織形態を示すことはむしろまれである．
- 管状構造に加えて，管状乳頭構造を示すものも管状腺癌に分類し，乳頭腺癌は純粋に乳頭状増殖をするものに限る．
- 多くの浸潤性膵管癌は，その腫瘍中心部付近に分化度の高い成分がみられ，周囲

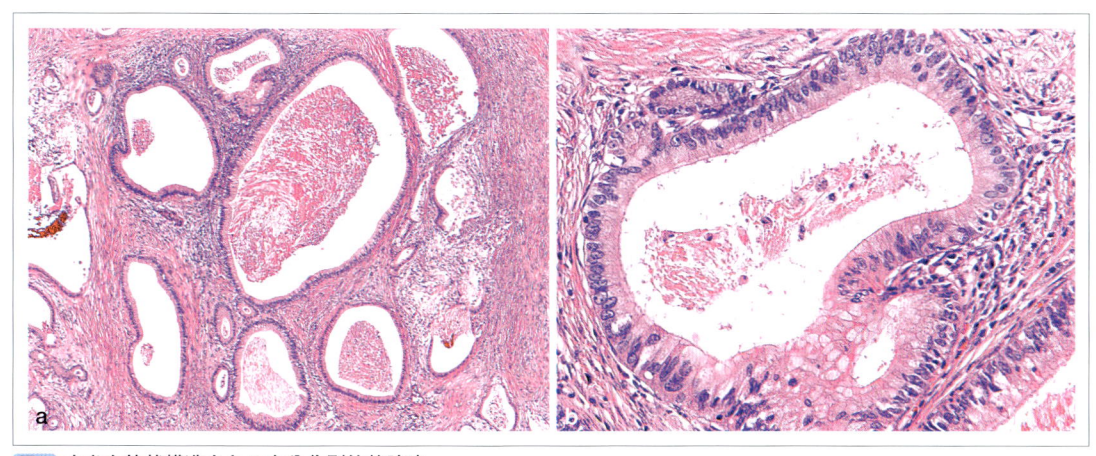

図4 大きな管状構造をとる高分化型管状腺癌
a：低倍率像　　b：中倍率像

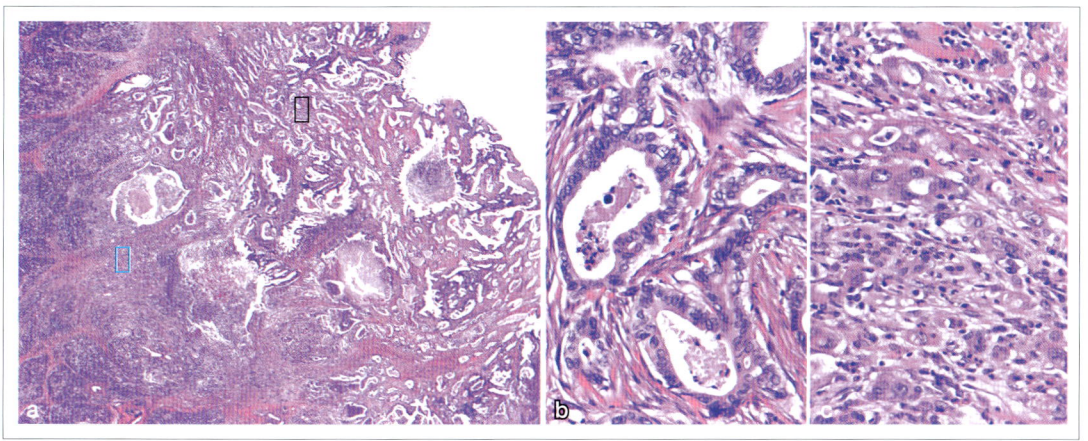

図5 浸潤性膵管癌
膵管癌の腫瘍中心部から辺縁部に向かって，癌の組織分化度が低下する．
a：低倍率像．腫瘍中心部は大きな腺管を有し低乳頭状増殖を伴う管状腺癌像（□）が主体で，辺縁部ではそれら管状構造が不明瞭となっている（□）．
b：□の高倍率像
c：□の高倍率像

に向かって分化度が低下していく傾向にある．特に浸潤先端部では分化度を落として浸潤していることがしばしば観察される **図5**．

- 膵管癌は膵管内を這うように，しばしば膵管上皮置換性に進展していく **図6**．腫瘍辺縁部付近の分枝・末梢膵管への進展は，通常認められる．時には主膵管内を10cm以上も進展することもある．
- 主結節と離れた膵内に顕微鏡的転移巣を形成することが約5％の切除症例にみられる．多発性膵管癌との鑑別は，微小な膵管癌では通常前癌病変や前浸潤性病変を伴うことや，膵内転移をする膵管癌ではリンパ管・静脈侵襲や神経浸潤が目立つことが多い，などにより行う．しかし，同時多発性浸潤性膵管癌は，膵内転移巣形成症例に比べとてもまれである．

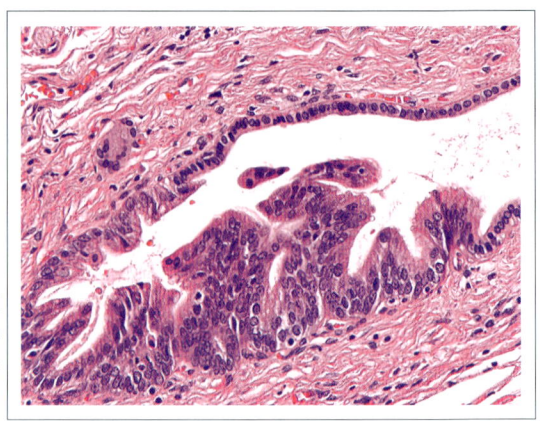

図6 膵管上皮置換性腫瘍進展
分枝膵管の被覆上皮を置換して進展する鋸歯状〜低乳頭状に増殖する腺癌．いわゆる cancerization of the ducts の像．既存の被覆上皮との間にフロント形成をみる．

> 免疫組織化学

- 膵管癌と反応性上皮細胞，他臓器原発癌（胆管癌など）を，明白に鑑別可能なマーカーはいまだ現れていない．
- 膵管癌で陽性となる cytokeratin は 7, 8, 18, 19 であり，20 は部分的に陽性もしくは陰性である．
- 一般に膵管癌の粘液形質は，MUC1, 3, 4, 5AC が陽性，MUC2 が陰性である．CDX2，TTF-1，エストロゲンレセプター，プロゲステロンレセプター，神経内分泌抗原（chromogranin A, synaptophysin）は陰性となる．
- TP53 は多くの膵管癌で陽性，SMAD4（DPC4）は 55% の膵管癌で陰性である．
- 膵管癌で陽性となる CEA, B72.3, CA125, CA19-9 は一部の正常上皮細胞でも陽性となる．

膵管癌の亜型

腺扁平上皮癌（adenosquamous carcinoma） 図7

- 腺癌成分と扁平上皮癌成分が相接あるいは混在して存在し，扁平上皮癌成分が 30% 以上認められるものを腺扁平上皮癌と定義している．扁平上皮癌成分が 30% 未満ではその旨記載し，すべて扁平上皮癌成分の場合も腺扁平上皮癌とする．
- 膵管癌の 1〜4% を占め，通常型膵管癌よりも予後不良（生存中央値 6〜11 か月）である．
- 肉眼的に球型から類球型をして周囲圧排性に発育し，内部に空洞を形成するという特徴的な所見をしばしば示す．
- 通常型膵管癌と同様の前癌病変，*KRAS*, *DPC4*, *TP53* 遺伝子変異を認める．
- 腺扁平上皮癌に特徴的，高頻度に *UPF1* 遺伝子変異を認める．

粘液癌（mucinous carcinoma, colloid carcinoma, mucinous noncystic carcinoma）

- 癌細胞が粘液を多量に産生して細胞外粘液貯留による粘液湖を形成し，粘液湖に

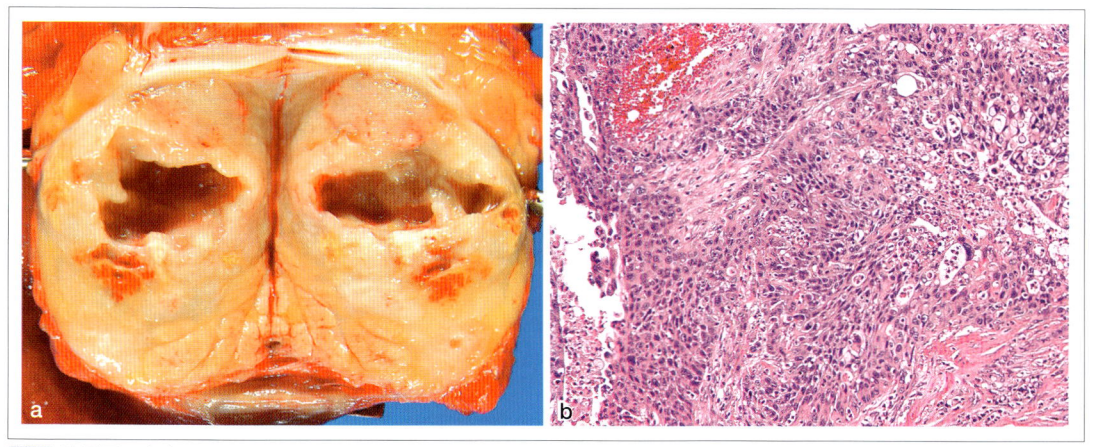

図7 腺扁平上皮癌
a：肉眼像．膵体尾部に腹側から水平断で割を入れた後，いわゆる観音開きにしたもの．腫瘍は周囲と境界明瞭で圧排性に発育し，腫瘍中心部に大きな嚢胞様変化（空洞）をきたしている．嚢胞様変化を取り巻く白色の濃い部に腫瘍細胞が多く存在し，辺縁部のやや透明感のある灰白色部は線維成分が主体である．
b：扁平上皮癌成分から右上方の腺癌成分へ移行する像がみられる．

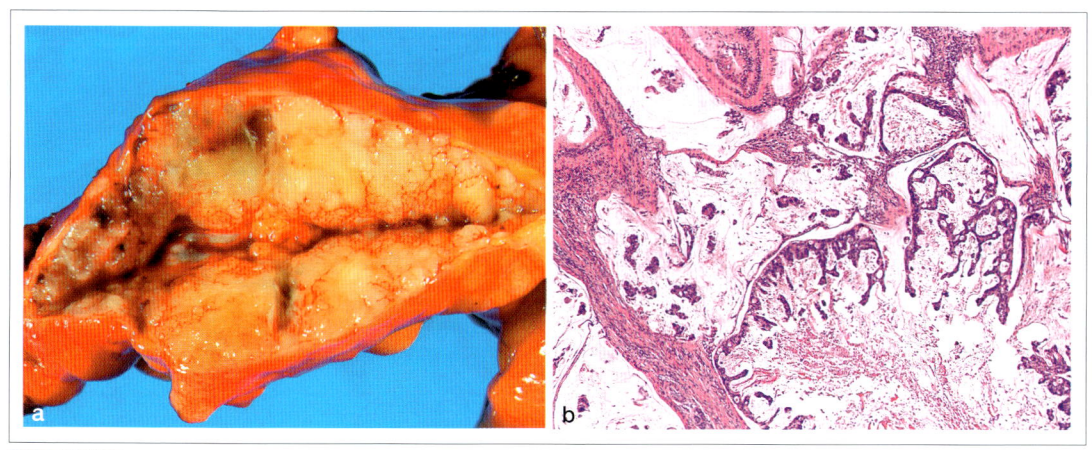

図8 粘液癌
a：肉眼像．膵体尾部に腹側から水平断で割を入れた後，いわゆる観音開きにしたもの．粘稠度の高い粘液が充満する大小の粘液結節が集簇し周囲圧排性に増殖している．
b：癌細胞が多量に産生・分泌する粘液で形成された粘液湖に，癌細胞が浮遊しながら増殖している．

浮遊癌細胞を認める 図8．これらの成分を腫瘍全体の50％以上（『膵癌取扱い規約』），あるいは80％以上（WHO分類）を占める腫瘍と定義される．

- 肉眼的に粘液を入れた大小の粘液結節あるいは粘液胞からなる腫瘍で，MCN，IPMNにある明瞭な嚢胞壁構造は通常みられない．
- WHO分類で規定される粘液癌はしばしばIPMNに関連して発生し，MUC2やCDX2陽性で，通常型膵管癌に比べ予後良好である．
- 印環細胞癌はWHO分類では別組織型として扱われ，きわめて予後不良である．『膵癌取扱い規約』では便宜的に粘液癌に含められている．

退形成癌（anaplastic carcinoma, WHO分類の undifferentiated carcinoma）

- 明らかな分化方向を示さない上皮性腫瘍が腫瘍全体として意味のある成分となっている腫瘍である．

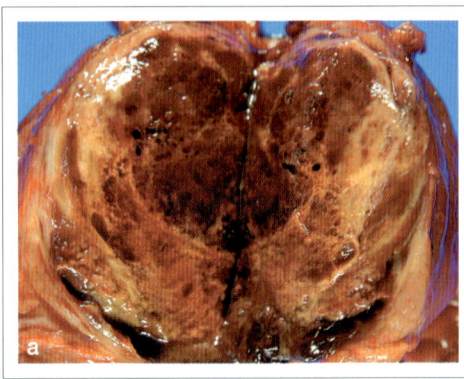

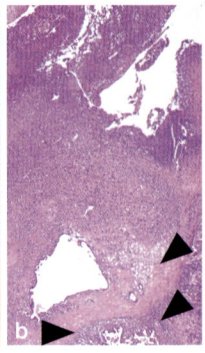

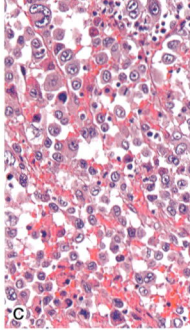

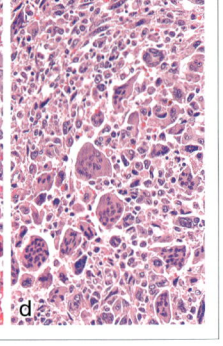

図9 退形成癌
a：肉眼像．膵頭部に腹側から矢状断で割を入れた後，いわゆる観音開きにしたもの．膵頭部は腫瘍で占拠され，腫瘍割面には広範囲の出血と壊死組織がみられ，触ると軟らかい．この割面上には線維性腫瘍組織はみられなかったが，腫瘍の背側には部分的に硬結を触れた．
b：低倍率像．出血を伴い，腫瘍細胞が充実性・髄様増殖を呈する．aの硬結部は図右下（▶）の線維増生を伴う管状腺癌部であった．
c：高倍率像．異型性が強く，結合性の弱い腫瘍細胞が充実性に増殖している．
d：別症例の高倍率像．c類似の腫瘍増殖所見に加えて，異型性のない破骨細胞型巨細胞の浸潤を伴う退形成癌

- 多くは出血・壊死の著しい髄様腫瘍 図9 で，球形～類球形を示し，消化管内腔などのオープンスペースではドーム状～ポリープ状に発育する．
- 組織亜型（巨細胞型，多形細胞型，紡錘細胞型）は2〜3型が混在することが多く，破骨細胞様巨細胞型を除いて各組織亜型間に臨床病理学的・生物学的悪性度などの違いは明らかになっていない．
- 破骨細胞型巨細胞 図9d は反応性非腫瘍性細胞で，過去に破骨細胞様巨細胞型はそれ以外の退形成癌よりも予後がよいとされた（平均生存期間12か月）が，近年では両者ともきわめて予後不良（後者の平均生存期間5か月）とされる．
- 腫瘍細胞の少なくとも一部に cytokeratin, vimentin を発現する．癌肉腫も退形成癌に含まれる．
- 退形成癌の多くは腫瘍の一部に通常型膵管癌を認めること 図9b，*KRAS* 遺伝子異常がみられること，退形成癌が膵上皮内腫瘍性病変（pancreatic intraepithelial neoplasia：PanIN），MCN，IPMN に関連して発生することなどから，退形成癌は膵管癌の組織亜型に分類される．

乳頭腺癌（papillary adenocarcinoma） 図10

- 腫瘍細胞がほぼ純粋に乳頭状に増殖して管状構造をほとんど示さない腫瘍をいう．WHO分類では膵管癌組織亜型として分類されていない．
- 平均的な通常型膵管癌よりも予後良好であるが，乳頭腺癌像から管状腺癌像に崩れていく症例（乳頭腺癌と診断しない）は，通常型膵管癌と同等に予後不良である．
- 浸潤性IPMNと鑑別していくと，本腫瘍の頻度はまれである．

髄様癌（medullary carcinoma） 図11

- 周囲境界明瞭，膨張性発育，充実性増殖を示す低分化腺癌像，syncytial growth

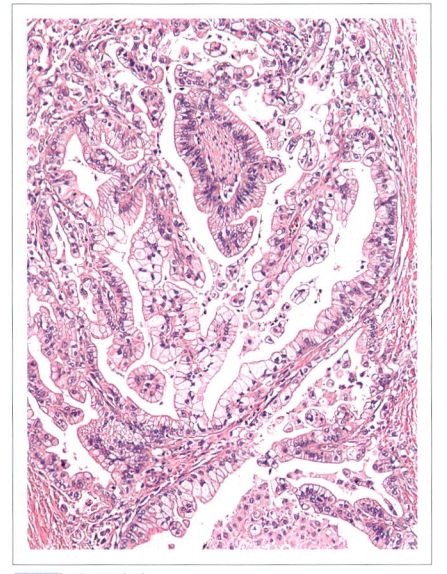

図10 乳頭腺癌
淡明〜弱好酸性胞体を有する腫瘍細胞が乳頭状に増殖して，間質に浸潤している．

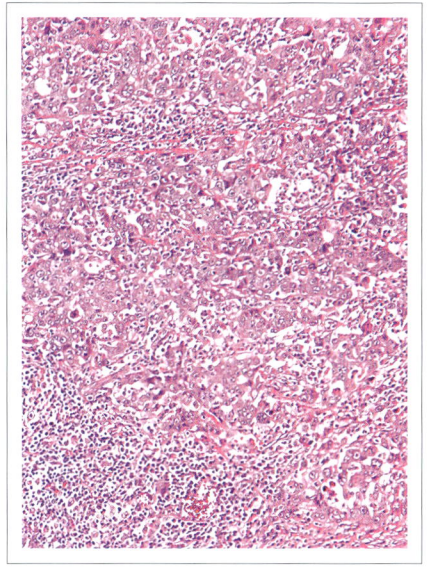

図11 髄様癌
syncytial growth pattern をとり，充実性増殖を示す低分化腺癌像を認める．炎症細胞浸潤を伴う．

　　pattern を特徴とする腫瘍で，高度リンパ球浸潤もみられる．
- DNA 修復酵素（MLH1，MSH2 など）のいずれかが消失し，孤発性または Lynch 症候群患者に発生する．大部分でマイクロサテライト不安定性を示し，*KRAS2* 遺伝子異常はみられない．
- 通常型膵管癌よりも予後良好（術後平均生存期間 62 か月）である．

肝様癌（hepatoid carcinoma）

- 肝細胞への分化を示す成分が，腫瘍全体として意味のある成分となっている，きわめてまれな腫瘍である．

診断のポイント

- 膵管癌は線維増生の強い硬癌で，肉眼的に不規則・不均一な線維増生や広がりを示し，慢性膵炎と異なる．
- 組織分化度が高く，異型性に比較的乏しい異型腺管であっても，その存在部位が異常であれば，癌である．
- 同じ腫瘍内でも癌細胞の色・形・構築・分化度などは多様であることを常に念頭に置いて診断する．
- 膵管上皮置換性癌進展部分では，しばしば浸潤部よりも異型性が低く見える．膵切離断端の迅速診断などでは，癌が確定できなくても否定できなければ，積極的にその旨を術者に伝える（もちろん，すべてを癌疑いにしない）．
- 迅速診断にあたっては，きれいな標本の作製は正診にとても重要である．
- 退形成癌は，時に solid-pseudopapillary neoplasm と類似の肉眼像を示すが，生物学的態度は大きく異なるので注意する．

- 肝細胞への分化を調べるには抗肝細胞抗体染色陽性やGlypican3発現が有効である．α-fetoprotein（AFP）も発現するが，AFPは腺房細胞癌，膵芽腫，まれに通常型膵管癌で発現することがある．
- 本組織型の診断には，異所性肝に発生した肝細胞癌の除外，潜在肝細胞癌の膵転移（本腫瘍発生よりも高頻度）の除外が必須である．

前浸潤性病変

- 膵管癌の前浸潤性（前癌）病変は，pancreatic intraepithelial neoplasia（PanIN），IPMN，intraductal tubular neoplasm（ITN），MCNであることが知られている．
- 多くの膵管癌はPanINに，次いでIPMNに由来し，MCNやITN由来はまれである．

PanIN

- PanINは顕微鏡的な膵管内上皮性病変で，細胞・構造異型性を軽度・中等度・高度の3段階に分けて，PanIN-1～PanIN-3に割り当てる．また，PanIN-1は平坦病変を-1A，乳頭状病変を-1Bとする 図12．組織学的変化に基づいて定義され 表2，非腫瘍性異型上皮が含まれることを了承している．
- 典型的なPanINは，細い分枝・末梢膵管に形成される平坦・鋸歯状・低乳頭状増生をする異型上皮であるが，主膵管や中枢性の分枝膵管にも発生する．いずれの部位でも膵管径5mm未満の病変である．ただし，膵管狭窄等により二次性変化として膵管拡張を伴っていることがある．
- PanIN早期に*KRAS*遺伝子変異とテロメアの短縮が起こり，PanIN中期に*CDKN2A*遺伝子変異が生じ，そして*TP53*，*BRCA2*，*SMAD4*（*DPC4*）遺伝子の不活化変異が後期PanINで起こると報告されている．
- PanIN-3と浸潤性膵管癌の膵管上皮置換性進展との鑑別は，膵管癌の膵管上皮置換性進展では隣接する上皮との間にフロント形成をすることに注目する，といわれるが，PanINでもフロント形成はみられ，厳密な鑑別は困難である．

鑑別診断

▶慢性膵炎（chronic pancreatitis）

- 膵管癌と慢性膵炎はともに膵実質が線維増生をきたすが，膵管癌では線維の広がりや濃淡が不規則・不均一，慢性膵炎では規則的で均一な線維増生パターンを示す 図3．
- 膵管癌は分化度の比較的高いものが多く，異型性が強くないものも少なくない 図13 ことから，膵炎に伴う反応性異型上皮細胞との鑑別を要する．

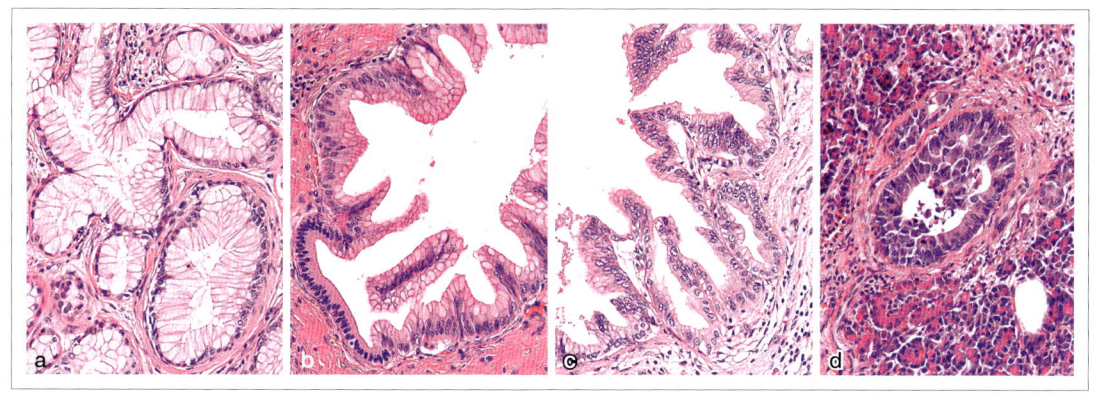

図12 PanIN
いずれも，浸潤癌とは離れて位置する独立した上皮内病変である．
a：PanIN-1A　　b：PanIN-1B　　c：PanIN-2　　d：PanIN-3

表2 PanINの組織所見

正常	正常膵管上皮は両染性の立方状〜低円柱状上皮で，細胞質の粘液や核密度の上昇，異型性は認めない
扁平上皮（移行上皮）化生	正常立方上皮が，異型性をもたない成熟した重層扁平上皮，あるいは偽重層化した移行上皮に置換されていく過程
PanIN-1A	基底側に位置する核と核上の豊富な細胞質内粘液を有する高円柱上皮細胞からなる平坦な上皮性病変．核は小型円形〜長円形で，基底膜から垂直に並ぶ．非腫瘍性の平坦な上皮過形成病変と，異型性のない平坦な腫瘍性上皮病変は，組織学的にかなりオーバーラップすると考えられる．したがって，多くのPanIN-1Aが腫瘍性であるかは不確かなことに鑑みて，この名に「病変（lesion）」を付けてPanIN/L-1Aとしてもよい
PanIN-1B	乳頭状，低乳頭状，鋸歯状，あるいは基底側の核偽重層化構造がみられる以外は，PanIN-1Aと同様の所見を呈する上皮性病変
PanIN-2	平坦もしくは，多くが乳頭状構造を示す粘液上皮性病変．定義上，細胞は何らかの核異型（極性の乱れ，核密度の上昇，核腫大，偽重層化，濃染）を呈するが，PanIN-3でみられるものよりも軽度の変化である．核分裂像はまれで，存在しても基底側にあり，異常分裂像ではない．腺腔内の壊死物貯留や著明な細胞異型を伴う真の篩状構造は一般的に認められない．もしみられた場合はPanIN-3と診断を示唆すべきである
PanIN-3	構築は通常，乳頭状，低乳頭状，あるいは鋸歯状であるが，まれに平坦なこともある．真の篩状構造，上皮細胞の小集塊が腺腔内に発芽するように飛び出す所見，および腺腔内の壊死物貯留は，すべてPanIN-3の診断を示唆する．細胞学的にこれらの病変は，核の極性の乱れ，異常な杯細胞（杯細胞の核と細胞質の位置が逆転し，核が内腔側に，粘液を有する胞体が基底側に位置する），核分裂像（時に異常分裂像），核形不整，明瞭な（大型）核小体で特徴づけられる．病変は細胞学的に癌細胞に類似するが，基底膜を越えた浸潤所見を欠く

(Hruban RH, et al. Pancreatic intraepithelial neoplasia. A new nomenclature and classification system for pancreatic duct lesions. Am J Surg Pathol. 2001；25：579-86.)

- 組織学的に異型上皮細胞の「存在部位」「腺管の構築」「細胞像」がポイントである．具体的には①膵炎では，膵小葉構造，すなわち大きな膵管を中心として周囲に小膵管と腺房が取り巻く構造が萎縮しながらも残っている（小葉構築の残存）が，癌細胞は膵小葉構造に無関係に増殖・浸潤する（haphazard arrangement）図14．②異型腺管が通常存在するはずのない部位，例えば十二指腸壁や膵周囲脂肪織内，筋性血管に直接接して存在している場合，神経浸潤や脈管侵襲があ

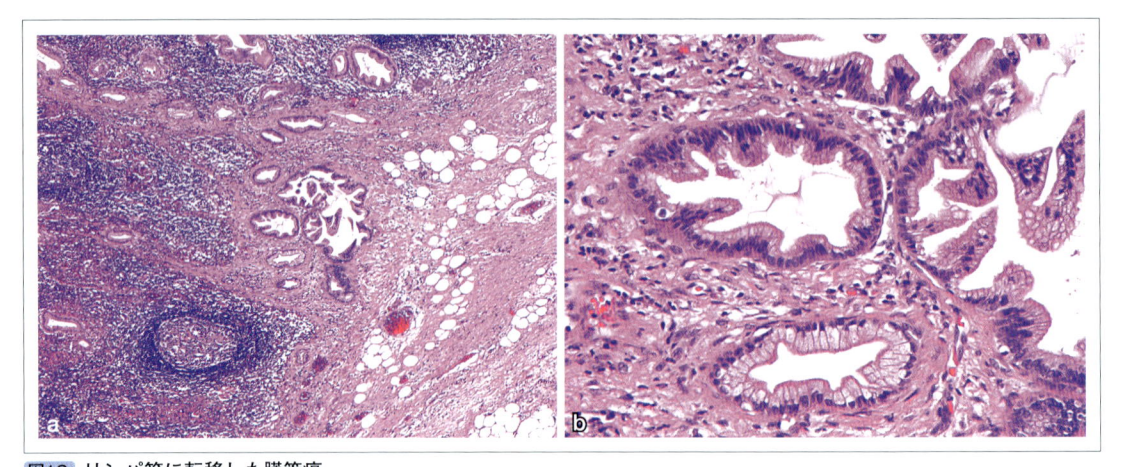

図13 リンパ節に転移した膵管癌
異型性の目立たない場合の癌診断に「存在部位」が役立つ（a：低倍率像，b：高倍率像）．

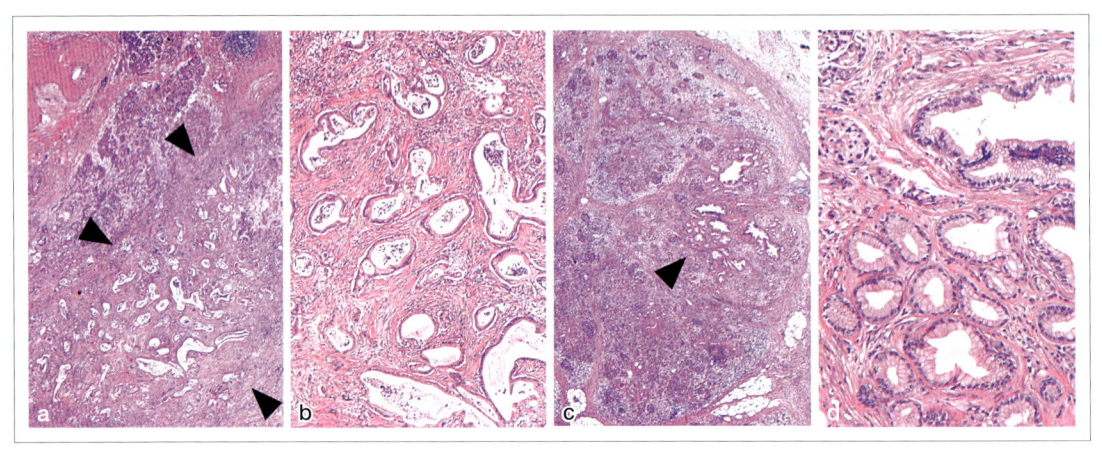

図14 膵管癌と慢性膵炎の膵小葉構築に対する影響
膵管癌（a, b）は膵小葉構造を改築し，小葉構造と無関係に増殖浸潤する（haphazard arrangement）．▶は膵管癌の領域（a：低倍率像，b：中倍率像）
慢性膵炎（c, d）では小葉構造改築はみられない．元来の膵小葉の構築を残し，その内部に小膵管増生（▶）を認める（c：低倍率像，d：高倍率像）．

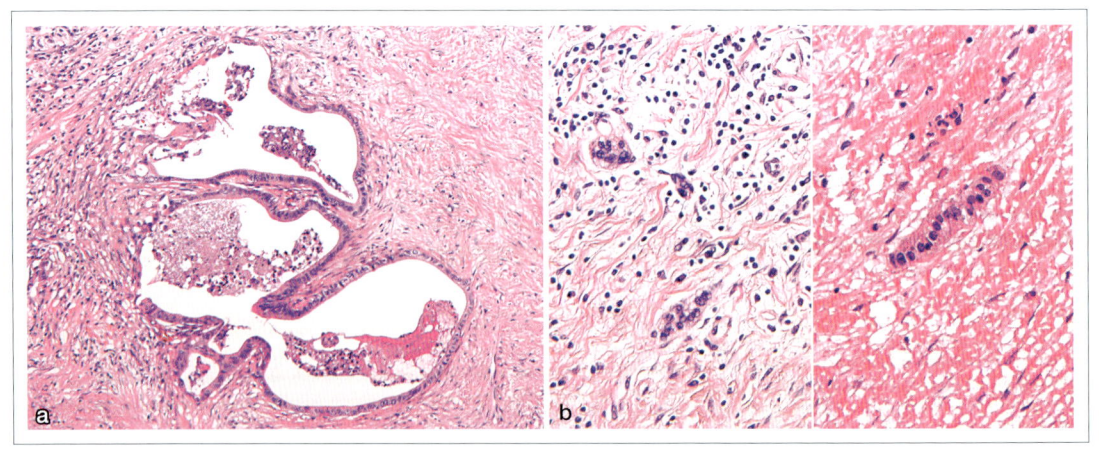

図15 膵管癌と炎症に伴う Langerhans 島細胞の反応性変化
a：線維性結合織内に浸潤する異型腺管内に部分的な壊死と好中球浸潤を認め，また腺管の一部が切れている．腺癌を示唆する所見である．
b：膵炎組織では，しばしば索状や小胞巣状の Langerhans 島細胞が観察される．

膵腫瘍肉眼型					
潜在型					
浸潤型	硬性腫瘍		管状〜充実性増殖，粘液産生，膵管上皮分化（MUC1発現*，CK7, 19発現*）著明な間質線維増生	膵管癌	図5, 12, 13a, b
結節型	硬性腫瘍	出血・壊死（＋）	充実性増殖，少なくとも一部にcytokeratin発現*	退形成癌	図9
	髄様腫瘍		充実性増殖，びまん性β-カテニン核内集積，CD10発現*	solid-pseudopapillary neoplasm	
		出血（−）・壊死（−/＋）	充実性増殖，腺房細胞分化〔膵外分泌酵素（トリプシン，リパーゼほか）発現*〕	腺房細胞癌	
嚢胞型	粘液嚢胞性腫瘍，膵管内乳頭粘液性腫瘍，漿液性嚢胞性腫瘍，腺房細胞性腫瘍など		索状〜充実性増殖，神経内分泌細胞分化〔びまん性に神経内分泌抗原（クロモグラニンA, シナプトフィジンほか）発現*〕	神経内分泌腫瘍	
膵管拡張型					

*免疫組織化学による

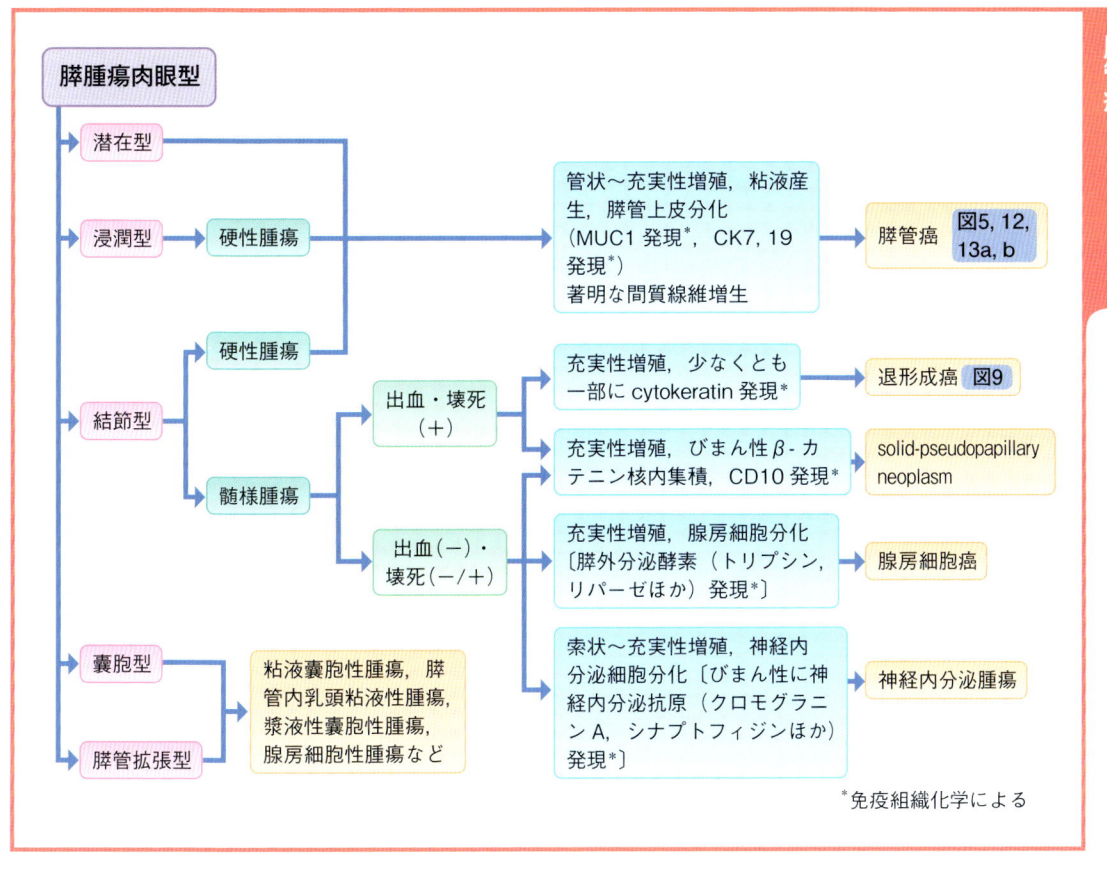

れば，癌を強く示唆する．③異型腺管内の壊死，腺管が一部で切れている像は癌を示唆する 図15a．

- 膵炎になるとしばしば索状や小胞巣状のLangerhans島細胞が観察され，線維性間質があるとあたかも低分化腺癌の浸潤と見誤りそうになるので注意が必要である 図15b．

▶下部胆管癌（bile duct carcinoma）

- 臨床的に術前下部胆管癌と診断された症例のなかに，膵癌が多く含まれている．原因として，黄疸発症で，減黄用に胆管に挿入されるチューブのために満足な画像診断ができない場合が多いからである．

- 鑑別には次の点に留意する．①胆管癌は胆管に沿った進展を主体にすることが一般的であり，胆管を長軸に沿って開放した後，腫瘍による胆管狭窄部の性状が胆管癌として矛盾ないかを観察する．膵管癌の胆管浸潤の場合には，通常膵内に腫瘤が形成されているので，膵内に腫瘤形成があれば膵管癌を疑う．②胆管癌では癌周辺の胆管に粘膜内病変や前癌病変を高頻度に認める．③腫瘍組織分化度からみて，腫瘍中心部よりも辺縁の浸潤部に向かって分化度の低下する傾向がある一方，その逆は通常みられないことから，癌の原発部と浸潤部の方向性を推定する．④膵管内腫瘍進展は膵管癌では頻発するが，胆管癌では比較的まれである．これらに加え，腫瘍量や腫瘍進展様式を考慮して総合的に判断する．

- 膵と胆に原発する腺癌を組織型のみや免疫組織化学所見で鑑別することは，今のところ，きわめて困難である．

▶十二指腸癌 (duodenal carcinoma)

- 上述した鑑別点の「胆管癌」を「十二指腸癌」に置き換えて判断する．
- 十二指腸癌（Vater乳頭部癌を除く）は，多くが胃型形質を表すため，腸型形質を示すCDX2は部分的に陽性もしくは陰性となる．

▶転移性癌 (metastatic carcinoma)

- 膵実質への転移性癌は，腎癌，肺癌，乳癌，結腸癌などである．
- 鑑別点として①転移性癌は，肉眼的に周囲と境界明瞭で辺縁比較的平滑な結節性腫瘤をつくる傾向にある．結腸癌などでは腫瘍中心部に壊死を生じる傾向が強い，②転移性癌が示唆される場合，原発巣の組織像や免疫組織化学所見を基に，転移巣としての整合性を検討する，③胆管癌との鑑別で記したように，腫瘍の膵管内進展の有無，腫瘍組織分化度の変化の分布を検討する，があり，総合的に判断する．

治療と予後

- 外科切除が唯一の完全治癒を期待できる治療法で，それ以外に確立された治療法はまだない．化学療法（ゲムシタビン，S-1ほか），放射線療法は，非外科切除適応症例や術後補助療法に多く使用されている．
- 予後因子は外科切除の可能性，多くの臨床病理学的因子（病期，腫瘍の大きさ，リンパ節転移の有無，腫瘍細胞のグレード，脈管侵襲の有無，神経浸潤の有無など）である．

（平岡伸介）

intraductal tumor

膵管内腫瘍

疾患の概要

- 膵管内に主として増殖する腫瘍で，膵管内に留まると非浸潤性腫瘍，膵管壁を越えて膵実質に浸潤性に増殖すると膵管内腫瘍由来浸潤癌と呼ぶ．
- 膵管内に増殖するため，膵液のうっ滞や分泌不全，閉塞性膵炎症状をきたす．
- 画像での膵管拡張が特徴的であり，囊胞状あるいは内部に腫瘍が充満した像を示す．
- 病理組織学的に以下に分類される．
  ・原発性膵管内腫瘍
  　膵管内乳頭粘液性腫瘍（intraductal papillary mucinous neoplasm：IPMN）
  　膵管内管状乳頭腫瘍（intraductal tubulopapillary neoplasm：ITPN）
  ・二次性膵管内腫瘍
  　神経内分泌腫瘍，膵腺房細胞癌の膵管内増殖

IPMN

- 高齢男性に多く，通常型の膵管癌に次いで多く認められる．
- 異型度により腺腫，非浸潤性腺癌，浸潤性腺癌に分けられる．
- 主たる膵管占拠部位によって，分枝膵管型，主膵管型に分けられ，前者には腺腫が多く，後者には非浸潤癌あるいは浸潤癌が多い．
- 組織型により胃型，腸型，膵胆道型，好酸性細胞型に分けられ，予後を含む臨床病理学的徴候が異なる．
- 経過観察されるが，進行性に経過するので頻回の検査を要する．
- 膵液細胞診，膵液細胞ブロック診，経乳頭的膵管内腫瘍生検により術前診断は可能である．
- 治療は外科切除であり，膵管内に留まっていれば予後は一般に良好であるが，残膵に再発あるいは異時性多発することがある．膵管全域を占拠し膵全摘を必要とすることがある．
- 浸潤例は予後不良となるが，組織型により予後は異なる．

ITPN

- 膵管内腫瘍の3%程度を占めるまれな腫瘍で，中高年に認められる．
- 膵液細胞診，膵液細胞ブロック診，経乳頭的膵管内腫瘍生検により術前診断は可能である．
- 治療についてはIPMNと同様である．
- 浸潤例は予後不良となる．

染色体・遺伝子異常

- IPMN に特徴的な遺伝子異常として *GNAS*, *KRAS*, *RNF43* 変異が挙げられる.
- *GNAS* 変異は IPMN の 40〜60%程度に認められるが，通常型膵癌や他の囊胞性膵腫瘍には認められず，IPMN に真に特異的な遺伝子異常として知られる．変異は R201H あるいは R201C がほとんどで，活性化遷延型 G 蛋白 α をコードする．*GNAS* 変異は腺腫，腺癌のいずれにも，また，いずれの亜型にも認められうるが，腸型により多く認められる．
- *KRAS* 変異は IPMN の 50〜70%に認められる．変異はコドン 12, 13, 61 のいずれかに認められ，活性化遷延型 RAS をコードする．*KRAS* 変異は腺腫，腺癌のいずれでも，また，亜型では胃型，膵胆道型に多く認められる．好酸性細胞型ではまれである．
- RNF43 はユビキチンリガーゼであり，WNT 経路分子の蛋白分解に関与する．*RNF43* 変異の多くは機能喪失性であるノンセンス変異あるいはフレームシフト変異であり，腫瘍抑制分子とみなされる．特定の変異ホットスポットはない．IPMN における頻度や臨床病理学徴候との関連についてのまとまった報告がなく，不明である．
- ITPN では *PIK3CA* の活性化型変異が認められる．変異はコドン 545, 1047, 1049 に報告され，活性化型 p110α をコードする．*PIK3CA* の変異は膵管癌や IPMN ではまれである．ITPN では *KRAS* や *BRAF* 変異はまれで，*GNAS* 変異は認められない．リン酸化 AKT の強発現を認める．

臨床所見

■好発年齢，性
- IPMN は高齢者に多く，男女比は 3：2 である．近年は画像診断法の発達で比較的若年の小病変例が見出されている．
- ITPN は 40〜70 代に認められ，男女比は 1：1 である．

■臨床症状
- 腹痛，嘔吐・下痢などの非特異的消化器症状，体重減少，消化吸収不全などをきたす．これらは，膵管内に腫瘍あるいは腫瘍からの分泌粘液が充満することにより膵液分泌障害を起こし，閉塞性膵炎をきたすためと考えられる．
- IPMN では時に膵管から胆管あるいは十二指腸に粘液穿破を起こし，黄疸や発熱をきたす．
- 浸潤例では通常型膵癌と同様の症状を呈しうる．

■画像所見
- 膵管の拡張が特徴的所見となる．
- IPMN では粘液の貯留による囊胞状拡張をきたす．大きな囊胞状拡張，主膵管拡張，内部の結節性陰影，隔壁肥厚は悪性を示唆する所見となる．内視鏡的に十二指腸乳頭の開大と粘液の排出を認めることがある．

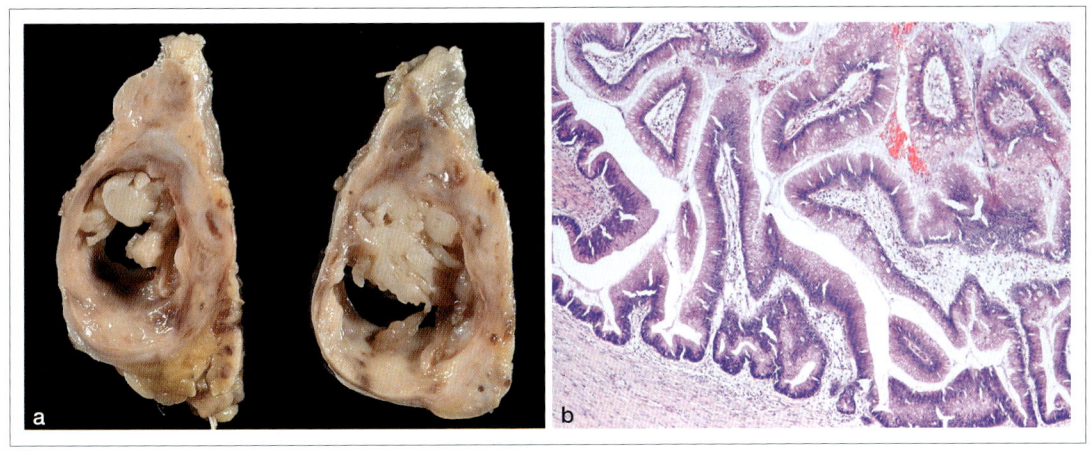

図1 IPMN
a：肉眼像．囊胞状に拡張した膵管内に乳頭状の腫瘍を認める．
b：乳頭状に発生する腫瘍性上皮と粘液を認める（×4）．

- ITPNや神経内分泌腫瘍，腺房細胞癌の膵管内進展では内腔に腫瘍が充満した膵管拡張を示す．膵管拡張は時に膵全域にわたる．

■ 腫瘍マーカー
- CEA，CA19-9の上昇をみることがある．

病理所見

肉眼所見

IPMN

- 粘液が貯留して囊胞状に拡張した膵管の内面に乳頭状に増生する腫瘍を認める 図1a ．
- 拡張の主体が分枝膵管であれば分枝膵管型，主膵管であれば主膵管型とする．
- 浸潤部では線維結節性あるいは粘液結節性腫瘤を形成する．
- 周囲実質の線維化を認める．

ITPN

- 腫瘍が充満した膵管拡張を認め，粘液は認めない 図2a ．
- 管内壊死を伴い，周囲実質の線維化を認める．

神経内分泌腫瘍，膵腺房細胞癌

- 実質部腫瘍と連続する腫瘍が膵管内に進展する．時に膵管内成分がほとんどを占め，実質成分が不明瞭となる．粘液は認めない．
- 時に出血，壊死をきたす．

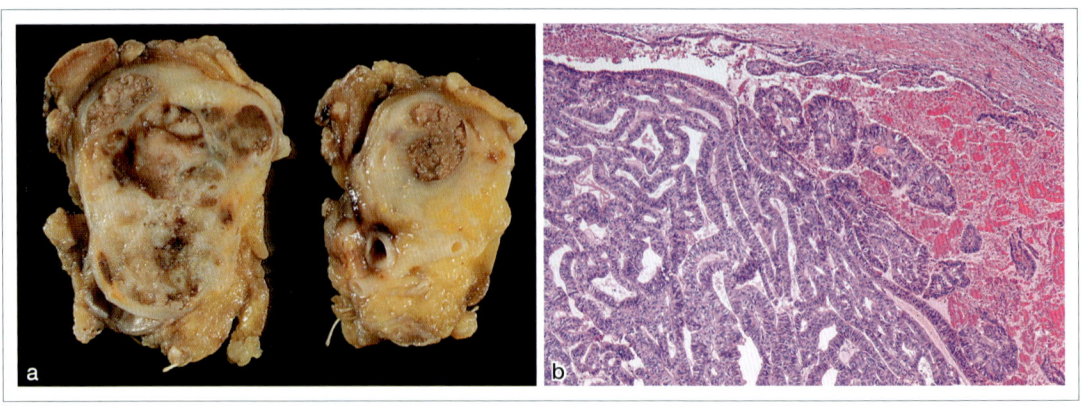

図2 ITPN
a：肉眼像．拡張した膵管内に充満する腫瘍を認める．
b：管状，乳頭状に増生する腫瘍性上皮と管内壊死を認める（×4）．

表1 膵管内腫瘍の分類

膵癌取扱い規約（第6版）	WHO分類（2010）
1. 上皮性腫瘍	epithelial tumors
A. 外分泌腫瘍	
3. 膵管内乳頭粘液性腫瘍	intraductal papillary mucinous neoplasm (IPMN)
a) 膵管内乳頭粘液性腺腫	IPMN with low- or intermediate grade dysplasia
b) 膵管内乳頭粘液性腺癌	
i) 非浸潤性	IPMN with high-grade dysplasia
ii) 微小浸潤性	―
iii) 浸潤性	IPMN with an associated invasive carcinoma
c) その他	
膵管内管状腫瘍	
膵管内管状腺腫	(IPMN, gastric type, pyloric gland variant)
膵管内管状腺癌	intraductal tubulopapillary neoplasm

組織学的所見

- 『膵癌取扱い規約』とWHO分類を表1に示す．わが国では『膵癌取扱い規約』に基づく診断を原則とするが，現時点ではWHO分類が新規に改訂されたため，よりアップデートされた形となっており，臨床病理学的にWHO分類に基づく情報を求められることが多い．
- 『膵癌取扱い規約』とWHO分類で用語が異なる場合は，おおむね対応可能ではあるが，一部対応しない．『膵癌取扱い規約』では腫瘍の組織型から異型度により分ける方式をとっているのに対し，WHO分類では良性，前悪性（premalignant lesion），悪性に分け，それぞれに該当する腫瘍を組織型別に分類している．WHO分類では非浸潤癌は前悪性病変として取り扱われ，浸潤を伴うものを悪性としている．この考え方の違いが用語の違いに反映されている．

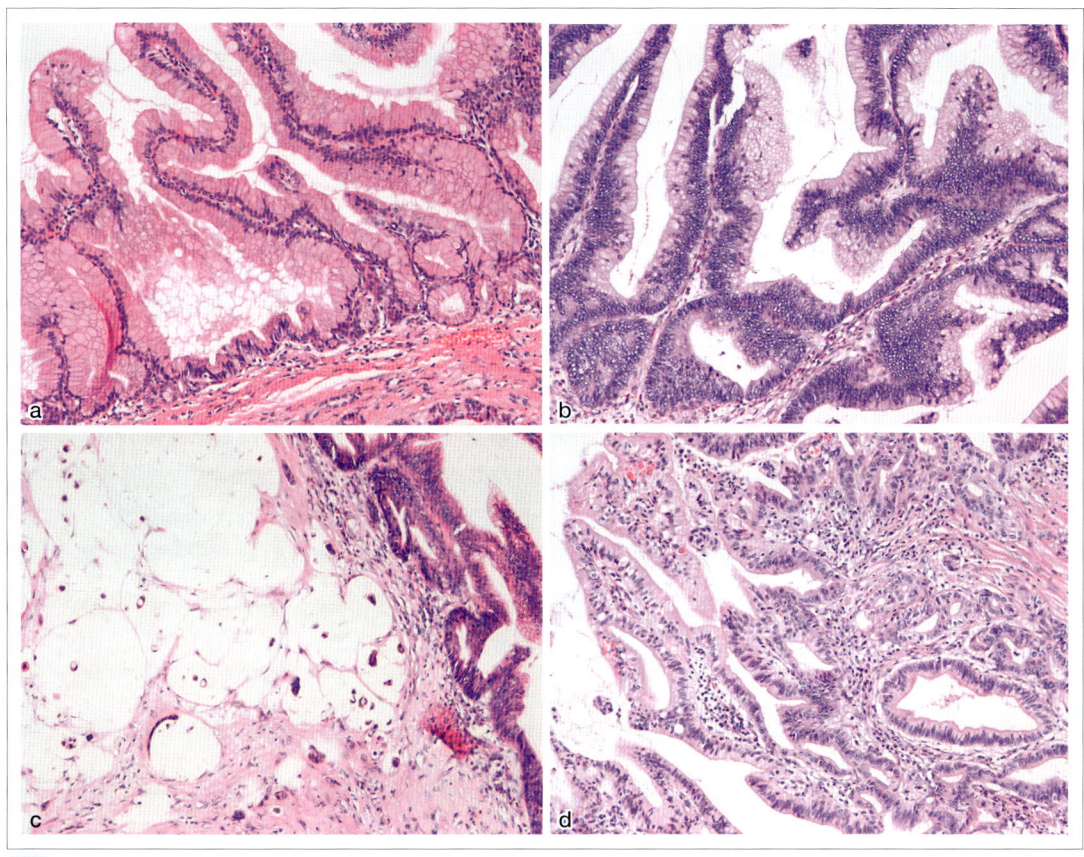

図3 IPMN（×10）
a：膵管内乳頭粘液性腺腫　　b：非浸潤性膵管内乳頭粘液性腺癌　　c：粘液癌を呈する浸潤性膵管内乳頭粘液性腺癌
d：管状腺癌を呈する浸潤性膵管内乳頭粘液性腺癌

- 『膵癌取扱い規約』にあるIPMN微小浸潤癌の概念はWHO分類にはない．これは，WHO分類では腫瘍の進展度は組織型分類とは別に規定するという立場が反映されているためである．
- ITPNはWHO分類に記載されているが，現行の『膵癌取扱い規約』作成時にはなかった概念であるため，『膵癌取扱い規約』には含まれていない．

IPMN

- 拡張膵管の内面に乳頭状に増生する腫瘍性上皮細胞 図1b をみる．腫瘍細胞は高円柱状で粘液を有し，異型の程度は種々である．
- 異型の程度と浸潤の有無，程度により， 表1 のように分かれる．
- 膵管内乳頭粘液性腺腫 図3a は軽度または中程度異型相当の腫瘍性上皮よりなる．腫瘍細胞は乳頭状の増生を示し，軽度異型腫瘍では核は基底側に位置し，大きさ，形とも揃っていて腫大は認められない．中等度異型相当では乳頭状増生が大きくやや複雑になり，核の軽度腫大，極性の乱れを伴うが上皮内癌とみなされるほどではない．軽度異型のものを過形成病変とする意見もあるが，クローナルな遺伝子異常が認められることから腫瘍であることは明らかである．
- 非浸潤性膵管内乳頭粘液性腺癌 図3b では核腫大，形状の不整，極性の乱れが強

表2　IPMN 組織亜型

IPMN 組織亜型	組織像	MUC1	MUC2	MUC5AC	MUC6
胃型（gastric type）	胃腺窩上皮に類似	−	−	+	+/−
腸型（intestinal type）	腸絨毛状腫瘍上皮に類似	−	+	+	−
膵胆道型（pancreatobiliary type）	胆管乳頭腺癌に類似	+	−	+	+/−
好酸性細胞型（oncocytic type）	好酸性細胞腫瘍	+/−	+/−	+	+

く，分裂像，クロマチンの不均一像，旺盛で複雑な乳頭状増生を示す．低乳頭状となることもある．

- 浸潤性膵管内乳頭粘液性腺癌は異型の強い膵管内成分と実質の浸潤性成分をみるもので，両者に移行が認められるものをいう．浸潤癌と膵管内腫瘍が明らかに離れて独立しているときは浸潤性膵管内乳頭粘液性腺癌とはせず，浸潤癌併存膵管内乳頭粘液性腫瘍とする．浸潤癌成分は粘液癌 図3c，管状腺癌 図3d，あるいは好酸性細胞癌として認められる．浸潤癌の組織型により予後が異なるので組織型の記載は重要である．腫瘍の広がりは『膵癌取扱い規約』に則って記載する．
- 腫瘍の主たる占拠部位により，分枝膵管型，主膵管型，混合型に分けられる．

IPMN の組織亜型

- 腫瘍性上皮の形状，粘液の性状により，胃型（gastric type），腸型（intestinal type），膵胆道型（pancreatobiliary type），好酸性細胞型（oncocytic type）の4種の組織亜型に分けられる 表2．
- 組織亜型は産生される粘液蛋白の種類と相関し，また，分子病理学的特徴および臨床像，予後など臨床病理学的所見とよく関連することから，診断・治療に有用な情報となる．
- 膵液細胞診では粘液を有する異型上皮細胞が認められる．胞体が粘液で膨らむのでN/C比が相対的に小さくなり，通常型膵癌と比較して異型が目立たないことが多く，under diagnosis となりがちなので注意を要する．セルブロック標本を作製することにより形状が明らかとなり，組織亜型の診断も可能となって，診断の精度を上げるのに有用である 図4．

■胃型

- 胃型IPMN は胃の腺窩上皮に類似した乳頭状上皮より構成される 図5a．分枝型に多く，しばしば膵内に多発する．
- 多くは軽度異型を呈する腺腫相当（低異型度胃型 IPMN/IPMN of low-grade gastric type）であるが，まれに低乳頭状で高度異型を呈する腺癌（高度異型胃型 IPMN/IPMN of high-grade gastric type）に相当する．高度異型胃型 IPMN はしばしば管状腺癌よりなる浸潤癌を伴う．
- mucin 蛋白発現では免疫染色上，MUC1core 陰性，MUC2 陰性，MUC5AC 陽性 図5b，MUC6 は時に陽性となる．
- 胃型 IPMN の特殊型で軽度異型の幽門腺様の腺管が集簇したポリープ状の病変をみることがあり，胃幽門腺型 IPMN（IPMN of gastric type, pyloric gland variant）と称される．

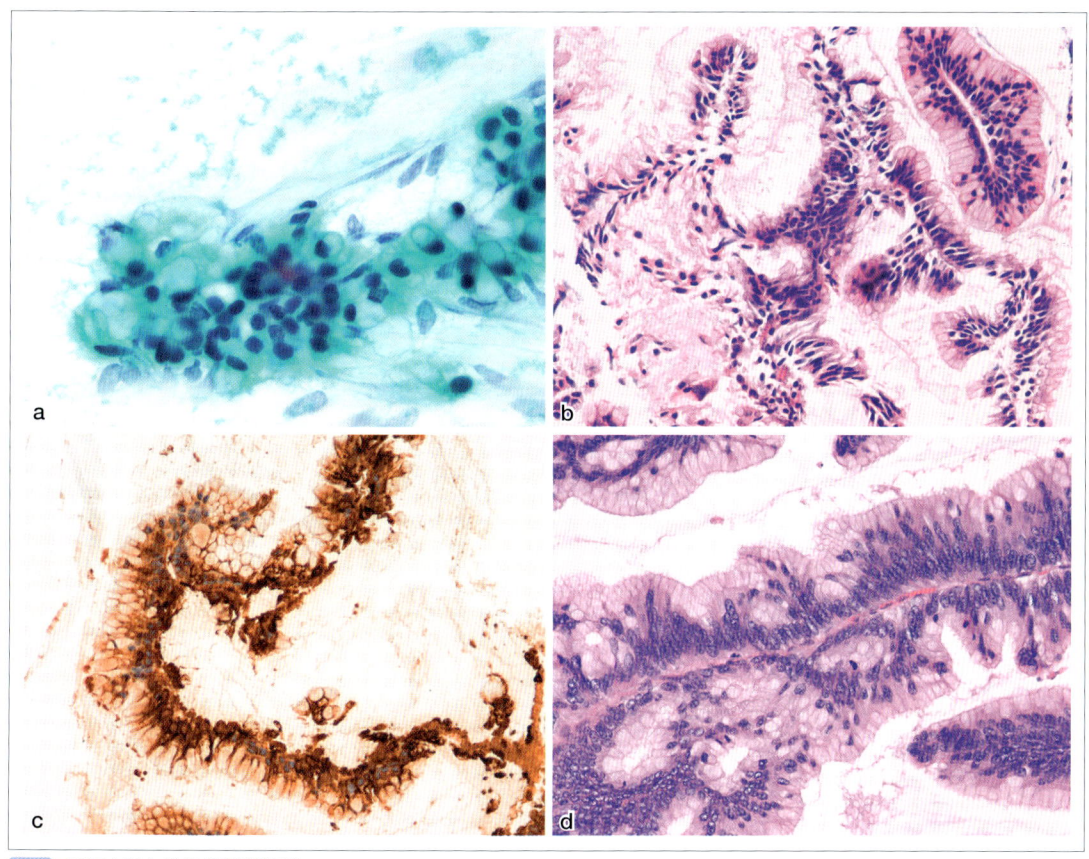

図4 IPMNにおける膵液細胞診
a：粘液を有する異型細胞を認める（Papanicolaou染色，×40）．
b：セルブロック標本で組織構築が明瞭となる（×20）．
c：セルブロック標本におけるMUC2染色（×20）
d：切除組織標本診断は腸型膵管内乳頭粘液性腺癌（×20）

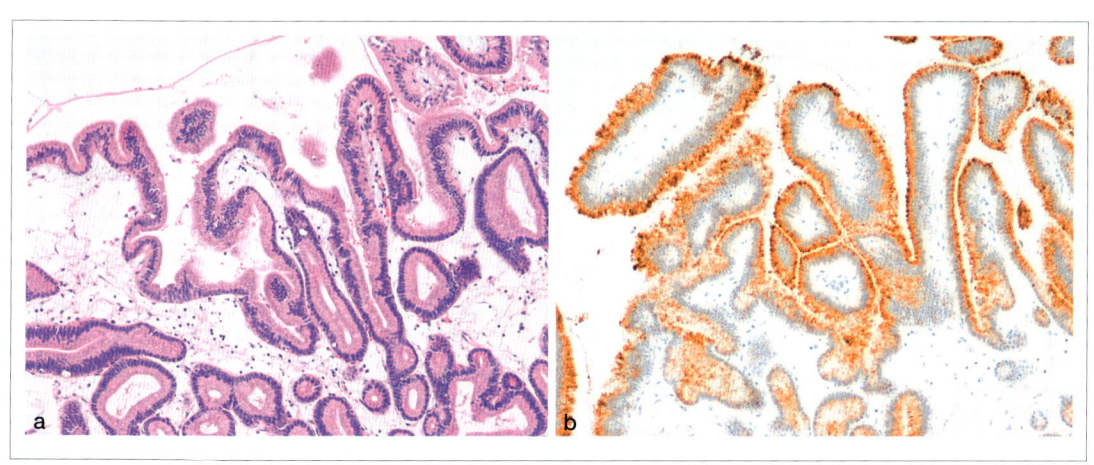

図5 胃型IPMN（×10）
a：胃の腺窩上皮に類似した乳頭状上皮を認める．
b：MUC5AC陽性となる．

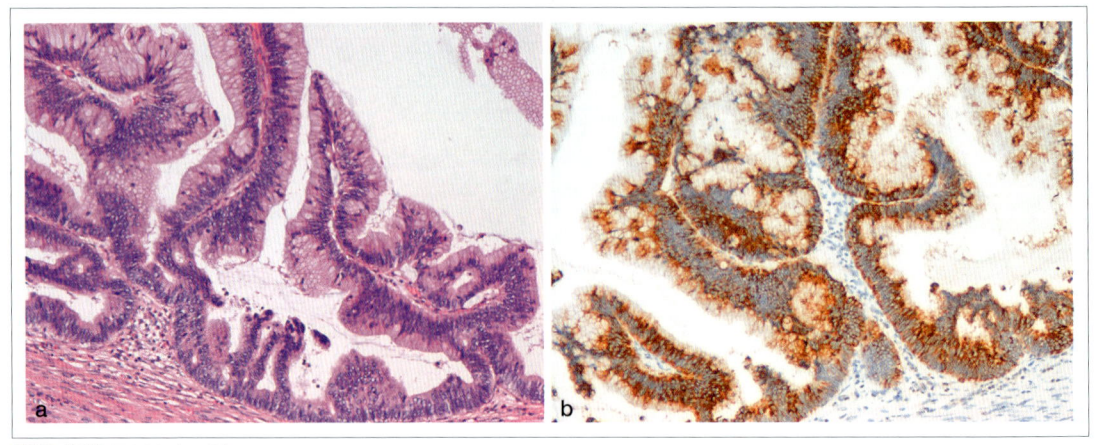

図6 腸型IPMN（×10）
a：腸上皮に類似した絨毛状に増生する腫瘍性上皮を認める．
b：MUC2陽性となる．

■腸型

- 腸型IPMNは腸上皮に類似した絨毛状に増生する異型の強い腺癌相当の腫瘍性上皮よりなる **図6a**．主膵管型に多く，粘稠な粘液を多量に産生する．大きな囊胞状あるいは高度の主膵管拡張を呈し，主膵管全体を占拠することもある．浸潤性となると粘液癌を伴うことが多く，また，非浸潤性であっても十二指腸や胆管に穿破することがある．
- 時に腺腫相当の軽度異型を呈する杯細胞様（IPMN of goblet cell type）のものをみる．
- 粘液はMUC1core陰性，MUC2陽性 **図6b**，MUC5AC陽性，MUC6陰性で，腸管上皮特異的な転写因子であるCDX2が核に陽性となる．

■膵胆道型

- 膵胆道型IPMNは丈の高い複雑なシダの葉状の乳頭状に増殖する異型の強い腺癌相当の腫瘍性上皮よりなる **図7a**．主膵管型，分枝膵管型に頻度的に偏りはない．浸潤性となり，通常の膵管癌と同様の管状腺癌を伴うことが多い．
- mucin蛋白発現ではMUC1core陽性 **図7b**，MUC2陰性，MUC5AC陽性，MUC6は時に陽性となる．
- 通常型膵癌と診断されたものでも腫瘍内あるいは周囲に拡張膵管があり，それらに異型の強い乳頭状増生が認められるときは，浸潤性膵胆道型IPMNである可能性がある．

■好酸性細胞型

- 好酸性細胞型IPMNは好酸性胞体をもつ細胞の棍棒状あるいはフラクタル状の増殖よりなる **図8a**．上皮内空胞（intraepithelial lumina）が特徴的である．細胞異型，構造異型が強く，腺癌に相当する．ポリープ状の病変をつくる一方，管内進展が著明で拡張が目立たない膵管まで表層性に進展している．浸潤性のものでは膵管内腫瘍と同様の細胞が小クラスターを形成しながら浸潤増殖する浸潤性好酸性細胞癌（oncocytic carcinoma）となる．
- mucin蛋白発現では，MUC1core, MUC2のいずれかが時に陽性，MUC5AC陽

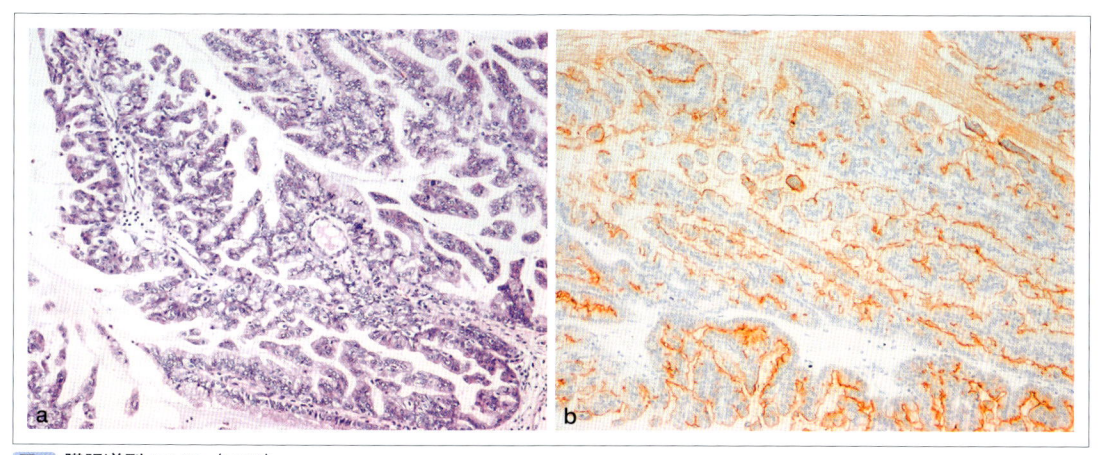

図7 膵胆道型 IPMN（×10）
a：複雑なシダの葉状の乳頭状に増殖する腫瘍性上皮を認める．
b：MUC1core 陽性となる．

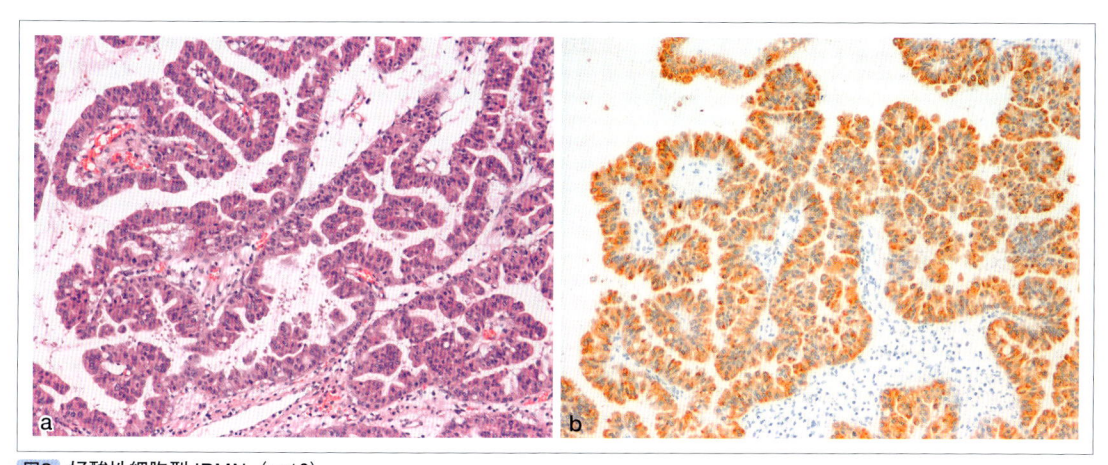

図8 好酸性細胞型 IPMN（×10）
a：好酸性胞体をもつ細胞の棍棒状あるいはフラクタル状の増殖を示す．
b：MUC6 陽性となる．

性，MUC6 陽性 図8b となる．

ITPN 図9

- 管状および乳頭状の構造をまじえた異型の強い細胞が膵管内を充満するように増殖する．
- 粘液に乏しく，壊死を伴う．しばしば浸潤を伴い，管内と同様の細胞が塊状になって浸潤する．
- 一様に異型の強い細胞よりなり，異型の弱い病変は通常は認められない．よって，ITPN は非浸潤性膵管内管状乳頭癌，浸潤性膵管内管状乳頭癌のいずれかになる．
- MUC5AC は陰性，MUC1，MUC6 が時に陽性となる．
- 膵管内腺房細胞癌が類似の所見を呈するので，免疫染色で trypsin 陰性を確認する．
- 『膵癌取扱い規約』における膵管内管状腺癌は ITPN に含まれるが，膵管内管状

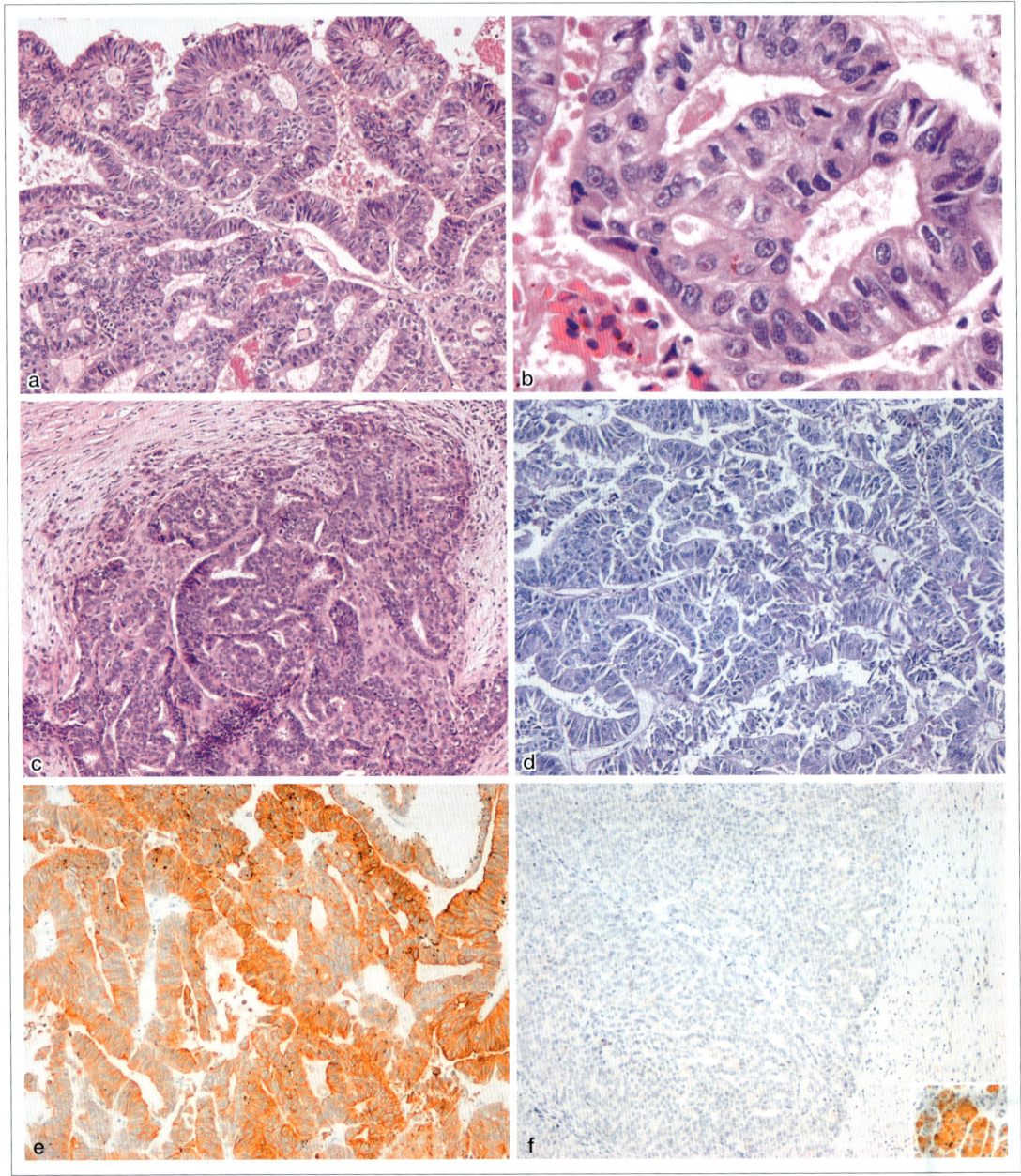

図9 ITPN
a：管状乳頭状腫瘍の増生（×10）
b：腫瘍細胞は円柱状から立方状で異型が強い（×40）
c：浸潤部では管内成分と同様の腫瘍細胞が塊状に浸潤増殖する（×10）
d：粘液染色は陰性（PAS-alcian blue 重染色）
e：cytokeratin 7 陽性で duct 上皮への分化が明瞭（×10）
f：trypsin 染色は陰性（×10）．小枠内は同一スライド上の腺房部分の陽性像

診断のポイント
- ITPN は一様に異型の強い腫瘍細胞より構成され，腺腫病変の存在は知られていない．浸潤の有無により非浸潤癌あるいは浸潤癌のいずれかに診断される．
- ITPN は，IPMN とは非粘液性で MUC5AC 陰性であること，膵管内腺房細胞とは trypsin 陰性であることにより鑑別される．

腺腫は胃幽門腺型IPMNに相当し，よってITPNとは異なる腫瘍と分類される．

> **免疫組織化学**

- 膵管内腫瘍は特徴的な粘液蛋白（mucin：MUC）発現パターンを示し，組織分類，亜型と関連する．
- IPMNは常にMUC5AC陽性で，組織亜型によりMUC1core, MUC2, MUC6の発現が異なる 表2 ．
- ITPNはMUC1core, MUC6が時に陽性となるが，MUC2, MUC5ACは陰性である．

鑑別診断

- IPMNとITPNの鑑別点を 表3 に示す．
- IPMNで浸潤癌を伴う場合は，浸潤癌がIPMN由来かIPMNとは独立して併存しているのかを鑑別することが求められる．IPMN由来とされるのはIPMNと浸潤癌成分との間に明瞭な，あるいは潜在的な移行があると考えられる場合であり，連続している場合は明らかであるが，明瞭な連続が見出されなくとも近接しており，組織型に類似性が認められる場合も含まれる．離れていて独立して見えるものは併存とする．胃型IPMN，膵胆道型IPMNは管状腺癌を，腸型IPMNは粘液癌を由来癌成分として伴いやすい．好酸性細胞型IPMNは好酸性細胞癌を伴う．
- ITPNは膵管内腺房細胞癌と類似した組織像を示すので，免疫染色でtrypsin陰性を確認する．

表3 IPMNとITPNの鑑別

	IPMN	ITPN
肉眼像	粘液性嚢胞性	非粘液性充実性
組織像	乳頭状	管状乳頭状
細胞像	高円柱上皮	立方状円柱状
異型	低～高異型度	高異型度
壊死	まれ	頻繁
MUC2	時に陽性	陰性
MUC5AC	陽性	陰性
GNAS 変異	頻繁	なし
KRAS 変異	頻繁	まれ
PIK3CA 変異	まれ	時に

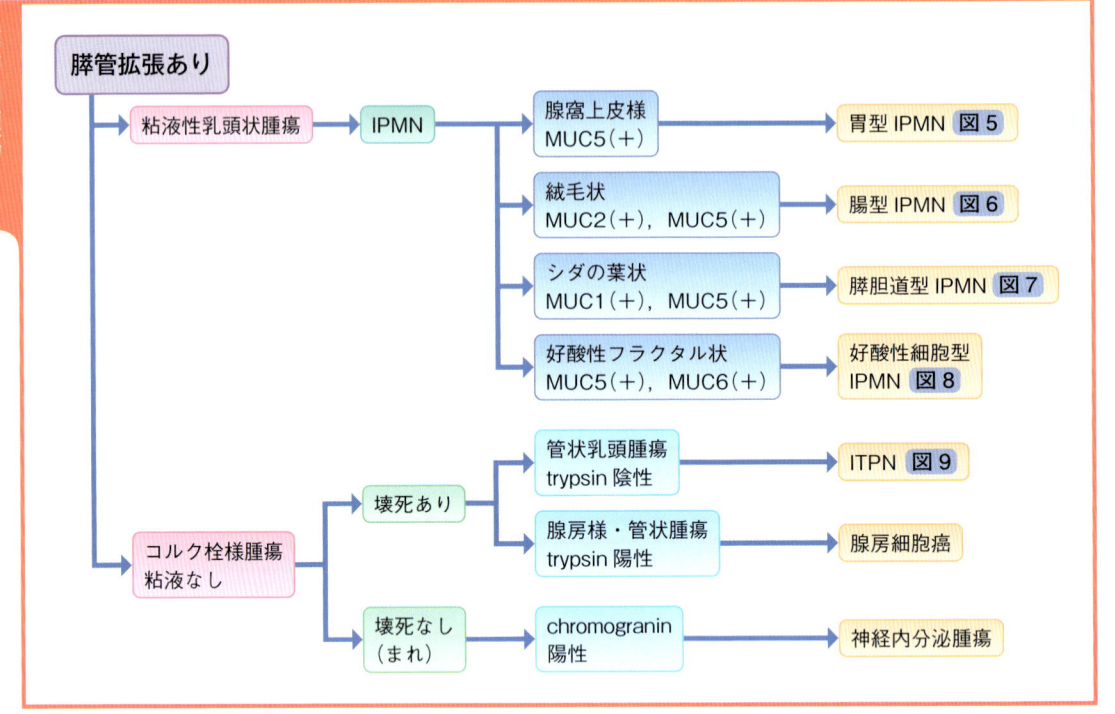

膵管内腫瘍

```
膵管拡張あり
├─ 粘液性乳頭状腫瘍 ─ IPMN ┬─ 腺窩上皮様 MUC5(+) ──────────── 胃型 IPMN 図5
│                         ├─ 絨毛状 MUC2(+), MUC5(+) ────── 腸型 IPMN 図6
│                         ├─ シダの葉状 MUC1(+), MUC5(+) ── 膵胆道型 IPMN 図7
│                         └─ 好酸性フラクタル状 MUC5(+), MUC6(+) ── 好酸性細胞型 IPMN 図8
└─ コルク栓様腫瘍 ┬─ 壊死あり ┬─ 管状乳頭腫瘍 trypsin 陰性 ── ITPN 図9
   粘液なし      │           └─ 腺房様・管状腫瘍 trypsin 陽性 ── 腺房細胞癌
                 └─ 壊死なし（まれ）── chromogranin 陽性 ── 神経内分泌腫瘍
```

治療と予後

- IPMN, ITPN とも切除が治療の原則となる.
- IPMN は腺腫から非浸潤性腺癌，そして浸潤性腺癌と進行していくと考えられており，おのおので予後が異なることから診療ガイドラインで細かなチャートがつくられている．基本的には非浸潤性腺癌の段階で外科的に切除治療するのが望ましいとされており，そのため，非浸潤性腺癌の段階をどれだけ的確にとらえられるかが診断治療のポイントとなる.
- IPMN で有症状例あるいは，①膵頭部囊胞性病変による閉塞性黄疸，②囊胞内の結節性腫瘍，③主膵管径が 10mm 以上の悪性を示唆する徴候が認められれば，基本的に切除の適応となる.
- IPMN で，①囊胞径 3cm 以上，②囊胞壁の肥厚，③主膵管径 5～9mm，④造影されない壁在結節，⑤膵管径の急激な変化が認められる場合は，厳重な経過観察あるいは他の徴候を考慮して治療方針を決定する.
- 膵管内乳頭粘液性腺腫（IPMA）では 5 年生存率，10 年生存率のいずれもほぼ 100%，非浸潤性膵管内乳頭粘液性腺癌（IPMC）では 5 年生存率 95%，10 年生存率 80%，浸潤性 IPMC ではステージにより予後が異なるが 5 年生存率 90～40%，10 年生存率 75～0%程度となる．特に，浸潤性 IPMC では浸潤癌成分の組織型によって予後が著しく異なり，粘液癌を伴うものは 5 年生存率 75%，10 年生存率 50%であるのに対し，管状腺癌を伴うものは 5 年生存率 30%，10 年生存率 0%となる．ここで，非浸潤性 IPMC で生存率が 100%とならないのは切除後，管内転移あるいは異時性多発に由来すると考えられる残膵再発した例が含ま

れるためである．残膵の注意深い follow が必要である．
- IPMN 組織亜型別で予後が異なる．胃型 IPMN は 5 年・10 年生存率いずれも 90%以上，腸型 IPMN は 5 年生存率 80〜90%，10 年生存率 60〜70%程度，膵胆道型 IPMN は 5 年生存率 50%以下，10 年生存率 0%，好酸性細胞型 IPMN は 5 年生存率 80%，10 年生存率 70%程度となる．
- ITPN は全例悪性とみなされるので切除治療される．報告例が少ないのでまとまった予後成績については不明であるが，報告されているものでは 11 例中 2 例で再発が認められ，うち 1 例で 7 か月後に肝転移死亡している．

〔古川　徹〕

serous/mucinous cystic neoplasm
漿液性・粘液性囊胞腫瘍

疾患の概要

- 膵の漿液性囊胞腫瘍（SCN）と粘液性囊胞腫瘍（MCN）は，代表的な膵囊胞性腫瘍である．膵の囊胞性腫瘍をこの2系統に分類したのは1978年のCompagnoらが最初とされる．今日では，それぞれの特徴的な臨床病理学的所見が明らかになっており，膵管内乳頭粘液性腫瘍（intraductal papillary mucinous neoplasm：IPMN）や，その他の膵腫瘍とも明確に区別されている．
- SCNは漿液性の内容物と，小さな囊胞の集簇を特徴とする腫瘍で，中高年の女性に多い．悪性例はきわめてまれであり，予後は良好である．
- CompagnoらはSCNをmicrocystic adenoma（glycogen-rich cystadenoma）と呼称しており，これは現在でもSCNの典型的な特徴として理解されている．
- MCNは粘液性の内容物を有する類球形の単房性または多房性の囊胞性腫瘍である．若年〜中年女性の膵体尾部に好発する．浸潤癌となる可能性のある腫瘍であり，原則的に手術適応とされる．浸潤癌になる前に切除されれば予後は良好である．
- 1980年代に入り，大橋らが粘液産生性膵癌の報告をした．この粘液産生性膵癌は，現在ではIPMNとして確立した疾患概念と認識されているが，IPMNとMCNの区別について，しばらくの間，混乱がみられていた．1996年にWHO分類がMCN（この分類ではmucinous cystic tumorと呼称されていた）の定義に卵巣様間質（ovarian-type stroma）を加えたことにより，IPMNとMCNが明確に区別されるようになった．

漿液性囊胞腫瘍（serous cystic neoplasm：SCN）

疾患の概要 表1

- WHO分類では「水様の液体を産生するグリコーゲンに富む立方状上皮細胞からなり，通常は囊胞を形成する腫瘍」と定義している．
- 後述する典型的な"microcystic"な形態を示さない症例も多く報告されてきており，WHO分類ではこれら一連の漿液性の腫瘍をserous neoplasmと総称し，良性例のみをserous adenomaと分類する．そして，従来serous microcystic adenomaと呼ばれていたものをserous cystadenomaとし，その亜型としてmacrocystic serous cystadenoma，solid serous adenoma，von Hippel-Lindau（VHL）-associated serous cystic neoplasm，mixed serous neuroendocrine

表1 SCN の WHO 分類と膵癌取扱い規約分類

WHO 分類第 4 版（2010）	膵癌取扱い規約第 6 版補訂版（2013）
Serous neoplasm	Serous cystic neoplasm
Serous adenoma　　Serous cystadenoma　　　　variants { Macrocystic serous cystadenoma / Solid serous adenoma / VHL-associated serous cystic neoplasm / Mixed serous neuroendocrine neoplasm }	Serous cystadenoma
Serous cystadenocarcinoma	Serous cystadenocarcinoma

VHL：von Hippel-Lindau

neoplasm の4型を提唱している．さらに，従来の分類では脈管侵襲，臓器浸潤があるものも悪性と定義していたが，WHO 分類では転移をきたしたもののみを悪性として serous cystadenocarcinoma に分類している．今回の悪性例についての基準変更は，悪性と診断される症例でも進行が遅く，死亡例はほとんどないことがわかってきたためである．

- 『膵癌取扱い規約』では病理学的に漿液性囊胞腺腫（serous cystadenoma：SCA）と漿液性囊胞腺癌（serous cystadenocarcinoma：SCC）の2つに分類する．「大きな囊胞が主体の腫瘍（macrocystic serous cystadenoma）もある」との記載はあるが，分類には反映されていない．SCC については，「組織像からの鑑別は難しく，転移（肝転移）などを確認できない限り診断は不可能である」としている．

臨床所見

好発年齢，性

- 好発年齢は約 60 歳．男女比はほぼ 3：7 で女性に多い．

臨床症状

- 有症状は腹痛が約 20％ と最も多く，ほかに背部痛，糖尿病の悪化，腫瘍触知，黄疸，下血，嘔気などがある．
- 平均腫瘍径は約 4cm である．発生部位には一定の傾向がない．

画像所見

- 典型的な microcystic なものの場合，US/EUS では小囊胞が低エコーに，囊胞間の隔壁は高エコーに描出され，全体が蜂巣状に描出される．中心部は瘢痕組織や石灰化を反映して高エコーとなる．
- 単純 CT では低吸収の腫瘍として描出されるが，造影 CT では囊胞間の隔壁が濃染し，小囊胞構造が明瞭化する．
- MRI では，内部の漿液成分を反映して，T1 強調像で低信号，T2 強調像で高信号となる．多房性の場合でも各囊胞は同様の信号を示すが，出血を伴った場合は T1 強調像でもやや高信号となる．
- SCN はさまざまな肉眼的バリエーションがあるため，画像所見もさまざまであ

り鑑別が難しい場合も多い．macrocystic なものは IPMN や MCN と，solid なものは膵神経内分泌腫瘍などとの鑑別を要する．
- SCN は膵管との交通はもたないとされているが，ERCP では腫瘍と主膵管との交通は約 6％に認められ，特に macrocystic なものでは 15％と比較的高率であったとの報告がある．この報告では，主膵管の狭窄や拡張も 37.5〜50％程度に認めたとしている．

病理所見

肉眼所見　図1, 2

- 肉眼像により，いくつかの型に分けられるが，最も多い（約 6 割）serous adenoma は境界明瞭で薄い被膜に包まれた類球形の囊胞性腫瘍で，3〜5mm 程度の小さな無数の囊胞（microcystic）からなる蜂巣状，海綿状の割面を示す．腫瘍中心部には星芒状の瘢痕様構造（central stellate scar）や石灰化を伴うことが多い．内容液は通常は無色透明の漿液であるが，出血を伴うこともある．
- macrocystic serous cystadenoma は 1〜数個の大型囊胞（1〜3cm 程度）からなる亜型で，単房性のことや大型囊胞の辺縁に微小囊胞の集簇を伴うことがある．割面では，大型囊胞が周囲に突出するようにみられ，周囲膵組織との境界は凹凸不整である場合が多い．また，星芒状瘢痕は通常みられない．
- solid serous adenoma は結節性病変をつくり，肉眼では囊胞構造が認められない．境界は明瞭で，おおむね 2〜3cm 大の結節としてみつかることが多い．
- VHL-associated serous cystic neoplasm は VHL 病患者に合併する SCN をこの亜型に分類している．膵全体にびまん性，多発性に病変がみられることが多い．
- mixed serous neuroendocrine neoplasm は SCN と神経内分泌腫瘍（neuroendocrinetumor：NET）が合併しているものである．SCN のなかに NET が混在するものと，近接して両者が存在するものがある．SCN と NET の合併症例も VHL 患者に多い．

組織学的所見　図3

- 組織学的には，囊胞の内腔面はグリコーゲンに富む淡明な立方状の小型上皮細胞で裏打ちされている．まれに好酸性胞体を有する症例もある．大部分は 1 層の被覆細胞からなるが，部分的に囊胞内腔に乳頭状の突出を示すこともある．核は類円形，小型均一で，分裂像や異型性は認められない．
- 腫瘍細胞が正常膵組織に浸潤性に発育することがあるが，WHO 分類では局所浸潤のみでは悪性とは診断しないものとしている．
- SCN を構成する上皮細胞は胞体が PAS 陽性，ジアスターゼ処理後には PAS 陰性となる．alcian blue は陰性である．
- 囊胞間の隔壁は薄く線維性で，豊富な血管網（subepithelial capillary network）

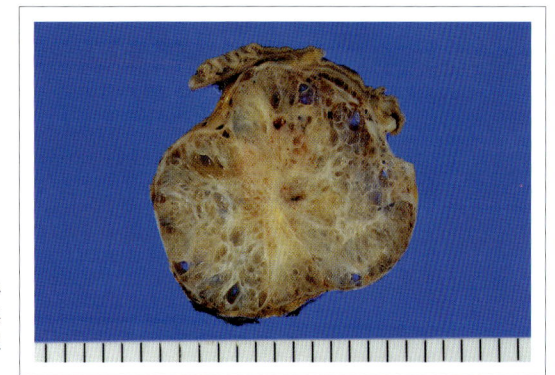

図1 SCN の肉眼像
microcystic な典型例の割面．小さな無数の嚢胞が集簇して蜂巣状を呈している．中心部には星芒状の瘢痕様構造を認める．

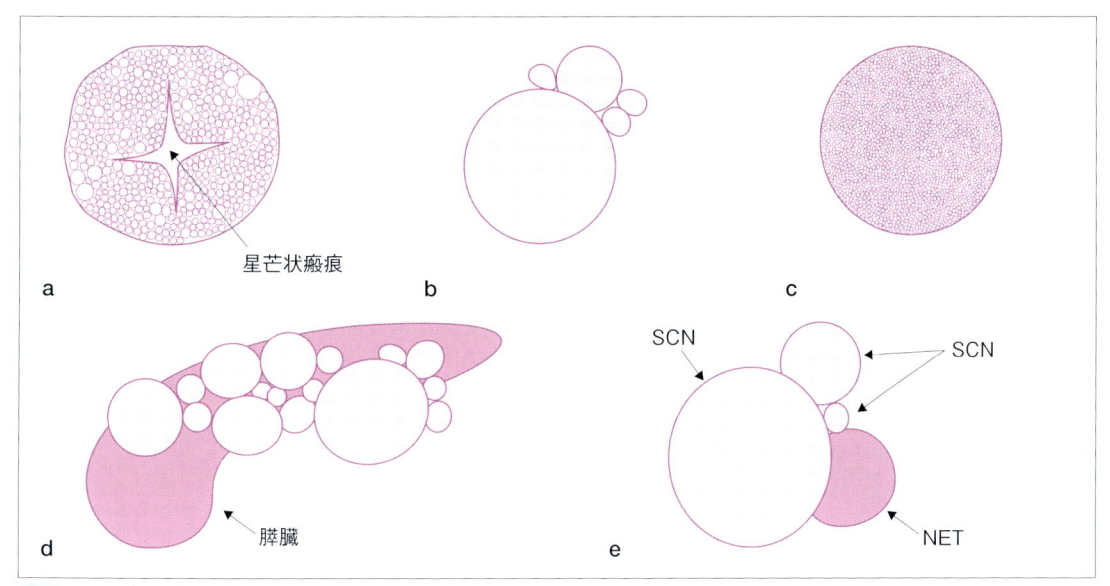

図2 SCN 肉眼型のシェーマ
a：serous cystadenoma．小さな無数の嚢胞からなる蜂巣状を示す．中心には星芒状瘢痕を認める．
b：macrocystic serous cystadenoma．1〜数個の大型嚢胞からなる．嚢胞は周囲に突出する．
c：solid serous adenoma．肉眼上は嚢胞構造が認められず，結節性病変に見える．比較的小型（2〜3cm 大）な病変である．
d：VHL-associated serous cystic neoplasm．膵全体にびまん性，多発性に病変が認められる．
e：mixed serous neuroendocrine neoplasm．SCN のなかに NET が混在あるいは近接している．

が存在する．線維化が強くなると，星芒状瘢痕や石灰化を生じる．
- 腫瘍細胞の形態学的特徴は，亜型，悪性例を含め，ほぼ同様で差はみられない．solid serous adenoma では腫瘍細胞が充実性に増殖しているが，その腫瘍細胞も明るく小型の立方状細胞からなっており，SCN の他の型と同様である．
- serous cystadenocarcinoma の組織所見は良性例の SCN と大差なく，組織学的所見のみでは良悪性の鑑別は困難である．WHO 分類では，他臓器への遠隔転移を認めるものを serous cystadenocarcinoma と診断する．

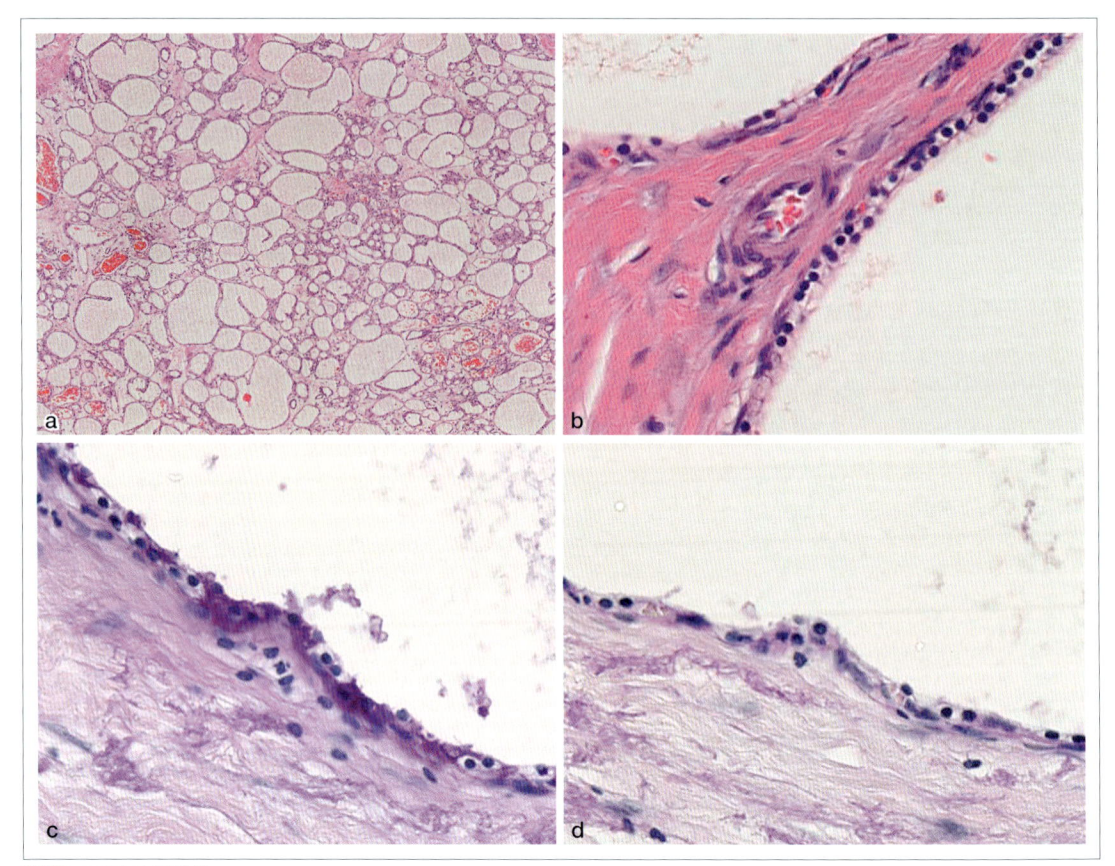

図3 SCNの組織像
a：低倍率像．小さな囊胞が蜂巣状に集簇している．
b：高倍率像．囊胞は1層の淡明な立方状上皮で被覆されている．
c：PAS染色．囊胞を被覆する立方状上皮の胞体は赤く染まる．
d：ジアスターゼ処理後PAS．PAS陽性所見は消失している．

免疫組織化学

- MUC1はfocalに陽性，MUC6は陽性，cytokeratin7, 8, 18, 19陽性，vimentin陰性，α-inhibin陽性．膵腺房細胞マーカーであるamylase, trypsin, chymotrypsin, lipaseなどや神経内分泌マーカーであるchromogranin Aやsynaptophysinは陰性である．

分子病理

- SCNのほとんどがEGFRを強発現している．SCNは他の膵上皮性腫瘍と異なりKras, p16, p53, DPC4 (SMDA4) やβ-cateninには異常がなく，このEGFRの強発現がSCNの発育進展に重要であることが示唆される．
- VHL病は膵SCNを合併することが多く，SCNの発見がVHL病診断のきっかけになることもある．孤発性のSCNにおいても，*VHL*関連遺伝子座のloss of heterozygosity (LOH) が40〜70%に，*VHL*遺伝子の機能喪失性変異が22%にみられると報告されており，SCNの発育進展に*VHL*遺伝子が関与している

ことが示唆される.

鑑別診断

▶粘液性囊胞腫瘍(mucinous cystic neoplasm : MCN),
膵管内乳頭粘液性腫瘍(intraductal papillary mucinous neoplasm : IPMN)
など

- 前述のような肉眼的バリエーションがあるため,画像診断にはこれらの疾患が鑑別に挙がるが,腫瘍細胞所見は特徴的であり,組織学的診断に苦慮することはない.

▶神経内分泌腫瘍(neuroendocrinetumor : NET),
腎細胞癌/淡明細胞癌(renal cell carcinoma/clear cell carcinoma)の転移

- solid serous adenoma は,その充実性に増殖する組織所見のために,時にこれらとの鑑別が問題になる.
- いずれも免疫組織化学的検索によって,鑑別可能である.

治療と予後

- SCN に対する手術適応に決まったものはなく,悪性例はきわめてまれであることから,無症状の場合は経過観察となることが多い.
- 木村らは SCN の全国調査の結果から,①有症状例,②悪性度のより高い他疾患との鑑別困難例,③周囲臓器浸潤例,⑤悪性疑い例,を手術適応であるとしている.一方で,典型的な画像所見から SCN の診断が容易で,腫瘍径4cm 未満である比較的高齢の場合は経過観察でもよいとしている.
- SCN で原病死したとする報告はほとんどない.

粘液性囊胞腫瘍(mucinous cystic neoplasm : MCN)

疾患の概要 表2

- WHO 分類では「通常,膵管系との連絡のない囊胞形成性の上皮性腫瘍で,上皮下に卵巣様間質を伴い粘液産生性の円柱上皮からなる」と定義している.
- 『膵癌取扱い規約』では,卵巣様間質について「多くの例では間質が卵巣様(ovarian-type stroma)である」との記載はあるが,WHO 分類とは異なり診断に必須とはしていない.
- 『膵癌取扱い規約』では,MCN を粘液性囊胞腺腫(mucinous cystadenoma : MCA)と粘液性囊胞腺癌(mucinous cystadenocarcinoma : MCC)に分け,MCC をさらに非浸潤(non-invasive),微小浸潤(minimally invasive),浸潤(invasive)に分類している.微小浸潤の定義に関しては「囊胞壁あるいは隔壁

表2 MCN の WHO 分類と膵癌取扱い規約分類

WHO 分類第4版（2010）		膵癌取扱い規約第6版補訂版（2013）		
MCN	with low-grade dyplasia	MCN	MCA	mild atypia
	intermediate grade dysplasia			moderate atypia
	high-grade dysplasia			severe atypia
			MCC	non-invasive
MCN	with an associated invasive carcinoma			minimally invasive
				invasive

MCN：mucinous cystic neoplasm, MCA：mucinous cystadenoma, MCC：mucinous cystadenocarcinoma

に浸潤する癌および囊胞壁の外に浸潤するが浸潤がわずか」という記載のみで，明確な浸潤距離などは示されていない．
- WHO 分類では，『膵癌取扱い規約』における MCA は MCN with low-grade dysplasia, intermediate-grade dysplasia に相当し，非浸潤癌は MCN with high-grade dysplasia にほぼ置き換え可能である．

臨床所見

好発年齢，性
- 若年〜中年女性の膵体尾部に好発する．
- 男性例や膵頭部発生例はきわめてまれである．

臨床症状
- 症状を有する症例は約半分であり，腫瘍増大とともに腹部不快感などの腹部症状を呈する．約6％の症例で急性膵炎を合併する．
- 腫瘍径は平均6.5cmと比較的大きな囊胞性病変として発見されることが多いが，画像診断の進歩により最近は小さな段階で発見される例が増加している．

画像所見
- 各種画像検査では，類円形で厚い被膜を有する囊胞性病変（多房性＞単房性）として描出される．
- 単純 CT では被膜や隔壁に石灰化が認められることがある．造影 CT では被膜や隔壁は漸増性の造影効果を認める．
- 多房性の場合，各囊胞で異なる内容液の性状を反映して，MRI ではさまざまな信号を示す．
- 囊胞内に充実部分を認めた場合は悪性が示唆される．
- ERCP や MRCP では囊胞と主膵管の交通は認めないことが多い．主膵管との交通がある場合は，囊胞同士の交通はないため一部の囊胞が造影されるのみである．

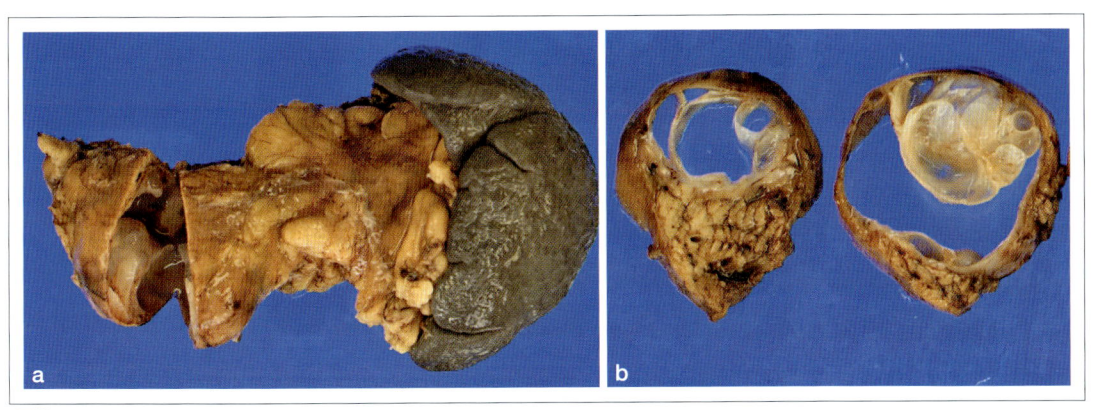

図4 MCN の肉眼像
a：膵体尾部＋脾臓摘出検体．厚い被膜に包まれた類球形の腫瘍を認める．
b：割面では，大きな嚢胞の中に小さな嚢胞形成を複数認める（cyst in cyst）．

病理所見

肉眼所見 図4

- 類球形の厚い被膜に包まれた嚢胞状腫瘍で，"ぶどうの房状"の IPMN と対比して"夏みかん様"とたとえられる．
- 嚢胞は多房性のことが多いが，単房性のこともある．多房性の場合は嚢胞の中に嚢胞を形成する"cyst in cyst"の形態を示す．卵巣の mucinous cystadenoma と肉眼上はよく類似している．嚢胞同士の交通はなく，同じ病変内の嚢胞でも粘液を溜めているもの，粘血性のものなど，異なる性状の内容液を入れていることがある．
- 主膵管との交通は IPMN との鑑別を考えるうえで重要であるが，約2割で交通が認められたとの報告もある．嚢胞と主膵管との交通の有無は標本上では確認困難なため，標本造影を行うか切り出し時に膵管をたどって走行を確認しておくことが大切である．

組織学的所見 図5

- 組織学的には，粘液産生の活発な円柱〜乳頭状の上皮が増生する腫瘍性上皮と，上皮下の卵巣様間質（ovarian-type stroma）と呼ばれる，帯状・層状に密に増生した紡錘状細胞からなる．
- 腫瘍性上皮の増生や異型の程度はさまざまで，WHO 分類における MCN with low/intermediate-grade dysplasia の腫瘍性上皮は異型の弱い高円柱〜低乳頭状である．MCN with high-grade dysplasia は上皮内癌相当で，上皮の核は腫大して卵円形〜不整形となり，極性を失う．MCN with an associated invasive carcinoma の間質浸潤部分は管状腺癌の像をとることが多い．
- 卵巣様間質の細胞密度は種々で，核腫大があり，密度も高く一見腫瘍様のものや，硝子様の線維組織となり紡錘状細胞の増生が不明瞭になるものもある．この

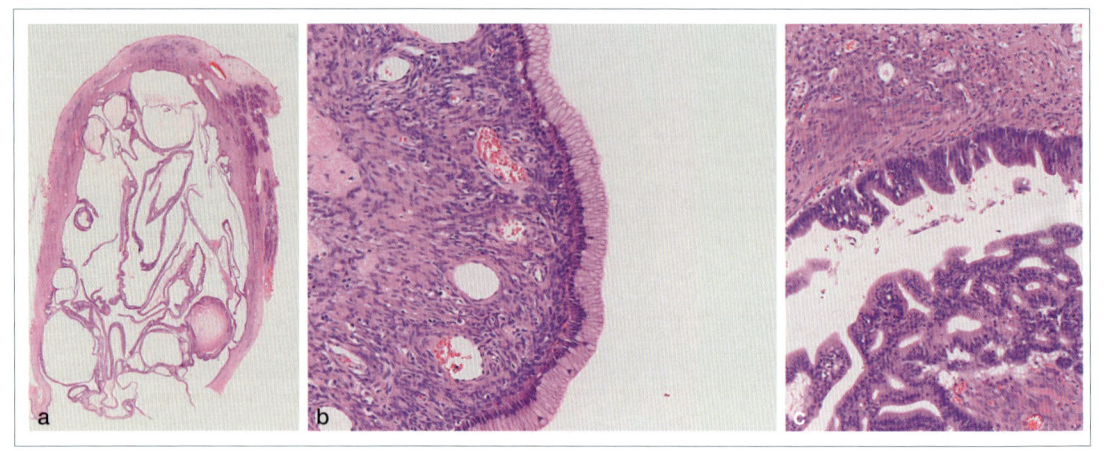

図5 MCN の組織像
a：ルーペ像．全体を厚い線維性の被膜に包まれ，嚢胞内に複数の小嚢胞を見る．
b：中倍率像．高円柱状の平坦な腫瘍性上皮が嚢胞を裏打ちする．核は基底膜側に極性を保ち配列している．上皮下には卵巣様間質を認める．WHO 分類では low-grade dysplasia に相当する．
c：中倍率像．上皮は乳頭状．核の腫大，極性の乱れがみられる．WHO 分類では high-grade dysplasia に相当する．

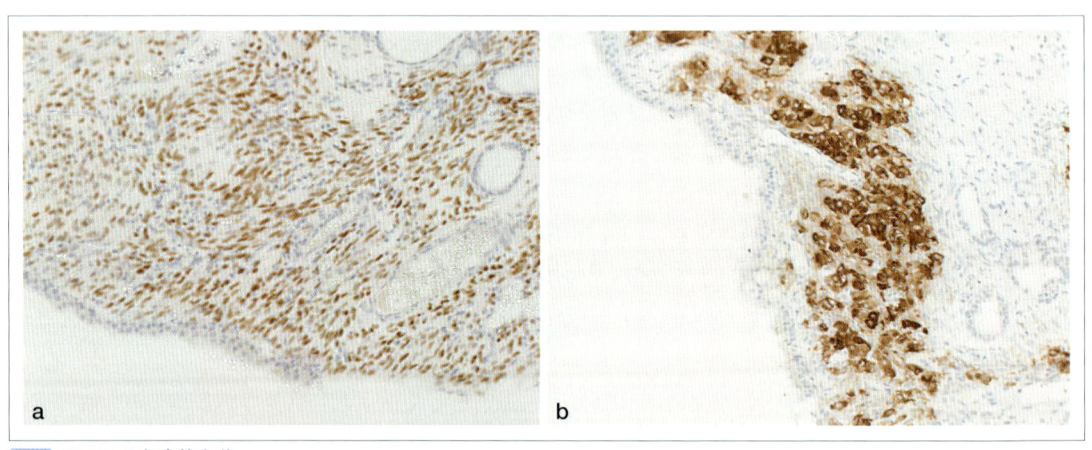

図6 MCN の免疫染色像
a：卵巣様間質の紡錘状細胞の核に PR 陽性を示す．ER でも同様の所見となる．
b：luteinized cell に α-inhibin 陽性を示す．

ような紡錘状細胞に混じって，類円形核でやや好酸性の胞体を有した細胞（luteinized cell）の集簇をみることがある．

免疫組織化学 図6

- 腫瘍性上皮は，非浸潤成分では MUC1 陰性であるが，浸潤部で MUC1 陽性を示すことがある．MUC2 は陽性のこともある．MUC5AC は陽性，MUC6 は陰性となる．
- 卵巣様間質の紡錘状細胞は平滑筋アクチン（SMA）や desmin などの筋原性マーカーにびまん性に陽性を示し，プロゲステロンレセプター（PR）やエストロゲンレセプター（ER）が陽性を示すことが多い．luteinized cell は tyrosine hydroxylase，calretinin，α-inhibin，STAR などに陽性を示す．

分子病理

- MCN の分子異常については Kras, p53, DPC4（SMAD4）の変異が報告されている．また，p14, p16 のプロモーター領域のメチル化が約 15% 程度の症例で認められている．
- マウスの膵に変異 Kras を発現させ，DPC4（SMAD4）の欠失を加えると，人間の MCN とよく類似した腫瘍が発生することが報告されている．

鑑別診断

▶分枝型 IPMN

- 鑑別上，最も問題となる．MCN と IPMN の腫瘍性上皮はよく類似しており，上皮だけでは両者の鑑別は困難である．
- 組織学的に卵巣様間質が確認できれば MCN と診断されるが 表3，IPMN では拡張した膵管壁から粘液が漏出し，それに対する組織反応が起こって卵巣様間質のように見えることがあり，注意が必要である．この場合，ER・PR は陰性で，鑑別に有用である．
- 経過の長い症例では，卵巣様間質が硝子化してはっきりしない場合もあるが，卵巣様間質の帯状・層状の特徴は残っていることが多く，診断上，比較的役立つ．
- 癌が進行して卵巣様間質が浸潤癌成分に置き換わっている場合などは，実際には鑑別困難なこともある．そのような場合，初版（2006）の『IPMN/MCN 国際診療ガイドライン』では，どちらに診断するかにこだわらず "indeterminate mucin-producing cystic neoplasm" として分類することを推挙している．

> **診断のポイント**
> - 膵囊胞性病変ではまず，その囊胞状の病変が充実性腫瘍の変性崩壊によって二次的に囊胞化したものでないかどうかを鑑別する必要がある．その目安となるのが，囊胞の被覆上皮の有無である．被覆上皮がある場合は，その上皮の性状や間質の性状などによって鑑別を進めていく．
> - 実際に組織学的所見のみでは鑑別に迷うことも少なくない．手術検体切り出し時の肉眼所見，囊胞内容物の性状や囊胞と膵管の関係も鑑別の大きなカギになる．特に，囊胞と膵管との関係は標本になってからでは確認が困難になってしまうため，標本造影を行うか切り出し時に確認しておくことが大切である．
> - SCN の診断においては，典型的な "microcystic" な肉眼所見以外にもさまざまな肉眼的バリエーションがあることを知っておくことが重要である．胞体が PAS 陽性，ジアスターゼ処理後には PAS 陰性となるグリコーゲンに富む淡明な上皮細胞を確認できれば診断は容易である．
> - MCN の診断においては卵巣様間質が診断の決め手となる．卵巣様間質がはっきりしない症例もあり，免疫組織化学的に ER, PR の発現を確認したり，切片を多数作製して卵巣様間質を探すことも大切である．

漿液性・粘液性嚢胞腫瘍

膵嚢胞性病変
- 被覆上皮（−）→ 腫瘍の変性崩壊により二次的に嚢胞化した腫瘍（膵管癌，SPN*，NET**，腺房細胞癌など）
- 被覆上皮（＋）
  - グリコーゲンに富む淡明な立方状上皮細胞　PAS陽性（ジアスターゼ処理後に陰性）→ 漿液性嚢胞腫瘍　図3
  - 粘液産生性に富む円柱〜乳頭状の上皮　PAS陽性（ジアスターゼ処理後も陽性）
    - 卵巣様間質（＋）ER，PR陽性　膵管との交通（−）→ 粘液性嚢胞腫瘍　図5,6
    - 卵巣様間質（−）ER，PR陰性　膵管との交通（＋）→ 膵管内乳頭粘液性腫瘍
    - 鑑別困難例 → indeterminate mucinproducing cystic neoplasm
  - 嚢胞壁が薄く，上皮には異型が認められない → 貯留嚢胞

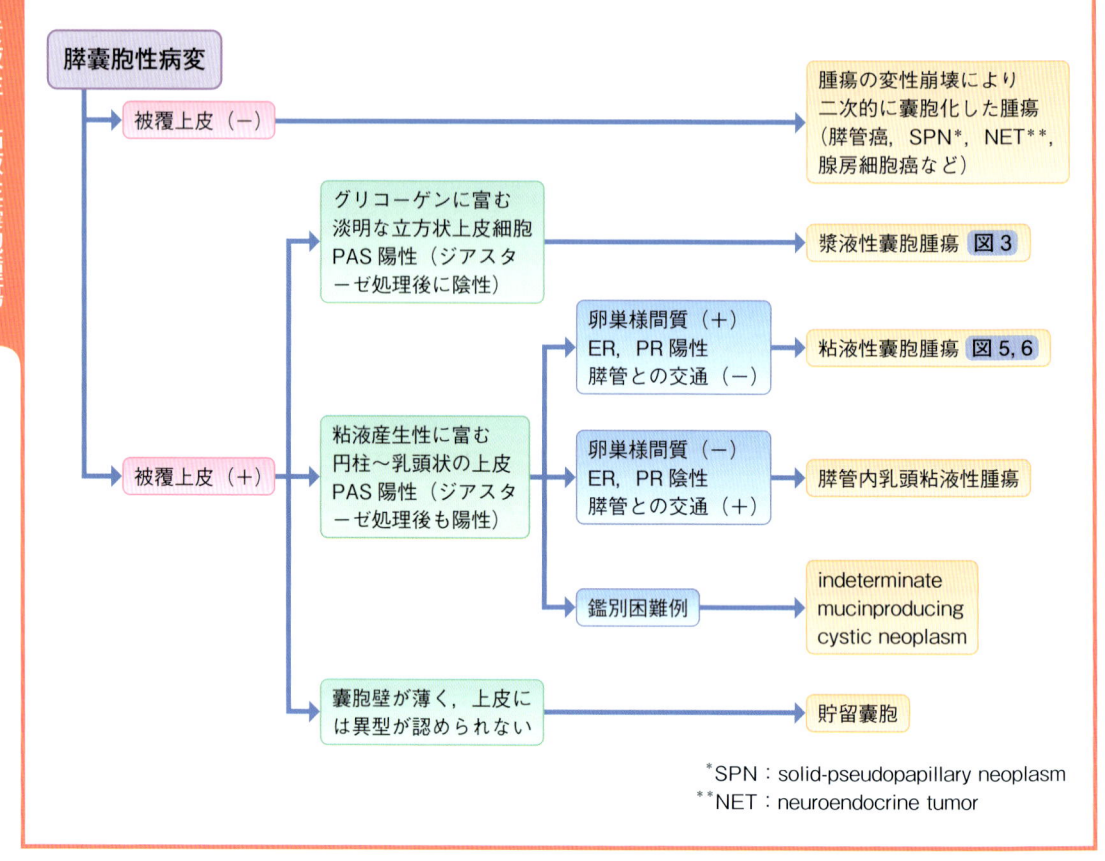

*SPN：solid-pseudopapillary neoplasm
**NET：neuroendocrine tumor

表3 MCNと分枝型IPMNの鑑別

	MCN	分枝型IPMN
好発年齢	中年（40〜50歳）	高年（60〜70歳）
性差	女≫男	男＞女
好発部位	体尾部	頭部＞体尾部
肉眼所見	（出血）	
嚢胞形態	夏みかん様　cyst in cyst	ぶどうの房状　cyst by cyst
嚢胞壁	厚い	薄い
石灰化	時に壁に＋	−
膵管との交通	多くは−／時に＋	＋
卵巣様間質	＋	−

▶貯留囊胞

- 貯留囊胞は囊胞壁が薄く，上皮には異型が認められない点が鑑別点となる．

治療と予後

- 浸潤癌となる可能性のある腫瘍であり，MCN と診断されれば原則全例が手術適応とされてきたが，近年，わが国で行われた MCN の全国調査では浸潤癌の頻度は約 4％と従来の報告に比べきわめて低いため，手術適応の基準が変わる可能性がある．第 2 版（2012）の『IPMN/MCN 国際診療ガイドライン』では基本的に MCN は手術適応であるとしながらも，囊胞径 4cm 未満で壁在結節のない症例では悪性例の報告がないことから，高齢者では経過観察も可能である，としている．
- 病巣を完全に切除できれば予後は良好である．MCN の全国調査では浸潤癌の術後 3 年，5 年，10 年生存率は 83.3％，62.5％，62.5％と必ずしも良好ではないが，微小浸潤癌例では死亡例は認めなかった．

〔齋藤倫寛，福嶋敬宜〕

solid-pseudopapillary neoplasm：SPN

充実性偽乳頭状腫瘍

疾患の概要

- 臨床病理学的に確立された概念であるが，現在も細胞の起源は不明で，そのため従来の形態学的特徴に基づく多くの記述的診断名が用いられてきた．現在はWHO分類に従い，充実性偽乳頭状腫瘍と呼ばれることが多い．
- 若い女性に好発するまれな腫瘍である．膵に発生するものがほとんどであるが，結腸間膜，大網，後腹膜などの膵周囲組織にも発生する．卵巣に類似の腫瘍が発生することも報告されている．膵内での好発部位はない．
- まれながら転移をきたすことがあるため現行のWHO分類では低悪性度腫瘍に分類されているが，転移をきたしても高度悪性転化例を除くと予後良好である．

染色体・遺伝子異常

- Wnt/β-catenin・シグナル伝達系の異常が知られ，大部分の症例でβ-catenin蛋白をコードする*CTNNB1*遺伝子の活性型変異が認められる．これに関連して，まれに家族性大腸腺腫症の患者に発生することが報告されている．
- 膵管癌にみられる*KRAS*の遺伝子変異はみられない．

臨床所見

■好発年齢，性
- 青年〜若年成人の女性に好発する．

■臨床症状
- 腫瘤触知，悪心，腹部不快感，腹痛など，さまざまな腹部症状が発見のきっかけとなるが，症状がなく，健診などで偶然みつかることもある．
- 腫瘍内さらには腹腔内に出血をきたし，急性腹症で発症することがある．外傷がそのきっかけとなることが多い．

■画像所見
- 典型例は被包化された巨大腫瘤で，変性や出血のため内部は不均一である．
- 不均一な巣状の造影効果を示すことはあるが，全体に強い造影効果を認めることはまれである．

■腫瘍マーカー
- 診断上有用な腫瘍マーカーはない．

病理所見

肉眼所見

- 典型像は線維性被膜に覆われた充実性髄様の大きな腫瘍で，割面は淡褐色あるいは黄色である．変性による囊胞や壊死，出血をよく伴うため，一見，高悪性度腫瘍を思わせることがある 図1 ．
- 変性が著明で囊胞状変化を主体とするものは，仮性囊胞と鑑別困難である．
- 小さな病変の場合，変性像は乏しく割面均一で，被膜を欠くこともよくある．
- メラニンやリポフスチンの沈着のため，黒色を呈する症例も報告されている．

組織学的所見

- 細胞間の結合性が弱いことがSPNの特徴である．腫瘍細胞は間質を中心にルースに配列しており 図2a ，変性した細胞が脱落して細胞間が離開すると典型的な偽乳頭状構築となる 図2b ．SPN以外に，神経内分泌腫瘍や低分化な癌腫などでも偽乳頭状構築は出現しうるが，通常ごく部分的な所見である．
- 腫瘍細胞は小型均一で胞体は乏しく，核は淡く切れ込みを有する．変性所見が強く，硝子球の形成 図2a や泡沫状変化もしばしば混在する．細胞形態，構造にはさらに，次のようなバリエーションがある．
    - 淡好酸性の細長い腫瘍細胞が，血管軸の周りに無核帯を形成しながら配列する上衣ロゼット様構造 図3a ．
    - クロマチンのより粗い円形核を有する，神経内分泌腫瘍に類似した細胞 図3b ．
    - 細胞質内に好酸性封入体様構造を有するラブドイド細胞 図3c ．
    - 多形の強い腫瘍細胞（これは変性による変化で，異型の増強を意味しない） 図3d ．
    - 淡明細胞型 図3e ：淡明で豊かな胞体を有する腫瘍細胞が充実性シート状胞巣を形成するタイプ．しばしば線維性間質により境され分葉状構造を形成する．細胞間の結合性の乏しさや変性像は認めにくく，このようなSPNが存在することを知らないと診断に難渋する．亜型とされることがあるが，あくまで組織

図1 SPNの肉眼像
被包化された赤褐色の腫瘍で，出血を伴う囊胞（⇨）が形成されている．病変は膵尾部にあり，腫瘍右方の組織は脾臓．スケールは2cm

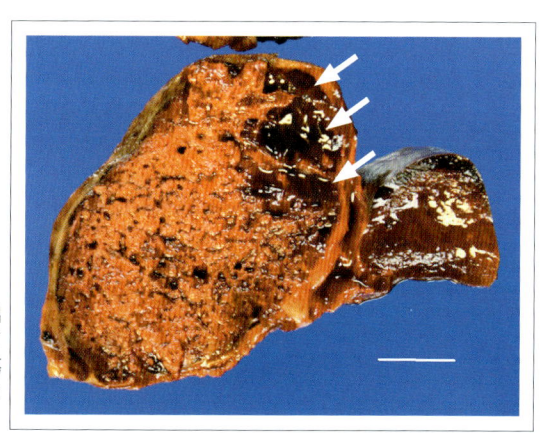

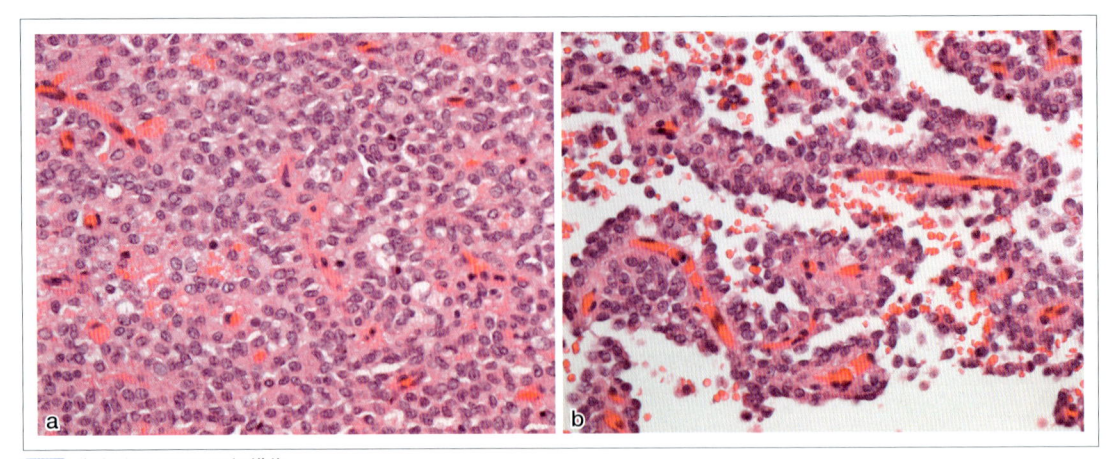

図2 代表的な SPN の組織像
a：腫瘍細胞は小型均一で結合性が弱く，間質の周りにルースに配列する．核は明るく，切れ込みを有する．左中央では硝子球の形成が著明である．
b：変性した細胞が脱落して細胞間が離開すると，偽乳頭状構築が明瞭となる．

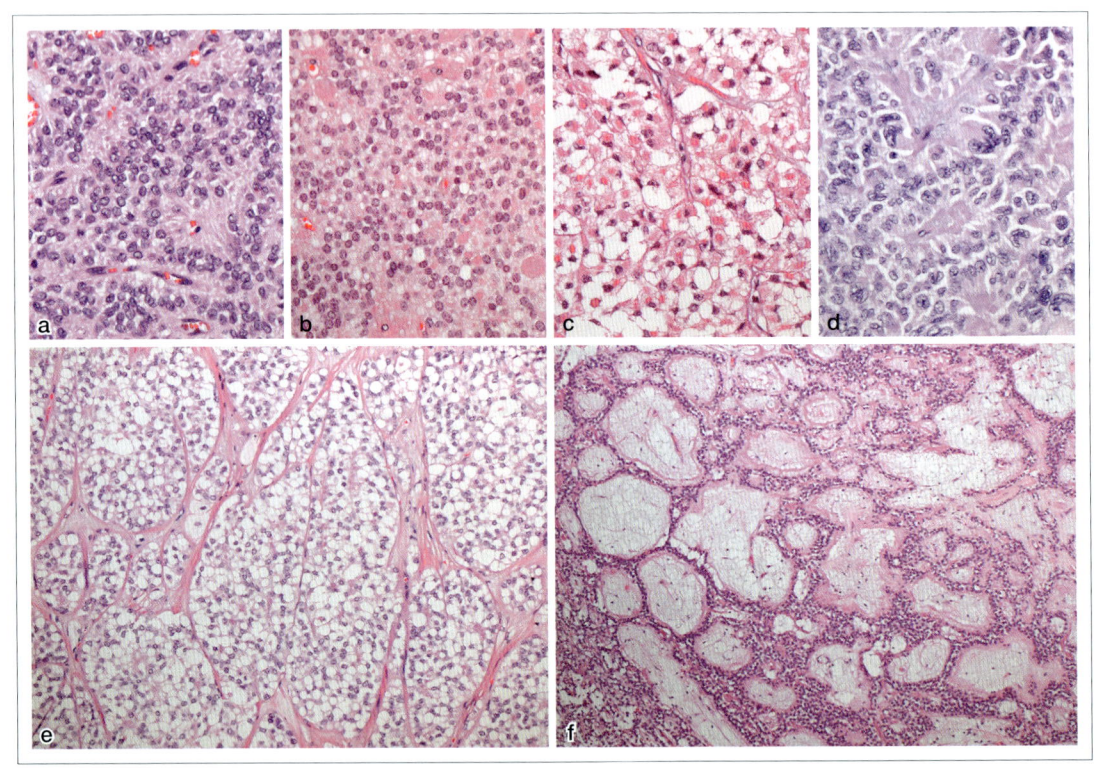

図3 SPN の組織像のバリエーション
a：上衣ロゼット様構造　　b：神経内分泌腫瘍に類似した細胞　　c：ラブドイド形態を示す細胞
d：多形性の強い細胞　　e：淡明細胞型　　f：間質の粘液変性による，唾液腺腺様嚢胞癌の篩状構造に似た像

　　　　　像のバリエーションであり，臨床的意義はない．
- 間質に強い硝子変性や粘液変性，石灰化をきたすことがある．腫瘍胞巣内で粘液変性をきたした間質が結節状に介在すると，唾液腺の腺様嚢胞癌にみられる篩状構造に類似した像を呈する **図3f**．この場合，注意深く観察すると腺様構造が周囲間質と連続するところや，腺様構造内部の毛細血管が確認できる．
- 被膜を欠く部分で，周囲膵実質に指を伸ばすような腫瘍進展がしばしば認められ

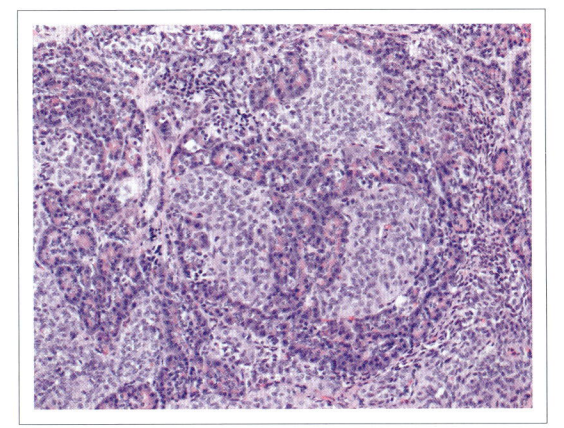

図4 周囲膵実質への進展像
腺房細胞の集塊の中に，腫瘍胞巣（明るい胞巣）が散在性に認められる．被膜を欠く部分ではこのような腫瘍の進展がしばしば認められる．

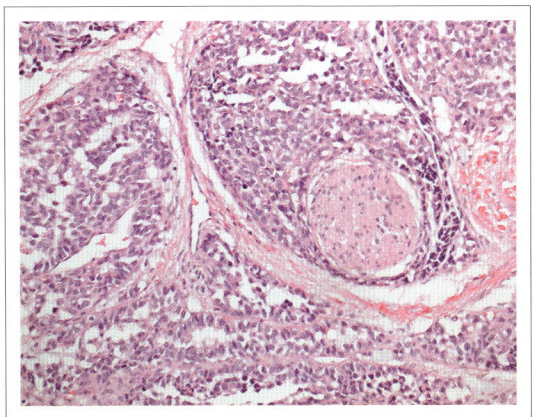

図5 高度悪性転化をきたした症例
中央やや右に神経周囲浸潤がみられる．

る 図4 ．小さな SPN ではこの像が全周性にみられることもある．これは SPN の本来もつ増殖形態と考えられるもので，悪性度の指標とはならない．

高度悪性転化 図5

- 組織学的に悪性の所見を示し，臨床的に急速な悪性の経過を示す SPN が報告されている．
- 典型的な SPN に比べて細胞異型が強く，核分裂像が多数認められ，壊死も強い．びまん性浸潤性に発育して周囲には線維形成反応（desmoplastic reaction）がみられる．
- HMB45 陽性の症例も報告されている．

免疫組織化学

- ほとんどの症例でβ-catenin 蛋白をコードする *CTNNB1* 遺伝子の活性型変異があるため，β-catenin の免疫染色を行うと核・細胞質が陽性となる 図6a ．この所見はほぼ全例でびまん性に認められる．
- ほとんどの症例で CD10 が細胞質内に陽性となる 図6b ．
- CD56 はほぼ全例でびまん性に陽性となる 図6c ．synaptophysin は部分的に陽性となることがあるが 図6d ，神経内分泌腫瘍のようにびまん性陽性を示すことはない．
- chromogranin A は常に陰性である．用いる抗体によっては細胞質が淡く均質に陽性となるが，これは有意な所見ととるべきではない．chromogranin A の評価の際には顆粒状の陽性所見が重要である．
- AE1/AE3 のような広域スペクトルの抗 cytokeratin（CK）抗体を用いると陰性ないし一部陽性で，CK7 や CK19 は陰性である．それに対し，vimentin はびまん性に陽性となる．

充実性偽乳頭状腫瘍 | 269

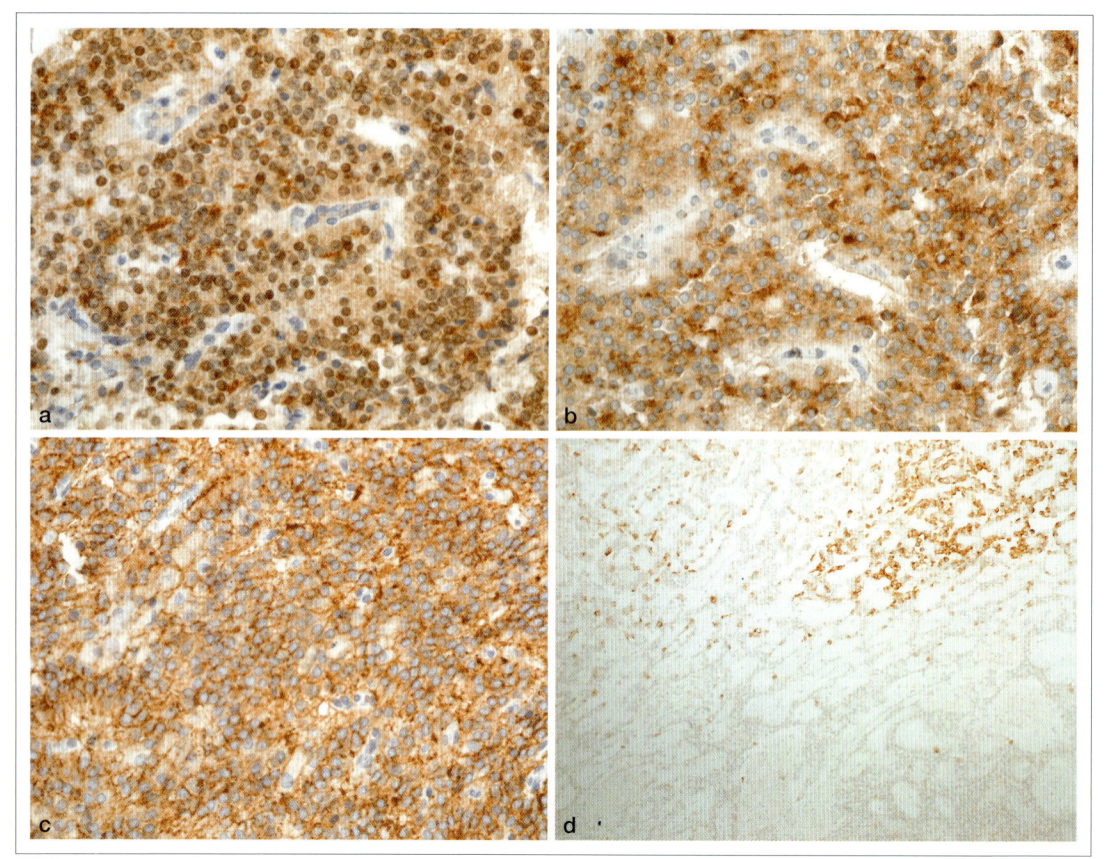

図6 免疫染色像
a：β-catenin（核・細胞質）陽性　　b：CD10 陽性　　c：CD56 陽性
d：synaptophysin（散在性あるいは結節状に一部の腫瘍細胞）陽性

診断のポイント

- 診断にあたっては組織構築の把握が重要である．細胞の結合性が弱いため，腫瘍細胞は間質の周りにルースに配列し，偽乳頭状構築を形成する．索状配列や腺腔構造といった細胞間の結合により形成される構造は SPN では認められない．
- 腫瘍細胞は小型均一で，変性像を伴う．細胞形態や間質の所見にはバリエーションがあることにも要注意である．
- 淡明細胞型は一見上皮様の胞巣を形成し，細胞の変性像が弱く，特に神経内分泌腫瘍との鑑別が難しい．このような SPN が存在することを十分に認識しておく必要がある．
- 小さい SPN の場合も，変性像が乏しく神経内分泌腫瘍との鑑別が難しい．特に EUS-FNA（超音波内視鏡下吸引生検法）でこのような病変に遭遇する．画像所見が乏血性であることが，診断のうえで参考になる．
- 診断の確定は免疫染色を用いて慎重に行う．特に β-catenin，CD10，vimentin，chromogranin A が重要である．
- 同じく境界明瞭な充実性髄様腫瘍を形成する神経内分泌腫瘍，腺房細胞癌，膵芽腫との鑑別を常に意識しながら診断する必要がある．

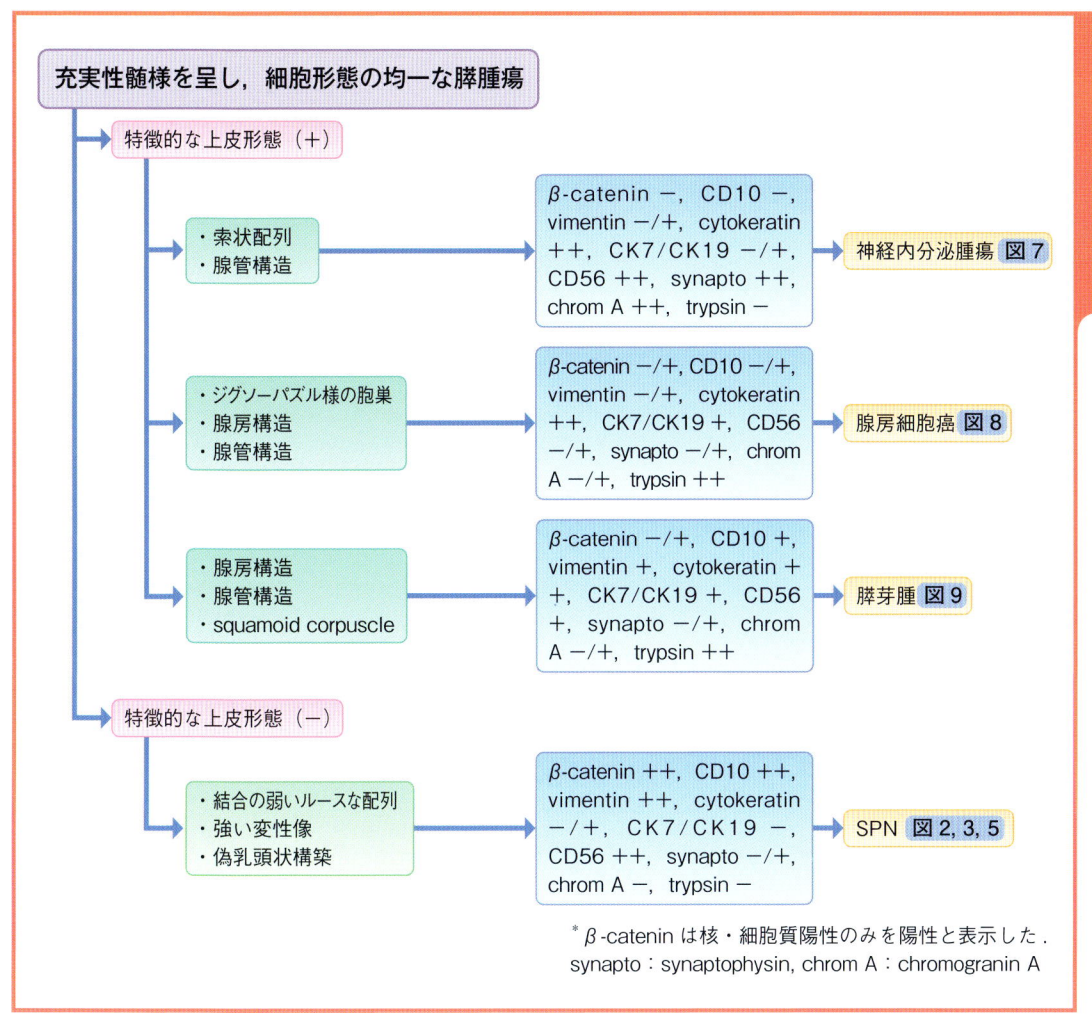

鑑別診断

```
充実性髄様を呈し，細胞形態の均一な膵腫瘍
├─ 特徴的な上皮形態（＋）
│   ├─ ・索状配列
│   │   ・腺管構造
│   │   → β-catenin −，CD10 −，vimentin −/+，cytokeratin ++，CK7/CK19 −/+，CD56 ++，synapto ++，chrom A ++，trypsin −
│   │   → 神経内分泌腫瘍 図7
│   ├─ ・ジグソーパズル様の胞巣
│   │   ・腺房構造
│   │   ・腺管構造
│   │   → β-catenin −/+，CD10 −/+，vimentin −/+，cytokeratin ++，CK7/CK19 +，CD56 −/+，synapto −/+，chrom A −/+，trypsin ++
│   │   → 腺房細胞癌 図8
│   └─ ・腺房構造
│       ・腺管構造
│       ・squamoid corpuscle
│       → β-catenin −/+，CD10 +，vimentin +，cytokeratin +，CK7/CK19 +，CD56 +，synapto −/+，chrom A −/+，trypsin ++
│       → 膵芽腫 図9
└─ 特徴的な上皮形態（−）
    └─ ・結合の弱いルースな配列
        ・強い変性像
        ・偽乳頭状構築
        → β-catenin ++，CD10 ++，vimentin ++，cytokeratin −/+，CK7/CK19 −，CD56 ++，synapto −/+，chrom A −，trypsin −
        → SPN 図2, 3, 5
```

＊β-catenin は核・細胞質陽性のみを陽性と表示した．
synapto：synaptophysin, chrom A：chromogranin A

▶神経内分泌腫瘍（neuroendocrine tumor）図7

- 充実性髄様を呈し，細胞形態が小型均一であることから，神経内分泌腫瘍との鑑別が最も難しい．事実，SPN が神経内分泌腫瘍と誤診されることが多い．
- 非機能性膵内分泌腫瘍と比較すると，SPN は有意に予後良好である．さらに前者は分子標的薬の適応ともなりうる．したがってこの両者の鑑別は臨床的にきわめて重要である．
- 神経内分泌腫瘍では上皮性性格がより明瞭で，SPN ではみられない索状配列や腺腔形成が出現する．
- synaptophysin は SPN でも陽性となるが，通常は限局的である．chromogranin A は SPN では陰性である．
- EUS-FNA の診断の際には画像所見も参考にする．神経内分泌腫瘍は通常血管豊富であるため，乏血性腫瘍の場合には SPN の可能性を念頭に置いておく．

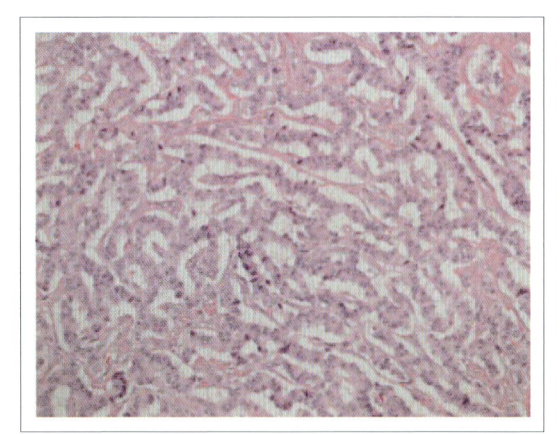

図7 神経内分泌腫瘍

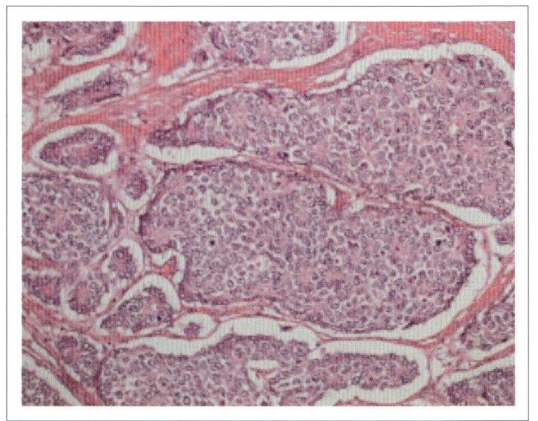

図8 腺房細胞癌

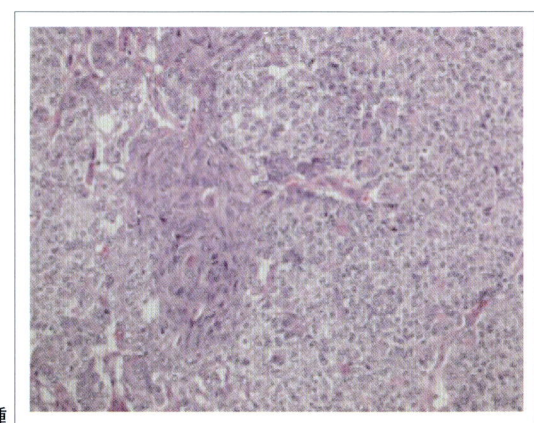

図9 膵芽腫

▶腺房細胞癌（acinar cell carcinoma）図8

- 腺房細胞癌の組織像は多彩で，一見して腺癌という印象を受ける細胞異型の強いものと，細胞形態が均一で神経内分泌腫瘍に類似するものがある．特に後者はSPN，神経内分泌腫瘍との鑑別が問題になる．
- 腺房細胞癌ではジグソーパズル様の胞巣形成が特徴である．また明瞭な腺腔構造（腺房構造ならびに腺管構造）が認められるが，SPNでは決して腺腔は形成されない．また腺房細胞癌では核がより濃染性で，クロマチンパターンが粗い．
- 腺房細胞癌の診断確定のためにはtrypsinやbcl-10（331.3クローン，カルボキシエステルリパーゼとの交差反応により染色される）の免疫染色を行う．CD10は腺房細胞癌の腺腔面あるいはまれに細胞質に陽性となるので，SPNとの鑑別のうえで注意が必要である．

▶膵芽腫（pancreatoblastoma）図9

- 腺房細胞分化の強い腫瘍で，鑑別は腺房細胞癌に準ずる．膵芽腫の診断確定のためにはsquamoid corpuscleの同定が必要である．

▶膵管癌 (pancreatic ductal carcinoma)

- 間質の粘液変性により形成される篩状構造を真の腺腔と誤認すると，膵管癌と診断されることがある．

▶仮性嚢胞 (pseudocyst)

- SPN のなかには臨床的，肉眼的に仮性嚢胞に類似するものがある．組織学的に腫瘍細胞の同定が困難なことがよくあり，慎重な診断が必要となる．臨床的に再発性の仮性嚢胞と診断された症例の報告もある．
- 免疫染色，特に CD56 が SPN の腫瘍細胞を同定するためには有用である．
- 臨床診断が仮性嚢胞であっても，原因不明のものや若い女性の症例，再発例の場合には SPN を考慮して検索する必要がある．

治療と予後

- 治療は外科切除が原則である．
- 局所再発や転移はまれで，高度悪性転化を除くと予後は良好である．
- 転移は肝，腹膜にみられるが，たとえ転移をきたしても転移巣を切除すれば良好な予後が期待される．

(能登原憲司)

pancreatic neuroendocrine neoplasms : PanNENs

膵神経内分泌腫瘍

疾患の概要

- 膵・消化管ホルモン産生腫瘍で，診断にはGrimerius好銀反応や電顕的検索による内分泌顆粒の証明，免疫組織化学によるchromogranin A, synaptophysinの陽性像を確認される．
- PanNENsは，低悪性度の神経内分泌腫瘍（neuroendocrine tumor, G1：NET, G1）と中間悪性度の神経内分泌腫瘍（neuroedocrine tumor, G2：NET, G2）からなる高分化型（well-differentiated）の膵神経内分泌腫瘍（NET）と，大細胞型と小細胞型に分けられる高悪性度の低分化型（poorly differentiated）の神経内分泌癌（neuroendocrine carcinoma：NEC）からなる．さらに複合型腺神経内分泌癌（mixed adenoneuroendocrine carcinoma：MANEC）も含まれる．
- 『膵癌取扱い規約第6版補訂版』ではPanNENsはNET G1, G2とNECに分けられる．
- MANECは，おのおの30％を超える外分泌腺成分と神経内分泌成分を有する腫瘍と定義され，WHO分類ではductal adenocarcinoma variantsの項でcarcinoma with mixed differentiationとして，またacinar adenocarcinomaの項にも記載されている．このうちmixed acinar-ductal carcinomaを除く複合型腺房神経内分泌癌（mixed acinar-neuroendocrine carcinoma），複合型膵管神経内分泌癌（mixed ductal-neuroendocrine carcinoma），複合型腺房神経内分泌膵管癌（mixed acinar-neuroendocrine-ductal carcinoma）の3型は，広義のneuroendocrine neoplasmsのカテゴリーに属する．
- 『膵癌取扱い規約』ではMANECに相当する腫瘍は併存腫瘍（combined neoplasms）として分類され，複合型膵管神経内分泌癌に相当する，膵管癌と島細胞癌（duct-islet cell carcinoma）と，複合型腺房神経内分泌膵管癌に相当する膵管癌と島細胞癌と腺房細胞癌（duct-islet-acinar cell carcinoma）が記載されている．
- WHO分類では0.5mm未満の非機能性（無症候性）神経内分泌腫瘍は，これまで悪性例の報告がないことから膵神経内分泌微小腺腫（pancreatic neuroendocrine microadenoma）と定義されている．

機能による分類

- NETはホルモン産生過剰による特徴的な臨床症状を有する機能性NETと，非機能性NETに分けられる．

- 非機能性 NET も特異的ペプチドホルモンに対する免疫組織化学で陽性を示す場合があるが，グルカゴノーマ，インスリノーマ，ガストリノーマなどの名称は，機能性腫瘍に限って用いる．

WHO 分類改訂における神経内分泌腫瘍の変更点

- WHO 分類第 3 版から第 4 版で，内分泌腫瘍（endocrine tumor）の名称を神経内分泌腫瘍（neuroendocrine tumor）に変更し，他の消化管腫瘍と用語を統一した．これまでは単に増殖率で等級化された異型度分類であったが，独立した予後因子となる増殖率と病期を併せた分類が提唱され，これに基づく病期分類を行う必要がある．

染色体・遺伝子異常

- MEN1 と VHL の生殖細胞系遺伝的異常が NET 発生の一役を担う．小児症例では結節硬化症を伴う場合がある．神経線維腫症に関連してみられるソマトスタチノーマはほぼ例外なく十二指腸に生じる．まれに神経線維腫症 1 型患者でインスリノーマが発生する．
- MEN1 患者の 60〜70% に NET がみられ，少なくとも 1 つは機能性であることが多く，ガストリノーマが最も高頻度で，次いでインスリノーマが多い．多発性の神経内分泌微小腺腫と Langerhans 島の肥大や過形成などの異常を背景に生じることが多い．NEC の発生はまれである．
- VHL 患者の 12〜17% で NET が生じるが，そのほとんどは非機能性である．
- MEN1 または VHL 関連 NET の分子基盤は明らかになりつつあるが，散発性 NET の分子基盤についてはほとんどわかっていない．PanNENs に *KRAS*，*CDKN2A/p16*，*SMAD4/DPC4* の遺伝子異常はみられない．
- 散発性 NET に MEN1 変異や 11q13 ないし 11 番染色体長腕遠位部分欠失が報告されている．*VHL* 遺伝子点突然変異は 1〜3% 程度との報告がある．
- NET では 6q，11，20q，21 染色体にしばしば LOH がみられる．

臨床所見

好発年齢，性および局在

- NET はすべての年齢で生じうる（12〜78 歳）が，小児ではまれである．30〜60 歳に最も多く（平均 50〜60 歳），性差はみられない．機能性 NET では，ガストリノーマは男性に多く，インスリノーマとグルカゴノーマは女性に多い．
- von Hippel-Lindau（VHL）病や多発性内分泌腫瘍 1 型（multiple endocrine neoplasia type 1：MEN1）などの遺伝的背景を有するものは若年者に生じる．
- NET の頻度は膵腫瘍の 1〜2% と低く，有病率は年間 100 万人当たり 0.2〜2 人

表1 主な消化管ホルモン産生膵神経内分泌腫瘍の特徴

腫瘍	産生ホルモン	臨床症候
インスリノーマ	insulin	Whippleの三徴（低血糖発作，低血糖値，ブドウ糖投与による回復）
グルカゴノーマ	glucagon	糖尿病，紅斑
ソマトスタチノーマ	somatostatin	糖尿病，胆石，下痢
ガストリノーマ	gastrin	難治性消化性潰瘍，腹痛，下痢
VIPoma	VIP	水様性下痢，低カリウム血症
PP産生腫瘍	pancreatic polypeptide	消化管出血，下痢，上腹部痛
セロトニン産生腫瘍	serotonin	皮膚潮紅，下痢

とされる．
- NETは膵のいずれの部位でも生じうるが，体尾部が一般的である．機能性NETのうちガストリノーマは膵頭部，VIPomaは膵尾部に若干多い．外科的に切除された非機能性NETの約2/3は膵頭部に生じていた．
- Zollinger-Ellison症候群を呈する膵原発ガストリノーマは，十二指腸にも多発することがある．
- NECは高齢者（多くは40歳を超える男性）に生じ，膵頭部に多い．

■ 臨床症状
- 機能性NETでは，膵内分泌腺ホルモン過剰分泌に起因する腫瘍随伴症候のほか，ガストリン，血管作用性小腸ペプチド（VIP），成長ホルモン放出ホルモン（GHRH），副腎皮質刺激ホルモン（ACTH）などの過剰分泌に起因する腫瘍随伴症候がみられる．これらの代表的なものを 表1 に示す．

病理所見

肉眼所見

- 多くのNETは孤在性，境界明瞭な腫瘤で，割面は白色，淡黄色，赤褐色など多彩である．肉様で軟らかい場合や線維性に硬化することもある．大きい腫瘍では出血や壊死がみられることがあり，まれに嚢胞性変化をきたす 図1 ．
- 機能性NETのなかで，インスリノーマは比較的小さく通常2cm未満である．腫瘍径とホルモン症候の重症度とは相関しない．
- 非機能性NETの大きさは通常2cmを超え，しばしば5cm以上のものもあるが，発見の遅れに起因すると考えられる．
- 一方，NECは，平均径4cmの境界不明瞭，割面灰白色の腫瘍で硬く，しばしば出血・壊死を示す 図2 ．

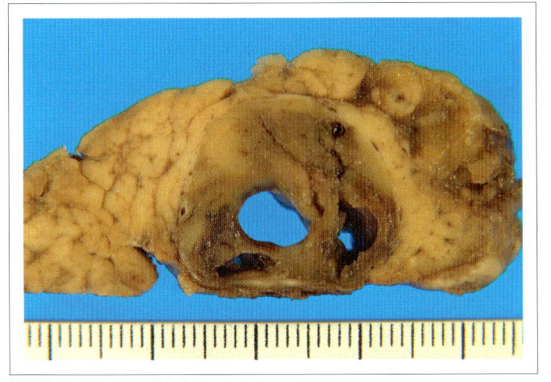

図1　NETの肉眼像
膵実質内に境界明瞭な充実性腫瘍がみられ，中心部には囊胞性変化を認める．被膜は明らかではない．割面は淡黄色から褐色調で，出血巣がみられるが，壊死は明らかではない．

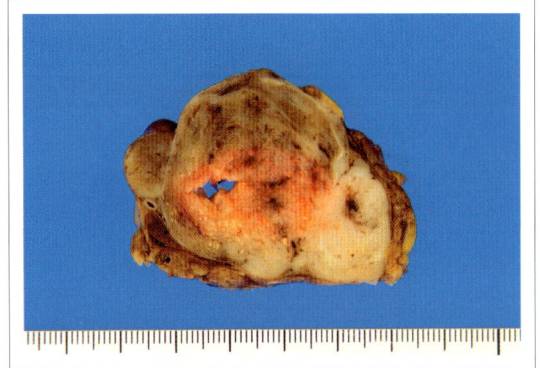

図2　NECの肉眼像
膵実質内から周囲脂肪織へ増殖する充実性腫瘍．辺縁には娘結節を伴い，既存の膵実質はわずかに認めるのみである．割面は灰白色調から淡黄色，褐色調で，出血巣と黄色点状の壊死巣が散見される．

組織学的所見

- NETは高分化な類器官（organoid）様の胞巣，索状，腺管状，篩状，腺房状，偽ロゼット状などのさまざまな組織像を示す 図3a～d．腫瘍細胞は比較的均一で，核クロマチンは粗顆粒状のいわゆる"ごま塩状（salt and pepper）"をとる．淡明細胞，空胞化細胞，好酸性細胞，ラブドイド様の細胞がみられることもある．間質は少ないものから多いものまでさまざまで，まれに線維形成性の場合がある．間質の硝子変性やアミロイド沈着もしばしばみられる 図3e, f．壊死は限局的で，面皰様であることが多い．囊胞変性を生じるとリンパ上皮囊腫（lymphoepithelial cyst）や偽囊胞（pseudocyst）との鑑別を要する．

- 核が著しく腫大し，不整を示す場合は多形性膵神経内分泌腫瘍（plemorphic pancreatic NET）と呼ばれる．非腫瘍性膵導管が腫瘍内に取り込まれたり，腫瘍が腺管を形成することがあるが，明らかな膵管癌の成分が存在しなければ複合型膵管神経内分泌癌とはしない．

- 多くのNETは核分裂数は10個未満で目立たない．

- 通常，腫瘍の機能や産生ホルモンと組織像は相関しないが，アミロイド沈着はインスリノーマに典型的で，砂粒体（psammoma body）を容れた腺管構造は膵原発よりは，膨大部周囲の十二指腸原発ソマトスタチン産生腫瘍でみられる．淡明細胞，空胞化細胞はVHL症候群でみられる場合が多い．

- 0.5cm未満の腫瘍である膵神経内分泌微小腺腫は，偶然発見されることが多い．通常のNETと同様の組織像を示し多くはα細胞とPP細胞優位で，反応性のLangerhans島とは分泌細胞の割合と分布の違いで鑑別される 図4．

- NECは密に密集した胞巣や腫瘍細胞がびまん性に不規則なシート状をとりながら増殖し，広範な地図状壊死を認める 図5a, b．

- NECは，肺の小細胞癌や大細胞神経内分泌癌と同様の基準で，腫瘍細胞の大きさ，明瞭な核小体，細胞質の量などを基に小細胞型と大細胞型に分類される．膵では小細胞型よりは大細胞型のほうが一般的である．

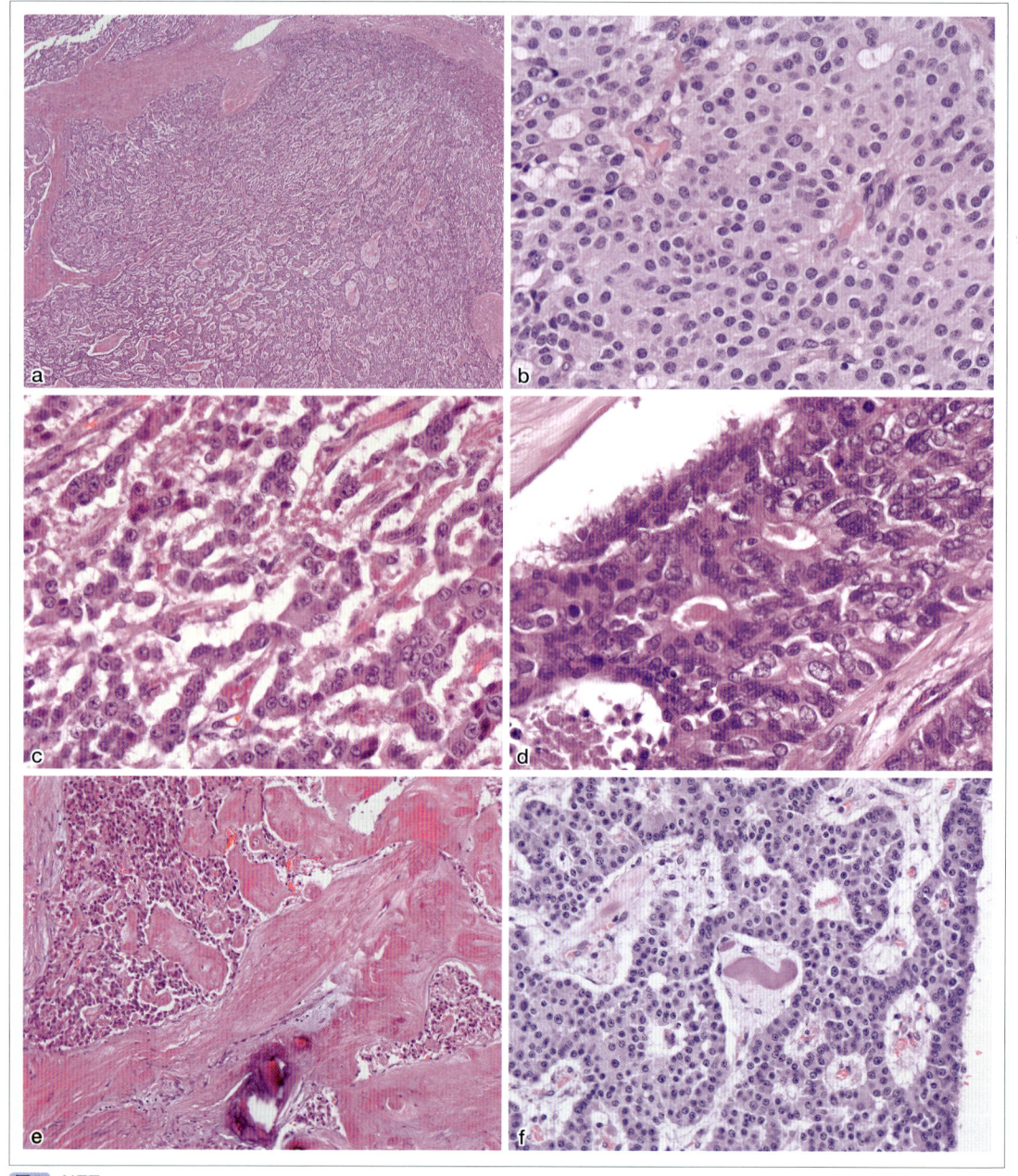

図3 NET
a：弱拡大像．周囲や腫瘍組織内に不規則な線維性隔壁がみられ，腫瘍細胞が類器官（organoid）様胞巣，索状，腺管状に増殖する．
b：腫瘍細胞は比較的均一で，両染性の細胞質と類円形の核をもち，細顆粒状のクロマチンを示す腫瘍細胞がシート状，一部管状構造をとりながら増殖する．小型血管が豊富である．核分裂像はみられない．
c：索状に増殖する腫瘍細胞で，好塩基性の細胞質と核の大小不同がみられる．クロマチンは微細顆粒状で1～2個の核小体を有するが，核分裂像は目立たない．
d：両染性の細胞質と，やや偏在する小型類円形の核を有する腫瘍細胞が，一部でロゼット形成を示す．
e：間質の増生が目立つ腫瘍で，硝子変性と一部に石灰化を認める．
f：間質にアミロイド沈着がみられる（インスリノーマに多い）．

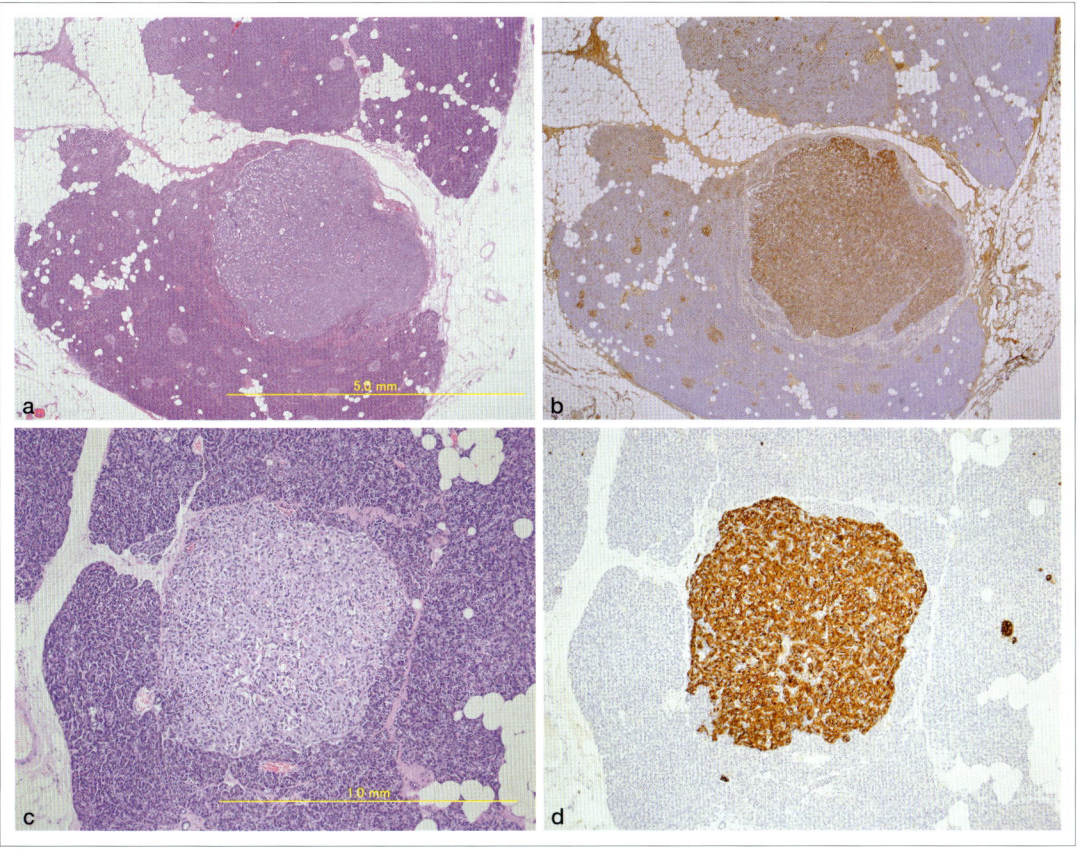

図4　膵神経内分泌微小腺腫
a：浸潤性膵管癌で切除された症例にみられた径 4mm の神経内分泌微小腺腫
b：glucagon がびまん性に陽性を示し，α 細胞優位の腫瘍
c：浸潤性膵管癌で切除された症例にみられた径 1mm の神経内分泌微小腺腫．小型類円形細胞が胞巣状に増殖し，線維性間質は目立たない．
d：glucagon でびまん性に陽性を示し，Langerhans 島の過形成とは区別される．

- 核分裂像を高頻度に認め，多くは高倍 10 視野当たり 40〜50 個を超える 図5c．

免疫組織化学

- 多くの NET は，chromogranin A と synaptophysin が強陽性を示し 図6b，CK7 は陰性を示す．protein gene product（PGP）9.5 と CD56 も陽性を示すが，特異性は低い．CK8，CK18 は陽性，より悪性度の高い症例で CK19 が陽性とされ，CD117，CD99，CD44，p27 の発現や，プロゲステロンレセプターと PTEN の発現減弱が予後不良因子とされる．
- 原発不明の NET での PDX1 陽性は，膵原発を示唆する．Isl1（islet 1），CDX2 は通常腸管 NET で陽性であるが，NET で陽性の場合もあり，鑑別に有用ではない．
- インスリン，グルカゴンなどのペプチドホルモンは，機能性 NET および非機能性 NET において 1 つのみならず複数が陽性を示す場合がある．
- NET のなかで，明らかに異なるホルモンの抗体が陽性を示す細胞がみられるこ

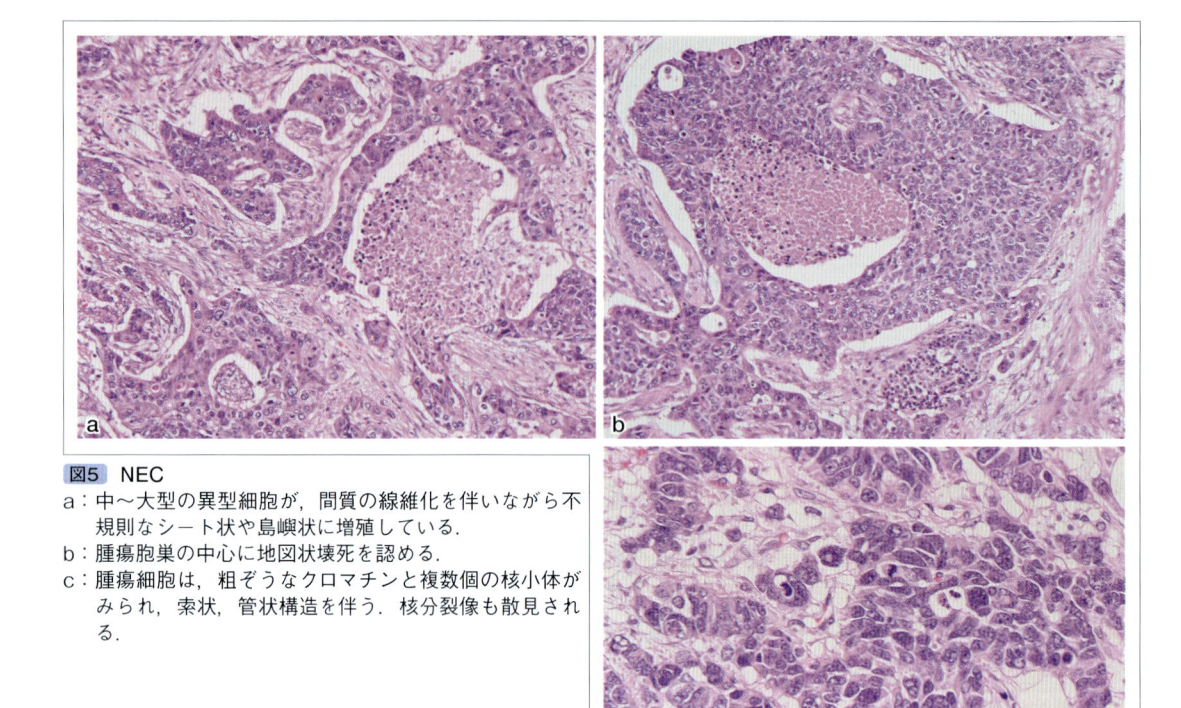

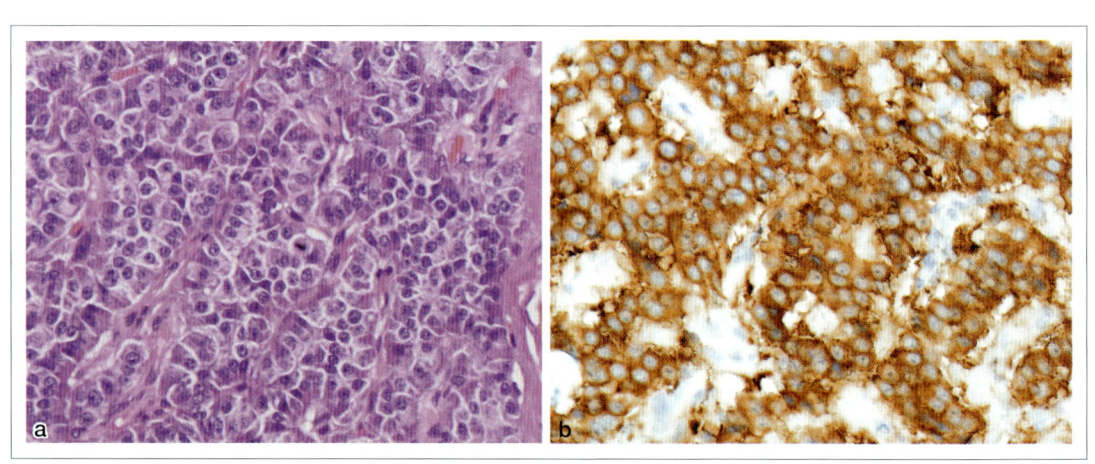

図5 NEC
a：中〜大型の異型細胞が，間質の線維化を伴いながら不規則なシート状や島嶼状に増殖している．
b：腫瘍胞巣の中心に地図状壊死を認める．
c：腫瘍細胞は，粗ぞうなクロマチンと複数個の核小体がみられ，索状，管状構造を伴う．核分裂像も散見される．

図6 NET の免疫組織化学
a：核分裂像がみられる．本症例では高倍10視野で5個認められた．
b：synaptophysin に強陽性を示す．

とがあり，転移巣で原発巣と異なるホルモン抗体が陽性を示す場合もある．
- 膵神経内分泌微小腺腫は1種類のホルモンをびまん性に発現し，多くはグルカゴンか膵ポリペプチド（PP）である 図4b, d．
- NET では CEA や CA19-9 を発現することが多い．
- 腫瘍で腺管形成を示す部位では糖蛋白に陽性を，腺房細胞分化を示す部位ではトリプシン，キモトリプシンなどの外分泌酵素陽性細胞が個細胞性にみられる．

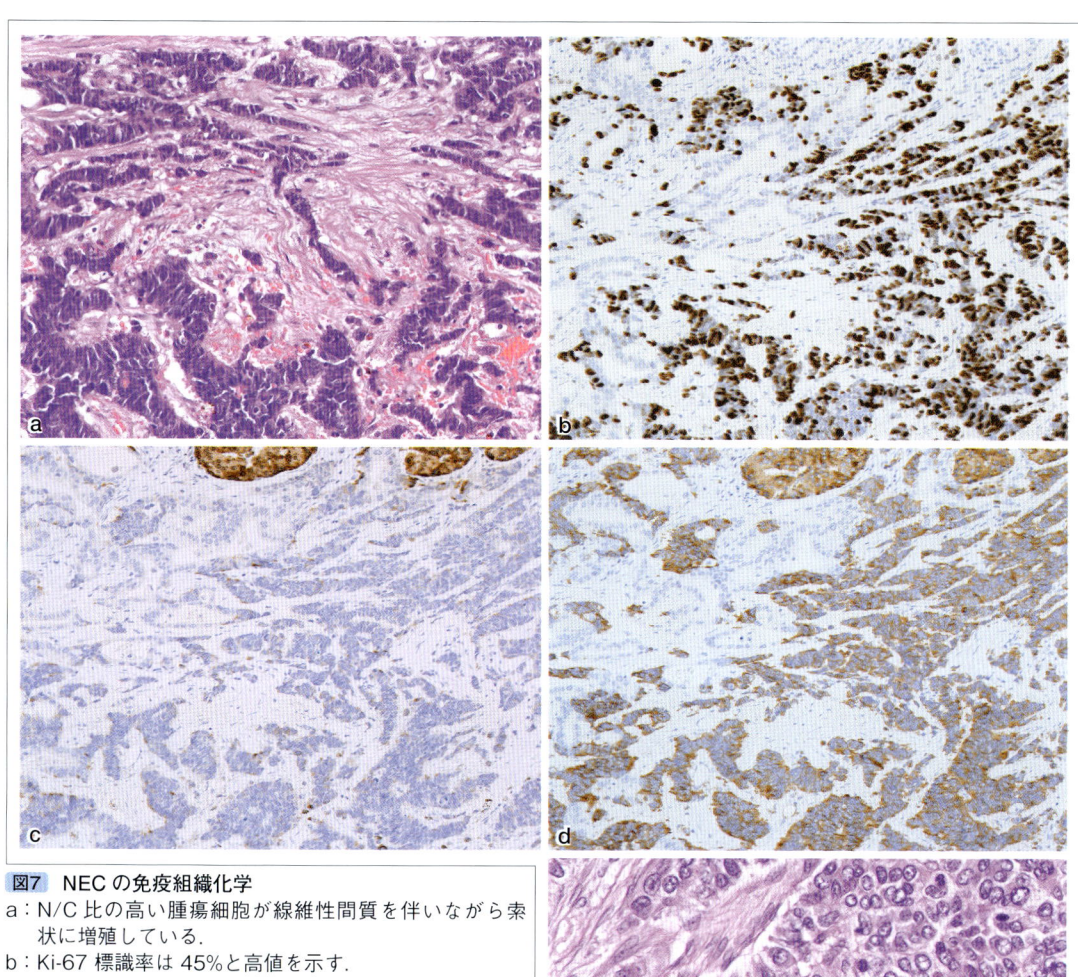

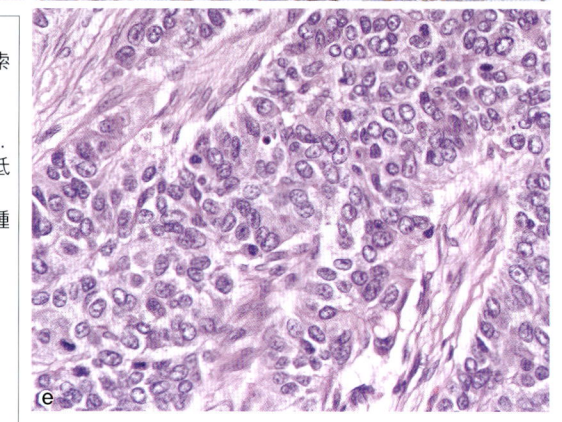

図7 NEC の免疫組織化学
a：N/C 比の高い腫瘍細胞が線維性間質を伴いながら索状に増殖している．
b：Ki-67 標識率は 45％と高値を示す．
c：chromogranin A は NEC では染色性が低い場合が多い．
d：synaptophysin は陽性を示すが，NET より染色性は低い（図6 と比較されたい）．
e：膵原発の NEC はまれな腫瘍で，膵で神経内分泌性腫瘍をみた場合，肺からの転移を鑑別する必要がある．

- p53 過剰発現はみられない．
- 大細胞型 NEC の診断には，chromogranin A と synaptophysin 発現が必須である．さまざまな陽性率を示すが，通常 NET より弱い．CK7 は陰性，TTF-1 が陽性を示す場合もある 図7．
- 典型的な小細胞型 NEC は神経内分泌系マーカーが陰性のこともあり，ほかに理由がない限り肺の診断基準同様，組織・細胞形態に基づいて NEC と診断される．
- 原則として，NEC ではホルモン陰性である．また，p53 過剰発現がみられる．

表2 消化管および膵神経内分泌腫瘍のグレード

	核分裂数 高倍 10 視野中	Ki-67 標識率
G1（NET, G1）	2 個未満（0〜1 個）	2%以下（0〜2%）
G2（NET, G2）	2〜20 個	3〜20%
G3（NEC）	20 個を超える	20%を超える

高倍 10 視野：2mm^2
核分裂数：hot spot を少なくとも 50 視野カウントする．
Ki-67 標識率：2,000 細胞をカウントする．

異型度分類

- PanNENs は，腸管内分泌腫瘍と同様の基準を用いて，核分裂数と Ki-67 標識率によって分類される **表2**．必ず両者を検討し，いずれか高いグレードを用いる．すなわち，NEC は高倍（2mm）10 視野当たり 20 個を超える（21 個以上）核分裂像を有するか，Ki-67 標識率が 20%を超えるか，いずれかの条件を満たしていればよい．
- 核分裂数を評価する部位は，Ki-67 標識率の最も高い領域（増殖能が高い領域）である hot spot で行い，2,000 個（少なくとも 500 個）の細胞をカウントする．核分裂数は少なくとも 50 視野をカウントし，評価する．
- 生検組織では hot spot が採取されるとは限らず，一般的にはグレードは過小評価される．
- 膵では肺や胸腺の NET と異なり，壊死は評価の対象に入っていないが，予後との関連が指摘され報告書への記載が推奨される．

細胞診

- 穿刺吸引細胞診は，NET およびその転移巣の診断に有用である．塗抹標本は，通常孤立散在性の単調な腫瘍細胞からなり，ほつれた細胞集塊や偽ロゼットがみられるが，重積性は目立たない．腫瘍細胞は類円形〜卵円形の核を示し，核クロマチンは細顆粒状や粗顆粒状を呈する．細胞質は両染性で，さまざまな厚みを示

診断のポイント

- EUS-FNA など針生検の診断では，異型度が過小評価される可能性が高いことを臨床医に伝える．
- PanNENs の診断名は異型度と増殖能にのみ基づいて決定するので，遠隔転移（病期に反映する）がみられても NEC とはしない．
- 機能性 NET は小さい腫瘍でみつかるため，大きい腫瘍は非機能性 NET の場合がほとんどである．
- 小細胞型神経内分泌癌がみられた場合，肺からの転移を鑑別する必要があるが，TTF-1 は膵原発神経内分泌癌でも陽性を示すことに留意する．
- MANEC の診断は，おのおのの成分が 30%以上みられる場合にのみ使用する **図8**．

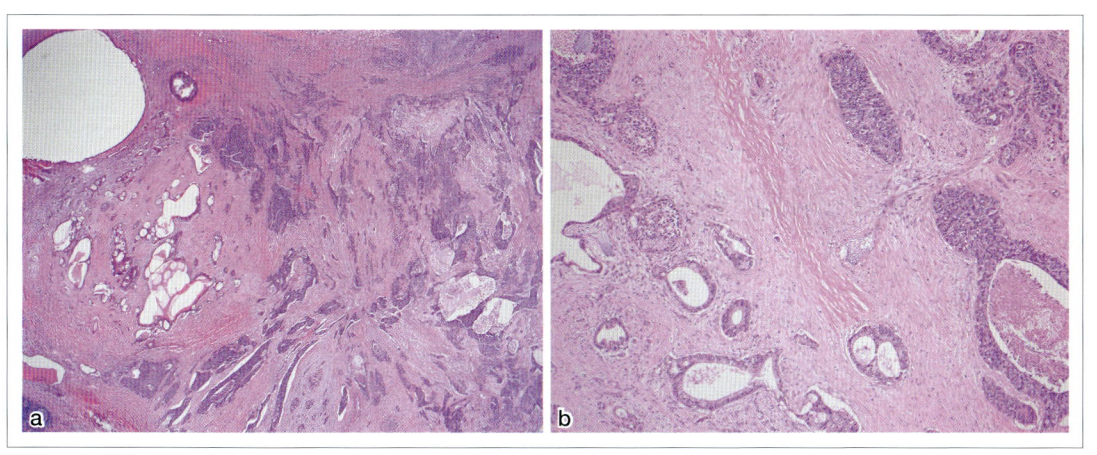

図8 MANEC
a：左側には浸潤性膵管癌，右側には NEC がみられる．いずれも 30％を超える領域を占め，複合型導管神経内分泌癌（WHO 分類）（併存腫瘍，膵管癌と島細胞癌：『膵癌取扱い規約』）と診断される．
b：浸潤性膵管癌と NEC の境界部

す．裸核状のものも散見され，形質細胞様の形態が特徴的である．
- 細胞診検体における免疫組織化学的検討も有用であるが，核分裂数の評価は細胞診では難しく，異型度分類は困難なことが多い．

鑑別診断

▶神経内分泌癌（neuroendocrine carcinoma：NEC）

- NET との鑑別には，著しい細胞異型，広範な壊死像，20％を超える Ki-67 標識率，p53 過剰発現などの所見が用いられる．

▶Solid-pseudopapillary neoplasm（SPN）

- NET と形態が類似し，免疫組織学的に両者で CD56，NSE，synaptophysin が陽性を示す．
- SPN を支持する所見は，形態学的には結合性の弱い腫瘍細胞による偽乳頭状構造，核溝，消化 PAS 陽性のヒアリン小滴の集簇が挙げられる．免疫組織化学的には β-カテニンの核内集積と CD10 陽性が重要である．

▶腺房細胞癌（acinic cell carcinoma）

- トリプシンとキモトリプシンなどの外分泌酵素が陽性を示す．
- 核分裂像が目立つ．
- 神経内分泌細胞が散見されることがあるが，真の複合型腺房神経内分泌癌の診断を下すには腺房癌および神経内分泌癌の成分がいずれも少なくとも腫瘍の 1/3 以上を占める必要がある．

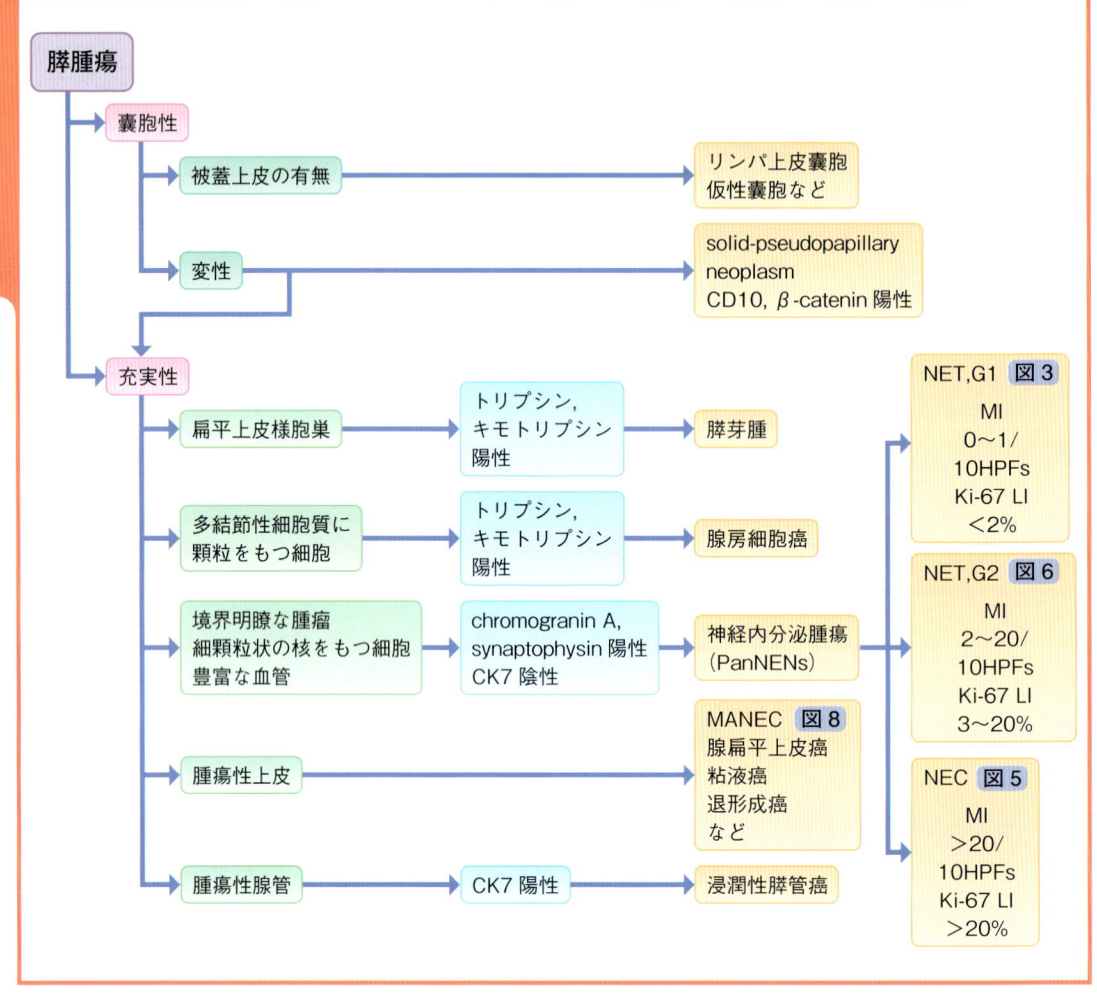

膵神経内分泌腫瘍

```
膵腫瘍
├─ 囊胞性
│   ├─ 被蓋上皮の有無 ────────────────→ リンパ上皮囊胞
│   │                                    仮性囊胞 など
│   └─ 変性 ──────────────────────────→ solid-pseudopapillary
│                                        neoplasm
│                                        CD10, β-catenin 陽性
└─ 充実性
    ├─ 扁平上皮様胞巣 ─→ トリプシン,キモトリプシン 陽性 ─→ 膵芽腫
    ├─ 多結節性細胞質に顆粒をもつ細胞 ─→ トリプシン,キモトリプシン 陽性 ─→ 腺房細胞癌
    ├─ 境界明瞭な腫瘤
    │   細顆粒状の核をもつ細胞
    │   豊富な血管 ─→ chromogranin A, synaptophysin 陽性 CK7 陰性 ─→ 神経内分泌腫瘍(PanNENs)
    ├─ 腫瘍性上皮 ─→ MANEC 図8
    │               腺扁平上皮癌
    │               粘液癌
    │               退形成癌 など
    └─ 腫瘍性腺管 ─→ CK7 陽性 ─→ 浸潤性膵管癌
```

PanNENs分類:
- NET,G1 図3: MI 0〜1/10HPFs, Ki-67 LI <2%
- NET,G2 図6: MI 2〜20/10HPFs, Ki-67 LI 3〜20%
- NEC 図5: MI >20/10HPFs, Ki-67 LI >20%

▶膵芽腫 (pancreatoblastoma)

- 扁平上皮様胞巣 (squamoid nest/corpuscle) を有し,通常,腺房細胞分化を示す.
- 神経内分泌細胞が散見されることがあるが,真の複合型腺房神経内分泌癌の診断を下すには腺房癌および神経内分泌癌の成分がいずれも少なくとも腫瘍の1/3以上を占める必要がある.

▶低分化型浸潤性膵管癌 (poorly differentiated invasive ductal carcinoma)

- 充実性増殖を示し,PanNENsに類似する場合がある.
- 膵管癌では細胞異型,核分裂像,粘液産生などの所見があり,神経内分泌マーカーは陰性を示す.
- 核の多形性はいずれの腫瘍でもみられ,注意が必要である.

▶未熟神経外胚葉性腫瘍 (primary primitive neuroectodermal tumor)

- 膵ではまれであるが,膵発生のものではケラチンが強陽性の報告例がある.

表3 ENETSとAJCC/UICCにおける膵神経内分泌腫瘍の進行度分類の対比

PanNETs	ENETS	AJCC/UICC
T1	膵に限局し，2cm未満	膵に限局し，2cm未満
T2	膵に限局し，2〜4cm	膵に限局し，2cmを超える
T3	膵に限局し，4cmを超えるか，十二指腸ないし胆管へ浸潤する	膵周囲へ浸潤するが，大血管（腹腔動脈，腸間膜動脈）へ浸潤しない
T4	隣接臓器への浸潤，ないし大血管（腹腔動脈，腸間膜動脈）へ浸潤	大血管（腹腔動脈，腸間膜動脈）へ浸潤

PanNETs：pancreatic neuroendocrine tumors
ENETS：European Neuroendocrine Tumor Society
AJCC：The American Joint Committee on Cancer
UICC：Unio Internationalis Contra Cancrum/Union for International Cancer Control

- NETではしばしばCD99陽性となることから，両者の鑑別が問題となることがある．
- 未熟神経外胚葉性腫瘍では11：22の染色体転座がみられ，鑑別可能である．

▶膵外臓器（肺）の小細胞癌の転移

- 常に鑑別に注意すること．
- 肺カルチノイドはTTF-1発現を示す場合があるが，肺外の小細胞癌でも非特異的に陽性を示すことがあるので，必ずしも鑑別に有用とはいえない．

病期分類と予後，予後予測因子，治療

- AJCC/UICCの病期分類では浸潤性膵管癌のTNM分類を用い，ヨーロッパではEuropean Neuroendocrine Tumor Society（ENETS）からhigh gradeのPanNENsに対して，異なる病期分類がなされている 表3．
- 神経内分泌微小腺腫以外の全NETは，潜在的悪性と考えられる．機能性インスリノーマは，多くが1cm未満と小さく，良性経過をたどるが，2.4〜17.9%（平均8.4%）は悪性経過をたどる．他の多くの機能性・非機能性NETは悪性の経過をたどる．ガストリノーマの85%，グルカゴノーマの70%，ソマトスタチノーマの75%が悪性経過をとる．いったん遠隔転移が生じると，腫瘍の進行は緩徐であるにもかかわらず，治癒の見込みはほとんどない．
- インスリノーマを除いて，NETの5年生存率は65%，10年生存率は45%である．
- さまざまな因子がNETの予後を推測するために用いられるが，病期（腫瘍の広がりによる）と異型度（増殖率による）が最も強力な予後予測因子とされる．
- 現在最も受け入れられている増殖率に基づいた評価システムはENETSによるもので，予後とよく相関する．
- 非機能性膵内分泌腫瘍における特異的ホルモン産生は予後に何ら影響しない．
- その他，これまでに報告されている予後不良関連因子としては，壊死，プロゲステロンレセプター発現の喪失，異数性（aneuploidy），微小対立遺伝子消失，

CD44アイソフォーム発現の亢進，CK19陽性が挙げられる．
- NECはきわめて予後不良で，ほとんどが発見時に切除不能であり，1年後で死亡率はほぼ100%である．十二指腸や膵周囲組織への浸潤がしばしばみられ，通常，広範な転移がみられ，局所や遠隔リンパ節転移，肝や肺などの腹腔内や腹腔外臓器への転移がみられる．
- 化学療法が初期にいくぶん良好な反応を示すが，生存期間は1か月～1年である．
- 治療の原則は，手術可能な場合は外科的切除である．高分化型かつ単発性腫瘍の場合は，核出術や膵部分切除も行われる．
- 切除不能の場合はソマトスタチン誘導体のオクトレオチド酢酸塩による薬物療法が主体となる．最近，mTOR（mammalian target of rapamycin）阻害薬のエベロリムスが腫瘍抑制効果のため用いられている．
- 切除不能ガストリノーマの対症療法として，プロトンポンプ阻害薬であるランソプラゾールが，海外ではインスリノーマに対してstreptozocinが用いられる．

〔永田耕治，清水道生〕

tumor-like lesions

腫瘍類似病変

疾患の概要

- 膵領域においては腫瘤を形成する腫瘍類似病変が存在し，腫瘍との鑑別が困難な症例がみられる．
- 腫瘍類似病変の代表的なものとしては，自己免疫性膵炎（autoimmune pancreatitis：AIP）と非自己免疫性慢性膵炎（non AIP chronic pancreatitis：non-AIP CP）がある 表1．炎症性偽腫瘍の少なくとも一部は自己免疫性膵炎と考えられる．その他，過誤腫性病変や外傷性神経腫などの報告が散見されるが非常にまれである．
- 非自己免疫性慢性膵炎の多くはアルコール性であるが，特発性や遺伝性も少なからず存在する．自己免疫性膵炎は臨床病理学的に異なる1型，2型が存在するが，わが国においてはそのほとんどが1型である．
- 非自己免疫性慢性膵炎の2007年における新規発症患者数は15,200人，2002年の1年間における「自己免疫性膵炎臨床診断基準2006」に合致する患者数は953人であり，その一部は臨床的に腫瘍類似病変を呈すると思われる．海外からの報告では臨床的に腫瘍を疑われて手術された症例の16.6％，1996～2006年の国立がん研究センター東病院における手術症例では10.3％が腫瘍類似病変と考えられ，そのうち非自己免疫性慢性膵炎が53.3％，自己免疫性膵炎が46.7％であった．

臨床所見

好発年齢，性
- 非自己免疫性慢性膵炎は50～60代の男性に多くみられ，大酒家が多く，喫煙率が高い．
- 1型自己免疫性膵炎はやや高齢の60～70代の男性に好発し，飲酒歴を有さないことが多い．
- 2型自己免疫性膵炎は欧米に多く，わが国ではきわめて少ない．1型と比較して若年者に多く，炎症性腸疾患の合併率が高い．

臨床症状
- 非自己免疫性慢性膵炎においては上腹部痛，腰背部痛を呈することが多く，嘔気・嘔吐，腹部膨満感や全身倦怠感などがみられる．病態が進行すると膵機能の低下により，脂肪便，体重減少や糖尿病による症状が出現する．
- 自己免疫性膵炎では強い腹痛を認めることは少なく，軽い心窩部痛程度が多い．

表1 自己免疫性膵炎臨床診断基準 2011

A. 診断項目		
Ⅰ. 膵腫大		a. びまん性腫大（diffuse） b. 限局性腫大（segmental/focal）
Ⅱ. 主膵管の不整狭細像		ERP
Ⅲ. 血清学的所見		高 IgG4 血症（≧135mg/dL）
Ⅳ. 病理所見 　右の所見のうち 　a. 3つ以上を認める 　b. 2つを認める		①高度のリンパ球，形質細胞の浸潤と，線維化 ②強拡1視野当たり10個を超える IgG4 陽性形質細胞浸潤 ③花むしろ状線維化（storiform fibrosis） ④閉塞性静脈炎（obliterative phlebitis）
Ⅴ. 膵外病変 　硬化性胆管炎 　硬化性涙腺炎・唾液腺炎 　後腹膜線維症		a. 臨床的病変 　臨床所見および画像所見において，膵外胆管の硬化性胆管炎，硬化性涙腺炎・唾液腺炎（Mikulicz 病）あるいは後腹膜線維症と診断できる． b. 病理学的病変 　硬化性胆管炎，硬化性涙腺炎・唾液腺炎，後腹膜線維症の特徴的な病理所見を認める．

〈オプション〉ステロイド治療の効果
　専門施設においては，膵癌や胆管癌を除外後に，ステロイドによる治療効果を診断項目に含むこともできる．悪性疾患の鑑別が難しい場合は超音波内視鏡下穿刺吸引（EUS-FNA）細胞診まで行っておくことが望ましいが，病理学的な悪性腫瘍の除外診断なく，ステロイド投与による安易な治療的診断は避けるべきである．

B. 診断	
Ⅰ. 確診	①びまん型：Ⅰa+〈Ⅲ/Ⅳb/Ⅴ(a/b)〉 ②限局型：Ⅰb+Ⅱ+〈Ⅲ/Ⅳb/Ⅴ(a+b)〉の2つ以上 　または　Ⅰb+Ⅱ+〈Ⅲ/Ⅳb/Ⅴ(a/b)〉+オプション ③病理組織学的確診：Ⅳa
Ⅱ. 準確診	限局型：Ⅰb+Ⅱ+〈Ⅲ/Ⅳb/Ⅴ(a+b)〉
Ⅲ. 疑診*	びまん型：Ⅰa+Ⅱ+オプション 限局型：Ⅰb+Ⅱ+オプション

自己免疫性膵炎を示唆する限局性膵腫大を呈する例でERP像が得られなかった場合，EUS-FNAで膵癌が除外され，Ⅲ/Ⅳb/Ⅴ(a+b)の1つ以上を満たせば，疑診とする．さらに，オプション所見が追加されれば準確診とする．
疑診*：わが国ではきわめてまれな2型の可能性もある．+；かつ，/；または
（日本膵臓学会・厚生労働省難治性膵疾患に関する調査研究班．報告　自己免疫性膵炎臨床診断基準2011．膵臓 2012：27：19 より抜粋）

約半数に閉塞性黄疸が出現する．また，しばしば涙腺炎や後腹膜線維症を合併する．

■ **画像所見**
- 非自己免疫性慢性膵炎では，膵管内の結石および膵全体に分布する複数ないしびまん性の石灰化を認める．
- 自己免疫性膵炎ではびまん性あるいは限局性の膵腫大が特徴的であり，主膵管の拡張は伴わないことが多い．限局性病変や非典型的な症例においては膵癌との鑑別が困難なことがある．

■ **血液生化学所見**
- 非自己免疫性慢性膵炎において血中膵酵素の上昇が特徴である．
- 自己免疫性膵炎における膵酵素上昇の頻度は低いが，血清γグロブリン，IgG，IgG4，抗核抗体，リウマトイド因子の上昇が高頻度でみられる．2型ではIgG4上昇率が低い．

病理所見

肉眼所見

- 非自己免疫性慢性膵炎では白色の線維化を伴う病変として認められる．線維化はびまん性で膵組織を置換するパターンや小葉周囲にみられる場合などがある．出血，壊死，偽嚢胞，膵石などを伴う．腫瘍類似病変として切除される症例においても，白色の線維化や黄色調の脂肪壊死，小さな嚢胞や石灰化などがみられることが多い 図1 .

- 自己免疫性膵炎は例外を除き，壊死，膿瘍，膵石を認めない．膵癌と同様に線維化がみられ，組織全体が置換されていることが多いが，部分的に膵小葉が線維化に囲まれて残存してみられることもある 図2 .

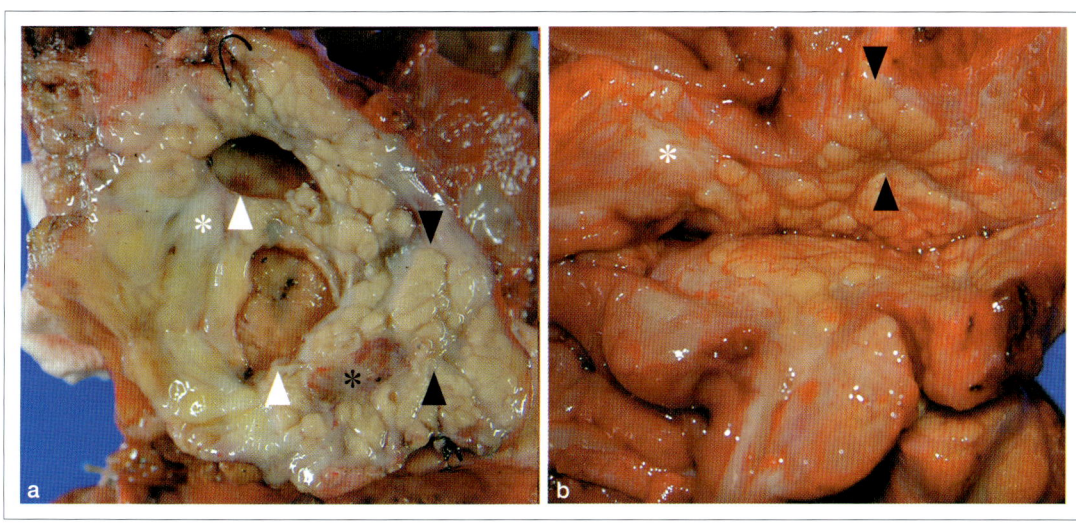

図1 非自己免疫性慢性膵炎の肉眼像
a：肉眼像において多彩である．線維化は，びまん性線維化〔＊（白）〕，や小葉周囲性にみられることが多い（▶）．そのほか肉芽組織〔＊（黒）〕や嚢胞形成がみられる（▷）．
b：びまん性線維化〔＊（白）〕および小葉周囲性線維化（▶）．

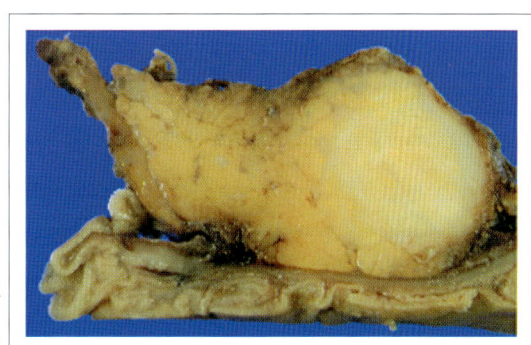

図2 自己免疫性膵炎の肉眼像
切除症例においては境界の比較的明瞭な場合が多い．線維化はびまん性にみられるが，辺縁部には小葉の残存がみられる．

> 組織学的所見

- 非自己免疫性慢性膵炎 図3 では出血，壊死，偽囊胞，膵石を認めることが多い．肉眼的に膵石が認められない場合でも，拡張した膵管内に小さな蛋白栓をしばしば多数認める．膵管は拡張，蛇行し，上皮が脱落している部分も多い．線維化巣は細胞が疎で基質に富む．炎症細胞浸潤は比較的乏しく，膵管周囲，壊死部，石灰化の周囲などに局在する．ヘモジデリン貪食組織球もしばしばみられる．糖尿病を合併した症例ではLangerhans島の硝子化もみられることがある．
- 1型自己免疫性膵炎では非自己免疫性慢性膵炎と比較すると炎症細胞浸潤を伴っており，間質細胞は密である 図4a ．炎症細胞はリンパ球，形質細胞が主体であり膵管周囲に線維化を伴ってみられる 図4b ．線維化は storiform fibrosis が基本であり，膵周囲にも線維化が及ぶことがある 図4c, d ．また，血管周囲や神経周囲にも炎症細胞浸潤がしばしばみられる 図4e, f ．出血，壊死，偽囊胞，膵石は基本的には認めない．
- 2型自己免疫性膵炎においては壊死や囊胞，石灰化を認めない点は1型と類似しているが，以下の相違がある．まず，好中球浸潤が目立ち，上皮内への浸潤もみられ，上皮の脱落を伴う．この所見は granulocytic epithelial lesion（GEL）と

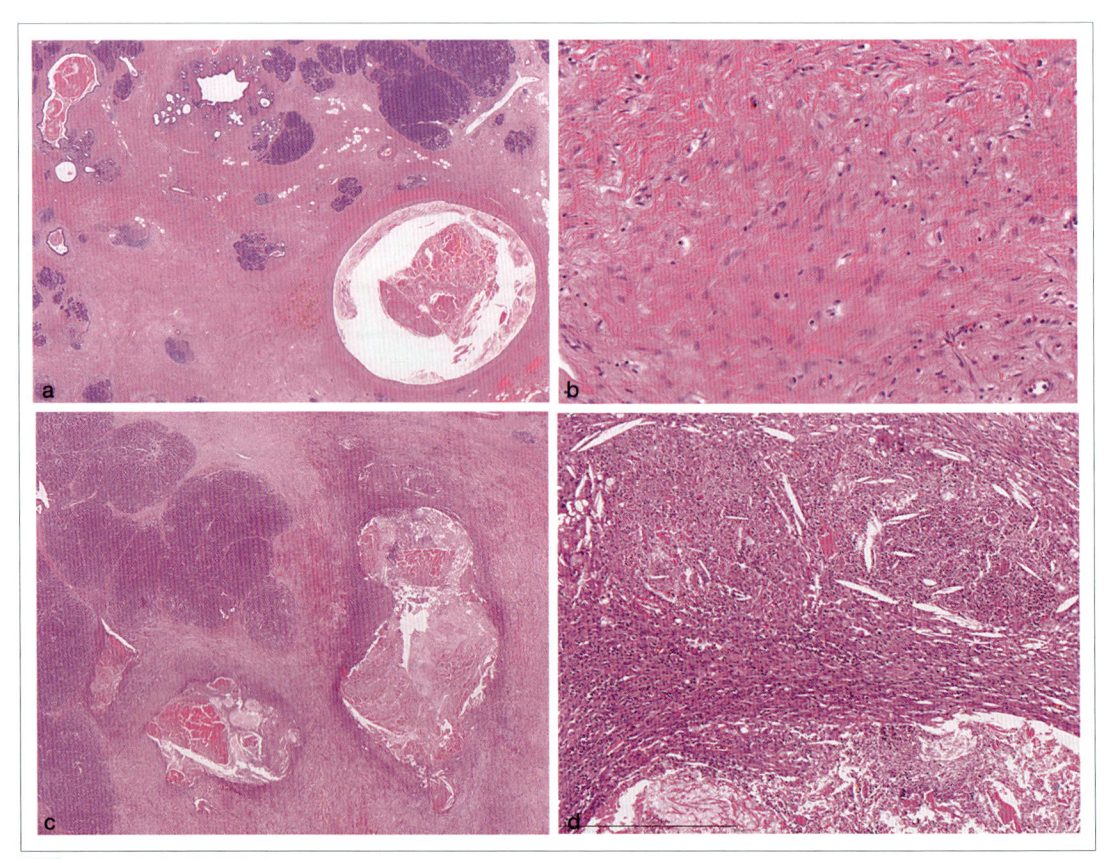

図3 非自己免疫性慢性膵炎
a：弱拡大において基質に富む線維化がみられ，拡張した膵管が蛋白栓を含有してみられる．
b：線維化巣は基質に富み，細胞成分は少ない．
c：膵管内に蛋白栓と膵管上皮の脱落がみられる．
d：上皮の脱落した膵管周囲には壊死やコレステリン間隙がみられる．

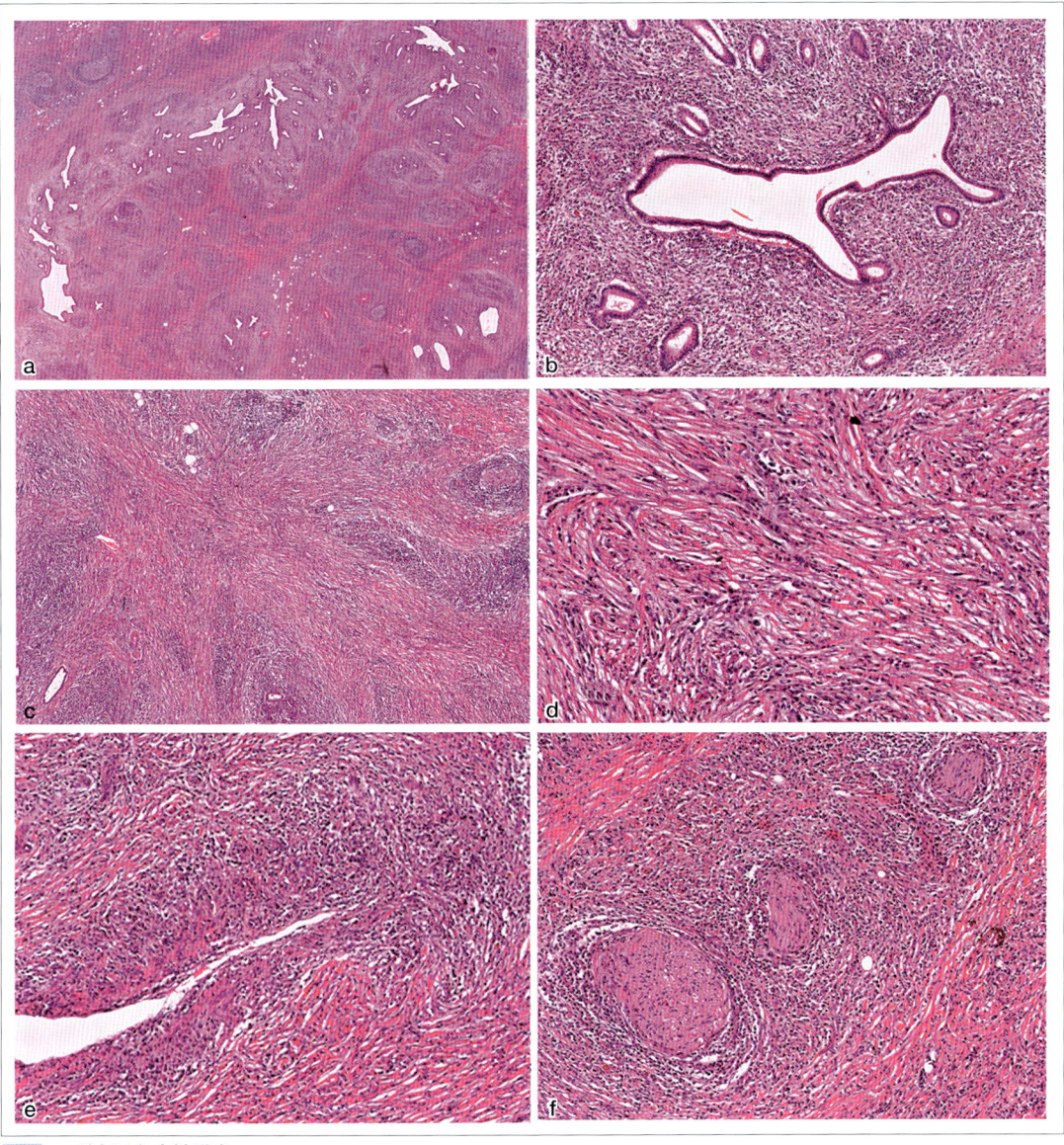

図4　1型自己免疫性膵炎
a：弱拡大において炎症細胞浸潤を伴う線維化がみられる．全体として細胞成分に富む．
b：膵管周囲に線維化を伴う炎症細胞浸潤がみられる．
c, d：間質の線維化はリンパ球などの炎症細胞浸潤を含み，細胞密度が高く，花むしろ状の配列を呈する．
e, f：静脈周囲や神経周囲にもリンパ球，形質細胞浸潤がみられる．

呼ばれる 図5．線維化は周囲脂肪組織には及ばず，程度も軽度であることが多い．血管周囲の炎症も乏しい．組織内のIgG4陽性細胞数も少ない傾向がある．1型と2型の鑑別には組織学的検索が重要と考えられる．

免疫組織化学

- 自己免疫性膵炎ではIgG4陽性リンパ球がびまん性にみられる．強拡大1視野10以上が判定の目安となる．癌に随伴する炎症でもIgG4陽性細胞浸潤がみられることがあるが，血管周囲などに限局しており，浸潤細胞数も少ない．

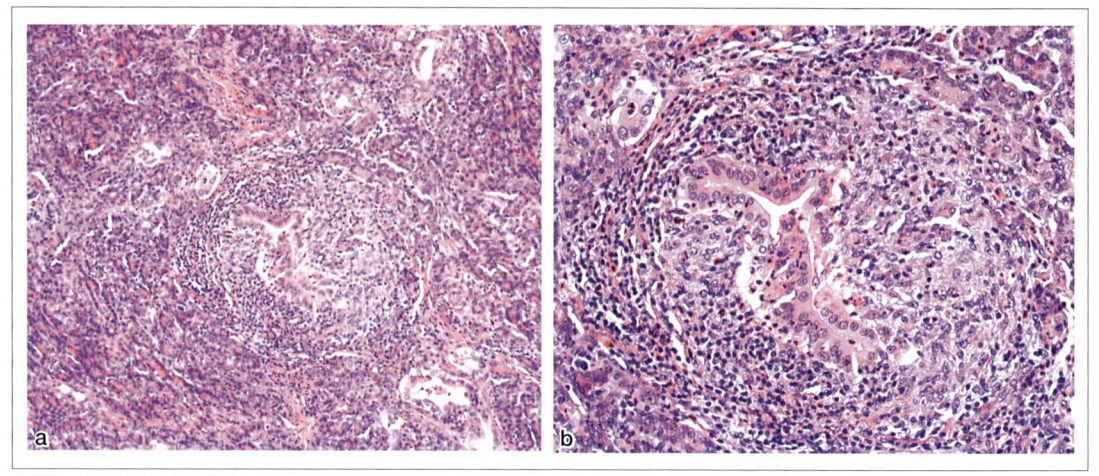

図5 2型自己免疫性膵炎におけるGEL
膵管上皮内に好中球を含む炎症細胞浸潤がみられ，上皮の脱落を伴っている（a：弱拡大，b：強拡大）．

鑑別診断

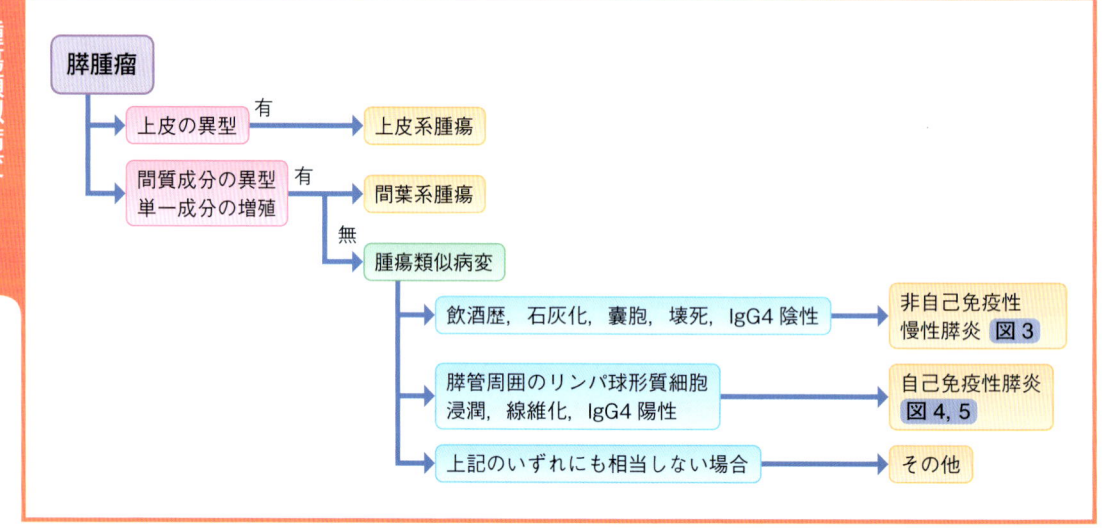

腫瘍類似病変

膵腫瘍
├─ 上皮の異型 ─ 有 → 上皮系腫瘍
├─ 間質成分の異型 単一成分の増殖 ─ 有 → 間葉系腫瘍
└─ 無 → 腫瘍類似病変
　　├─ 飲酒歴，石灰化，嚢胞，壊死，IgG4陰性 → 非自己免疫性慢性膵炎 図3
　　├─ 膵管周囲のリンパ球形質細胞浸潤，線維化，IgG4陽性 → 自己免疫性膵炎 図4, 5
　　└─ 上記のいずれにも相当しない場合 → その他

診断のポイント

- 膵腫瘍を臨床的に疑って切除や生検が施行される症例のなかには非腫瘍性，腫瘍類似病変が存在することを念頭に置く．
- まれではあるが膵原発，間葉系腫瘍も存在することを念頭に置く．
- 腫瘍類似病変の多くは自己免疫性膵炎と非自己免疫性慢性膵炎であり，わが国における自己免疫性膵炎のほとんどが1型自己免疫性膵炎である．
- 自己免疫性と非自己免疫性の鑑別には石灰化，嚢胞，壊死などの肉眼所見，リンパ球，形質細胞浸潤などの組織学的所見のほか，IgG4陽性形質細胞の確認が有用である．一方，2型自己免疫性膵炎などIgG4陽性形質細胞が少ない自己免疫性膵炎も存在するので注意が必要である（あくまでも診断補助マーカーである）．

- まれではあるが膵原発の間葉系腫瘍が存在する．そのうち特に充実性で紡錘形細胞からなる腫瘍は腫瘍類似病変との鑑別に挙がる．

▶神経鞘腫（schwannoma）

- 膵原発 schwannoma の頻度は低い．
- 紡錘形細胞が palisading pattern を呈してみられる場合には神経系マーカーの免疫染色が必須である．一部の症例では囊胞性変化などの二次的変化を生じることもある．

▶炎症性筋線維芽細胞性腫瘍（inflammatory myofibroblastic tumor）および悪性線維性組織球腫（malignant fibrous histiocytoma）

- いずれもまれな疾患であるが，線維芽細胞に異型や核分裂像がみられる場合は鑑別に挙げるべきである．
- p53 免疫染色は腫瘍性の判定に有用と報告されている．

（小嶋基寛）

rare pancreatic tumors(acinar cell neoplasms, pancreatoblastoma, and others)
まれな膵腫瘍

腺房細胞癌（acinar cell carcinoma：ACC）

疾患の概要
- 膵腺房細胞への分化を示す腫瘍細胞の増殖からなる悪性腫瘍である．
- 腫瘍細胞は特徴的な腺房状配列を示し，膵外分泌酵素を産生する．
- 富細胞性・髄様の肉質のある腫瘤を形成する．
- 頻度は膵癌全体の1％前後とまれである．
- 転移率の高い高悪性度腫瘍であるが，まれに転移例でも中長期生存する．

染色体・遺伝子異常
- 50％に11番染色体短腕の loss of heterozygosity（LOH）がみられる．
- 25％に APC/β-catenin pathway の異常がみられる．
- *KRAS* の遺伝子異常はほとんどみられない．

臨床所見

■好発年齢，性および局在
- 平均は58歳であるが，若年例や小児例もある．
- 比較的男性に多い．
- 膵のどの部位からも発生する．異所性膵からの発生の報告もある．

■臨床症状
- 圧排性の増殖のため，膵管癌に比べ，胆道閉塞や黄疸の頻度は低い．
- まれに全身の皮下脂肪壊死や多発性関節炎を伴う lipase hypersecretion syndrome がみられる．

■画像所見
- 増大傾向のある大型（平均7〜11cm径）で，境界明瞭な充実性腫瘤として認められる．しばしば膵外性の発育を示す．
- 腫瘍部は均一に造影されるが，周囲膵実質よりも増強効果がやや弱いことが多い．
- 出血，壊死，石灰化や囊胞変性が加わると，内部不均一な画像を示す．
- 厚い被膜を有する囊胞性病変として認められることもある．
- 主膵管への圧排はみられても途絶をきたすことはまれである．主膵管内進展例では陰影欠損がみられる．

■ 腫瘍マーカー

- 膵外分泌酵素(リパーゼ，アミラーゼ，エラスターゼ1など)の上昇がみられる．
- α-フェトプロテイン（AFP）の上昇が特に若年例にみられる．
- 膵管癌マーカー（CEA，CA19-9，SPAN1）が高値を示すことは少ない．

病理所見

肉眼所見

- 髄様の軟らかい腫瘍で，球形・ソーセージ様，分葉状・多結節状を示す 図1a．
- 不完全ながら被膜に覆われ比較的境界明瞭であることが多い．
- 割面は充実性で，灰白色〜桃色調を呈する．
- しばしば壊死や出血，囊胞変性を伴い 図1b，時に囊胞性腫瘤の様相を呈する．
- 膨張浸潤性に周囲臓器（十二指腸，胃，脾，主要血管など）へ進展する．
- 膵管内，胆管内，血管内への進展を示し，腫瘍塞栓を形成する．

組織学的所見

- 富細胞性腫瘍で，隔壁様の線維血管性間質を介し分葉状を呈する．
- 腫瘍細胞の主な増殖パターンは腺房状と充実性配列である 図2a, b が，そのほか管状，索状 図2c，囊状構造もみられ，しばしば混在する．
- 膵管内進展成分は充填性あるいはポリープ状を示し，乳頭状構築を含む場合もある 図2d．
- 腫瘍細胞の胞体は広めで，好酸性〜好塩基性顆粒状の強い色調を示すことが多い 図2．
- 核は類円形，均一で，しばしば1個の明瞭な核小体を含む．

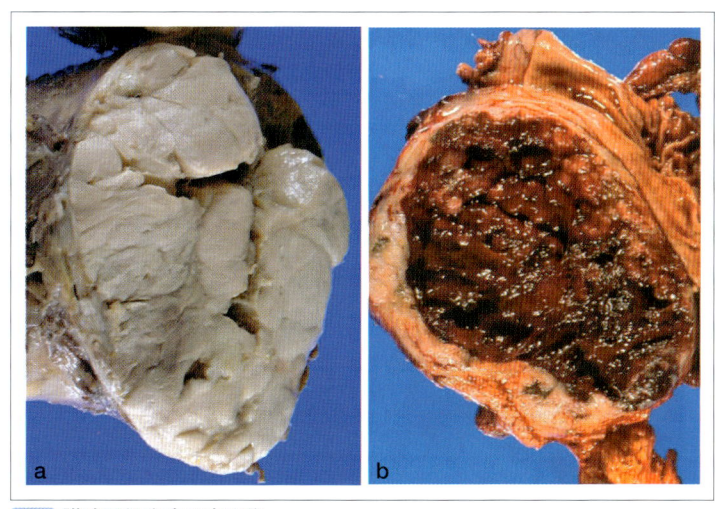

図1 膵腺房細胞癌の肉眼像
切除検体の割面像．a, bとも境界明瞭な膨張性腫瘤で，aは灰白色の分葉・充実性を示し，bは出血・壊死により広く囊胞変性を伴っている．

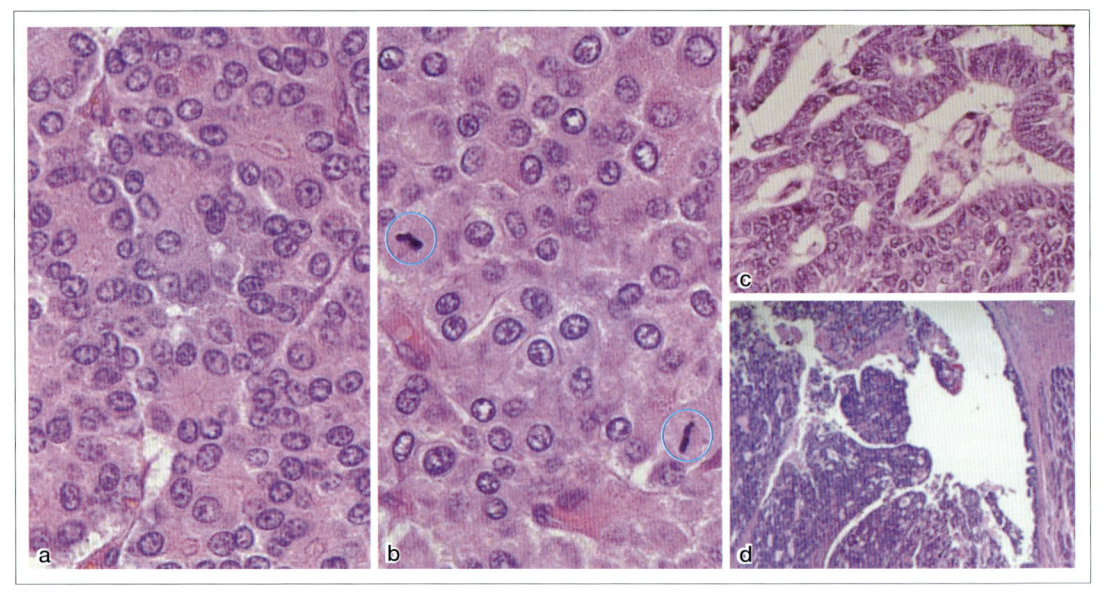

図2 膵腺房細胞癌
膵腺房細胞癌にみられる腺房状配列 (a), 充実性配列 (b), 索状配列 (c), 時に膵管内進展成分を伴い, 乳頭状構築を示すこともある (d). bの○は核分裂像.

- 核分裂像は容易に観察され（10 個以上 /10 強拡大視野） 図2b , 壊死もみられる.
- 静脈侵襲や神経周囲浸潤が高頻度にみられる.

免疫組織化学

- 腺房分化の証明のために, 免疫染色による膵酵素（トリプシン, キモトリプシン, リパーゼなど）の発現を確認することが望ましい. 特にトリプシン免疫染色が広く用いられている 図3a, b . また最近では bcl-10 の有用性が証明されている 図3c .
- チモーゲン顆粒量が少ない場合には, 複数の膵酵素マーカーの免疫染色や電顕検索を要する.
- α1-アンチトリプシン, α1-アンチキモトリプシンやアミラーゼの染色は特異性に欠ける.
- しばしば AFP 陽性細胞が認められる 図3d .
- Ki-67 標識率は通常 20% を超える.
- 半数近くに神経内分泌マーカー（クロモグラニン A, シナプトフィジン）陽性細胞が散在性にみられる（後述 mixed carcinoma の項参照）.

腺房細胞癌の特殊型（亜型）

腺房細胞嚢胞腺癌（acinar cell cystadenocarcinoma）

- 多房性の嚢胞性腫瘍を形成する. 個々の嚢胞の大きさは 1cm 弱である.

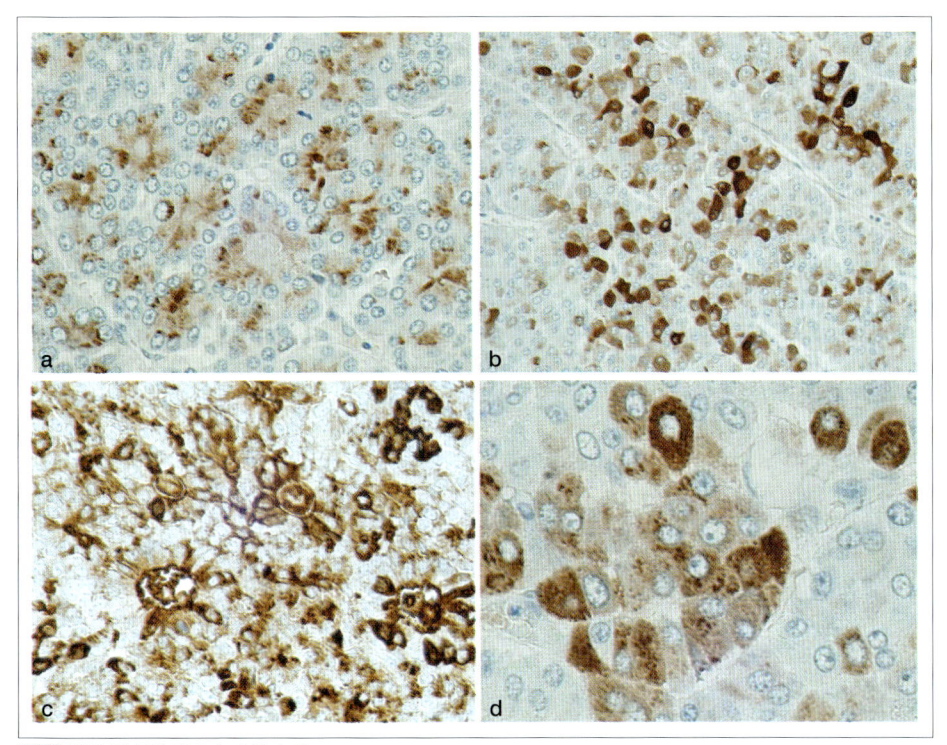

図3 膵腺房細胞癌の免疫染色像
a, b：トリプシン免疫染色. 腺房状配列では内腔側の細胞質に陽性顆粒が局在する傾向があり, 充実性配列ではびまん性に染色される傾向がある.
c：bcl-10 免疫染色. 腫瘍全体に広く陽性反応がみられる.
d：AFP 陽性細胞を示す.

- 腺房細胞癌類似の異型細胞で裏打ちされている.
- 通常の腺房細胞癌成分を種々の程度に含む.

intractal and papillary variants

- ポリープ状ないし乳頭状の膵管内進展と膵管の囊状拡張が特徴的にみられる 図2d .
- 膵管内乳頭粘液性腫瘍（IPMN）や膵管内管状乳頭状腫瘍（ITPN）との鑑別にはトリプシンや bcl-10 などの免疫染色が有用である.

mixed carcinoma

- 消化管全般には mixed adeno-neuroendocrine carcinoma（MANEC）と呼ばれる疾患概念を指す.
- 膵 MANEC は, mixed acinar-neuroendocrine carcinoma, mixed acinar-ductal carcinoma, mixed acinar-neuroendocrine-ductal carcinoma, mixed ductal-neuroendocrine carcinoma に分類される.
- 腺房細胞癌成分, 神経内分泌癌成分および膵管癌成分のうちの複数の成分が有意な量（それぞれが腫瘍全体の 25〜30%以上）をもって混在した癌腫と定義される.

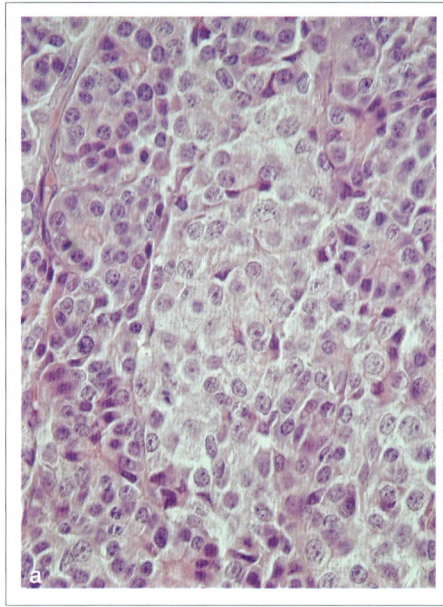

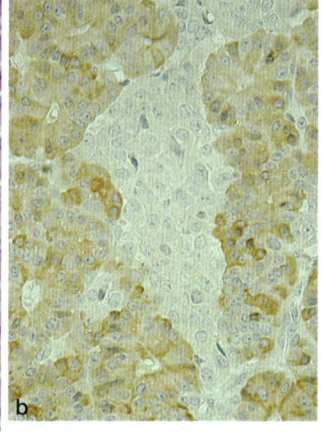

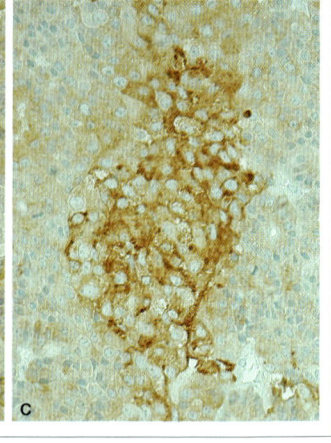

図4 mixed acinar-neuroendocrine carcinoma（type 2）
腺房状配列を含む腺房細胞癌成分と，膵ラ氏島に類似した神経内分泌癌成分（中央）から構成される（a）．前者はトリプシン陽性（b），後者はクロモグラニン A 陽性（c）を示す．

- 浸潤先端部や転移巣でも mixed feature が認められることが重要である．
- 最も多いタイプは mixed acinar-neuroendocrine carcinoma **図4** で，腺房細胞癌に類似した生物学的振る舞いを示し，腺房細胞癌の亜型と考えられる．
- mixed ductal-neuroendocrine carcinoma は，膵管癌に類似した生物学的性状を示し，膵管癌の亜型と考えられる．
- 組織形態学特徴は以下の3つの型に整理されるが，しばしば混在してみられ，必ずしも明確な分類とはいえない．
  ・Type 1：組織像のみでは分化方向が不確定な癌腫で，複数の形質を併せ持った癌細胞（amphicrine cancer cell）の増殖からなる，あるいは異なった分化を示す癌細胞が密に混在する．
  ・Type 2：組織像からそれぞれの組織型が領域をもって区別でき **図4**，biphasic あるいは triple-phasic な様相を呈する癌腫を指す．衝突癌との鑑別を要する．
  ・Type 3：一種類の典型的な組織形態を示しながら，免疫染色で他の組織型マーカーの発現が認められる癌腫を指す．このタイプを mixed carcinoma と呼ぶかどうかは議論がある．

その他の腺房細胞腫瘍

腺房細胞囊胞腺腫（acinar cell cystadenoma） **図5**

- 異型の乏しい腺房細胞様単層上皮で裏打ちされた良性の囊腫である．
- 単房性または多房性で，肉眼的サイズから顕微鏡的サイズまである．
- 限局型のほか，多中心性で膵全体に及ぶこともある．
- 異型を有する場合は，腺房細胞囊胞腺癌の可能性を考慮する．

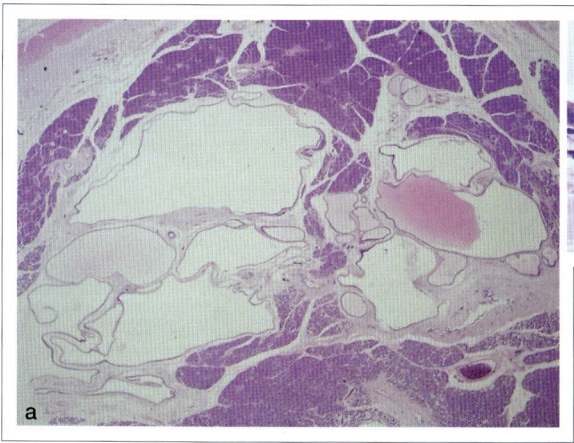

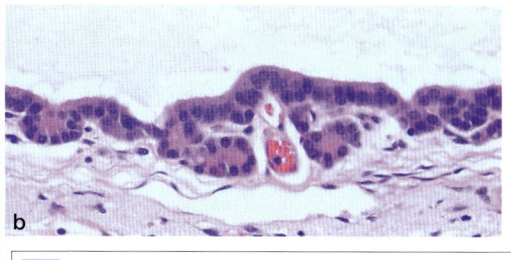

図5 腺房細胞囊胞腺腫
多房性の囊胞性病変（a）で，腺房細胞に類似する，異型の乏しい単層上皮に裏打ちされている（b）．

表1 腺房細胞癌と鑑別疾患における免疫染色像

組織型	CK	vimentin	腺房マーカー trypsin bcl-10	内分泌マーカー SYN	内分泌マーカー CgA	β-catenin（核）
腺房細胞癌	＋	－	＋	－	－	－
mixed acinar-neuroendocrine carcinoma	＋	－	＋	＋	＋	－
膵芽腫	＋	－	＋	＋	＋	＋
髄様の膵管癌・亜型	＋	－	－	－	－	－
神経内分泌腫瘍	＋	－	－	＋	＋	－
solid-pseudopapillary neoplasm	－	＋	－	＋	－	＋
退形成癌（肉腫様癌）	＋/－	＋	－	－	－	－
非上皮性腫瘍	－	＋	－	－	－	＋/－

腺房細胞腺腫（acinar cell adenoma）

- 成書に記載があるが，その病態や臨床病理像は明らかではない．

鑑別診断 表1

▶膵芽腫（pancreatoblastoma）

- 広く腺房分化（免疫染色ではトリプシン陽性）を示す癌腫として共通点が多い．
- 小児例では膵芽腫の可能性を探る．
- 膵芽腫には squamoid nests（扁平上皮様小体）や未熟な細胞集団がみられる．

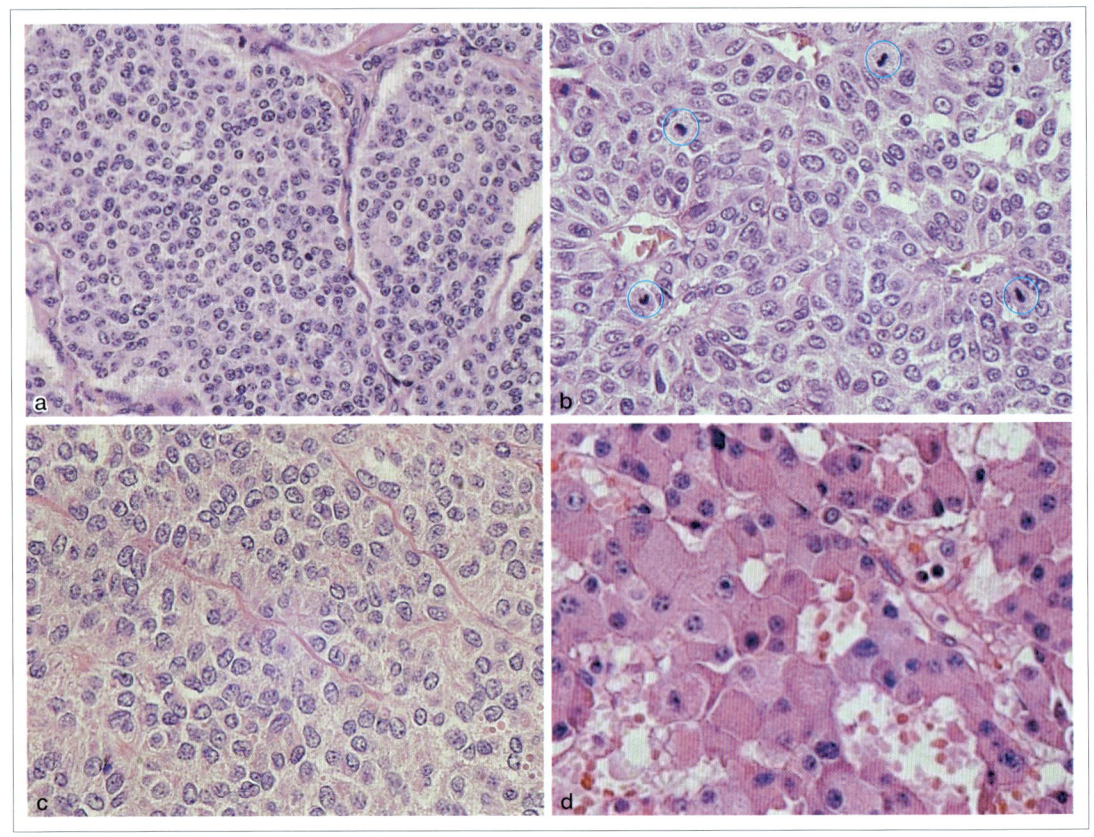

図6 膵腺房細胞癌の鑑別疾患
充実性の膵神経内分泌腫瘍〔a：NET G1，b：NET G3/ 大細胞型神経内分泌癌（○は核分裂像）〕および膵 solid-pseudopapillary neoplasm（c）の組織像．膵腺房細胞癌 図2b に比べ胞体の色調が淡い．一方，d は好酸性の色調の強い胞体を有するオンコサイト型 NET の組織像．いずれも免疫染色を用いて膵腺房細胞癌と鑑別する必要がある．

▶膵神経内分泌腫瘍（neuroendocrine tumors：NET）

- 特に充実性増殖を示す NET 図6a, b，腺房状配列を示す NET，色調の強いオンコサイト型 NET 図6d は腺房細胞癌との鑑別が問題となるが，免疫染色を追加することで鑑別できる．
- NET の一部で腺房マーカーが陽性になり，逆に腺房細胞癌の一部で神経内分泌マーカーが陽性になる場合があるので，注意する．

▶膵 solid-pseudopapillary neoplasm（SPN）

- 特に変性の少ない充実性成分からなる SPN 図6c では腺房細胞癌との鑑別を要する．
- SPN はビメンチン，CD10，β-カテニン（核）が広く陽性を示し，ケラチン，腺房マーカー，クロモグラニン A の発現は乏しい．

▶髄様の増殖を示す膵管癌や膵管癌亜型

- 髄様の増殖や色調の強い細胞質を有する膵管癌や亜型（腺扁平上皮癌，肝様癌，髄様癌，退形成癌など）も腺房細胞癌の鑑別に挙げられる．

治療，悪性度，予後

- 切除可能であれば外科的治療が第1選択である．切除率は40～70%である．
- 化学療法や放射線療法の有効性は不確定であるが，奏効が得られた報告もある．
- 発見時に30～50%の症例で転移が存在し，経過中さらに約半数に転移をみる．転移先は主にリンパ節と肝であるが，肺転移や腹膜播種もみられる．
- 予後はresectabilityに大きく依存する．切除例の5年生存率は40%前後，平均生存期間は27～41か月，非切除例の5年生存率は0～10%，平均生存期間は3～7か月である．
- 転移例でもまれに中長期生存例が存在する．

膵芽腫（pacreatoblastoma）

疾患の概要

- 主に小児に発生する，きわめてまれな悪性腫瘍である．
- 外・内分泌への多彩な分化や胎児性性格を示すことが特徴であるが，腫瘍の大部分は腺房細胞癌に類似し，腺房細胞癌の小児版ともとらえられる．
- 未熟な細胞集団や squamoid nests（corpuscles；扁平上皮様小体）と呼ばれる特異な構造を含む．
- squamoid nests はβ-カテニン遺伝子異常を伴った特殊な増殖ないし化生的形態と理解される．
- しばしば血清 AFP の上昇がみられる．
- アジアからの報告が多い．

染色体・遺伝子異常

- 高頻度に11番染色体短腕（11p）のLOH，50～80%にAPC/β-catenin pathwayの異常がみられる．
- *KRAS* 遺伝子の異常はほとんどみられない．
- Beckwith-Wiedeman 症候群（染色体11p15.5異常）との合併例がある．
- familial adenomatosis polyposis（FAP）との合併例がある．

臨床所見

好発年齢および局在
- ほとんどが10歳未満の小児に発症する．成人例はきわめてまれである．
- 膵のどの部位からも発生する．異所性膵からの発生もある．

臨床症状
- 非特異的なもので，画像検査で偶然に発見されることも少なくない．
- 腹痛，体重減少，嘔気，下痢，まれに黄疸，消化管出血，腸閉塞がみられる．

- 小児では腫瘤が触知されることもある．

■ 画像所見
- 境界明瞭な大型充実性腫瘤として認められることが多い．
- しばしば膵外性に発育する．
- やや不均一な造影増強効果を示し，線維化，石灰化，壊死，嚢胞変性などの二次的変化を反映した所見を呈する．
- Beckwith-Wiedeman 症候群合併例は，出生前から嚢胞性病変として描出される．

■ 腫瘍マーカー
- AFP 上昇がみられ，腫瘍の消長，治療効果のモニタリングに役立つ．
- 膵外分泌酵素の上昇がみられる．

病理所見

肉眼所見

- 髄様の軟らかい腫瘤で，球状〜分葉状を示す．
- 被膜に覆われ比較的境界明瞭である．
- 割面は分葉・充実性で，灰白色から淡黄色調を呈する．
- 膨張浸潤性に周囲臓器へ進展し，主要血管内に腫瘍塞栓を形成することもある．
- Beckwith-Wiedeman 症候群合併例は嚢胞変性を示すことが多い．

組織学的所見

- 富細胞性の上皮性腫瘍で，線維性間質の介在を伴い，分葉状を呈する 図7a, b ．
- 多彩な分化を示すが，腺房分化が優勢で，全体像は腺房細胞癌に類似する．
- squamoid nests（扁平上皮様小体）図7a, b, 8 や未熟・幼若な細胞集団 図7c を有する（腺房細胞癌との鑑別点）．
- しばしば神経内分泌細胞や膵管上皮への分化を示す成分も混じてみられる．
- 時に間葉系成分が細胞成分に富み，まれに腫瘍性の骨・軟骨組織を含む．
- squamoid nests 図8
    - 胞巣状〜島状の小さな集塊としてみられ，構成細胞は多菱形〜短紡錘形で，好酸性〜淡染性の広い細胞質を有する．細胞境界は不明瞭なことが多い．
    - 核は，類円形，卵円形，短紡錘形，比較的均一で，異型や核分裂像は乏しい．通常，核小体は目立たない．時にビオチン集積のため，核内が白く抜けて見える（nuclear clearing）．
    - 時に渦巻状配列を示し，まれに顆粒層や角化を伴うが，扁平上皮への分化は一定していない（通常の扁平上皮化生とは異なる）．
    - 量や分布は症例や部位によってさまざまで，腫瘍小葉内や辺縁に不規則に分布する．線維性間質内に孤在性にみられることもある．

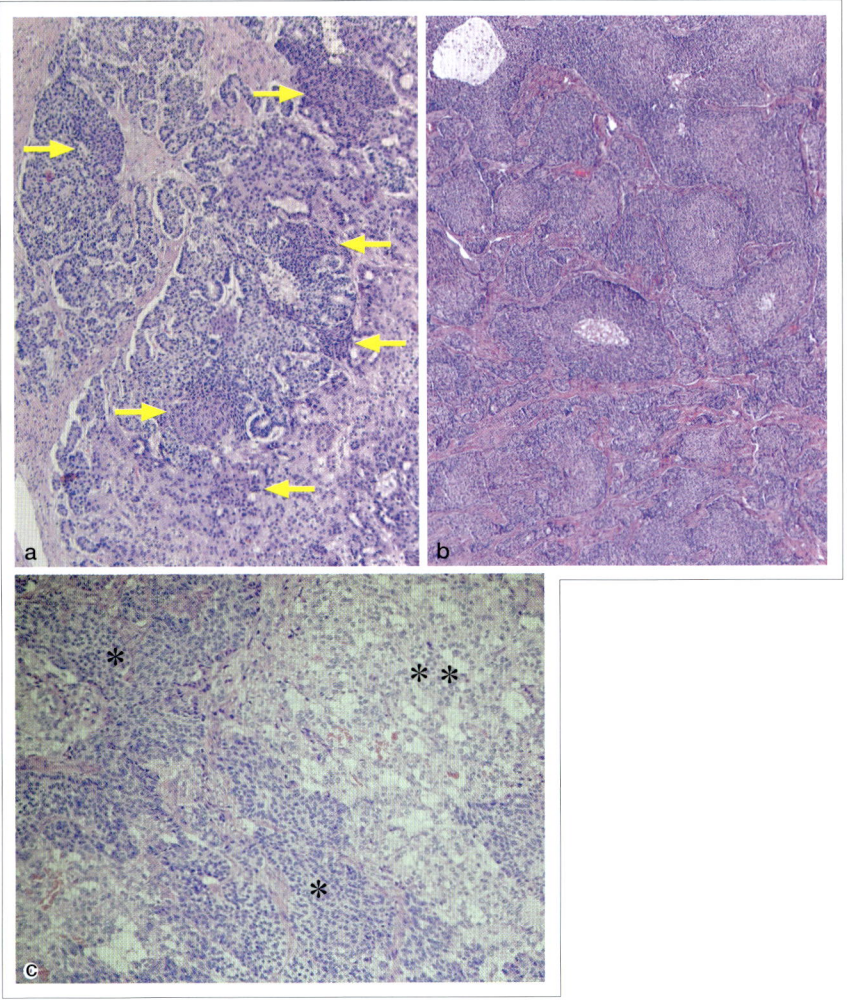

図7 膵芽腫
a：腫瘍は広く腺房状配列を示し，ところどころで squamoid nests（⇨）の形成を含む．
b：squamoid nests が胚中心様を呈し，リンパ濾胞様に見える．
c：腺房分化や神経内分泌分化を示す上皮性細胞集団（＊）のほか，未熟な細胞集団（＊＊）がみられ，後者はビメンチンや β-カテニン（核）の発現を示す．

免疫組織化学

- 腺房マーカー（トリプシン，キモトリプシン，リパーゼ，bcl-10 など）の発現が広くみられる．
- 神経内分泌マーカー（クロモグラニン A，シナプトフィジン）や膵管マーカー（CK7，MUC1，CEA など）の発現も種々の程度にみられる．
- しばしば AFP 発現がみられる．
- EMA や β-カテニン（核）の発現がみられ，squamoid nests に限局する傾向がある 図8c ．
- 未熟な細胞集団にも β-カテニン（核）の発現がみられる．

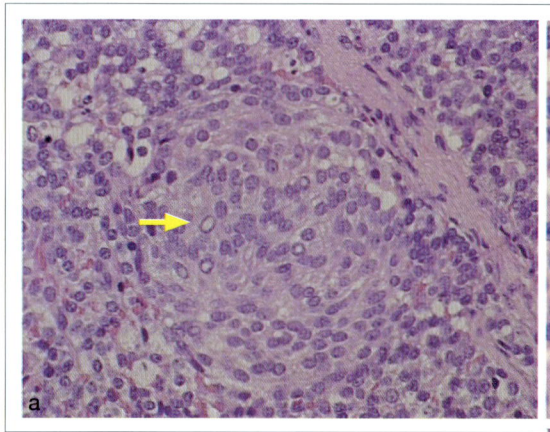

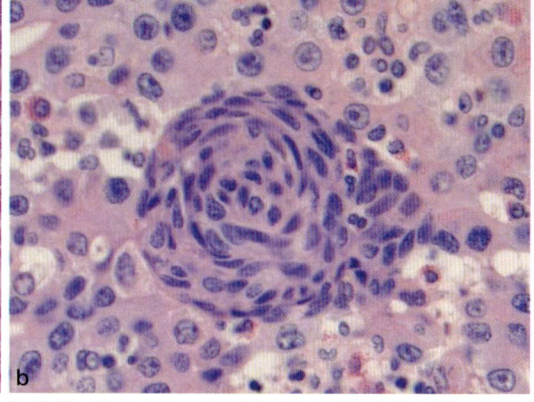

図8 squamoid nests
a：squamoid nests は卵円形の核と淡染性の広めの細胞質を有する異型の乏しい細胞で構成される．ビオチン集積のため，核内が白く抜けて見える（⇨）．
b：渦巻状配列を示し，扁平上皮様を呈している．
c：免疫染色ではβ-カテニン（核）の発現がみられる．

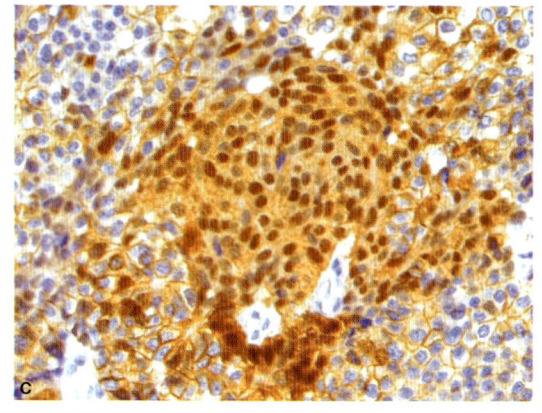

鑑別疾患

▶腺房細胞癌（acinar cell carcinoma）

- 膵芽腫とは病理組織学的および分子生物学的に類似点が多い．
- squamoid nests を欠き，未熟な細胞集団の所見は乏しい．

▶ mixed carcinomas

- 膵芽腫と同様に多彩な分化を示し，blastoid な腫瘍という解釈もできるが，何らかの特定の分化を示し，未熟な細胞集団の所見は乏しく，また，squamoid nests はみられない．

診断のポイント
- "いつもの膵癌とは違う" まれな腫瘍の診断は病理組織診断が基盤になるも，臨床像を含む総合的な診断が求められ，必ず臨床情報（画像所見，腫瘍マーカーなど）を入手することを心がける．
- 特に髄様の充実性腫瘍では，組織像のみでは分化の特定が困難であることが多く，上皮・非上皮および膵内・外分泌関連分子の発現を広く検索することを心がける．

▶ SPN

- 膵 SPN は β- カテニンの核内局在 / 遺伝子異常を示す未熟な細胞のみの増殖からなり，膵芽腫でみられる多彩な分化は乏しい．
- squamoid nests はみられない．

治療，悪性度，予後

- 切除可能例では外科的切除が第 1 選択である．
- 化学療法や放射線療法の有効性は不確定であるが，奏効した報告もある．
- 転移は診断時に 17〜35% の頻度でみられる．肝転移が最も多く，リンパ節，肺，骨などにも転移する．
- 切除可能例の 5 年生存率は 65% である．一方，切除不能例は 5 年を越える生存は難しい．
- 完全切除後，18% は局所再発，26% は異時性転移をきたす．
- 非転移性でよく被包化された腫瘍は予後良好である．

〔大池信之〕

4章 病理検体の取り扱い

肝

　肝の切除検体は，摘出後も体内でのオリエンテーションを比較的厳密に再現できる臓器の1つである．体内でのオリエンテーションが検体処理の際に厳密に再現できることの意義は非常に大きい．さらに，病変の色調や性状の多彩性を保持しながら，画像，特にCTやMRI画像と一致させる"再現性"のある割面の作製と適切な切り出しによる標本作製を行うことで，術前の画像所見から病理に至る病変の理解，さらには治療に関する詳細な情報を得ることが可能になる．したがって，検体処理の大原則は再現性を保持した処理を行うことである．

　一方で，肝切除検体は，切除方法によって複雑なオリエンテーションを有している場合が多く，正確な情報は術者にしかわからないこともあるため，臨床医が検体処理を行うことがほとんどと思われる．また，新鮮切除標本の処理を行う臨床医が，ホルマリン固定後の検体がどのような視点で切り出されているのかを必ずしも熟知しているわけではない．肝検体を頻繁に扱わない病理医にとっては，臨床病理学的な評価のみならず臨床医の視点に立った適切な肝切除検体の処理をどのように行えばよいか，わからないことが多いと思われる．

　本稿では，臨床と病理に通じる"再現性"を意識した肝切除検体の処理方法を記載する．また，生検組織の検体処理に関してもポイントを絞って簡単に記載する．

手術検体の処理法

　肝腫瘍に限らず，ホルマリン固定前の新鮮切除標本は重要な情報を有していることが多く，これらを正確に記録（写真撮影やスケッチ）することは非常に重要である．したがって，外表の観察のみでホルマリンに丸ごと入れてしまうのは厳禁であり，検体自体を良好にホルマリン固定する観点からも必須である．

　まず，新鮮切除検体に割を入れてホルマリン固定し，さらに切り出しまでの流れを解説する．

新鮮切除検体の処理

■オリエンテーションの確認と摘出検体の撮影
- 感染症の有無，足側と頭側の確認を行う．
- 腫瘍，門脈域，血管の位置と腫瘍との関係を確認し，可能であれば体内でのオリエンテーションの概要をスケッチして残す．
- オリエンテーションを反映させるように検体を撮影台の上に置き，撮影を行う（原則としてメジャーは足側に置く）．
- 撮影は専用の撮影台で行うことが望ましいが，ない場合は，なるべく均一な色合いを有するプラスチック板の上に置き撮影する．撮影者やカメラ，さらに天井の

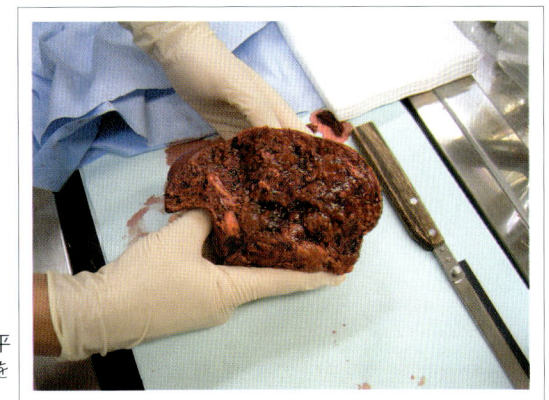

図1 CT 断の割面作製
右葉切除検体の IVC 剝離面に人差し指を入れて，台と平行に配置している様子．人差し指と直角になるように割を入れれば，確実に CT 断の割面を作製できる．

蛍光灯などの撮影範囲への映り込みに注意する．
- 標本全体像の撮影は，肝被膜と腫瘍との関係，さらに隣接臓器と腫瘍との関係を残すためにも重要である．
- 裏と表（腹側と背側）だけでなく，切離面や断端の拡大，腫瘍浸潤が疑われ合併切除された臓器の拡大（例えば，下大静脈浸潤部を内腔側から）の撮影も忘れずに行う．

割面作製（大原則として CT 断）

- 病理と臨床の詳細な検討のためにも，割面の作製にあたっては可能な限り CT 断に行うことが大前提である．

うまく CT 断で割面を作製する要領

- 葉切除・外側区域切除の場合：下大静脈（IVC）との剝離面を見逃さない．
- 肝右葉切除や左葉切除の場合：IVC と肝静脈切離断端，扇型のくぼみが必ず存在する．さらに尾状葉合併切除が行われた場合は，尾状葉の内側に管状のくぼみが存在する．この部分が IVC との剝離面であり，ここに人差し指を観察台に対して平行になるようにあてがい 図1，垂直に割を入れると必ず CT 断になる．
- 外側区域切除の場合：左肝静脈の IVC 剝離面に人差し指を観察台に対して平行になるようにあてがい，さらに umbilical portion の剝離面がみられる場合はこの部分も観察台に平行になるよう配置して，これらに垂直になるように割を入れる．

前区域切除・後区域切除：右肝静脈剝離面と肝管断端領域のオリエンテーション

- 前後区域切除が定型どおり行われると，検体に右肝静脈剝離面がみられることが多い．この部分と右肝静脈切離断端付近を確かめ，後区域切除の場合は切離面が上向きになるように，前区域切除の場合は下向きになるように観察台に置き，さらに門脈域断端の位置，胆嚢・無漿膜野の位置関係を見ながら割を入れる．
- オリエンテーションがわかりにくい場合は，臨床医の立ち会いのもと行う．
- 部分切除検体では必ずしも CT 断にこだわらず，最大割面や腫瘍と断端との関係をはじめ，病理学的評価が不足なく評価できるように割面を作製する．

新鮮切除検体の割面作製の実際

- 割面作製の際は，腫瘍中心部が出るように心がける．腫瘍本体の割面の観察と良

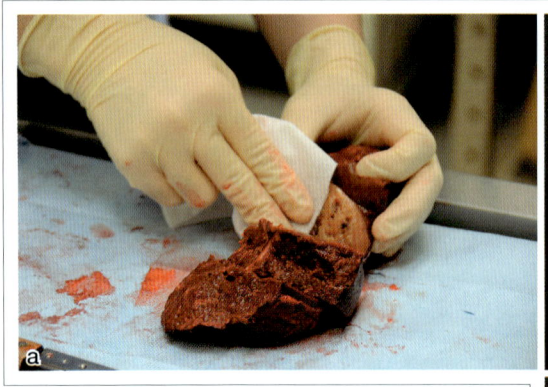

図2 割面作製の実際
割を入れた瞬間から血液の付着をなるべく除去し（a），さらに，大切な割面は圧迫止血の要領で擦らずにガーゼで血液を除去する（b, c）．

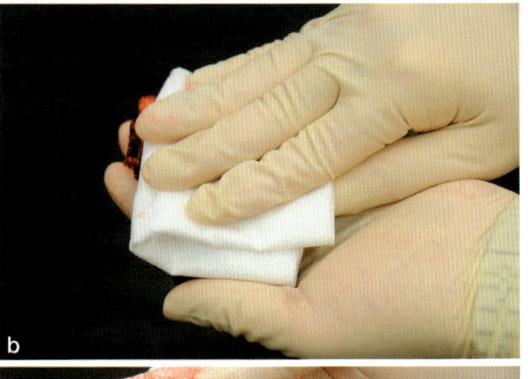

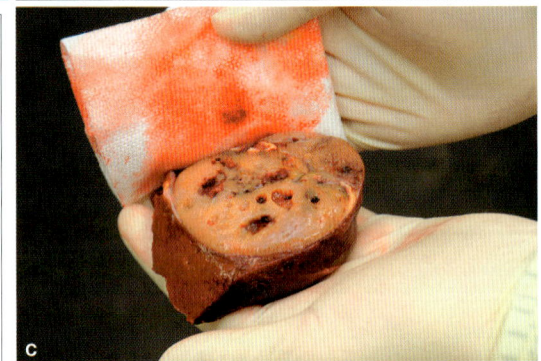

好なホルマリン固定を得るための作業であることを念頭に置く．
- したがって，おおむね3〜4cm程度の厚さが目安となる．
- 刃物の柄に手を添える程度で「刃を引きながら切る」ことを強く意識することが重要である．力を入れすぎると肝自体が圧排され，歪んだ割面となる．
- 刃を何回も往復させない．無数の線状の凹凸ができるだけでなく，腫瘍割面に溶血による着色が生じやすくなる．
- 溶血による着色を避けるためにも，割を入れた瞬間から，血液の付着を極力避ける努力を行う．速やかに割面の血液を除去し，絶対に擦ってはならない．溶血による腫瘍への着色を防ぐため，ガーゼなどで腫瘍に着いた血液を押し当てるよう（圧迫止血のよう）にして除去する 図2．擦ると，溶血が増強されてしまう．この作業は，再現性のある腫瘍割面を記録するためにもきわめて重要な作業である．
- 重要な点として，オリエンテーションの詳細な確認と細かな割面作製が必要と考えられる部分は，無理に新鮮切除検体に手を加えないで最低限の割面作製でやめる（肝門部領域に腫瘍が浸潤している場合など）．

■ 新鮮切除検体割面の写真撮影の注意事項
- 撮影は溶血による着色が起こる前に迅速に行う．
- 最初に主腫瘍が認められる代表割面（最大割面）の写真を近接撮影する．
- 次にポイントになる割面（腫瘍栓，切離断端に近い部分など）を近接撮影する
- 区域切除以上の検体に関してはCT断，部分切除検体は適宜切った順番に並べて全割面を撮影する．

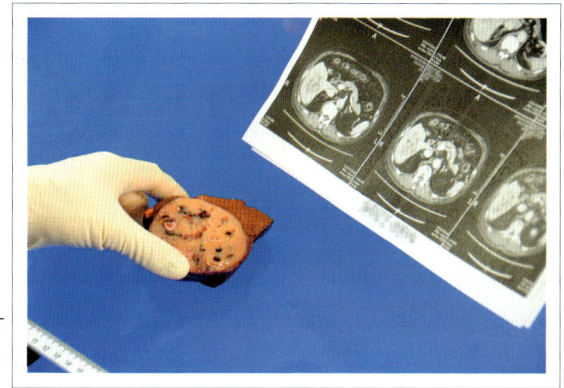

図3 CT断に配置して写真撮影
CT断と並べて写真撮影を行うため，紙にコピーしたCT写真を確認しながら撮影台に配置している様子．必ず，重要な割面のアップから撮影を開始する．

- 撮影台に検体を置くとき，または並べるときは，CT写真を確認しながら配置することが理想的である　図3．
- CT断の裏面，すなわち見下げの割面の写真撮影も，後に重要な情報となることがあるため推奨する．

■検体のホルマリン固定
- 写真撮影と観察を終えたら速やか，かつていねいにホルマリンに浸す．
- この際，割面の形が歪まない工夫を行う．肝は，広めの容器に静かに沈めるだけでそのまま固定することが可能である　図4．
- 検体にピンを打って板に固定することは，美しい割面作製の弊害となるため避けるべきである．

ホルマリン固定検体の処理

ホルマリン固定後の検体は，新鮮切除検体とは異なる肉眼所見を示す．検体自体の硬度がホルマリン固定により増しているため細かな切り出しが可能になり，新鮮切除検体ではみつからなかった新たな所見が見出されることも少なくない．また，新鮮切除検体の肉眼所見とホルマリン固定後検体では色調に変化がみられることも多く，これらがさらに重要な所見となりうるため詳細な検討が必要になる．

■オリエンテーションの確認
- 新鮮切除検体と同様，切り出しを行う前に必ず再構築してオリエンテーションを確認する．
- 特に，腫瘍の位置や各種断端との関係，主要血管・門脈域との関係を確認する．
- このプロセスは非常に重要で，これらをおろそかにした状態で切り出しを始めた場合，切り出し後（切り出し図上で）のオリエンテーションの確認は非常に困難となり，詳細な検討ができないことがある．

■割面の追加と肉眼所見の観察
- オリエンテーションを確認したら，重要部分を損なわないように，割面を整形する．
- ホルマリン固定後検体の割面は凹凸になっていることが多いので（典型的な肝細胞癌は隆起している），割面を整えると腫瘍や周囲肝組織が観察しやすくなり，切り出し後の標本作製時に凹凸解消のための無駄な面出を避けることができる．

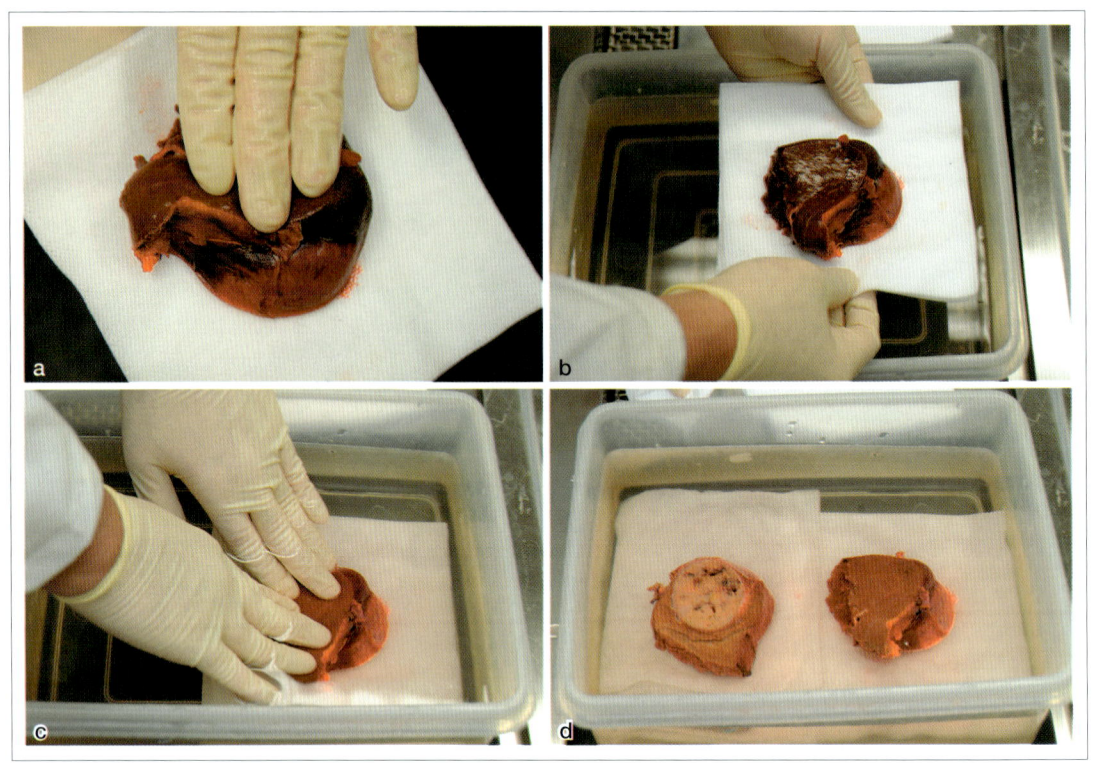

図4 検体のホルマリン固定
割を入れた検体1枚1枚を本来の自然な形を保ちながらガーゼを2～3枚重ねた"座布団"の上に載せる（a, b）．ホルマリンの入った底の広い容器にそっと沈めて敷き詰め，割面が弯曲しないように上からそっと手で押し付け形を整える（c）．肝はホルマリンよりも重いため，必ず沈み，静置した形のまま固定される（d）．このようにガーゼを介在させることでホルマリンが容器の底面や検体どうしの接触面にまできちんと浸透する．

- ホルマリン固定前の割面の厚さは3～4cm程度とするが，固定後は各オリエンテーションに気をつけながらおおむね7mm程度の厚さになるように追加の割を入れる．
- 割面の追加で，腫瘍割面の多様性をはじめ腫瘍浸潤形態や新しい病変の発見（特に多中心性発生の有無），さらに肝内転移巣といった新鮮切除検体では検出できなかった所見がないかを詳細に観察する．
- 新たに作製した割面がホルマリン固定不良である場合，短時間でもその割面をホルマリンに再度浸すだけで表面が固定され，観察しやすくなる．
- 作製した割面を詳細に観察して，腫瘍の病理学的評価に不可欠な部位を想定し，切り出しの構想を練る．
- 肝細胞癌や肝内胆管癌の肉眼型はこの時点で決定する．
- 断端の検索などで必要な場合は，写真撮影後，割面に違った方向で追加の割を入れる（例えばCT断の割面に矢状断方向に割を加えるなど）．

■ホルマリン固定検体の写真撮影

- 基本的に，新鮮切除検体と同様に写真撮影する．
- 当然，新たな割面に関しても重要な部分は撮影する．
- 切り出しの過程で異なった方向に新たに加えた割面も適宜追加撮影を行う．
- 撮影した写真の意図が読み取れるメッセージの豊富な写真撮影を心がけることが

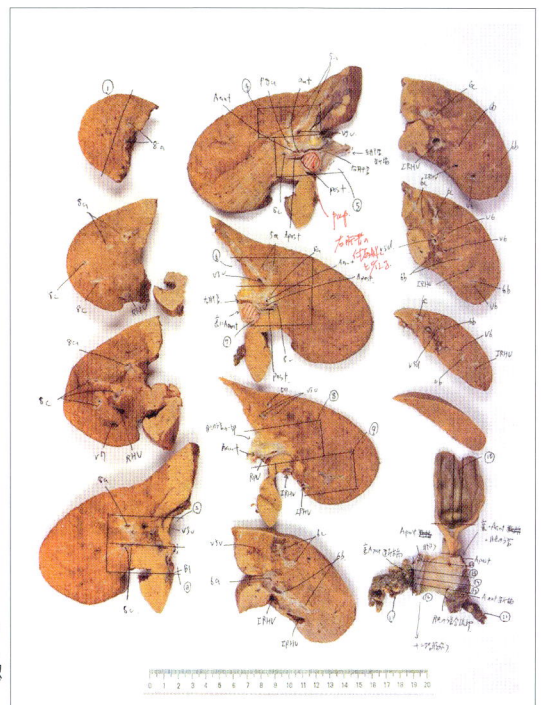

図5 切り出し図の一例
肝門部胆管癌の切り出し図の一例．作製した割面を印刷し，肉眼所見の観察で確認したオリエンテーションを記載する．さらに，腫瘍周囲の門脈域を同定して腫瘍の存在範囲を確認し，必要な部分の切り出しを記載する．

重要である．

門脈域の同定から切り出し

- 割面写真を印刷し，切り出し図の作成を行う．
- 肉眼所見の観察で確認したオリエンテーションの記載，さらに腫瘍周囲の門脈域を同定し腫瘍の存在範囲を確認する 図5．
- この時点で，腫瘍3径を必ず測定する．
- 肝門部領域にかかる腫瘍（肝内胆管癌や肝門部胆管癌）は肝門部領域の解剖に基づいた詳細な切り出しが要求される．肝に精通していない場合は，外科医や放射線科医の立ち会いの下，切り出しを行うことを推奨する．
- これらの処理を行った後，過不足なく切り出しを行う．仮に組織標本による検索で切り出しが不足していたとしても，適切な検体処理を行っていれば後々の追加切り出しは容易である．

切り出しの実際

良性腫瘍に関しては腫瘍最大割面を作製する程度でよいと考えられる．悪性腫瘍で取扱い規約が存在する腫瘍の場合は，その評価因子を評価できるように切り出すことが基本である．この基本を踏まえたうえで，肝細胞癌，腫瘤形成を伴う肝内胆管癌，転移性肝癌に関して病理組織学的診断を行うために過不足なく切り出すポイントと注意点を記載する．

肝細胞癌

- 取扱い規約の評価因子を踏まえた切り出しを原則とする．
- 腫瘍そのものの切り出しに関しては，heterogeneityを意識した切り出しを行う．

- 肝細胞癌症例の多くは障害肝を背景としており，そのような場合は多中心性発生が高率に認められることを念頭に置いて切り出しを始める．
- 腫瘍最大割面を全割し，他の領域を見渡して最大割面に含まれない肉眼所見を示す領域も切り出す．
- 多発病変の場合は基本的にすべての病変を組織学的に検索すべきである．肝内転移と多中心性発生により生じた病変との病理学的鑑別のためである．
- 背景肝組織を詳細に観察し，再生結節としては大きい結節や周囲と色調が異なる結節は，早期肝細胞癌やディスプラジア結節の可能性を考慮して積極的に組織標本にする．
- 腫瘍被膜近傍には門脈内腫瘍栓や，裾野病変と呼ばれる早期肝細胞癌成分が認められることがあるため，腫瘍結節を切り出すときは近傍の背景肝を少し含んだ切り出しを行うようにする．
- 背景肝組織は，腫瘍近傍や切離面から離れた場所から切り出すようにする．腫瘍近傍であれば，随伴性の炎症による炎症細胞浸潤や線維化により修飾された組織像となり，切離面近傍は焼灼の影響を受けていることが多いため，正確な背景肝組織の評価が困難となるからである．

■腫瘤形成を伴う肝内胆管癌
- 単純な結節（mass forming type）であれば，最低限腫瘍の最大割面を作製する．
- 肝内胆管癌も組織学的 heterogeneity が認められることがあるため，肝細胞癌同様，肉眼所見の異なる領域もなるべく切り出す．
- 胆管内進展が疑われる場合は，胆管に沿った標本をなるべく多く作製する．
- 囊胞形成を伴う場合や粘液産生胆管癌との鑑別が必要な場合は，必要に応じて検索範囲を広げて切り出しを行う．
- 肝門部への進展が疑われる場合や肝門部胆管癌との鑑別が問題になる症例では，肝門部領域の詳細な切り出しに加え，解剖学的知識が必要となるため，臨床医に協力を要請すべきである．

■転移性肝癌
- 主病変そのものはもちろんのこと，結節外の大きな血管への浸潤，門脈域に沿った進展の有無を，肉眼所見を基に見極めて切り出すことが重要である．
- 門脈域に沿った進展が疑われる場合や門脈域切除断端に腫瘍が近接している場合は，これらの部位の標本を必ず作製する．

生検検体の処理法

　肝生検は侵襲が大きい検査であるので，1回の検査で確定診断ができ，治療方針が決まることが理想的である．

　以下に検体が採取されてから組織標本作製までの処理を簡潔に記載する．また，術中生検診断時の注意点も記載する．

■通常の針生検組織の採取から固定・組織標本作製まで
- 細い針で採取されることが多いため，検体をホルマリンのビンにそのまま入れて

運搬するのは避けるべきである．運搬途中で断裂することがあるからである．
- 断片化した検体は，組織標本作製のartifactの原因となる（例えば，ビンから検体を取り出すために何回も検体をつまむことで挫滅の原因となる，組織学的にも病変のつながりがわからなくなるなど）．
- 採取した検体はニトロセルロース膜などの紙に貼り付けるようにして提出することを推奨する．
- この際，見かけ上の細胞密度上昇の原因にならないように検体に圧をかけないように工夫する．具体的には，針から露出させた状態で検体を濾紙に軽く付けるだけで，検体自体の水分の移行とともに自然と濾紙に貼り付くので，この状態で提出すれば，検体処理まで濾紙に貼り付いた状態に保たれる．
- 生検材料をカセットに詰めるときは，濾紙のままか薄いスポンジなどを敷き詰めて包埋までの処理を行う．
- 包埋の際，棒のように真っ直ぐな状態を保つように工夫する．
- カセットに詰めた後，病理依頼伝票を確認し，依頼内容によっては，後々の免疫染色などの検討用にコーティングスライドの未染標本をオーダーしておくとよい．
- 一見すると無駄になりかねない未染標本のオーダーは，診断時間の節約だけでなく，連続切片による観察，面出し作業による技師の労力削減，標本の無駄な消失を防ぐため，実際のメリットは大きい．
- オーダーする枚数が予想できない場合は，上皮性腫瘍は5枚，血液性腫瘍や原発不明腫瘍の場合は10枚ほどをオーダーしておくと対応できる．
- 肝細胞癌の場合はPAS染色，銀染色，膠原線維染色を同時にオーダーすることを推奨する．

迅速診断針生検の採取から提出まで
- 採取された検体は速やかに濾紙などに移し，軽く生理食塩水で湿らせたガーゼ（しぼると出る程度）に濾紙ごと包んで病理診断室まで運ぶようにする．
- 過度に生理食塩水を用いると検体に水分が付着し，迅速標本作製の妨げになる．
- 組織を濾紙に移す際は通常の針生検と同様，なるべく検体に触らないようにする．
- 検体を処理する病理医もartifactを生じさせないように，ていねいに迅速標本の作製を行う．

おわりに

マンパワーや組織の体制によっては，上記の検体処理をすべて実行することは必ずしも容易ではないと思われる．しかし，可能な範囲で上記を意識することで，確実に情報量が豊富で再現性のある検体処理へとつなげることができると思われる．重要なことは，処理を行っていることの意味づけを十分に理解することである．

〈尾島英知〉

胆道

　胆道腫瘍の切除は，大きく5つの術式が基本である．(幽門輪温存) 膵頭十二指腸切除術，肝外胆管切除術，肝切除および肝外胆管切除術，胆嚢摘出術，拡大胆嚢摘出術である．これらの術式は，腫瘍の存在部位と腫瘍の進展範囲に基づいて臨床的に決定される．切除検体の処理にあたっての重要なポイントは，胆道腫瘍の存在部位を中心に腫瘍の進展や隣接臓器への浸潤範囲が検索可能な再現性のある処理を行うことである．本稿では，基本的な摘出検体の取り扱いを概説した後に，主な術式ごとに行うべき標本処理に関してポイントを絞って簡単に解説する．さらに，生検組織や術中迅速診断時の検体処理に関しても記載する．

胆道腫瘍切除検体の処理法

　ホルマリン固定前の新鮮切除標本は非常に重要な情報を有していることが多く，これらを詳細に観察することは胆道腫瘍の切除検体処理においても同様である．特に腺癌が大部分を占める胆道腫瘍では，切除検体外表からの観察で腫瘍の露出の有無や位置を確認することが後々の病理診断においても重要となる．また，後述する膵癌との鑑別の際にも，外表からの観察は非常に重要である．

新鮮切除検体の処理

■オリエンテーションの確認と摘出検体の撮影
- 肝の検体処理で述べたこととほぼ同様である (4章「肝」p.308参照)．追加事項を以下に記載する．
- (幽門輪温存) 膵頭十二指腸切除術の場合は，second portion もわかるようなオリエンテーションで検体を撮影台の上に置き，腹側面と背側面の撮影を行う (原則としてメジャーは尾側に置く) 図1．
- さらに，切離面や断端の拡大，腫瘍浸潤が疑われる合併切除された臓器の拡大 (例えば，浸潤が疑われ合併切除された下大静脈や門脈浸潤部は内腔側から) を撮影することも忘れずに行うべきである．

■ホルマリン固定前の検体処理
- 胆管癌は術式によって検体処理が異なる．特にホルマリン固定前の新鮮切除標本の処理はそれぞれ異なるため，そのポイントを記載する．

(幽門輪温存) 膵頭十二指腸切除術，肝外胆管切除術
- 外表からの観察が終了した後，十二指腸を腸間膜付着部と反対側で切開して 図2a，十二指腸粘膜面からの観察を開始する．
- 十二指腸粘膜面においては，まず Vater 乳頭部，副乳頭部を確認し，それぞれに異常がないかを観察する 図2b．その後，同部を写真撮影する 図2c．

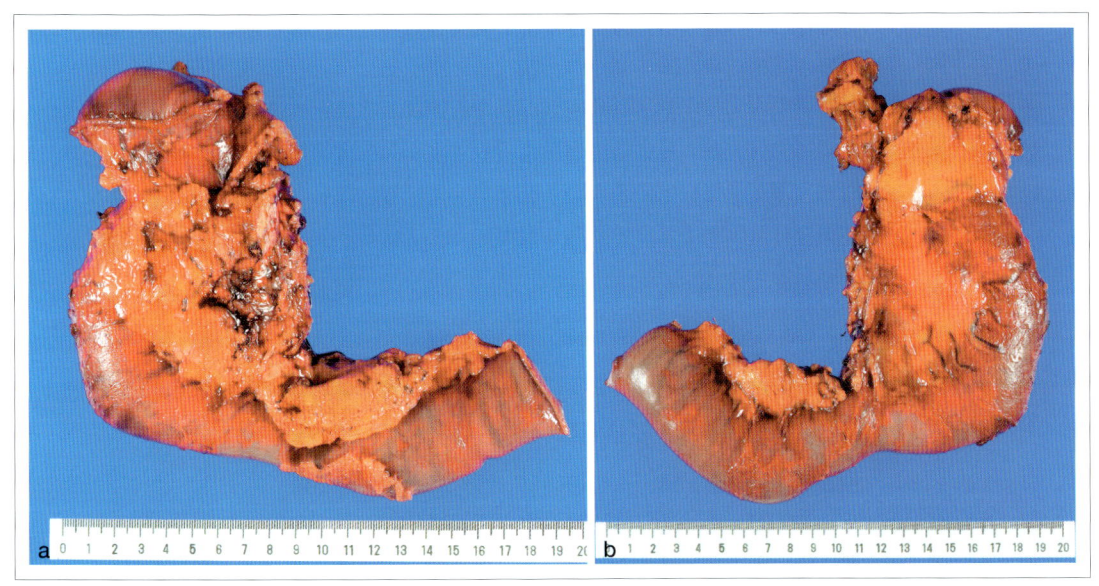

図1 切除検体の撮影
腹側面（a）だけでなく，背側面（b）からの撮影も行う．後々，オリエンテーションの確認や合併切除された標本の確認の際に有用である．

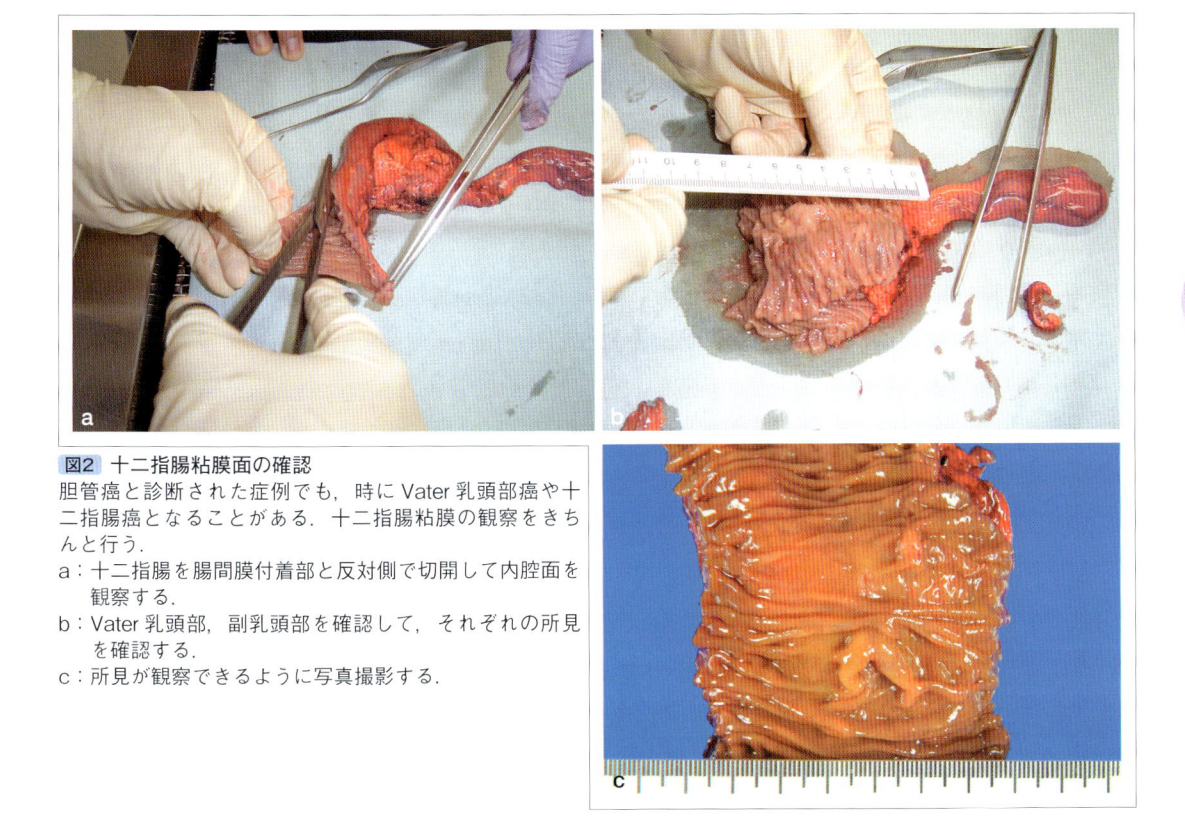

図2 十二指腸粘膜面の確認
胆管癌と診断された症例でも，時にVater乳頭部癌や十二指腸癌となることがある．十二指腸粘膜の観察をきちんと行う．
a：十二指腸を腸間膜付着部と反対側で切開して内腔面を観察する．
b：Vater乳頭部，副乳頭部を確認して，それぞれの所見を確認する．
c：所見が観察できるように写真撮影する．

- 次に，胆管切除断端と主膵管断端からゾンデを挿入し，Vater乳頭部まで挿入可能かどうかを観察する．挿入困難な場合は，狭窄（閉塞）部として断端からの距離を記録する．これは，狭窄（閉塞）部位を確認することにより，主病変の存在位置を確認するだけでなく，後々，画像所見と対比する際に役立つ情報となる．

胆道 | 317

ただし，挿入する際は上皮細胞の脱落を防ぐため，繰り返しの挿入や擦過を避けるように行う．
- 特に臨床的に下部胆管癌が疑われた症例は，膵癌との鑑別が重要であることが多い．膵外表から腫瘍結節が触れるかどうか，引きつれがないか，膵管の狭窄（閉塞）部や末梢に拡張がないかをチェックする．膵癌の可能性が濃厚と考えられた場合は，膵癌としての処理に変更する．
- 胆管癌の可能性が高いと判断された場合は，胆管を切除断端からVater十二指腸部にかけて，ゾンデを用いて方向を確認しながら背側から切開する 図3a．
- 狭窄（閉塞）部位を有する症例の場合はゾンデを無理に挿入せず，まずは切開可能な部位まで開放し，改めて狭窄（閉塞）部位を確認する．ハサミで方向を確認しながら切開を進める．
- 最終的には十二指腸壁も切開し，胆管病変がわかるように胆管内腔の写真を撮影する 図3b．肝外胆管切除で得られた検体の場合も同様である．
- この段階で，胆管癌の肉眼型や腫瘍の存在範囲を観察する（後述）．ホルマリン半固定後の観察も重要である．
- 必ず背側切開を行うことが重要である．腹側切開を行うと，膵内胆管部でかなり厚みのある腹側膵実質を同時に切ることになり，ホルマリン固定がしにくいだけでなく，胆管切開中に膵癌の可能性が出てきた場合には，その検索がしにくくなる 図3c．

肝切除および肝外胆管切除術

- 全体のオリエンテーションの確認や外表からの観察，写真撮影を「肝の検体処理」で述べたこととほぼ同様に進める．
- 次に，十二指腸側胆管切除断端から肝側胆管切除断端に向かって，ゾンデを挿入した後，胆管を背側切開して病変部位を確認する．しかし，左右肝管合流部の腫瘍の場合はゾンデが通過しないことがあるので注意を要する．このような場合を含め，基本的な方法は，（幽門輪温存）膵頭十二指腸切除術，肝外胆管切除術と同じである．
- 胆管を背側切開したら病変部の確認を行う．その際，三管合流部付近にできた腫瘍は胆嚢管癌や胆嚢癌との鑑別が問題になることがあるので注意する．
- 右または左肝管にできた腫瘍は，肝外胆管切除での観察では確認できないことがある．そのような症例は，それぞれの合流部の内腔が狭窄していることが大部分である．
- 胆管内の病変の観察，写真撮影の基本的な方法は，（幽門輪温存）膵頭十二指腸切除術，肝外胆管切除術と同じである．
- 病変部分が確認できたら，肝門部領域を避けて肝に割を入れる．肝門部領域の腫瘍（肝門部胆管癌や肝内胆管癌の肝門部領域への浸潤）は肝門部領域の解剖に基づいた詳細な切り出しが要求されるためである．
- 肝の割面の処理・写真撮影および肝内胆管癌の処理に関しては，4章「肝」参照のこと（p.309）．

胆嚢摘出術，拡大胆嚢摘出術

- 臨床情報に基づいて病変の位置を確認した後，腹腔側切開で主病変を避けるよう

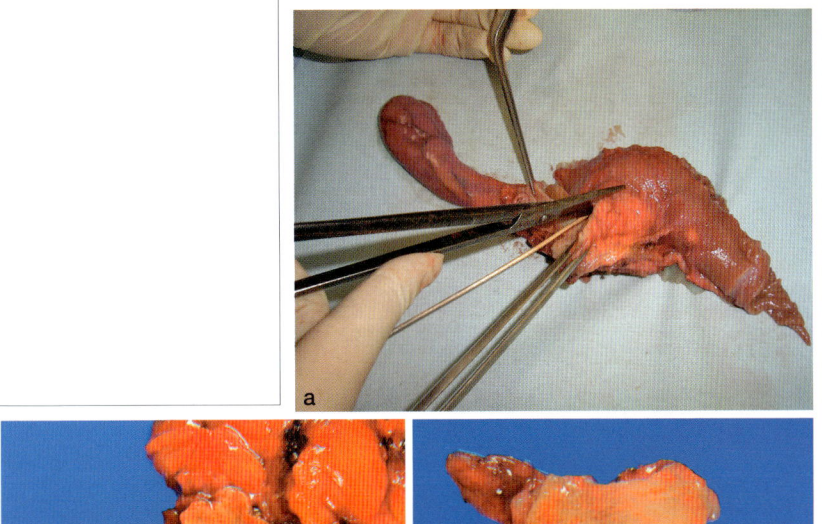

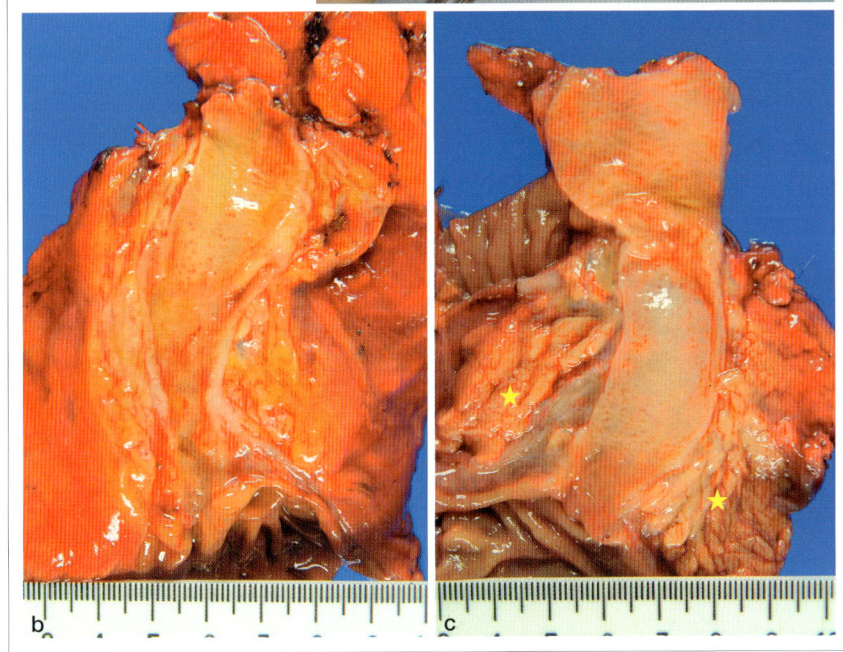

図3　新鮮切除検体の胆管切開方法
a：胆管を切除断端からVater十二指腸部にかけて背側から切開している様子．ゾンデを用いて方向と腫瘍の位置を確認しながら切開する．
b：十二指腸壁の切開も行い，胆管病変がわかるように胆管内腔の写真を撮影する．
c：腹側切開を行うと，膵内胆管部でかなり厚みのある腹側膵実質を同時に切ることになる．同時に切開された膵実質の厚みがbに比べ全く異なるのがわかる（★）．

に長軸方向に切開することが基本である．

- 胆嚢頸部から胆嚢管に生じた腫瘍の場合は，無理をせずに可能な部分までの切開に留める．この領域にできた腫瘍は，隣接臓器（肝や肝外胆管）との関連が重要になるため，ホルマリン固定後に観察したほうがより詳細な腫瘍進展様式が確認できるからである．
- 胆嚢の切開が終了したら，胆嚢病変部の写真撮影を行う．写真撮影の基本的な方法は，（幽門輪温存）膵頭十二指腸切除術，肝外胆管切除術と同じである．
- 肝が合併切除された症例は，どの程度合併切除されたかによって対応が異なる．
- 少量の肝床部が胆嚢とともに合併切除された場合は，肝に割を入れずに胆嚢のみを検体処理するだけにする．

- 部分切除から葉切除が行われた症例に関しては，肝部分は外表からの観察をきちんと行ったうえで，肝門部と胆嚢付着部を残してCT断で割を入れて観察・処理を行う．
- 胆嚢癌以外の癌で肝門部に割を入れる際には，足側は肝側胆管切離断端に切り込まないライン，頭側は肝十二指腸間膜付着部の腹側に沿ったラインで行うと，必ず肝門部領域は保持される．
- 肝右葉切除の場合は，胆嚢が合併切除されて肝に付着した状態であることがある．このような症例の肝門部に割を入れる場合には，腫瘍の浸潤が特に疑われない限り事前に胆嚢を肝床部で剥離してから行う．
- 胆嚢癌の場合は，胆嚢の切開後に腫瘍の進展を加味して肝門部領域を含めた割を入れる．
- 肝への直接浸潤や転移が臨床的に指摘されている進行胆嚢癌の場合には，肝床部から胆嚢を剥離できない．この場合，胆嚢病変部を必ず写真撮影した後，病変部を含めた肝の割面の作製を行う．このような割面作製は臨床所見の確認だけでなくホルマリン固定を良好にするうえからも推奨される．
- 肝部分の検体処理および写真撮影は，4章「肝」参照のこと（p.309）．

■ ホルマリン固定
- 術式ごとに新鮮切除検体を処理した後，基本的には胆管病変を最優先したホルマリン固定を行う．この段階で適切な処理を実行しないと，後にホルマリン固定後の切り出しを行う際に非常に難渋することとなる．
- ホルマリン固定後に腫瘍の評価を適切に行うためにどのように処理するかをある程度想像して，ホルマリン固定を行うべきである．以下にポイントを記載する．
- 肝外胆管癌などは，検体をホルマリンにいったん浸けて半固定を行い，その後に写真撮影を行うと粘膜内病変がわかりやすくなり，情報量が増す．
- 胆管を開いた状態で固定する．適度な硬さと重さをもったゴムまたは発泡樹脂板（例えば，ポリエチレンフォームなど）にピンなどを用いて固定した後にホルマリンに浸す．
- 必ず，胆管内腔面または胆嚢内腔面が液面方向になるようにピンで固定する 図4 ．
- ピンによる固定の際には，胆管は筋層を有さないため消化管のように粘膜層から漿膜層にわたる全層固定は必要ない（消化管は全層固定をしないと粘膜面に比べ筋層が著明に収縮するため，全層の標本作製が難しくなる）．
- 粘膜面を保つためにも，周囲の間質組織にピンを打ち，適度な開きを保つように行う．ただし，胆嚢は周囲間質組織がほとんどないので，粘膜に直接ピンを打ち付ける必要がある．
- （幽門輪温存）膵頭十二指腸切除術によって得られた検体の場合は，膵も含めてピンで固定する．固定にはゴム板が適している．
- 肝切除を伴った胆管癌は，上述したように肝門部から肝外胆管にかけて1つの検体になっている．発泡樹脂板を適当な大きさに切り胆管を貼り付ける．そのまま，胆管付着部と逆側の面の肝を下面にしてホルマリンに沈めると，発泡樹脂板の浮力で胆管がホルマリンの中で垂直に立ち，曲がらないように固定することが

できる．
- 肝門部以外の肝検体に関するホルマリン固定方法は，4章「肝」参照のこと（p.311）．

ホルマリン固定検体の処理

　ホルマリン固定後の検体では，新鮮切除標本のときの観察では病変部周囲の上皮内病変のようなはっきりとしなかった重要な所見が再確認されるだけでなく，病変自体の色調の変化によって腫瘍進展様式などがはっきりと認識できるようになることもある．また，組織がやや硬くなるため，細かな割を加えることが可能になり，新鮮切除検体ではみつからなかった新たな所見が見出されることも少なくない．

　すべての検体は術式に関係なく，オリエンテーションと病変の部位を確認することから始まる．特に肝が切除された場合は，新たな割面を追加する際に，肝動脈，門脈，肝静脈を同定することが重要である．臨床的に術前の腫瘍の進展を画像上で評価する際には，大血管への浸潤の有無は術式決定に直結するなど非常に注目されるため，このような大血管への浸潤の評価を病理組織切片上で確定することが重要であるからである．新鮮切除検体と同様にホルマリン固定後の検体の全体像と病変部の撮影を行い，肝検体に関しては必要に応じて門脈域を同定する．これらのことに関しては，すでに肝検体処理の項で記述したとおりである（4章「肝」p.311参照）．

切り出しの実際

　胆道癌は病変が認められる胆管に対して4〜5mm程度の等間隔になるよう垂直方向に割を入れて切り出しを行うこと，早期胆嚢癌は胆嚢を全割全包埋することが基本である．しかし，症例や術式によっては変更しなければならないことがある．以下にその要点を記載する．

■ 肝外胆管癌，胆嚢管癌

- 前述のように，基本的には胆管に垂直に割を入れて切り出しを行う．幅は4〜5mm程度に規則的に行うことが望ましい．後に病理標本を見て腫瘍自体の胆管長軸方向の大きさや上皮内進展距離に関して，切片を数えることで容易に再構築することができる 図5 ．
- （幽門輪温存）膵頭十二指腸切除術の際に，膵断端の術中迅速を行っていない場合は，断端を5mmほどの厚さにスライスして膵断端の標本を作製する．膵断端の主膵管の位置，領域を確認する（膵断端に墨で色をつける場合もある）．
- （幽門輪温存）膵頭十二指腸切除術の場合は，胆嚢を胆嚢管に近い頸部（Hartmann嚢）で切り離し，肝外胆管は胆管に垂直に割を入れて切り出す．その際，膵は胆管と一緒に切る．
- 胆嚢管癌の場合も肝外胆管に対して垂直に割を入れることで，腫瘍進展を規約に従った方法で無理なく記載することが可能となる．
- 肝切除を伴った肝外胆管切除で得られた検体の場合は，新鮮切除標本処理時にすでに肝門部が処理されているため，肝を含んだまま病変部の胆管に垂直に割を入れていく．

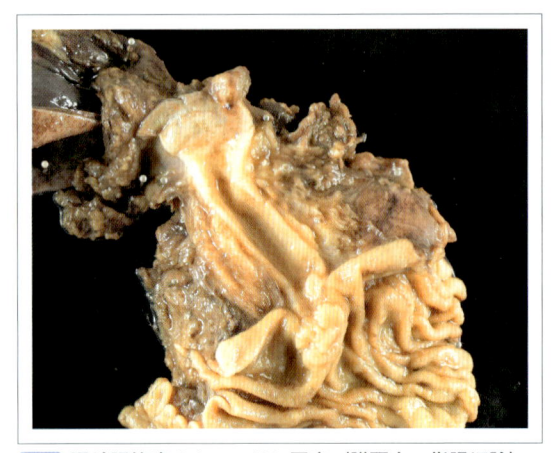

図4 肝外胆管癌のホルマリン固定（膵頭十二指腸切除）
胆管を開いた状態でゴムにピンで固定し胆管内腔面が液面方向になるようにホルマリンに浸す．粘膜面にはなるべくピンを打たない．

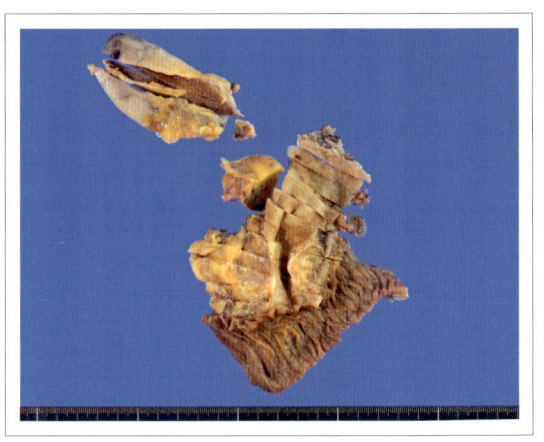

図5 肝外胆管癌の切り出しの一例
Vater 乳頭部にかけて，胆管の長軸方向に対して 5mm 程度の間隔を置いて垂直に割を入れる．腫瘍自体の胆管長軸方向の大きさや上皮内進展距離に関して再構築可能である．

- 左右肝管合流部にかかる腫瘍の場合は，左右肝管合流部と上部胆管領域との境界部で肝外胆管を切り落とし，肝門部胆管を含めた肝を矢状断に割を入れていく特殊な方法もある．こうすることで，肝門部領域の切り出し枚数が増えて情報量が増す．時に，肝内に結節がみつかり，肝内胆管癌の肝門部浸潤へと診断が変わることもある．

胆嚢癌

- 肝床部を少量とった胆嚢癌を含め，胆嚢粘膜は基本的には全割する．
- Hartmann 囊部は 1～3 割短軸方向に割を入れ，残りの胆嚢全体は長軸方向に 4～5mm 間隔に割を入れる．短軸方向の間隔はカセットの大きさを考慮して決める．
- 右葉切除または，それと同等（S4, 5 切除など）の切除が行われた腫瘍の場合は，新鮮切除標本で固定された方向を加味して，切り出し方法を決める．
- 胆嚢から肝実質内への浸潤が著しい場合は，胆嚢粘膜面から肝実質内の浸潤巣を観察できる方向に割を加える．通常は新鮮切除標本処理の段階で CT 断になっているため，これらの追加割面作成も CT 断になる．
- 腫瘍が肝外胆管に進展していることが予想される場合は，胆嚢頸部の肝外胆管にいちばん近い部分で切り落とし，肝門部を含む割面とともに肝外胆管は上述の肝切除を伴う肝外胆管癌の切り出しに従う．

非腫瘍性病変

- 胆道系の非腫瘍性病変は肉眼所見で悪性腫瘍との鑑別が容易でないことが多い．
- 明らかに非腫瘍性病変と判断できる場合は，病変部の最大割面を作製すればよい．
- 肉眼所見で鑑別ができない場合は，上述の悪性腫瘍に準じた切り出しを行うことが望ましい．

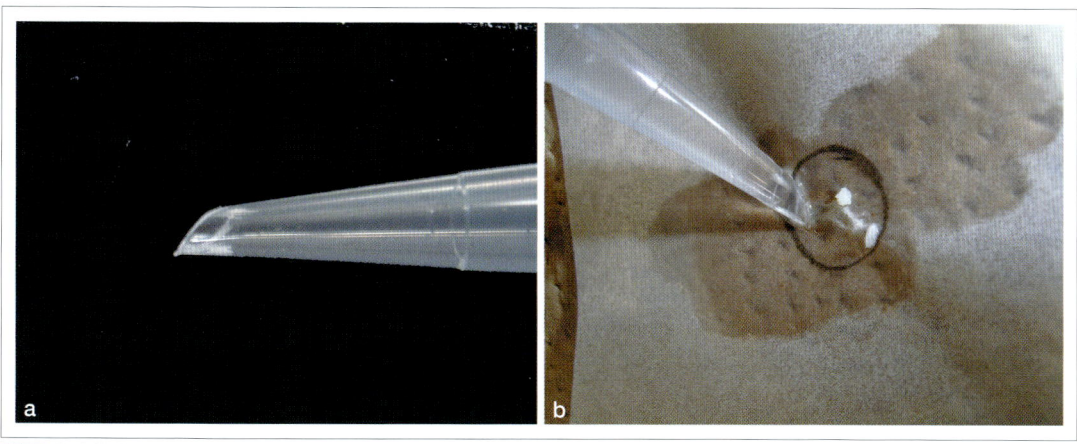

図6 微小検体の処理方法の一例（セルブロックでの対応が困難な場合）
a：1,000 mLのチップの先をハサミで少し切って吹き出し口の横断面の面積を広くする．この時少し斜めに切ると，後のホルマリンの吸収紙に移行させる効率がよくなる．
b：レンズペーパーに"濾す"要領で検体を回収している様子．レンズペーパーに鉛筆で円を描き目印として置くと，包埋時の検体回収時に便利である．

生検検体・術中迅速診断検体の処理法

生検検体の処理

- 胆道および胆囊は解剖学的に生検が行いづらい臓器である．病変が存在する場合は，炎症や病変自体による内腔の狭小化をきたしていることも多く，病変の観察や生検そのものを困難にさせる．
- したがって，提出される検体は非常に微量であることが多く，ホルマリンの中に浮遊している状態で提出されることもある．鑷子で無理に取り出そうとすると，挫滅をきたして標本のアーチファクトを検体処理の段階で生じさせてしまうことがあるので注意する．
- 対応としては，セルブロックで標本作製を行うことが最も望ましい．
- セルブロックでの対応が困難であるときは，1,000 mLのチップの先をハサミで少し切って吹き出し口の横断面の面積を広くしてホルマリンごと検体を吸い上げ，吸収性のあるガーゼや濾紙などを敷いた上にレンズペーパーか濾紙を置いてこれらで"濾す"要領でホルマリンを敷いた紙に吸わせ，検体を得る **図6**．
- こうして得たレンズペーパーまたは濾紙は，検体が紛失しないように織り込むかメッシュ性の袋に入れて処理を続ける．
- レンズペーパーの場合は鑷子の先でかき集めることで検体を包埋することが可能である．濾紙の場合は剝がさずに，濾紙ごと包埋してしまう．薄切の段階で濾紙をある程度飛ばすことで標本を薄切できる．
- 上記のような微量検体の場合は，検体処理の段階で未染標本のオーダーを行うことを推奨する．
- 比較的しっかりと目視できる検体は通常の生検と同じように取り扱えばよい．特に胆囊腫瘍の場合は，経皮・経肝的に針生検が行われることがあり，こういった針生検検体の場合は肝の生検と同様に取り扱う（4章「肝」p.314参照）．

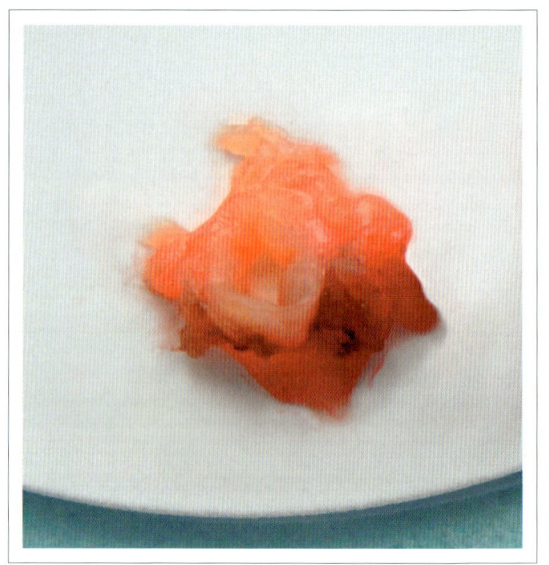

図7 胆管断端をニトロセルロースフィルターの上に載せた様子
このままコンパウンドとともに凍結させて，標本を作製することが可能である．

術中迅速診断検体の処理

- 術中診断検体で問題となるのは，胆管切離断端の包埋作業である．
- 管状の検体を粘膜層から漿膜下層まで全周性に出すには，工夫が必要である．
- さまざまな方法があるが，管状の検体を少量のコンパウンドを入れた包埋用型に立てて入れてドライアイスの上で一度凍結させて形状を整え，コンパウンドを再投入して凍結させる方法がある．
- 筆者の経験では，ニトロセルロースフィルターに立てて包埋し，紙ごと薄切する方法 図7 がいちばん安定した結果を得られるが，コストの面では問題がある．

おわりに

　特に悪性の胆道腫瘍の検体処理は，その腫瘍進展範囲を詳細に評価することができるように適切な検体処理を行うことが要求され，これは病理診断に直結すると考えられる．胆道腫瘍の切り出しは，原則的には胆管に対して垂直方向に割を入れて検索することであるが，腫瘍の発生部位や浸潤様式，さらに術式によって切り出し方法を適宜変化させなければならない．したがって，漫然と検体処理を行うのではなく，臨床病理学的な意味づけを十分に理解したうえで行うことが重要である．

（尾島英知）

膵

　膵腫瘍は内視鏡などによる術前の直接的な腫瘍観察が難しいため，外科切除された膵腫瘍の診断では，組織型はもちろん，膵管・胆管粘膜内進展などを含めて腫瘍進展にも力点を置いた診断が求められる．そこで，外科切除検体の位置情報を保ち，粘膜内病変を診断するために，検体の取り扱いは特に重要であり，診断の最初のポイントとなる．また膵・胆管切離断端の術中迅速検査が通常実施されるので，その際の注意点も併せて述べる．

外科切除検体

- 外科切除検体の処理を直接病理診断しない臨床医（外科医など）が実施している施設も少なくないと思われる．しかし，有効な病理診断・情報を得るためには，新鮮検体の処理と切り出しがきわめて重要であり，病理医・外科医がともによく習熟していることが肝要である．
- 図1 に示すような手順で実施し，可能な限り迅速に処理を行い組織融解による変化を最小限に抑える．

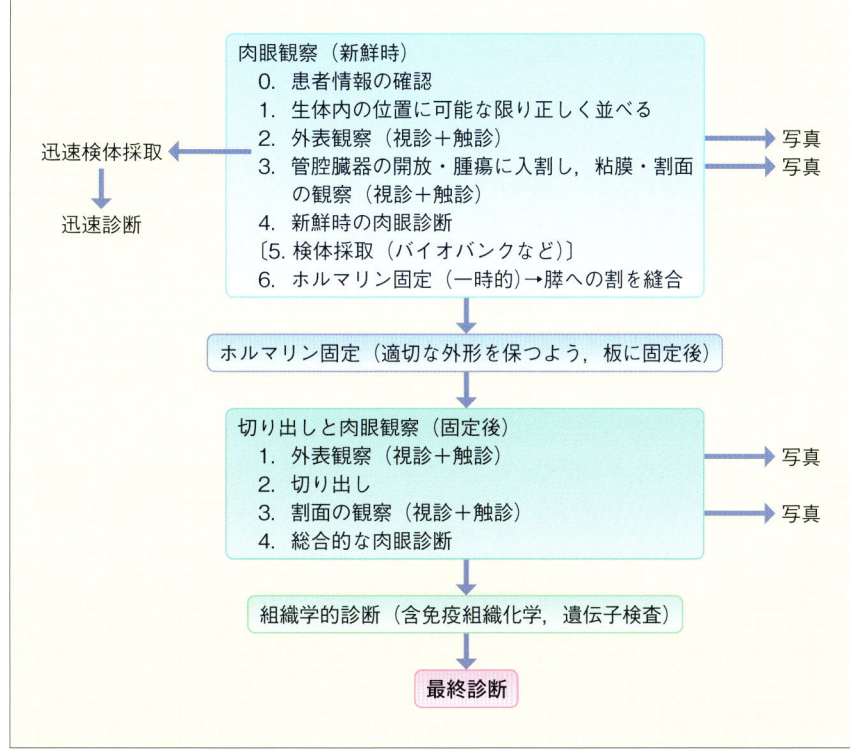

図1 膵外科切除検体診断の流れ

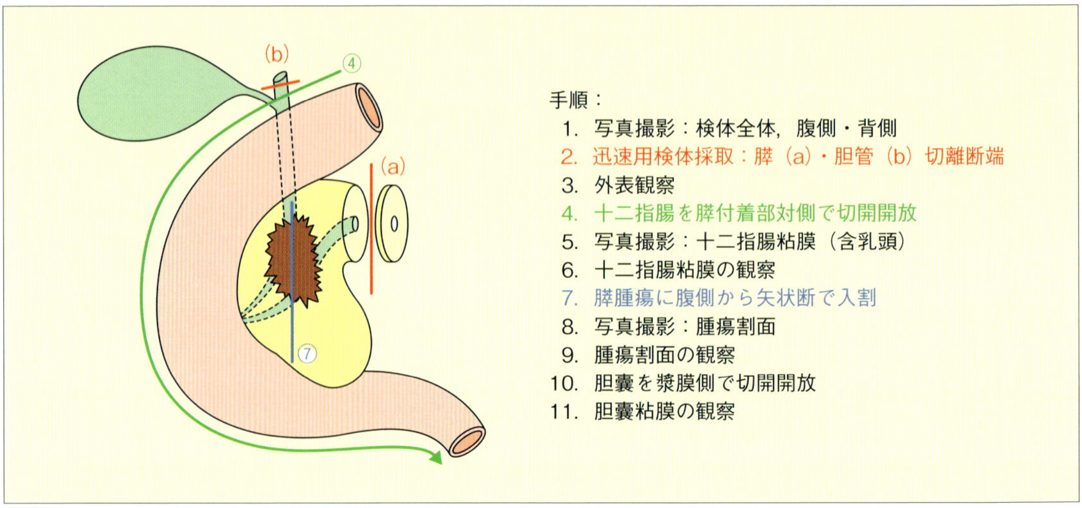

図2 新鮮膵頭十二指腸切除術（PD）検体の取り扱い

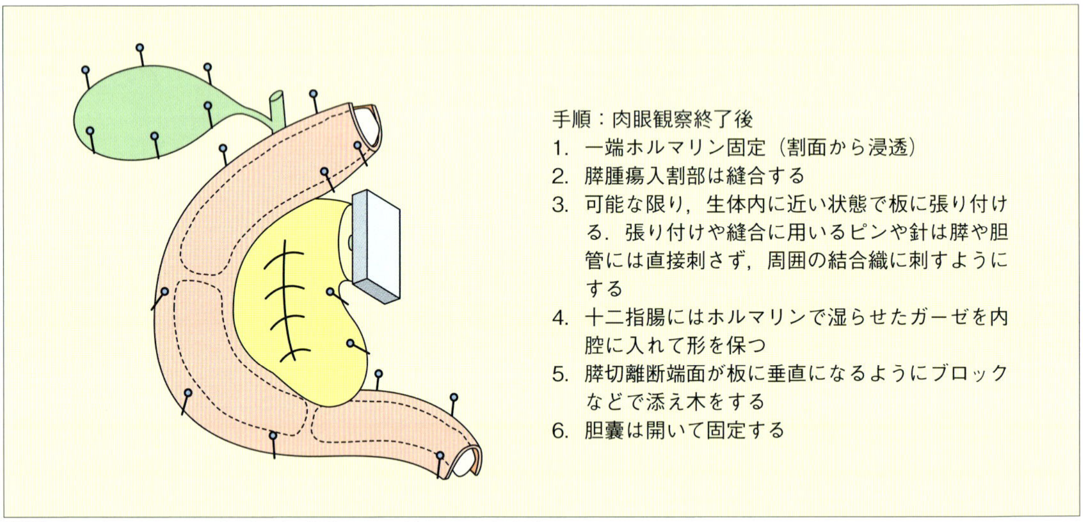

手順：
1. 写真撮影：検体全体，腹側・背側
2. 迅速用検体採取：膵（a）・胆管（b）切離断端
3. 外表観察
4. 十二指腸を膵付着部対側で切開開放
5. 写真撮影：十二指腸粘膜（含乳頭）
6. 十二指腸粘膜の観察
7. 膵腫瘍に腹側から矢状断で入割
8. 写真撮影：腫瘍割面
9. 腫瘍割面の観察
10. 胆囊を漿膜側で切開開放
11. 胆囊粘膜の観察

図3 膵頭十二指腸切除術（PD）検体の張り付け・固定方法

手順：肉眼観察終了後
1. 一端ホルマリン固定（割面から浸透）
2. 膵腫瘍入割部は縫合する
3. 可能な限り，生体内に近い状態で板に張り付ける．張り付けや縫合に用いるピンや針は膵や胆管には直接刺さず，周囲の結合織に刺すようにする
4. 十二指腸にはホルマリンで湿らせたガーゼを内腔に入れて形を保つ
5. 膵切離断端面が板に垂直になるようにブロックなどで添え木をする
6. 胆囊は開いて固定する

- 膵管・胆管の粘膜上皮はとても剝がれやすいので，ブロック作製時まで一貫してこれら検体の粘膜面を拭く，擦る，触る，揉む，乾燥させる，ことをせずに優しく扱う．十分なホルマリン固定は必要であるが，過固定は染色性の低下や抗原性失活，核酸へのダメージをもたらすので，固定後2～3日以内の切り出しが望ましく，10日以上の固定は避ける．
- 図2～4 では膵頭十二指腸切除検体，図5～7 では膵体尾部切除検体について，新鮮時に腹側から腫瘍を通る各矢状断・水平断で入割する方法を図示しているが，主膵管あるいは胆管を開放する方法，新鮮時に割を入れずに胆管・主膵管からホルマリンを注入する方法のいずれも長所・短所がある 表1 ．
- 検体をホルマリン固定する際には，可能な限り生体内に近い位置関係を保ったまま固定することが望ましい．そうすることで腫瘍の大きさや広がり，術前情報との比較，リンパ節の位置についての正確な情報が得られる 表2 ．
- 固定後，膵頭部は水平断（CT断），膵体尾部は矢状断により5mm間隔で全割

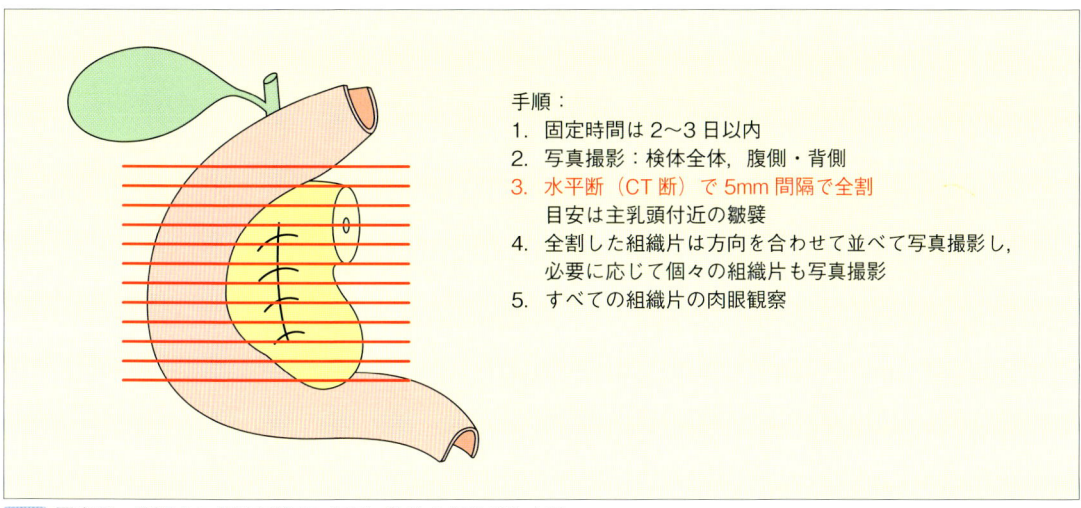

図4 固定後，膵頭十二指腸切除術（PD）検体の切り出し方法

手順：
1. 固定時間は2〜3日以内
2. 写真撮影：検体全体，腹側・背側
3. 水平断（CT断）で5mm間隔で全割
   目安は主乳頭付近の皺襞
4. 全割した組織片は方向を合わせて並べて写真撮影し，必要に応じて個々の組織片も写真撮影
5. すべての組織片の肉眼観察

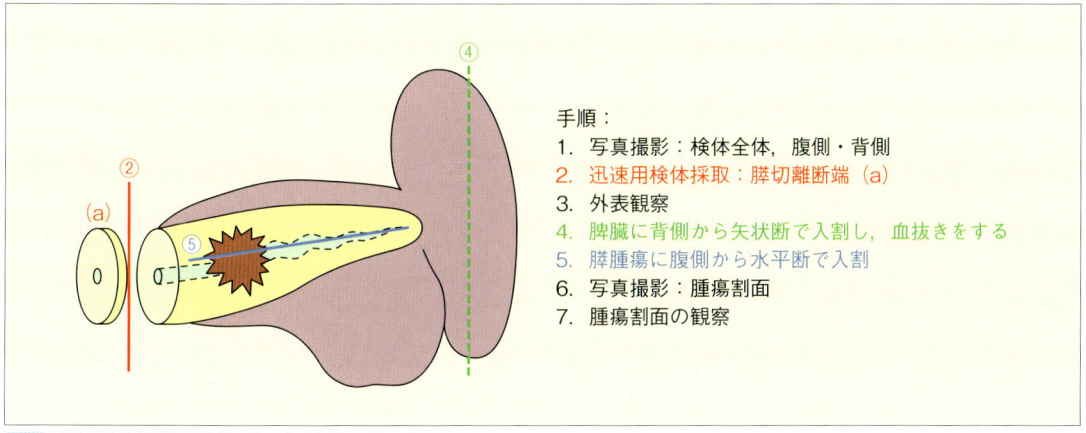

図5 新鮮膵体尾部切除術（DP）検体の取り扱い

手順：
1. 写真撮影：検体全体，腹側・背側
2. 迅速用検体採取：膵切離断端（a）
3. 外表観察
4. 脾臓に背側から矢状断で入割し，血抜きをする
5. 膵腫瘍に腹側から水平断で入割
6. 写真撮影：腫瘍割面
7. 腫瘍割面の観察

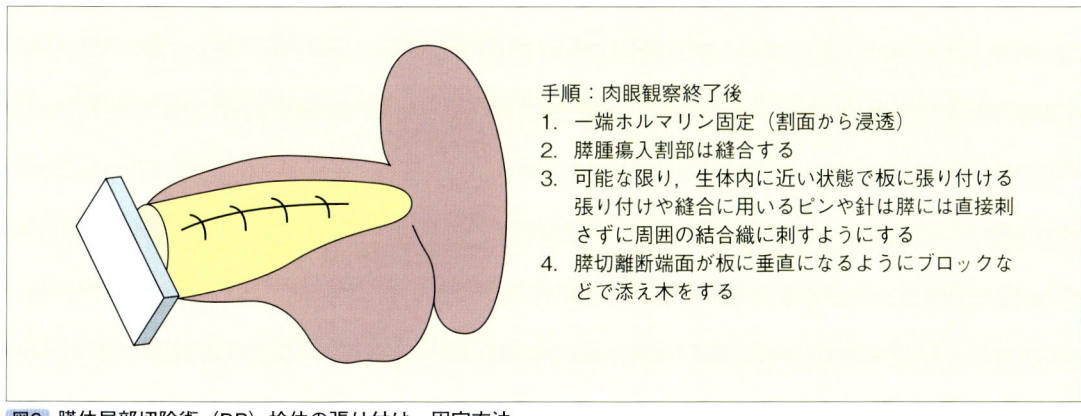

図6 膵体尾部切除術（DP）検体の張り付け・固定方法

手順：肉眼観察終了後
1. 一端ホルマリン固定（割面から浸透）
2. 膵腫瘍入割部は縫合する
3. 可能な限り，生体内に近い状態で板に張り付ける
   張り付けや縫合に用いるピンや針は膵には直接刺さずに周囲の結合織に刺すようにする
4. 膵切離断端面が板に垂直になるようにブロックなどで添え木をする

膵 327

図7 固定後，膵体尾部切除術（DP）検体の切り出し方法

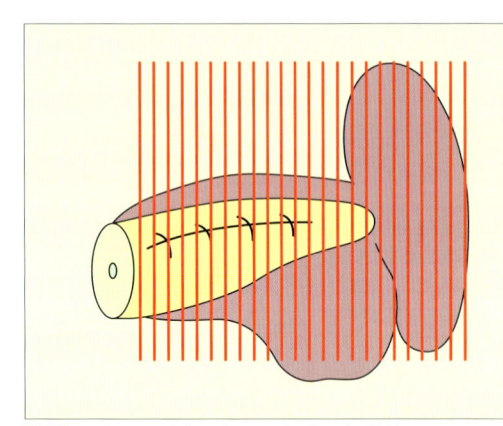

手順:
1. 固定時間は2～3日以内
2. 写真撮影：検体全体，腹側・背側
3. 矢状断で5mm間隔で全割
4. 全割した組織片は方向を合わせて並べ，写真撮影する．必要に応じて個々の組織片も写真撮影する
5. すべての組織片の肉眼観察をする

表1 外科切除検体処理方法の長所・短所

	胆管もしくは主膵管を開放	入割しないでホルマリンを膵管・胆管から注入し，固定	腹側から腫瘍を通る矢状断で入割，割面を一時的に固定後，入割部を縫合して固定
手技が簡便	○		
開放した胆管・膵管粘膜上皮が容易に剥離・消失	○		
生体内位置情報の保持		○	○
腫瘍を含めた組織が完全に保持		○	
十分な固定	○	○	○
新鮮時の腫瘍割面の観察			○
新鮮腫瘍組織の採取			○

する方法を 図4, 7 で示している．膵全摘出検体は門脈付近で膵頭部・膵体尾部に分割し，それぞれを膵頭十二指腸切除・膵体尾部切除検体と同様に切り出す．
- 膵癌で膵切離検体からリンパ節を別取りする（いわゆる芋掘り）と，それによってしばしば剥離面が人工的に陽性になってしまう．当施設では郭清されたリンパ節は腫瘍部から離れたものを除き，検体内にそのままの状態で残して腫瘍などと一緒に切り出した後，病理医が位置情報に基づいてリンパ節番号も含めて診断している 表3 ．

生検検体

- 膵生検は針生検，EUS-FNA（endoscopic ultrasound-guided fine-needle aspiration）生検などにより材料が採取される．いずれも微小な検体で，さらに対象組織がしばしば線維化の強い組織のために，細い針による吸引生検では微小かつ断片化した組織・細胞が採取されることがほとんどである．情報を得るためには可能な限り採取検体を失うことなく標本にすることが重要である．

表2 新鮮検体観察項目（共通項目，膵頭十二指腸切除検体項目，膵体尾部検体項目）

- 全体像（表・裏），十二指腸粘膜，割面をスケッチする
- 標本の大きさ，重さ
- 外表所見（腫瘍の位置，大きさ，硬さ，腫瘍露出や透見の有無，引きつれなど）
- 十二指腸粘膜（膵付着部対側で切開開放後）：副乳頭（位置，大きさ，性状），主乳頭（位置，大きさ，性状），その他の十二指腸粘膜の性状
- 切離断端：膵切離端の主膵管の径・性状，十二指腸主乳頭へのゾンデ通過試験，肝外胆管肝側切離端の胆管径・性状・十二指腸主乳頭へのゾンデ通過試験
- 腫瘍割面（腫瘍入割後）：腫瘍の主座，大きさ，硬さ，色調，周囲との境界，肉眼型，周囲への進展など，同時に背景膵組織の性状も
- 門脈・上腸間膜静脈合併切除の場合は長軸に沿って入割し，内腔性状観察
- 合併切除された臓器（胃・結腸・胆嚢・脾・腎など）に入割し，性状を観察

■ 針生検

- 採取された検体を最大限に標本にするために，当施設では場合によって，レンズペーパーで検体を包んで包埋する，微小検体をヘマトキシリンなどで薄く着色して固定後に検体の存在をわかりやすくする，セルブロックを作製する，などの工夫をしている．

■ EUS-FNA 検体

- 経皮針生検よりもさらに細い針を用いた吸引生検が主体であり，効率的に検査を進めるため，可能な限り on-site による迅速細胞診を実施して検体材料の適否を判断しながらの検体採取をすることが望まれる．
- 上述と同様の工夫をし，採取検体を可能な限り失うことなく，組織診，細胞診標本にする．セルブロック作製も有効である．

迅速検体

- 永久標本でも診断に迷うような所見に迅速検体で出会うことも少なくないため，可能な限り挫滅・焼灼を避けて美しい迅速標本を作製することが正しい診断を可能にするための最も重要なポイントの1つである．
- 胆管や膵管の被覆上皮は剝離し失われやすいが，特に断端診断においてはこれら上皮の評価がとても重要である．以下に注意すべきポイントを上げる．
- 検体のオリエンテーションなどの情報を確実に把握し，検体の最適な面や方向が観察できるように切片標本を作製する．不明な点は必ず術者に尋ねる．
- 膵管や胆管の被覆上皮はとても剝がれやすいので，検体を拭く，擦る，触る，揉む，乾燥させる，などを行わず優しく扱う．
- 切離面が電気メスによる場合は，真の切離面から5mmほど離れた位置に割を入れて，その面から真の切離面に向かって薄切していく．それよりも真の切離面に近い部では，見たところ焦げていない組織でも組織観察が困難なことが多い．
- 膵周囲脂肪織に脈管侵襲・神経浸潤が時にみられるので，必ず標本にして観察する．

表3 肉眼所見の取り方

1. 外表の観察	視診：腫瘍の露出，透見，引きつれ
	触診：腫瘍の大きさ，形，硬さ
2. 十二指腸粘膜（癒着する結腸・小腸・胃の粘膜）の観察	視診：粘膜の陥凹や引きつれ，盛り上がり，腫瘍の露出
	触診：腫瘍との関係（可動性ほか）
3. 腫瘍割面の観察	視診：腫瘍の大きさ，形，色，性状，進展の様子
	触診：腫瘍の硬さ

- 脂肪の多い検体の凍結標本作製：脂肪織と線維性結合織では凍結温度が異なるため，通常扱う多くの組織を凍結させる温度では脂肪が凍らずに薄切困難となり，脂肪織を凍らせる温度まで下げると結合織は硬く凍ってすだれ状になりやすい．いまだベストな方法はないが，脂肪織を凍らせる温度まで下げて凍結し少し厚めに薄切すると組織の見え方は変わるが，すだれ状にならないで薄切可能である．
- 当初作製した標本では，さまざまな理由で十分な所見がとれない場合や診断を決めかねる場合は，深切り標本を作製する．
- 標本で得られた情報を掛け値なく，ありのまま評価した結果を外科医に返す．わからないことはわからないと伝える．
- 腫瘍本体の迅速検査の際は，腫瘍に割を入れて割面所見をとるとともに，壊死の少ない典型的な部分から迅速用検体を採取し，標本を作製する．
- 術中生検の場合は，可能な限り典型的な病変部と思われる部からできるだけ多くの検体採取を術者に依頼する．特に針生検で腫瘍の有無を判定する場合には，複数箇所からの生検を依頼する．

（平岡伸介）

5章
症例の実際

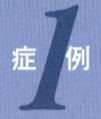

症例 1 CK19 陽性肝細胞癌
40代，男性

現病歴

慢性 B 型肝炎で通院加療中に超音波で肝 S3 に腫瘍を指摘された．腫瘍マーカーの上昇はみられなかった．6 か月後，画像上腫瘍の増大が認められ，腫瘍指摘から 8 か月後，腹腔鏡下肝外側区域切除，胆嚢摘出術が行われた 図1a ．術後は外来で経過観察されていたが，約 2 か月で血清 AFP 値の上昇を認め（60ng/mL），画像で残肝に多発腫瘤がみられた．肝動脈化学塞栓術を行うも，術後約 5 か月でさらに AFP 値が上昇（794ng/mL），画像で再発と考えられる多発腫瘤がみられ，肺転移が出現した 図1b, c ．術後約 6 か月で AFP 値が異常高値（9,040ng/mL）となり，肝動注療法（アイエーコール®，リピオドール®，フルオロウラシル）を 2 クール行ったが，画像上，肝および肺多発腫瘍の増大，さらなる AFP 値の上昇を認めた．術後 7 か月でソラフェニブ内服開始も，容体が急変し，死亡した．

病理所見 図2

肝外側区域切除検体の割面では，線維化を伴う 37×22mm 大の多結節癒合型の灰白色調腫瘍を認めた．組織学的には，腫大核を有する異型細胞が中索状構造を示して増生する所見が認められ，一部で細胞異型や構造異型の強い低分化な部分を伴っていた．主体は中分化型肝細胞癌相当の病変と考えられた．また高度の線維化を

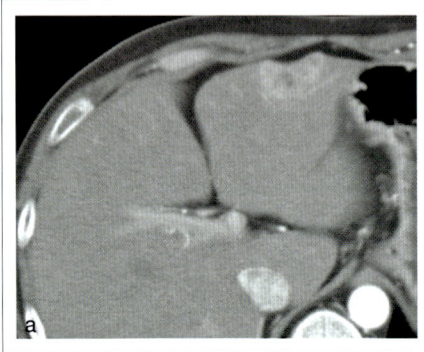

図1 CT像
a：術前肝 CT 像（矢状断．S3 原発巣）
b：術後 5 か月．肝 CT 像（矢状断．多発性残肝再発）
c：術後 5 か月．肺 CT 像（矢状断．多発性肺転移）

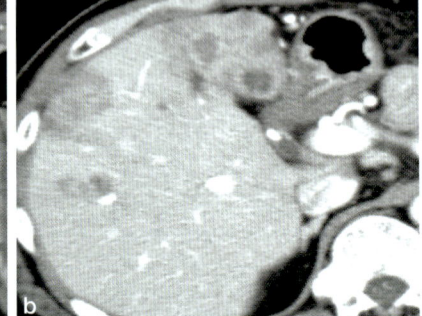

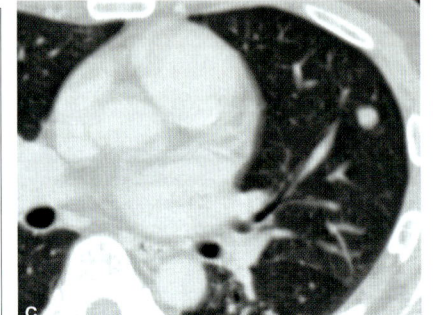

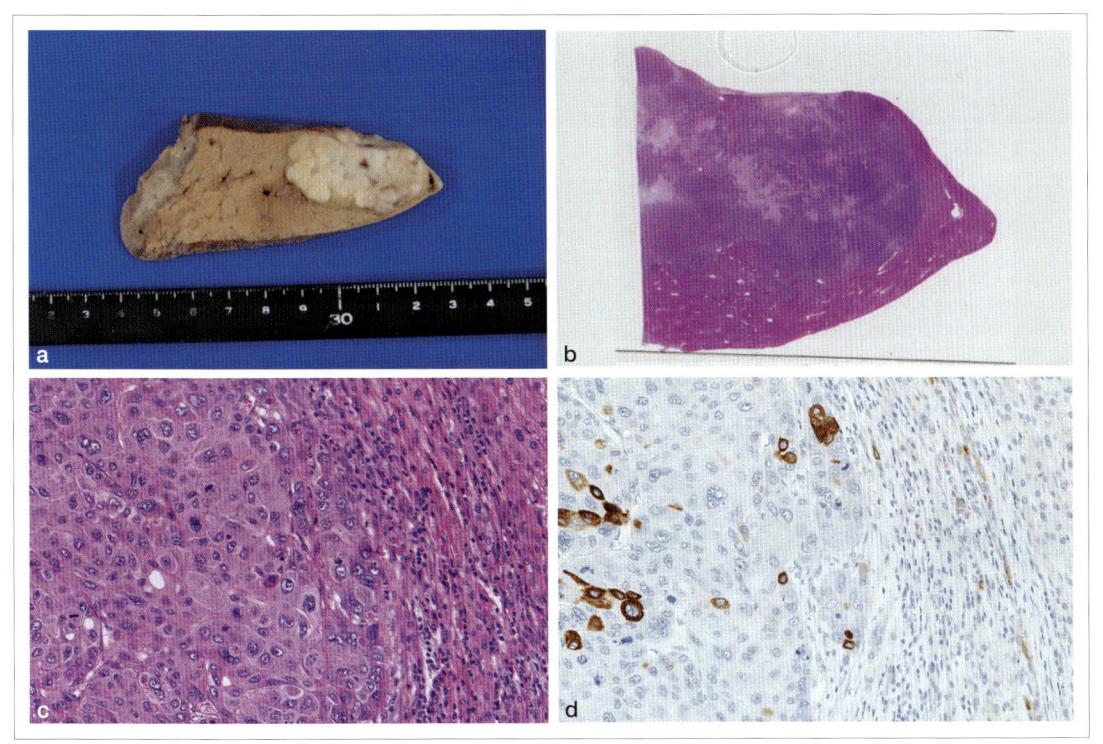

図2 病理所見
a：肉眼所見．約37×22mm大の灰白色調腫瘍を認める．
b：HE染色（ルーペ像）
c：HE染色．中分化型肝細胞癌を認める．
d：CK19免疫染色．腫瘍細胞での陽性像を認める．

伴っており，いわゆる硬化性肝細胞癌に相当する所見であった．免疫組織学的には，腫瘍細胞でcytokeratin（CK）19の免疫染色が全体の約30％程度で陽性であった．門脈侵襲が軽度認められたが，胆管侵襲，静脈侵襲，肝内転移はみられなかった．手術時の切除断端は陰性であった．

鑑別診断 図3

CK19は上皮細胞の骨格をなす中間系フィラメントであり，分子量40～68kDaの蛋白群の総称である．通常は，胆管および肝幹細胞で陽性であり，肝細胞は陰性である．

原発性肝細胞癌の一部において，CK19免疫染色が陽性となる症例は以前から報告されており，その頻度は海外の報告では約20％程度，わが国の報告では約5～10％である．CK19陽性肝細胞癌は分化度が低く，Stageが進行した癌で多いとされており，術後の再発率やリンパ節転移率が通常の肝細胞癌に比べて高いため，生命予後が悪いとされる．機序については明らかではないが，CK19陽性肝細胞癌は幹細胞由来の可能性があり，他のstemness関連蛋白（CD133，EpCAM，c-kit）と関連するという報告がある．

HE染色上は肝細胞癌の所見を示し，CK19免疫染色が腫瘍部の5％以上で陽性

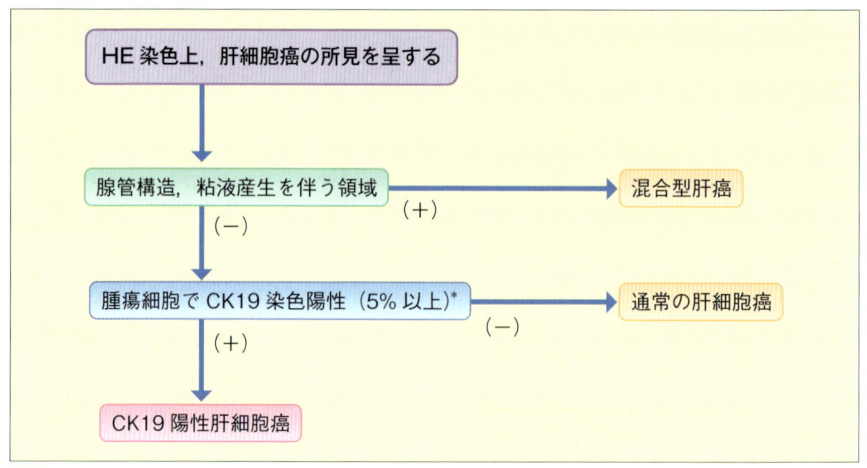

図3 鑑別診断のフローチャート

であるものを"CK19陽性肝細胞癌"と定義する．文献によっては1%以上と定義するものもある．HE染色のみでは，通常のCK19陰性肝細胞癌と鑑別することはできない．その他の鑑別としては，CK19免疫染色が通常陽性になるいわゆる肝内胆管癌および混合型肝癌が挙げられる．肝細胞癌でも偽腺管構造がみられることがあるが，大部分で粘液産生を伴う腺腔形成がみられる場合は腺癌が示唆される．

本症例では，HE染色上，大部分が肝細胞癌と考えられる所見を示しているにもかかわらず，CK19が30%程度陽性であった．系統的な切除を行ったにもかかわらず，早期再発した症例であり，CK19陽性肝細胞癌の悪性度の高さを示唆するとともにCK19免疫染色による評価の臨床的有用性を示す1例であると考えられた．

〔辻川華子，坂元亨宇〕

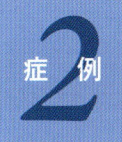

症例2 慢性肝障害に伴う多発肝癌
60代，男性

■ 現病歴

C型慢性肝炎に対してインターフェロン治療が行われ，ウイルス駆除が達成された（sustained virological response：SVR）．定期的に経過観察されていたが，10年目のチェックアップで施行された超音波およびCTにて肝腫瘤を指摘された．精査の結果，肝S6に1個，肝S8に2個の早期濃染を示す腫瘤を認め，肝S6ならびにS8部分切除術が施行された．

病理所見

肝S6部分切除検体では，12×10 mm大，割面から軽度膨隆し中心が瘢痕状，灰白色調で一部緑色調を示す結節を認める 図1a．組織学的には，淡好酸性～淡明な豊富な胞体をもつ異型細胞が中索状に増生している．腫瘍細胞にはMallory小体が多数みられ，一部には脂肪変性や胆汁うっ滞を伴う．また腫瘍細胞索間には，膠原線維の増生を伴う 図1b．中分化型肝細胞癌，いわゆる硬化型肝癌に相当する所見と判断した．なお，門脈侵襲は認めなかった．

肝S8部分切除検体では，肉眼的に22×18 mm大の境界が一部不整，肝被膜の軽度の陥入を伴う灰白色調結節（S8-A），5×2 mm大の肝被膜直下の結節（S8-B．S8-Aに非常に近いが連続性はない），6×6 mm大の肝表からやや膨隆する結節（S8-C）が確認される 図2．

S8-Aは，中心部に壊死と線維化の目立つ腫瘍である 図3a．粘液産生や腺管形成を示す明らかな腺癌成分 図3b や，豊富な好酸性胞体をもつ肝細胞様細胞が索状構造を形成しつつ髄様に増生する肝細胞癌成分 図3c もみられる一方で，肝細

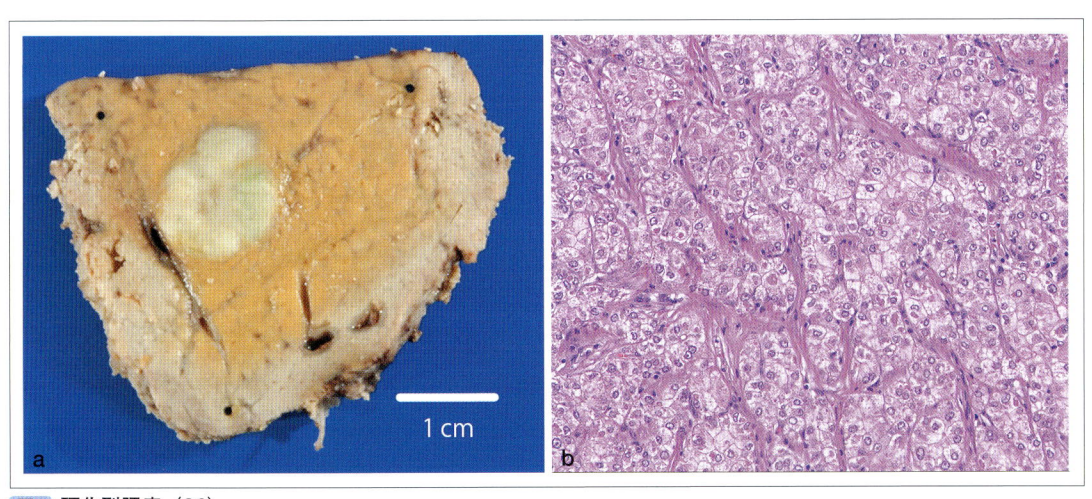

図1 硬化型肝癌（S6）
a：肉眼像　　b：ミクロ像

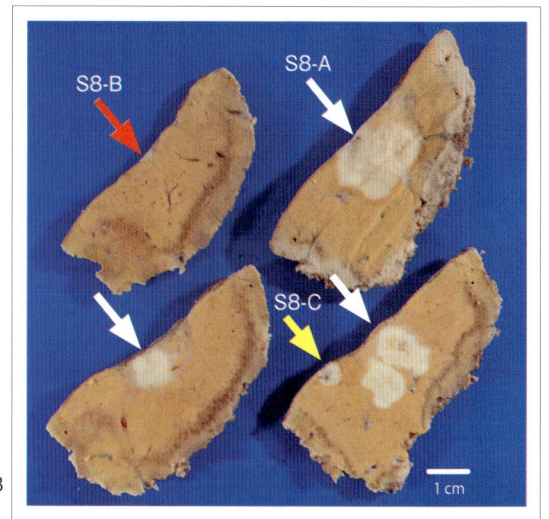

図2 S8 多発肝腫瘍の肉眼像
肉眼的に連続していない3つの結節，S8-A（⇨），S8-B（➡），S8-C（⇨）を認める．

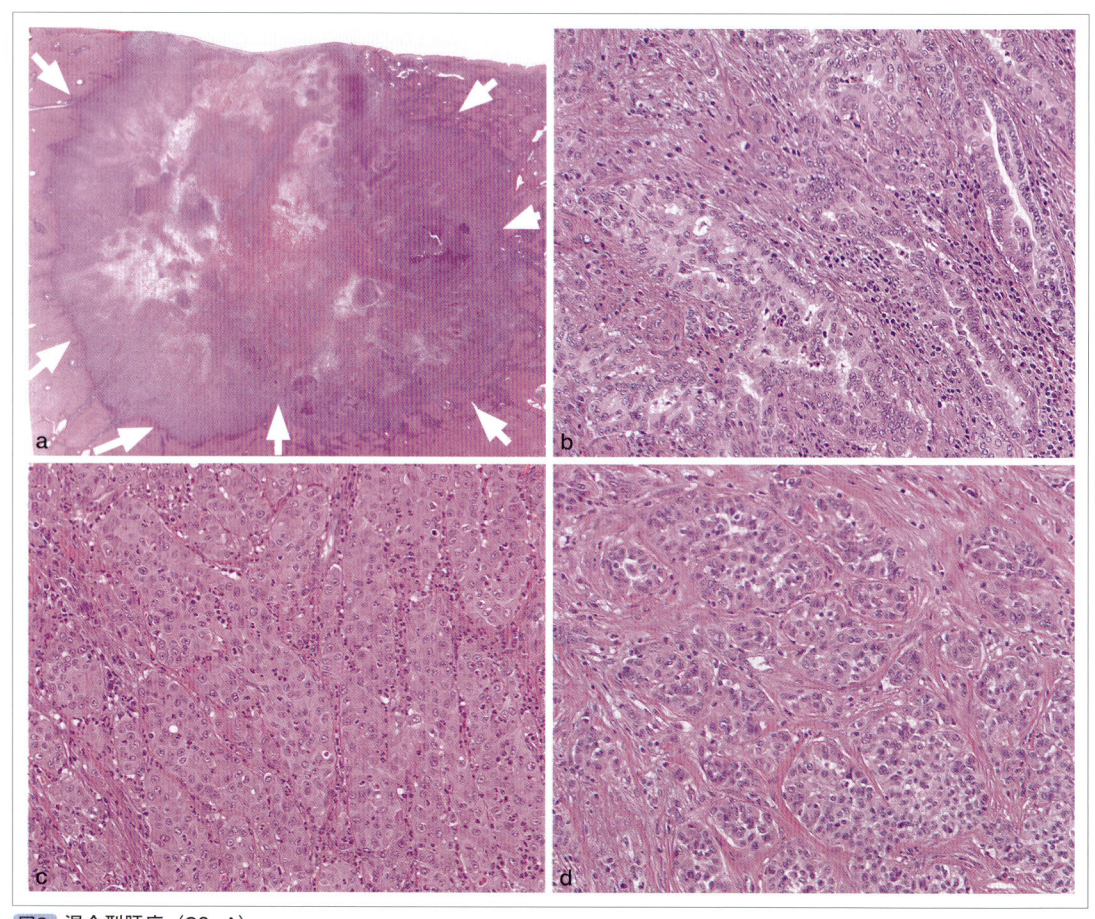

図3 混合型肝癌（S8-A）
a：ルーペ像　　b：腺癌成分　　c：肝細胞癌成分　　d：中間型肝癌様成分

胞癌成分とも胆管癌成分ともいい切れない分化方向の不明確ないわゆる中間型肝癌様の成分 図3d がかなりの範囲を占めていた．以上から，S8-A は混合型肝癌と考

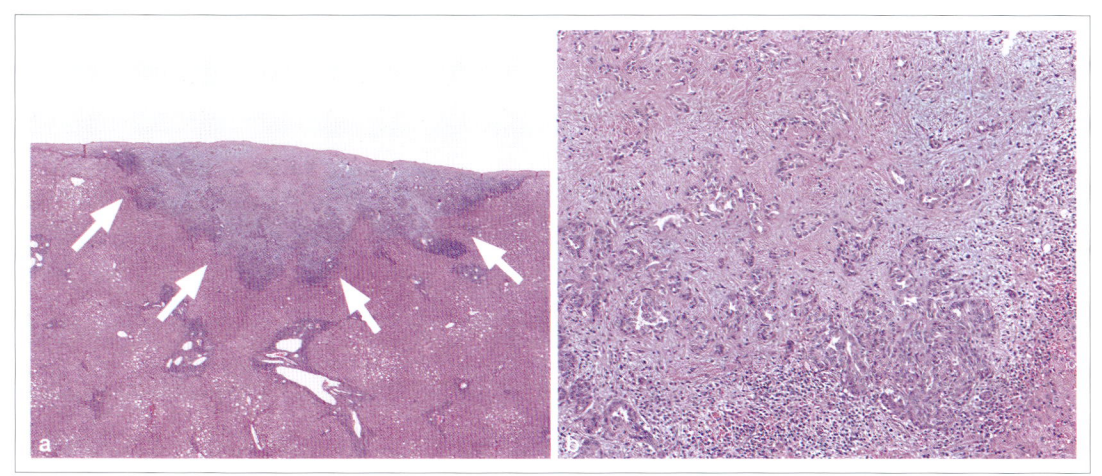

図4 S8-A の肝内転移（S8-B）
a：ルーペ像　　b：ミクロ像

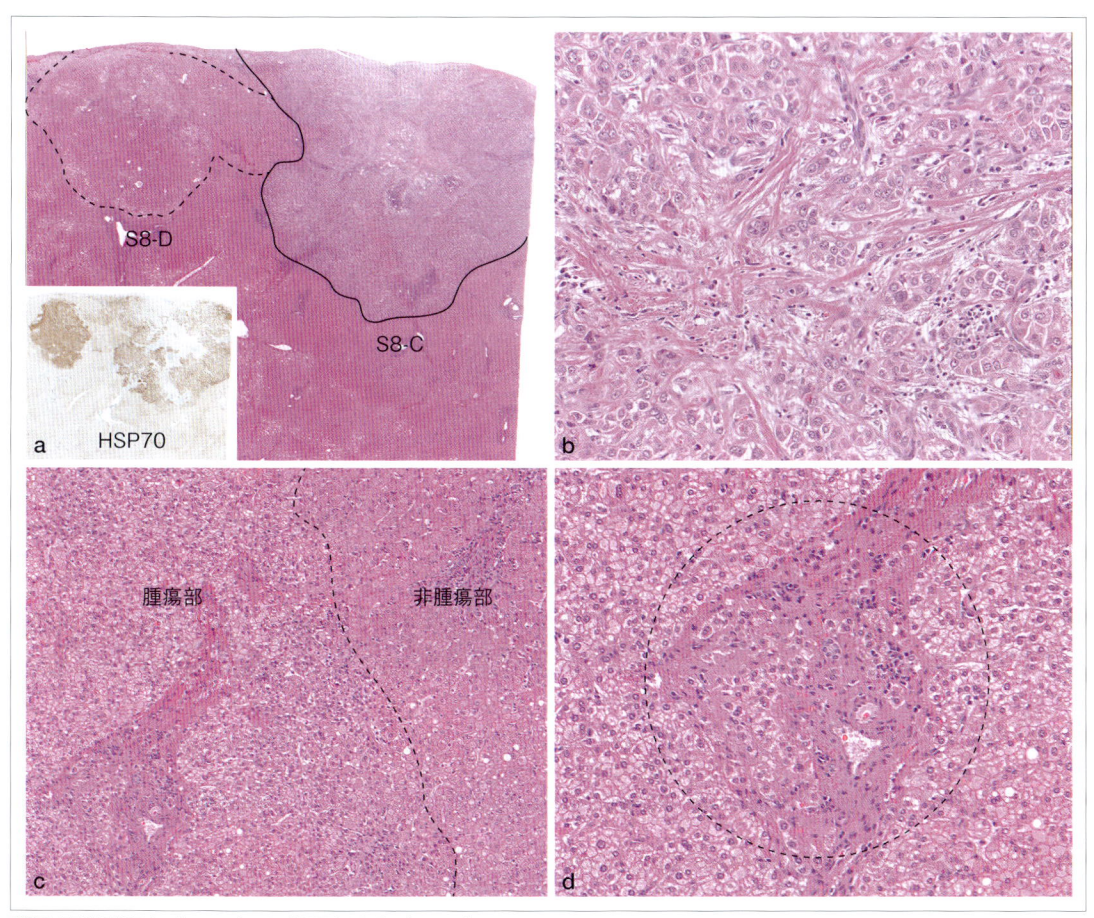

図5 硬化型肝癌（S8-C）＋早期肝細胞癌（S8-D）
a：ルーペ像．S8-D は S8-C の近傍に顕微鏡的に見つかった病変．inset は HSP70 のルーペ像
b：S8-C のミクロ像
c：S8-D のミクロ像
d：S8-D にみられた間質浸潤像

えられた．

　S8-B は被膜直下の線維化を伴う腫瘍であり，腺管形成を示す腺癌成分からなる腫瘍であった 図4 ．中間型肝癌様の S8-A に似た部分もあり，解剖学的位置関係が S8-A に非常に近いことから S8-A の肝内転移結節と判断した．

　S8-C は中心部に線維化を伴う腫瘍で 図5a ，Mallory 小体の目立つ好酸性胞体をもつ腫瘍細胞が膠原線維を伴って索状に増生する硬化型肝癌であった 図5b ．S6 腫瘍と組織像が類似しているものの，解剖学的位置が離れており，また本例が HCV 関連慢性障害肝を背景に多彩な癌が多中心性発生している症例であることも踏まえ，S8-C も多中心性発生と考えるのが妥当と思われた．

　肉眼的には認識し難かったが，S8-C に接して 4mm 大の境界不明瞭な小さな腫瘍（S8-D）が認められた 図5a ．こちらは，内部に門脈域を残しつつ，軽度の異型性のみられる肝細胞様異型細胞が肝細胞索を置換するように領域性に増生していた 図5c ．内在する門脈域の一部には間質浸潤がみられた 図5d ．高分化型肝細胞癌であり，いわゆる早期肝細胞癌と考えた．

　背景肝では，軽度の小葉中心性の脂肪変性，肝細胞周囲性線維化を認めるのみで，活動性肝炎の像はみられなかった．なお，肝切除後 1 年 9 か月で S8-A の肝内転移再発を認め，再度肝切除がなされた．

鑑別診断 図6

　C 型慢性肝炎の SVR 後の障害肝に，硬化型肝癌，早期肝細胞癌，混合型肝癌が多中心性に発生した症例である．慢性障害肝，特に HBV ならびに HCV に関連し

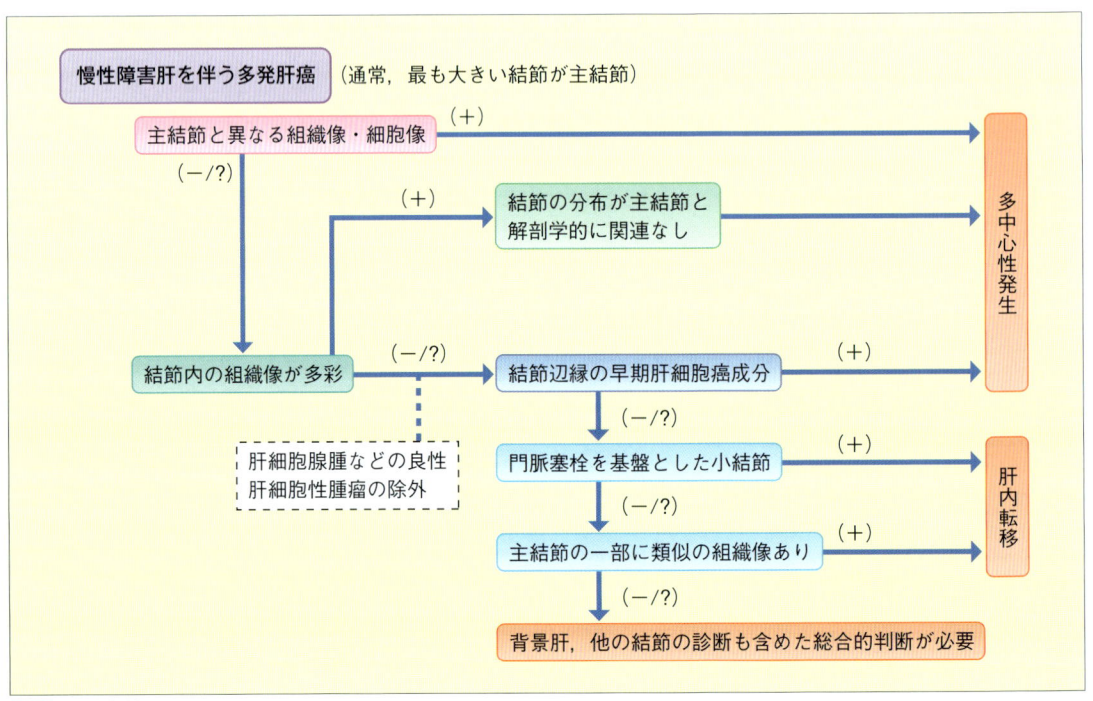

図6　鑑別診断のフローチャート

た障害肝に多発する肝腫瘍をみた場合，肝細胞癌の多中心性発生を念頭に置き，個々の結節についてていねいに肉眼所見や組織学的所見をとる必要がある．肝内胆管癌や混合型肝癌が，ウイルス性肝炎を背景として発生することもまれではなく，結節診断には大型再生結節や過形成性結節などの良性肝細胞結節，異型結節を含めた肝腫瘍性病変のすべてが鑑別となる．本症例のように結節ごとにバリエーションに富む組織型を示し，容易に多中心性発生と判断できる症例はむしろまれであり，多発する結節すべてが肝細胞癌で，多中心性発生か肝内転移かの鑑別を慎重に判断しなければならない症例のほうが多い．肝内転移を疑うべき所見としては，①原発として矛盾しない主結節がある（あるいは原発巣治療の既往がある），②原発巣と解剖学的に近い位置関係にあり，原発から離れるにつれてその数が少なくなる小結節（群），③門脈内腫瘍栓を基盤として発生したと推測される結節，④組織像が比較的単調，⑤原発巣の一部に類似する組織像がある，⑥原発巣に門脈侵襲がある，などが挙げられる．逆に，各結節の肉眼像や組織像が多彩であったり，結節辺縁に裾野病変（早期肝細胞癌成分）が観察されるような場合は，多中心性発生がより示唆される．

（眞杉洋平，坂元亨宇）

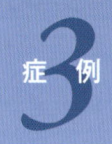

症例 3 嚢胞形成を伴う肝内胆管癌
70代，男性

■現病歴

自覚症状はなかったが，肝機能異常（γ-GTP 119 IU/L）の精査中に，超音波およびCTで肝左葉に充実成分を伴う巨大な嚢胞性腫瘤を指摘された．悪性腫瘍が疑われ，拡大左葉切除が施行された．

病理所見

割面では，最大12.5 cm大の嚢胞に接して，3.0 cm大の白色調充実成分を認めた 図1 ．嚢胞内容は血液を混じる粘液であった．嚢胞の一部は出血により被覆上皮が不明瞭となっていたが，嚢胞の半周程度が粘液を有する平坦〜低乳頭状の円柱状異型上皮により被覆されていた 図2 ．また嚢胞の一部には非腫瘍性と思われる胆道上皮もみられ，嚢胞は拡張した胆管と考えられた．多数の切片を作製して検討したが，嚢胞壁にはいわゆる卵巣様間質は認めなかった．

嚢胞の辺縁部では，拡張した胆管内に充満する乳頭管状腫瘍を認めた 図3a ．拡張胆管内では，嚢胞を被覆する異型上皮に類似した粘液性上皮もみられたものの，N/C比がやや高く，構造異型・核異型を増した異型円柱上皮の増生が優勢であった 図3b ．

肉眼的に充実性に見えた部分では，明らかに胆管内腫瘍の部分もあるが，既存の

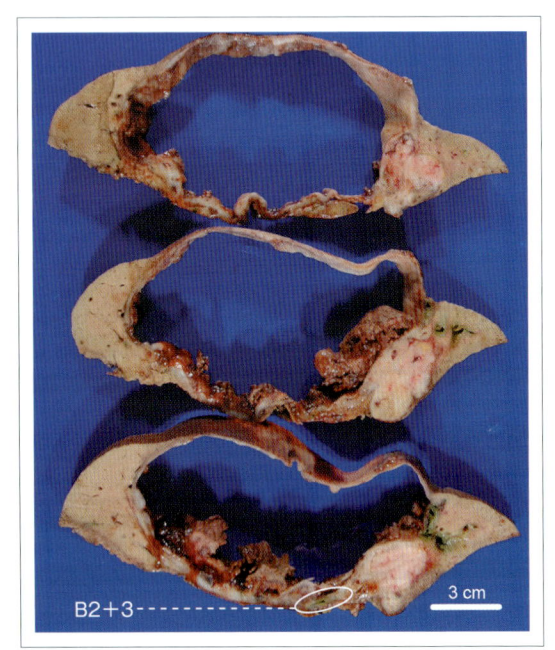

図1 割面

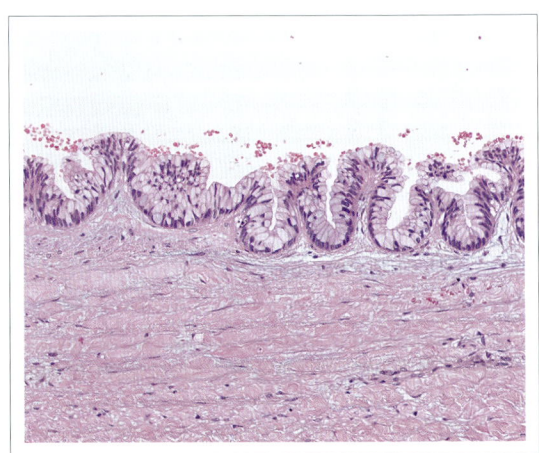

図2 嚢胞を被覆する粘液性異型上皮

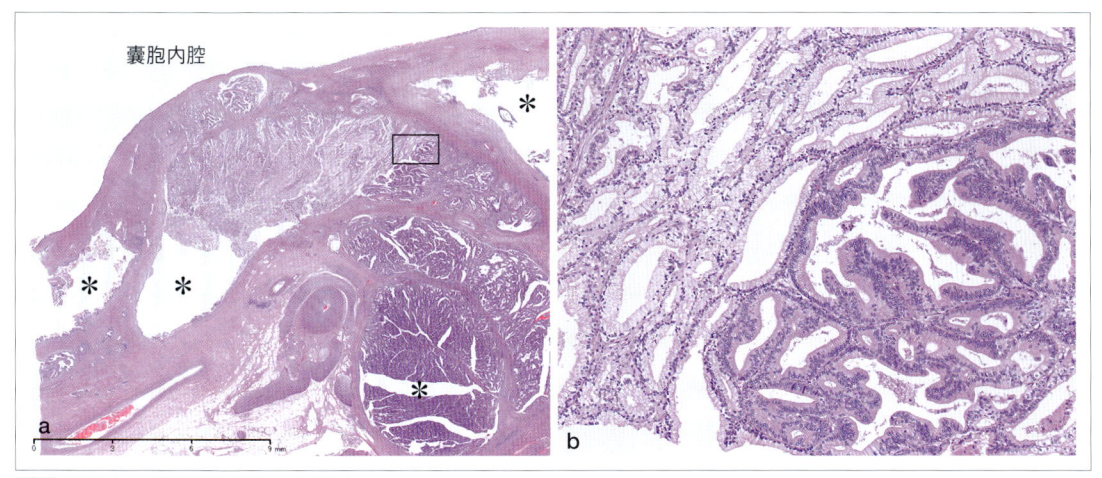

図3 胆管内に乳頭管状発育する腫瘍
a：ルーペ像（＊は拡張した胆管）
b：粘液産生の豊富な腫瘍成分（左上）と異型性の増した腫瘍成分（右下）の境界部

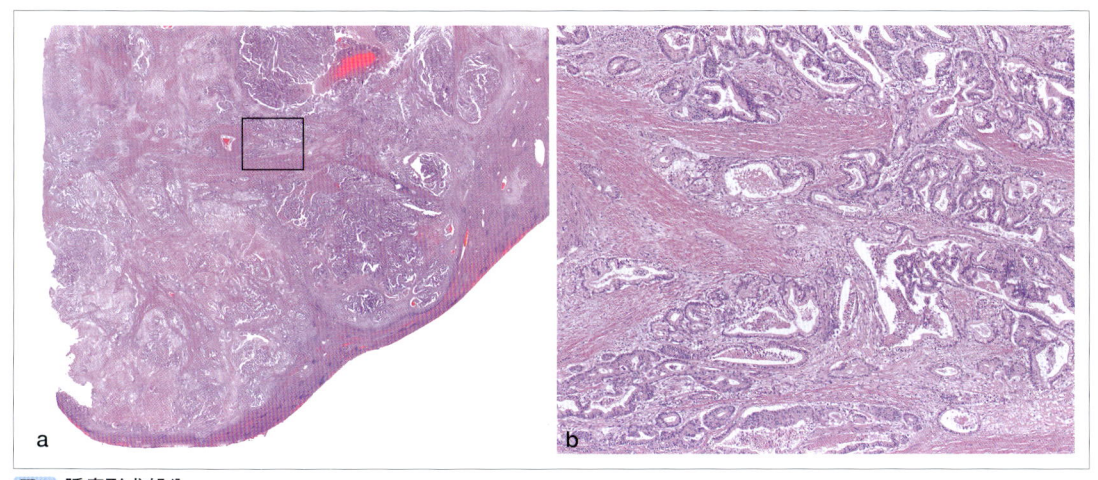

図4 腫瘍形成部分
a：ルーペ像　　b：aの□の拡大像

　肝構築を破壊しつつ浸潤性増殖する高〜中分化型管状腺癌が腫瘍を形成する部分が優勢であった 図4 ．肝門部近傍の胆管二次分枝（B2＋3）の胆管壁にも，Glisson間質に沿った浸潤を示す腺癌の波及がみられた 図5a ．上皮内癌は B2＋3 の胆管断端部まで及んでいた．また肝門部 Glisson 周囲の比較的太い末梢神経にも神経周囲浸潤が認められた 図5b ．

　以上の所見を総合すると，本腫瘍は胆管内発育を主とするが，腫瘤形成性あるいは胆管周囲浸潤性の要素もみられる肝内胆管癌と考えられた．本腫瘍は顕著な囊胞形成を伴っているのが特徴的である．囊胞は豊富な粘液産生を示す腫瘍性上皮により被覆されており，囊胞形成には癌による中枢胆管閉塞に伴う二次性胆管拡張に加え，腫瘍による粘液産生も関与したと推測された．

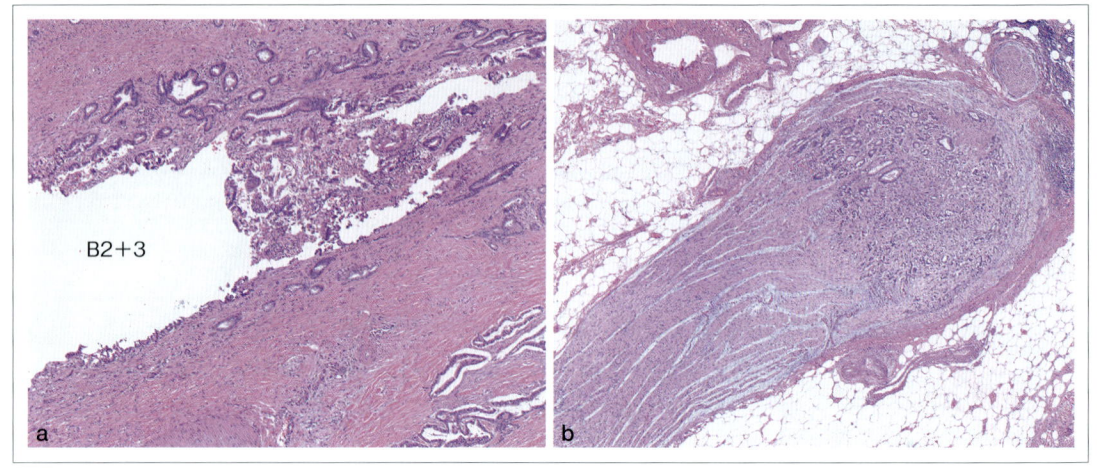

図5 肝門部浸潤
a：B2＋3 の Glisson 間質浸潤　　b：肝門部の神経浸潤

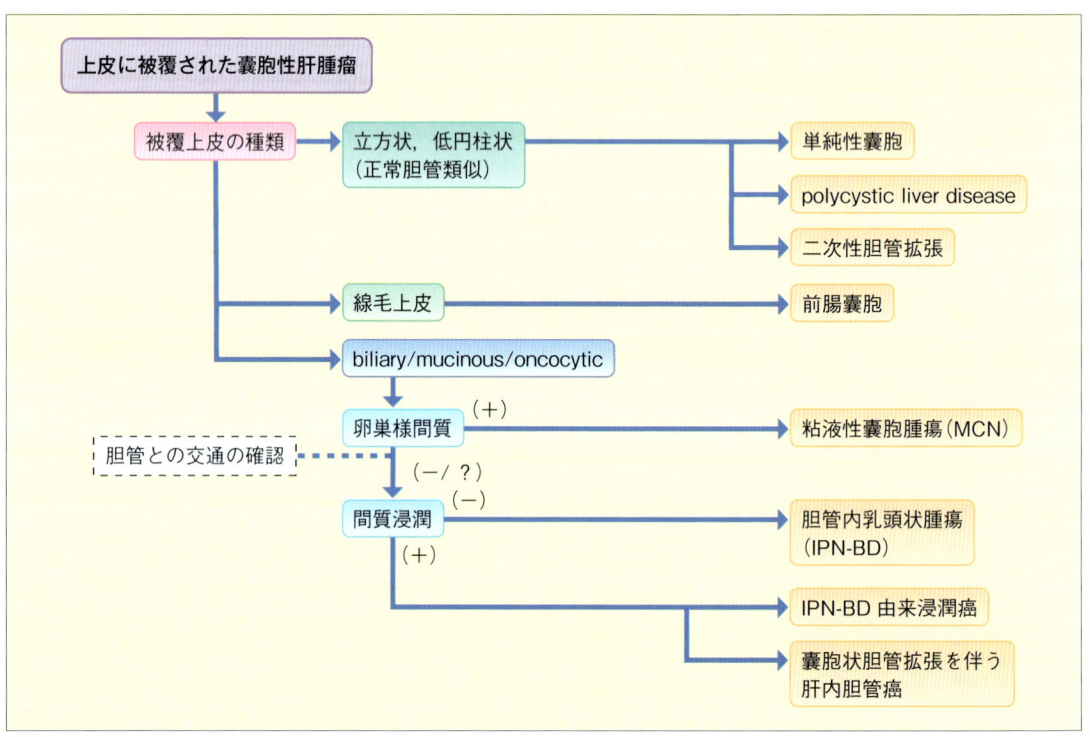

図6 鑑別診断のフローチャート

鑑別診断

　肝囊胞性疾患の鑑別のためには，まず囊胞が上皮に被覆された真の囊胞であるかを確認する．上皮に被覆された囊胞性病変の鑑別のフローチャートを 図6 に示す．
　次に被覆上皮の性格に注目して鑑別を進める．囊胞が異型に乏しい立方状あるいは低円柱状上皮に被覆されている場合，多くは発生過程の異常による疾患であるが，時に胆管閉塞に伴う二次性胆管拡張も経験される．被覆上皮が線毛上皮である

場合は，前腸囊胞と考えられ，通常は囊胞壁に平滑筋組織を伴う．粘液を有する円柱上皮に覆われた囊胞で，囊胞壁に卵巣様間質を認めた場合は，粘液性囊胞腫瘍（mucinous cystic neoplasm：MCN）と判断される．MCN のほとんどは女性に発生し，まれに悪性化することが知られている．特徴的な卵巣様間質はエストロゲンレセプターならびにプロゲステロンレセプターが免疫組織学的に陽性となる．卵巣様間質の存在は MCN の確定に最も重要な所見ではあるが，卵巣様間質は必ずしも囊胞全周性に認められない場合が多く，特に浸潤癌の場合，卵巣様間質がほとんど確認できない症例も報告されており，注意を要する．

　胆道系，粘液性乳頭状上皮に被覆された囊胞で既存の胆管との交通がみられる病変は，胆管内乳頭状腫瘍（intraductal papillary neoplasm of the bile duct：IPN-BD）を考える．まれに oncocytic な上皮からなる IPN-BD も経験される．IPN-BD は，しばしば一部に囊胞壁への浸潤を伴う．一方，通常型の肝内胆管癌でも，胆管上皮内進展，中枢胆管の閉塞による囊胞状胆管拡張を伴う症例が時に経験される．膵において，通常型の浸潤性膵管癌と intraductal papillary mucinous neoplasm（IPMN）由来癌との鑑別が（特に浸潤範囲が広汎な場合）しばしば問題となるように，IPN-BD 由来の浸潤癌と二次性胆管拡張を伴う肝内胆管癌との鑑別は困難であることが多い．IPN-BD 由来癌と胆管内発育を主とする肝内胆管癌との異同も問題視されており，鑑別困難症例の蓄積や予後の検討は今後の課題である．

　本症例は，背景に胆道系あるいは粘液性上皮内腫瘍がみられるものの，必ずしも乳頭状発育が前景にたっていない．一方で，明らかな腫瘤を形成する浸潤成分があり，肝門浸潤もみられるなど浸潤傾向が比較的強い．囊胞の位置も浸潤部の末梢側にあることも考え合わせると，二次性胆管拡張を伴う肝内胆管癌として扱うのが妥当と判断した．

（眞杉洋平，坂元亨宇）

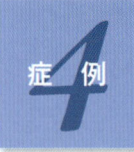

症例 4　臨床的に肝門部胆管癌と鑑別困難な Mirizzi 症候群の一例
60代，男性

■ 現病歴

腹痛と黄疸をきたして近医を受診し，肝門部胆管癌の疑いで当院紹介となった．当院の血液検査では，肝・胆道系酵素の上昇を認めるほか，CA19-9 値の軽度上昇を認めた．腹部超音波検査において，胆嚢頸部に胆石と思われる 8mm 大の高エコー像と胆嚢壁肥厚が認められた．肝門部左右胆管合流部に低エコーを示す領域を認め，腹部造影 CT で同部は 30mm 大の境界不明瞭な低吸収域であった 図1a ．逆行性胆管造影（ERC）では，総胆管の先細り像および途絶，左葉の肝内胆管を中心とする胆管拡張がみられた．門脈造影下 CT（CTAP）では，門脈右枝の分岐部周囲に低吸収域が認められた 図1b ．

■ 手術

拡大肝右葉切除，尾状葉切除，肝外胆管切除，胆道再建術．

病理所見

■ 肉眼所見

触診上，肝門部に硬結を認めた．肝外胆管を背側より左肝管断端に向かって開放すると，胆管壁は肥厚し，右肝管合流部は完全に閉塞していた．水平断による割面の観察では，胆嚢は萎縮と壁肥厚がみられ，胆嚢周囲は著明な線維化による肝床部から肝門に及ぶ強固な癒着を認めた 図2a, b ．ホルマリン固定後に割を追加し観察したところ，前後枝合流部から左右肝管合流部にかけて存在する白色調で弾性硬の領域性のある腫瘤が右肝管を閉塞していることが観察された．胆嚢頸部は肝門部

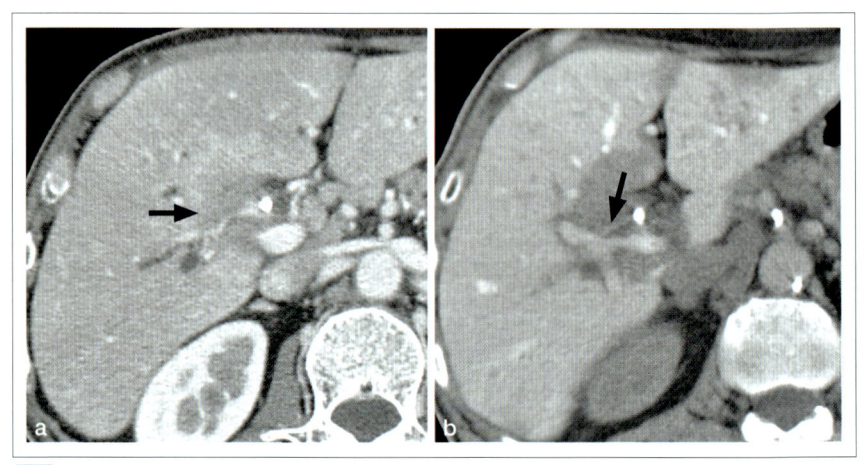

図1　CT 像
a：腹部造影 CT, 経静脈造影動脈後期相．左右胆管合流部に約 30mm 大の淡く不明瞭な低吸収域を認める（➡）．
b：CTAP．門脈の右枝から前後区域枝の分岐部は不整である（➡）．

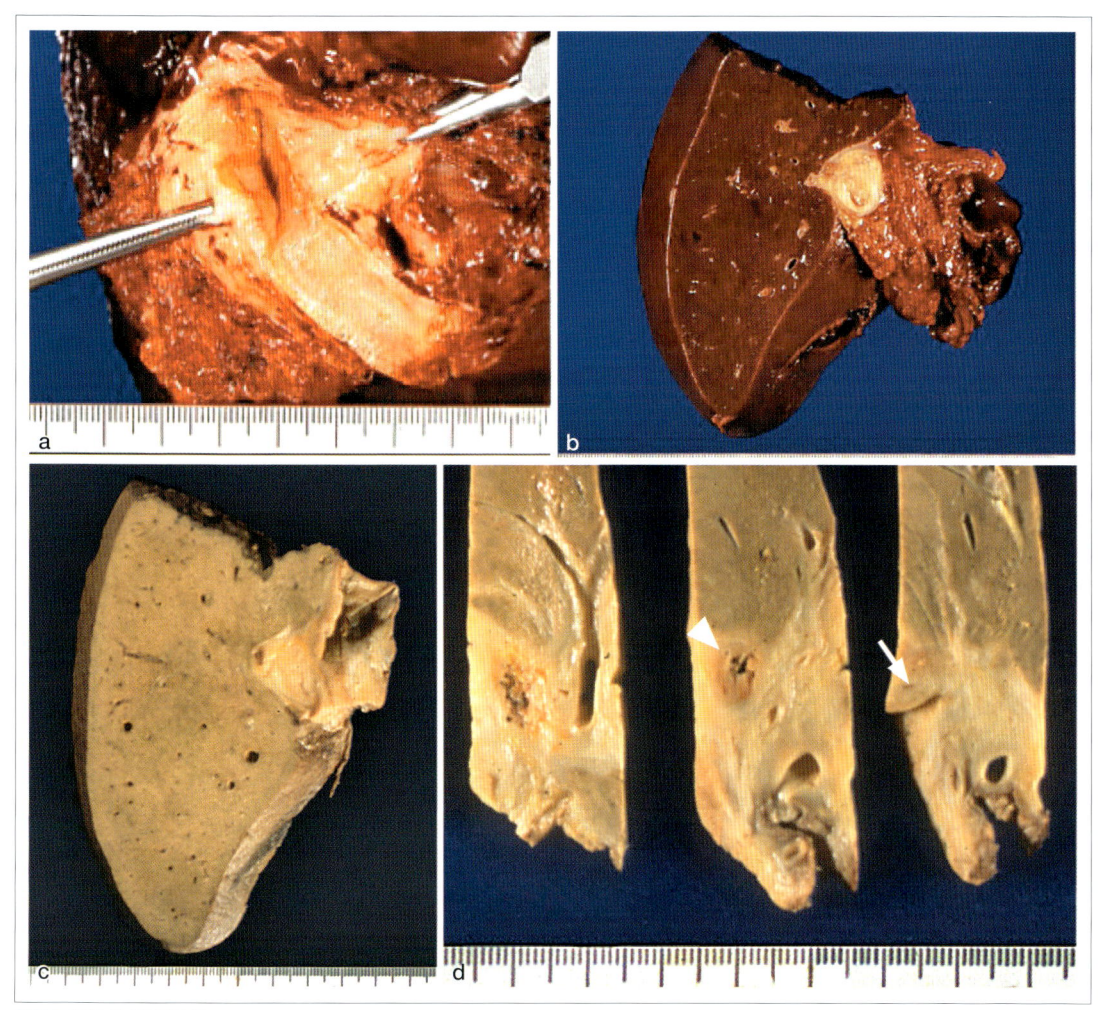

図2 切除検体肉眼像
a, b：ホルマリン固定前　　c, d：ホルマリン固定後
a：肝外胆管を背側より切開した．胆管壁は肥厚し，右肝管合流部が完全に閉塞している．
b：新鮮標本時の肝割面．胆嚢は萎縮，壁肥厚し，線維性組織を伴い肝床部～肝門にかけて強固に癒着している．
c：肝門部の代表割面．肝門部に弾性硬な腫瘤を認める．
d：cに垂直な面で割を入れた図．胆嚢管内には約8mm大の結石を認めた（▷：写真撮影時には脱落）．右肝管合流部から前後区域枝合流部にかけて，白色調で弾性硬な腫瘤が存在し右肝管を閉塞している（⇨）．

領域に埋没して腫瘤に近接し，さらに，胆嚢管内に約8mm大の結石を認めた 図2c, d．

■ 組織学的所見

　肉眼的に白色調を呈し，弾性硬の腫瘤として認められた部位は著明な線維芽細胞の増生を伴った線維化組織で，前後区域枝合流部～右肝管合流部までは瘢痕狭窄をきたしている 図3a, b．肉眼所見に一致して胆嚢管内にビリルビン結石を認め，その周囲には異物型巨細胞を伴う膿瘍が形成され，胆嚢管の壁構築は破壊されている 図3c．胆嚢壁はリンパ濾胞形成を伴った炎症細胞浸潤と線維化により肥厚しており，慢性胆嚢炎の所見である．胆管上皮細胞には，炎症による種々の程度の反応性異型を認めるが，悪性所見は認められない 図3d．以上よりMirizzi症候群による炎症性病変と診断された．

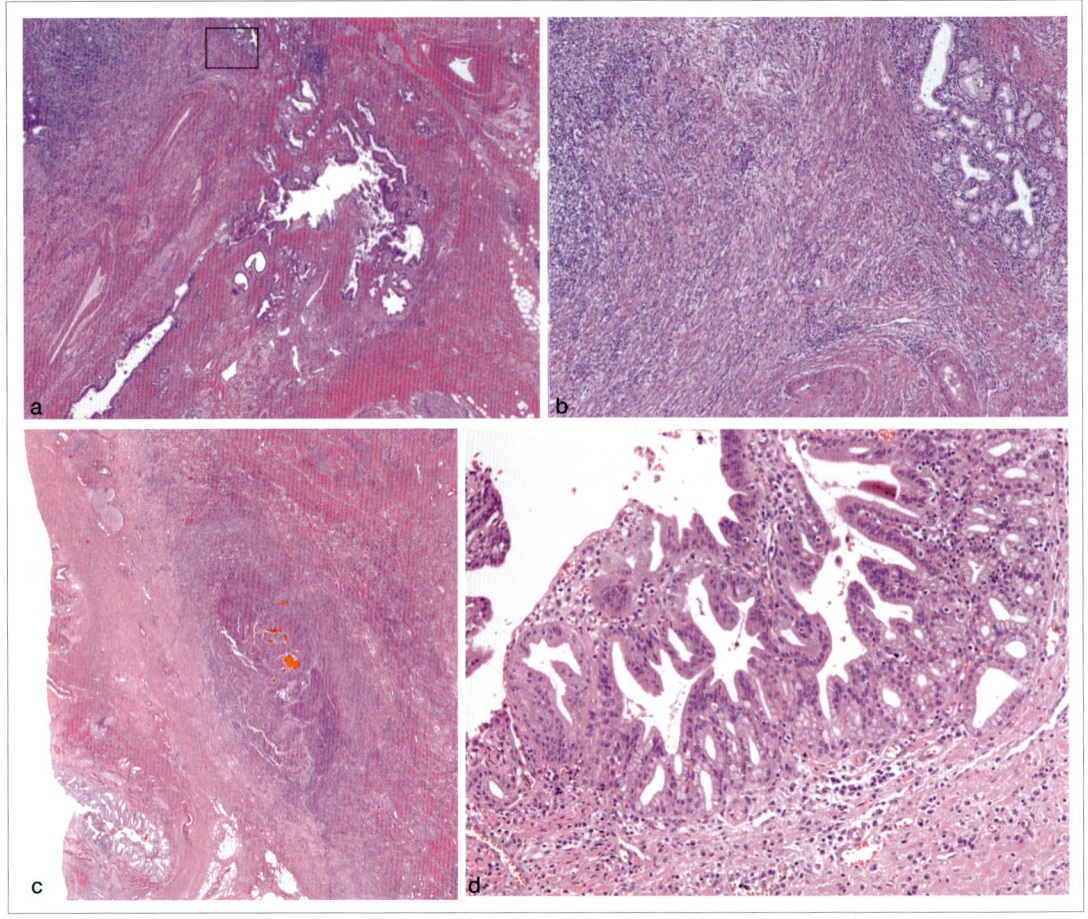

図3　組織像

a, b：右肝管合流部（a：弱拡大，b：枠線部強拡大）．著しい線維芽細胞の増生と線維化がみられ，肝管は瘢痕狭窄をきたしている．腫瘍細胞は認められない．
c：胆嚢管内のビリルビン結石の嵌頓部分（大きな結石は検体処理中に脱落）．結石周囲に炎症細胞が浸潤し，胆嚢管の壁構築は破壊されている．
d：胆管の再生異型上皮．腺管の軽度増生，上皮細胞の核クロマチンの軽度増加を認めるが，核形不整，核の大小不同は目立たず，再生性の異型と判断される．

まとめ

　Mirizzi症候群とは，胆嚢頸部や胆嚢管に嵌頓した結石や炎症により総胆管の狭窄や閉塞をきたし，胆管炎，腹痛，黄疸などの症状を呈する病態である．閉塞性黄疸をきたす疾患の1つであり，多くの患者では発熱，黄疸，右上腹部痛のCharcot三徴が認められ，血液検査では肝胆道系酵素の上昇が認められる．画像検査では，腹部超音波やCT，ERCP，MRCPなどが行われ，閉塞起点となる結石の描出とその上流の胆管拡張が診断の手がかりとなる．胆嚢癌，胆管癌，他の癌の肝門部リンパ節転移，原発性硬化性胆管炎などが鑑別に挙げられるが，Mirizzi症候群に特異的な検査所見はなく，各種検査を用いて総合的に判断する必要がある．病変の範囲は広く，血管や周囲臓器に境界不明瞭に浸潤する．癌に特徴的な所見に乏しいことが，診断の手がかりとなることがあるが，実臨床の場においては他の疾患との鑑別はたいへん難しい．また炎症の中に癌が混在している可能性もあり，結果的に切除

表1 McSherry 分類と Csendes 分類

病理像	慢性胆嚢炎	総胆管の狭窄	Cholecystocholedochal 瘻		
Stage					
McSherry 分類		Type Ⅰ		Type Ⅱ	
Csendes 分類		Type Ⅰ	Type Ⅱ	Type Ⅲ	Type Ⅳ

McSherry 分類では胆嚢胆管瘻のないものはⅠ型，あるものはⅡ型に分類される．Csendes 分類では，胆嚢胆管瘻のあるものをさらにⅡ型〜Ⅳ型に分類する．Ⅱ型は胆嚢胆管瘻を形成しているが瘻孔が胆管全周の 1/3 以内のもの，Ⅲ型は瘻孔が胆管全周の 2/3 に至るもの，Ⅳ型は胆管全周が完全に破壊されているものとされている．
(Lai EC, Lau WY. Mirizzi syndrome：history, present and future development. ANZ J Surg. 2006；76：251-7.)

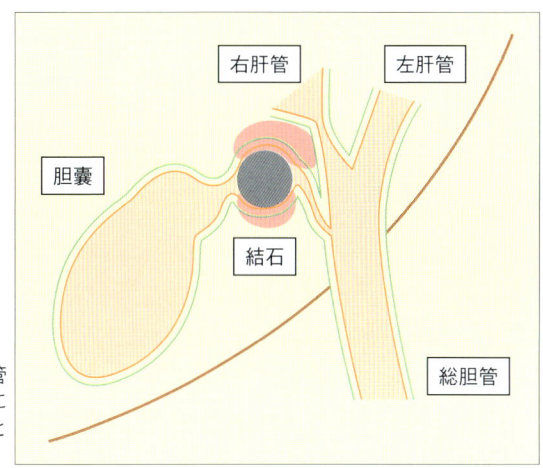

図4 本症例のシェーマ
結石による炎症により胆嚢管の壁構造が破壊され，右肝管周囲に及ぶ線維化を伴った病変が形成された．この病変による右肝管の閉塞と周囲間質の腫瘤様変化が有意な所見ととらえられ，臨床的に肝門部胆管癌と診断された．

適応となることも少なくない．治療は外科的手術が第 1 選択であり，閉塞起点となっている胆嚢や結石を取り除いた後，適切な胆道再建を行う．

McSherry による分類と Csendes による分類が提唱されており，これらの分類は治療方針・術式選択の目安となることから広く用いられている 表1．

本症例は，胆嚢管内の結石を発端とする著明な炎症により，胆嚢管の破壊と膿瘍形成を引き起こし，炎症細胞浸潤と線維化を基盤とした肝門部領域にまで及ぶ領域性のある腫瘤様病変を形成したと考えられる．これにより，胆嚢頸部から胆嚢管は肝門部領域に近接し，さらに総胆管のみならず肝門部胆管を圧排して同部の狭窄をきたしたことにより，臨床的にも肉眼的にも肝門部胆管癌類似の形態を示したことが特徴である 図4．

肝門部胆管狭窄をきたした Mirizzi 症候群と肝門部胆管癌との鑑別は，各種画像検査や胆汁細胞診を含め慎重に判断する必要があると思われるが，臨床的鑑別が非常に困難な場合は本症例のように外科的切除が行われることがある．

(橋本大輝，江﨑　稔，尾島英知)

症例 5 粘液産生胆管癌

60代, 女性

2010年のWHO分類の改訂で, 膵のIPMNとMCNの疾患概念をカウンターパートにして胆管内乳頭状腫瘍〔intraductal papillary neoplasm of bile duct：IPN(B)〕と肝粘液性嚢胞性腫瘍（mucinous cystic neoplasm of the liver：MCN）が定義された. さらに, これらの概念とともに, 最近「著明な粘液産生」を伴う粘液産生胆管癌の疾患概念に関しても整理する試みが行われているが, 膵に比して頻度が低いこともあり, 詳細な疾患概念の確立までには至っていない. 本稿では臨床的病理学的に典型例と考えられる一例を提示する.

■ 現病歴

自覚症状はなく, 健診の腹部超音波検査（US）にて左肝管内に結節を指摘され精査された. CTにて左右肝管合流部近傍に15mm大の嚢胞状拡張を認め, 内腔に12mm大の造影効果を伴う壁在結節を認めた 図1a . USでは18mm大の嚢状腫瘍, 内腔15mm大の乳頭状腫瘍を認め, 乳頭状腫瘍内部には複数の血流信号を認めた. 乳頭状腫瘍周囲〜肝外胆管内腔（下流胆管内腔）には粘液構造を認めた 図1b . 腹部MRIでは左右肝管合流部の胆管の嚢状拡張と, その内部にDWIで

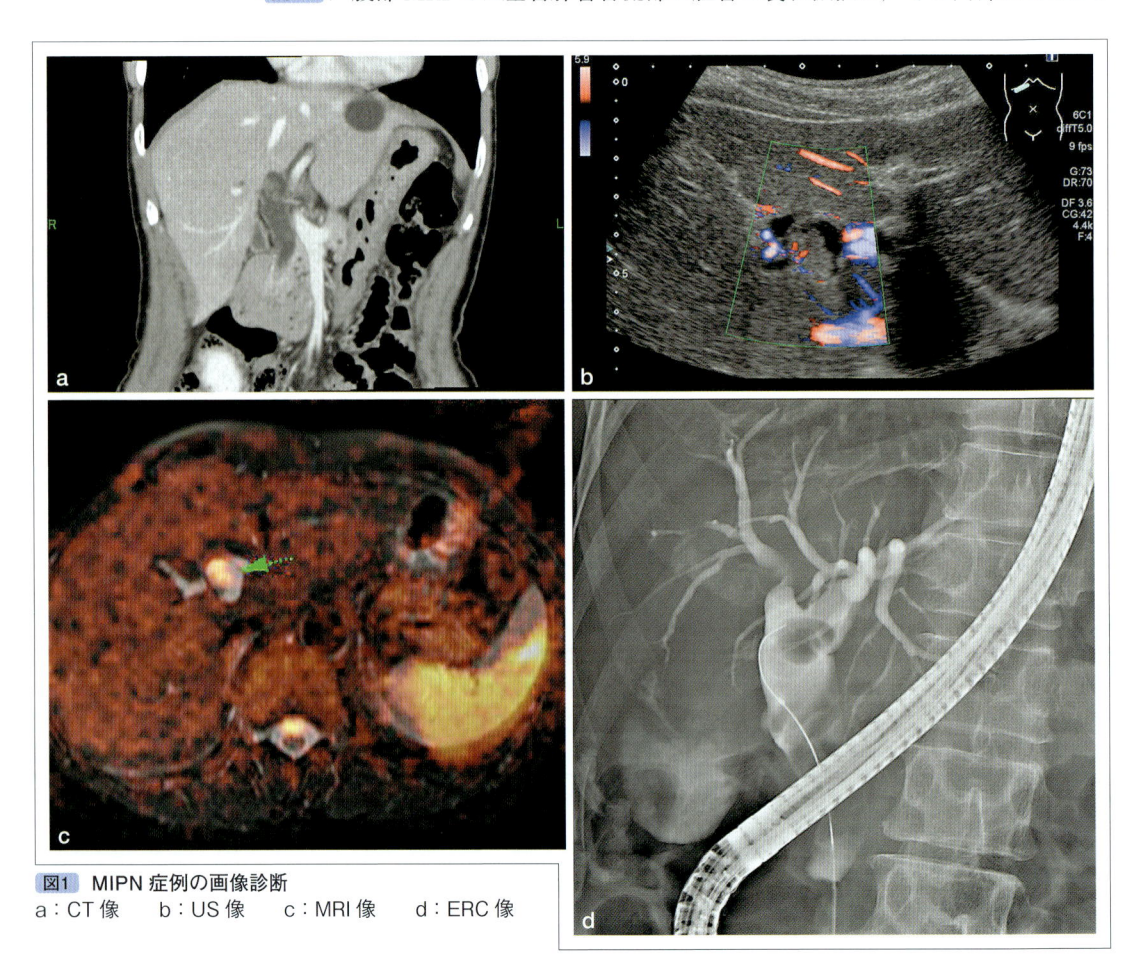

図1 MIPN症例の画像診断
a：CT像　　b：US像　　c：MRI像　　d：ERC像

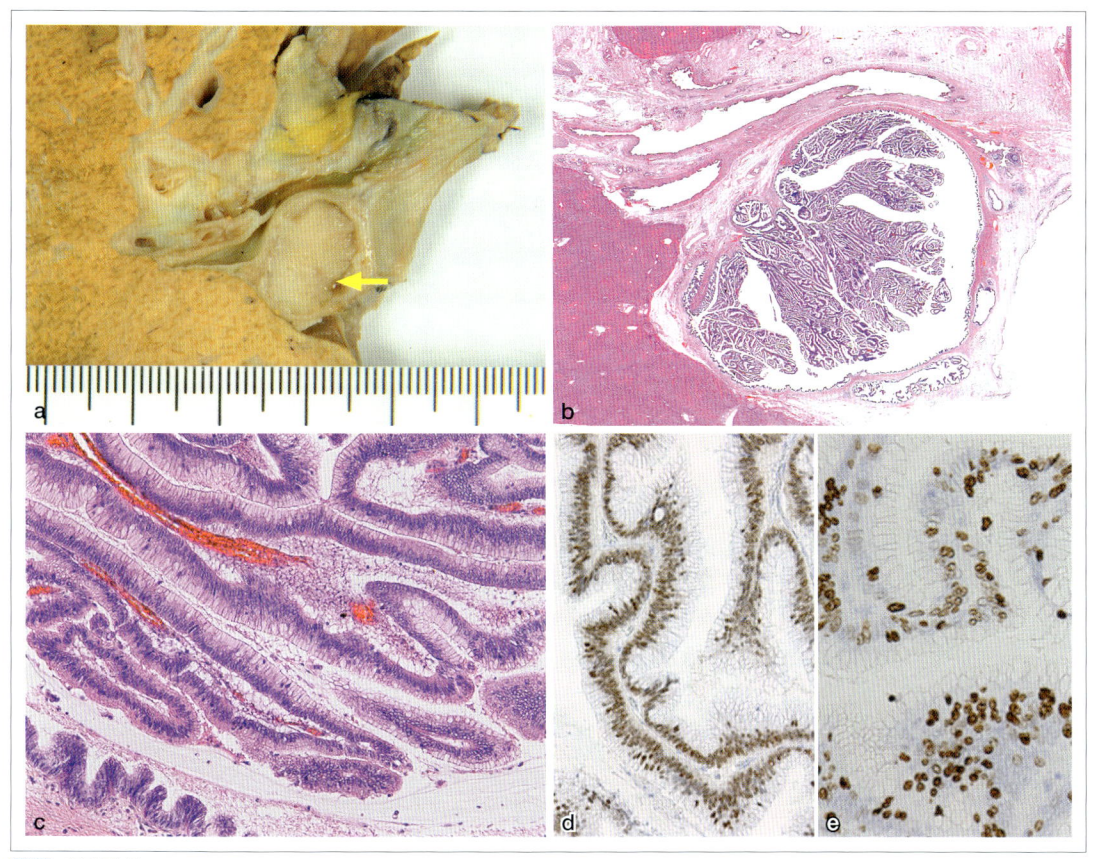

図2 病理所見
a：肉眼所見．腫瘍部割面には著明な粘液産生と乳頭状増殖を示す病変が認められる（⇨）
b：HE 染色　　c：HE 染色　　d：CDX2 染色　　e：Ki-67 染色

高信号を示す乳頭状の充実成分を認め 図1c．ERC では左右肝管合流部やや左肝管よりに存在する広基性乳頭状の腫瘍透亮像を認めた 図1d．

■手術

拡大肝右葉切除・尾状葉切除，肝外胆管切除術を施行した．

病理所見

切除標本では右肝管を圧排する形で，15mm 大の単房性囊胞様病変を認めた．腫瘍部の割面を作製すると，内部から著明な粘液の流出と灰白色調の軟らかい乳頭状隆起性病変が認められた 図2a．組織学的には，クロマチンに富む円形から楕円形核と淡明な胞体を有する高〜低円柱状または立方状を示す異型上皮細胞が血管間質に富む線維性芯を有し，高乳頭状増殖を示している 図2b, c．異型の弱い，腺腫に相当する領域も認められるが，これらを含めて一元的に乳頭状腺癌と考えられる腫瘍である．胆管壁間質への浸潤や脈管浸潤は認めなかった．免疫組織化学的に MUC1（−），MUC2（＋），MUC5AC（＋＋），MUC6（−），CDX2（＋＋），CK7（＋），CK20（＋focal），p53（＋），Ki-67 labeling index 60%であり，腫瘍の形態から IPNB の intestinal type に相当すると考えられる 図2d．肉眼では指摘しえなかったが，主腫瘍以外にもごく近傍の付属胆管内にも同様の腫瘍を認めた．

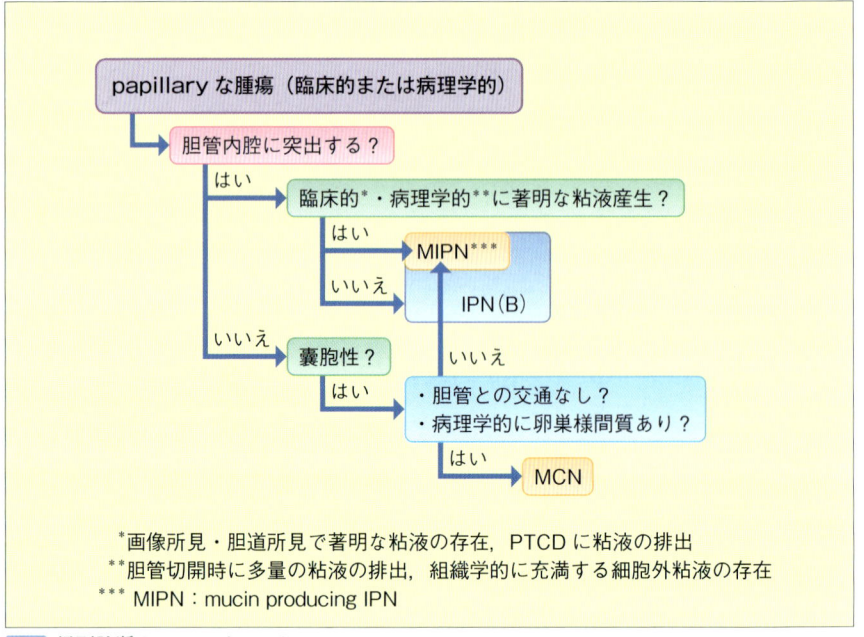

図3 鑑別診断のフローチャート
(尾島英知, 坂元亨宇. WHO分類 (2010) における粘液産生性胆道系腫瘍の位置づけ. 胆と膵. 2013: 34; 359-62.)

診断の問題点とポイント

　粘液産生性胆道系腫瘍を診断するうえでの問題点は,「著明な粘液産生」の定義が定まっていない点にある. 過去の報告では "臨床的に認識しうるほどの多量の粘液を産生する胆管腫瘍" "多量の粘液を産生する乳頭状増殖を主体とする腫瘍" "臨床的あるいは組織学的細胞外液産生のある乳頭状腫瘍" などと表現されているが, これらは判断する者の基準によって左右されてしまう. 現在, われわれは暫定的な診断フローチャート 図3 に基づき診断を行っている.

　診断上のポイントとしては, 囊胞性病変は多くの場合粘液産生が認められ, MCNと類似した形態をもつ粘液産生性IPN (mucin producing IPN：MIPN) との鑑別が必要になる. 一般的に囊胞と既存の胆管とが交通をもち, 壁内に卵巣様間質をもたない腫瘍はMIPN, 胆管との交通がなく卵巣様間質を有する腫瘍はMCNと考える. また, 病理学的にはIPNは膵のIPMNの異型度分類に準じ, 上皮細胞の構造異型および細胞異型の程度によって, 腺腫あるいは腺癌に分類される. また上皮細胞の形態および免疫組織化学染色所見により gastric type, intestinal type, pancreatobiliary type, oncocytic type に分類することも提唱されている.

治療

　IPNBは粘液産生の有無にかかわらず, 通常型胆管癌より予後良好である. なかでもMIPNは腫瘍が完全に切除されていれば再発の可能性は少ない. 本症例も, 術後8か月間無再発生存中である.

（永　滋教, 江崎　稔, 尾島英知）

症例 6 微小な膵管癌
70代，男性

■ 現病歴

健康診断の腹部超音波検査で主膵管の拡張を指摘された．喫煙は10本／日を50年間，飲酒は1合／日．血清腫瘍マーカーはCEA 5.6 ng/mL，CA19-9 31 U/mLとCEAのみわずかに上昇．CTでは膵体部主膵管の途絶とその膵尾側の拡張を認めたが，腫瘤影は不明瞭であり，造影CTにて膵管癌に特徴的な遅延相にかけての漸増性の造影効果も認められなかった 図1 ．EUSもしくはERCPによる精査を提示したが，患者希望により膵体尾部切除術による摘出となった．術後は補助化学療法を行い，術後4年3か月経過した現在，無再発生存中である．

病理所見

膵体尾部に腹側から水平断で割を入れると，膵体部を主座とする径6mm，黄白色調，浸潤型腫瘍を認め，主膵管は腫瘍の膵頭側で軽度壁肥厚，腫瘍内での狭窄，腫瘍の膵尾側で数珠状の内腔拡張を呈した 図2a ．固定後に矢状断で割を加えると，主膵管を中心に灰白色調，浸潤型腫瘍を認めた 図2b ．組織学的に腫瘍は，主膵管 図3a とそれに連続する分枝膵管 図3c, d ・末梢膵管に進展する上皮内癌と，そこから膵管壁内や周囲間質内に浸潤する浸潤性膵管癌からなる，10×8×5mm大の浸潤性膵管癌であった 図2b ．膵管構造はその線維層を弾性線維染色で染めることで明瞭化できる 図3e〜h ．腫瘍が主膵管を粘膜内・壁内間質に浸潤して内腔狭窄をきたしており，さらに深切り切片を作製すると腫瘍の乳頭状増殖が強くなり内腔狭窄が顕著であった．狭窄部の膵頭側には粘膜内腫瘍進展像を認め 図2bのi ，mpd（+）（5mm）であった．腫瘍は浸潤成分の広がりよりも，分枝・末梢膵管内成分による広がりが大きく，微小な膵管癌でしばしば認める特徴を示していた．

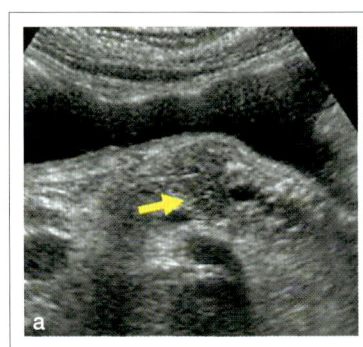

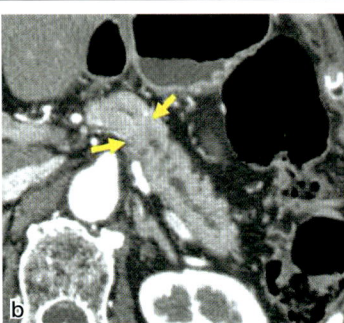

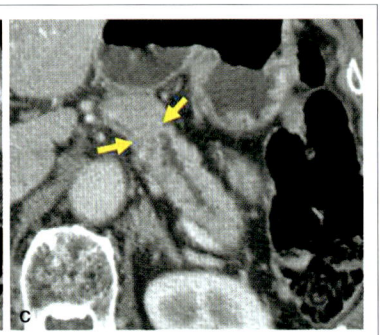

図1 腹部超音波検査
a：主膵管の拡張と途絶を認めるが，腫瘤影ははっきりしない．
b：造影CT動脈相
c：造影CT遅延相．主膵管の拡張，途絶を認めるものの，やはり腫瘤影ははっきりしない．

図2 膵体尾部切除標本の肉眼像
a：膵体尾部に腹側から水平断で割を入れた背側片の割面．浸潤型腫瘍（▶），主膵管（➡），固定後の矢状断割面の位置（┈）と各組織片（ⅰ～ⅳ）はbとの対応を示す．
b：固定後，膵体尾部を矢状断で割を入れ，各組織片が上（頭側），下（足側），左（腹側），右（背側）になるように並べた像．腫瘍進展範囲（━），主膵管（➡）を示す．

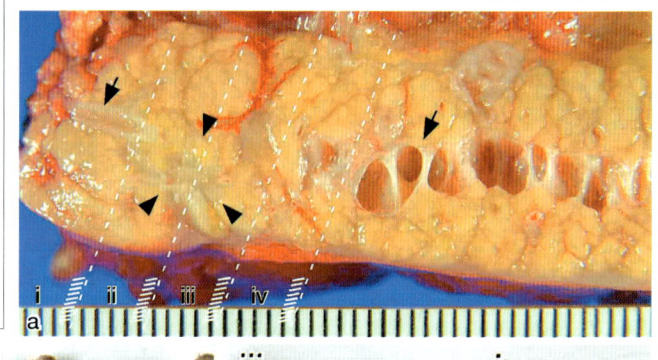

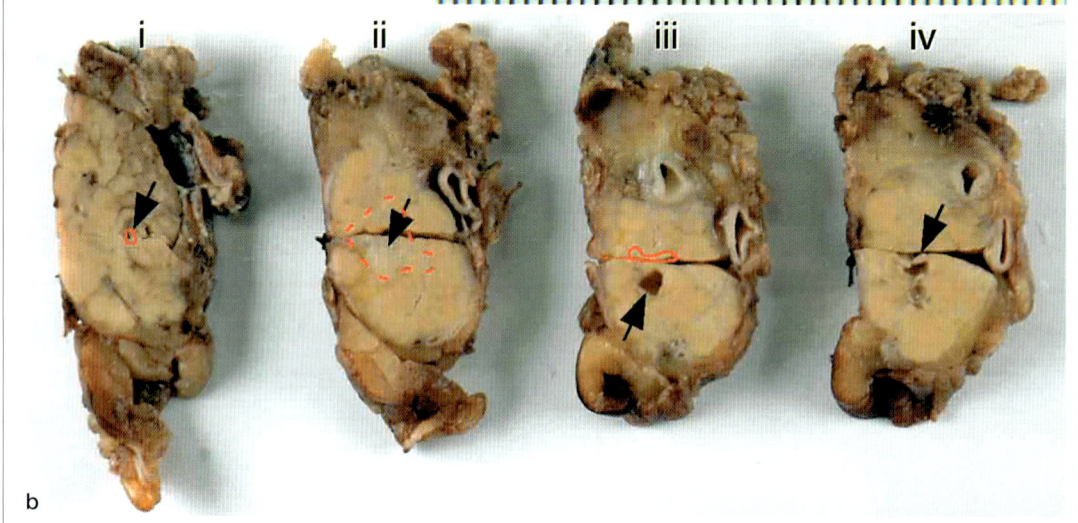

解説

　微小な膵管癌は上皮内癌，慢性膵炎，主膵管型膵管内乳頭粘液性腫瘍（IPMN）を鑑別疾患に挙げて検討する．

　『膵癌取扱い規約』では径20mm以下の膵管癌をTS1としているが，20mm以下の膵管癌が予後がよいとは限らない．もっと小さな径でみつける必要がある．径3～5mm以上の腫瘤の存在も診断できるようになった．また，微小な膵管癌に対する理解も深まったため，径10mm以下で診断される膵管癌は今後増えることが予想される．しかし，腫瘤影がはっきりしない膵管癌もあり，実際には径10mm以下の腫瘤の確定診断はなかなか難しい．診断がつかないと短期間の経過観察をすることになるが，癌であった場合には進行しすぎる恐れがあり，注意が必要である．

　小膵癌の多くは症状はなく，健康診断などで腹部超音波検査による主膵管拡張や囊胞の発見を契機に診断される．腫瘍が主膵管に浸潤して狭窄をきたし，間接所見としてそれより膵尾側の主膵管が拡張するが，拡張した主膵管の径が小さくなる部位や途絶する部位に注目すると腫瘤像がわかる場合がある．腫瘤像がわかればCTでの形状，造影剤の入り方，超音波検査での周囲膵組織とのエコー輝度の違いなどが診断の要点となるが，径が小さいため診断は非常に難しい．『膵癌診療ガイドライン』で推奨されているように，可能な限り細胞診もしくは組織診による病理診断

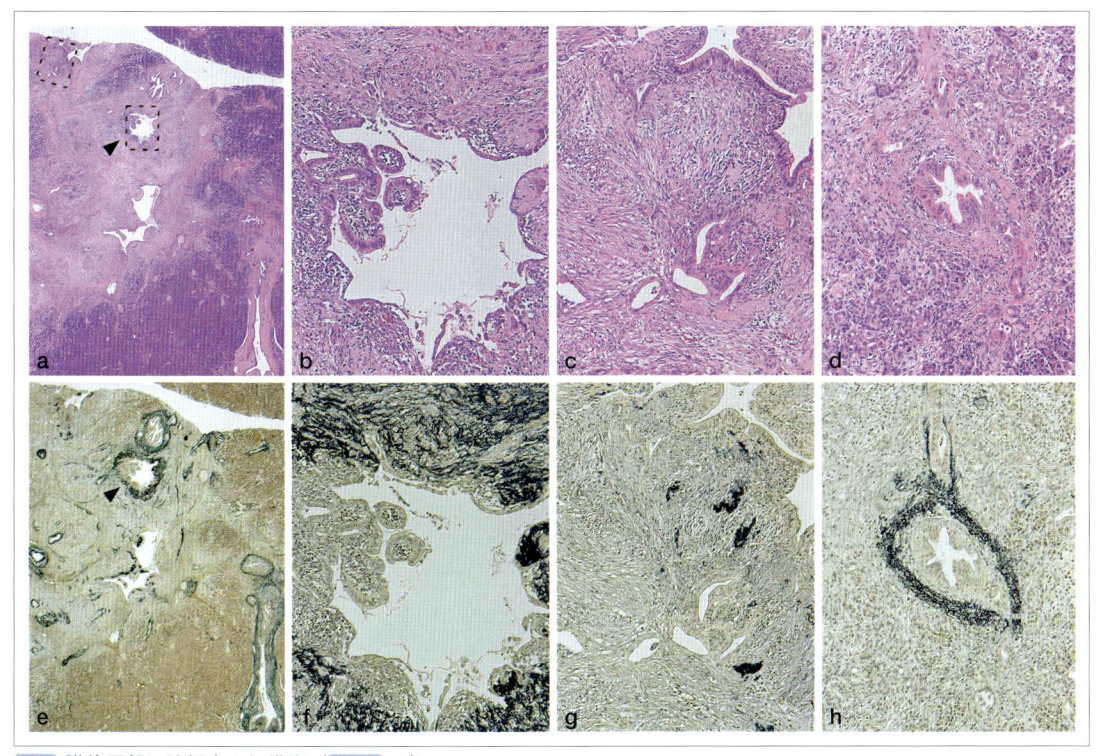

図3 膵体尾部切除標本の組織像（図2b ⅱ）

a, e：小葉構造が失われ，線維組織に置換されている部分がほぼ病変部に相当する．点線枠の右側の拡大像をb, fに，左側の拡大像をc, gに示す．▶は主膵管．
b, f：主膵管には，上皮内腫瘍と周囲間質への腺癌細胞の浸潤を認める．
c, g：分枝膵管周囲の腺癌浸潤部．分枝膵管構造は腺癌細胞浸潤とそれに伴う線維増生により，ほぼ破壊されている．浸潤性膵管癌が浸潤した領域では分枝-末梢膵管はしばしば破壊される．
d, h：腫瘍辺縁部でa, eの外側に位置している分枝膵管．中央の分枝膵管と，それに連続する末梢膵管内に粘膜内腫瘍進展を認める．

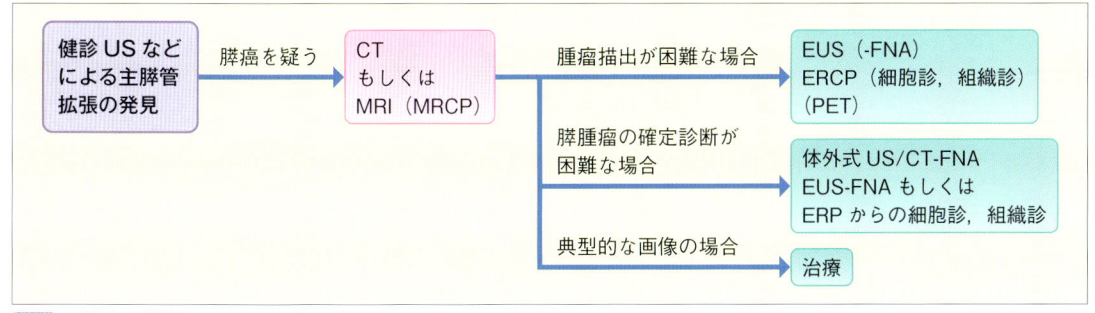

図4 小膵癌の診断までのアルゴリズム

を行うことが望ましく，EUS-FNAによる針生検が勧められている．画像所見が典型的でない例は針生検による確定診断を考慮すべきである 図4．

このような微小な膵管癌の研究が進み，診断技術の向上によって，膵癌の治療成績が上がることを期待したい．

病理のポイント

・浸潤癌部分の大きさを適切にとらえることが臨床病期にとって重要である.
・微小であっても,浸潤性膵管癌は脈管侵襲・神経浸潤をしばしば認める.
・微小な浸潤性膵管癌では,膵管内病変が破壊されずに残っていることが多く,膵管内病変も適切に評価していくことで,早期病変の発生進展の把握に役立つ.

〔江﨑　稔,平岡伸介〕

症例 7 主膵管内にポリープ状に増殖進展する膵腫瘍
70代，女性

■ 現病歴

以前より糖尿病境界病変のため定期的に通院していたが，耐糖能の急激な悪化，心窩部痛や背部痛が出現し，CT，MRI検査にて膵癌を疑われた．血清腫瘍マーカーは CEA 61.3 ng/mL，CA19-9 20,050 U/mL といずれも上昇．飲酒・喫煙歴はない．精査 CT では膵体部から膵頭部に及ぶ 8.5cm の長さの腫瘤影があり，主に主膵管内を充満するように存在していた 図1．膵管癌の典型像である遅延相にかけての漸増性の造影効果ははっきりしなかった．主膵管進展のある膵腫瘍と診断し，膵全摘術を行った．術後3か月で肺転移をきたし，化学療法を行ったが術後1年4か月後に原病死した．

> 病理所見

膵体尾部の主膵管内にポリープ状に発育する主膵管型膵管内乳頭粘液性腫瘍（IPMN）が周囲間質に浸潤して形成された，混合型腫瘍（結節型＋膵管拡張型＋嚢胞型）である．浸潤癌部は膵体尾部の形に沿って形成され，膵周囲脂肪織や脾静脈に浸潤する 85×25×20mm 大である．その膵頭部側には主膵管粘膜内および主膵管内にポリープ状に発育する腫瘍が間質浸潤を伴わずに 24mm 長伸びている（mpd ＋）．

膵全摘除検体の膵体尾部に水平断で割を入れると 図2a ，膵尾部を中心に膵体

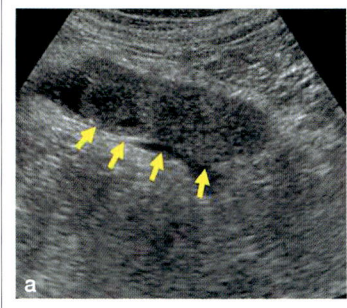

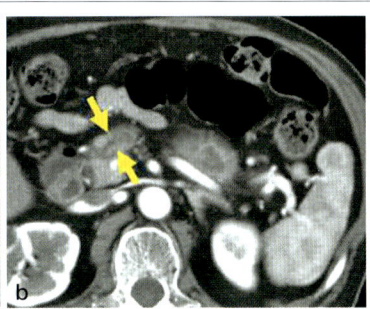

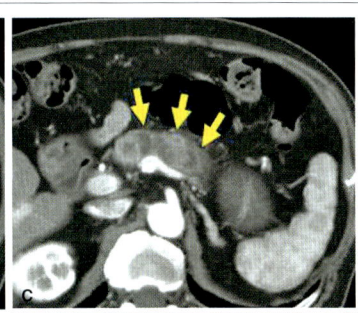

図1 画像所見
a：超音波検査．主に膵体部の主膵管内を充満するように存在する腫瘍
b：造影 CT，膵頭部
c：造影 CT，膵体部．腫瘍の右側は膵頭部内に，腫瘍の左側は膵尾部全体までに至っていた．膵臓外への進展は明らかではなかった．
d：MRCP．膵頭部から膵尾側の主膵管，分枝膵管が大きく拡張していた．

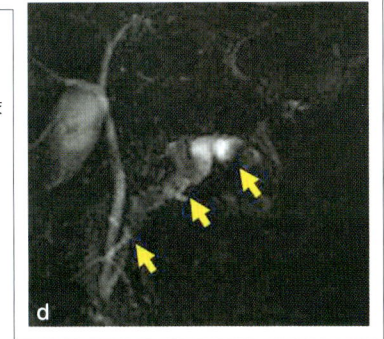

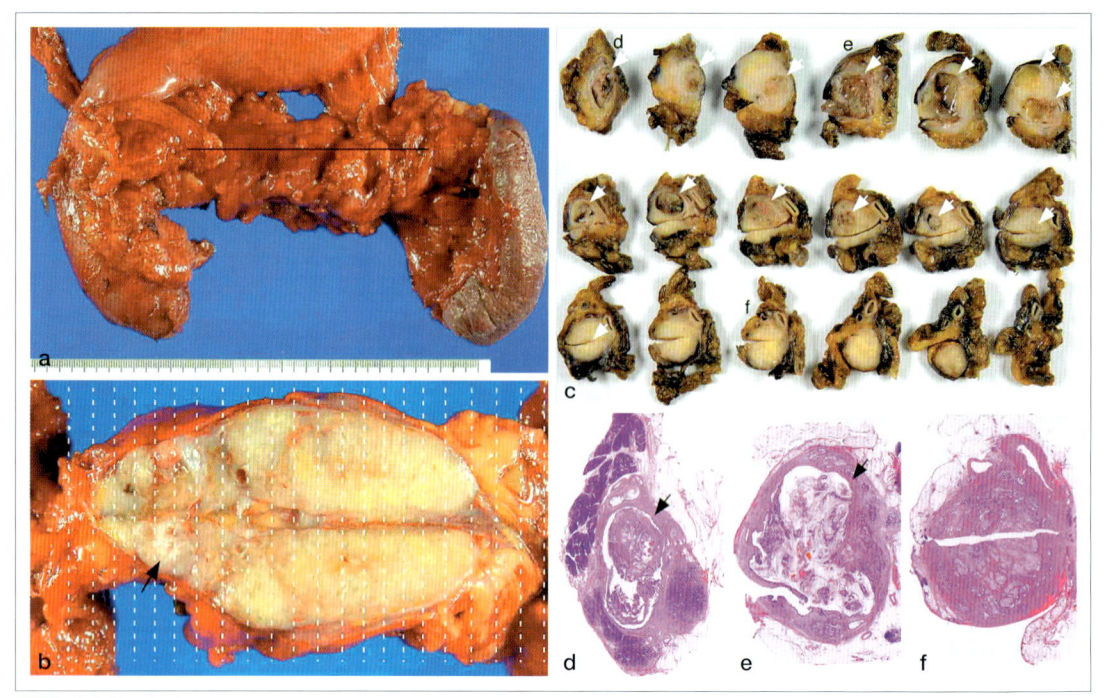

図2 膵全摘除標本
a：新鮮検体の外表肉眼像．膵体尾部に腹側から水平断で割を入れた（━）．
b：新鮮検体の割面肉眼像．主膵管内に発育する乳頭状腫瘍（➡），固定後の矢状断割面の位置（▫▫▫）を示す．
c：固定後，膵体尾部に矢状断で割を入れ，各組織片が上（頭側），下（足側），左（腹側），右（背側）になるように並べた像．拡張した主膵管（⇨）内に粘液乳頭状腫瘍を認める．組織片 d〜f はルーペ像に対応している．
d〜f：ルーペ像．主膵管（➡）を示す．

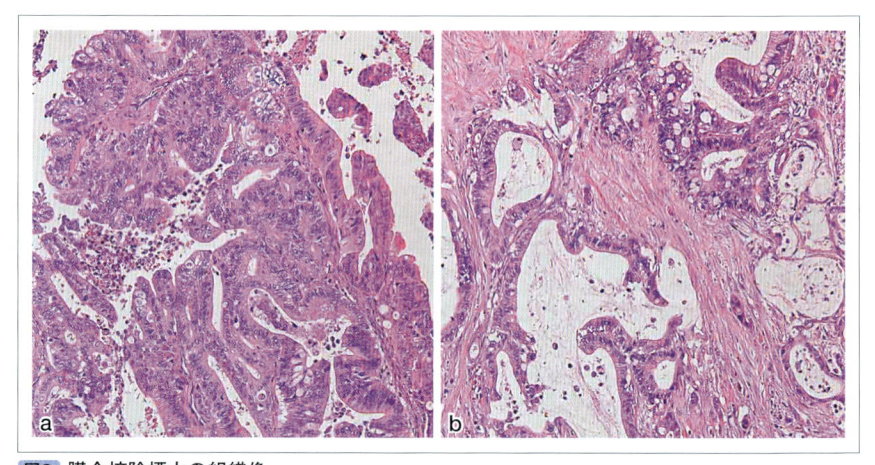

図3 膵全摘除標本の組織像
a：主膵管内に増殖する乳頭状腺癌．主膵管内腔には粘液貯留を認める．
b：間質浸潤部の腺癌．線維性間質に浸潤性に増殖する，粘液産生の豊富な管状腺癌である．

部にかけて約7cm大の弾性硬，黄白色調境界明瞭な腫瘍を認めた．膵体部には主膵管内に乳白色調の乳頭状腫瘍 図2b が粘液とともに存在し，それよりも膵尾側では膵管内を圧排性に発育する境界明瞭な腫瘍を認めた．固定後に膵体尾部に矢状断で割を入れると 図2c，膵尾部〜膵体部に約9cm大の黄白色調結節型腫瘍 図2c，その膵頭部側の拡張した主膵管内に粘液とポリープ状腫瘍発育 図2d, e を認めた．組織学的に膵管内に乳頭状増殖をする腺癌 図3a，周囲間質には中分

表1 膵管内ポリポイド腫瘍の鑑別

腫瘍型*		IPMN	ITPN	ACC	NET
肉眼所見	粘液産生	++	−	−	−
	壊死	−	++	++	−
組織所見	乳頭状配列	++	+	−	−
	管状配列	−/+	++	++/−	+/−
	充実性配列	−/+	+	+/−	+/−
	索状配列	−	−	−	++
免疫組織化学	MUC1	+/−	+	−	−
	MUC5AC	++	−	−	−
	腺房細胞分化**	−	−	++	focal +
	内分泌細胞分化***	−	−	focal +	++

*IPMN：膵管内乳頭粘液性腫瘍，ITPN：膵管内管状乳頭腫瘍，ACC：腺房細胞癌，NET：神経内分泌腫瘍
**膵外分泌酵素（トリプシン，キモトリプシン，リパーゼなど）
***クロモグラニンA，シナプトフィジン，CD56など

化型管状腺癌 図3b として浸潤・増殖し，粘液産生が明らかであり粘液湖の形成もみられた．膵管内病変から浸潤病変への移行像もみられ，IPMN由来の浸潤癌と考えられた．

解説

　膵腫瘍が主膵管内にポリープ状に増殖する病態はまれであるが，特徴的な画像所見を示すために比較的診断がしやすい．膵管癌，IPMN，膵管内管状乳頭腫瘍（ITPN），腺房細胞癌（ACC），神経内分泌腫瘍（NET），混合型腫瘍（mixed tumor）が鑑別に挙がり，主腫瘍の造影CT動脈相での濃染（NET），膵管内や腫瘍内の粘液産生（IPMN，逆に産生しないのがITPN，ACC，NET），膨張性の腫瘍増殖（NET，ACC，IPMN）が診断のポイントであるが，まずは膵管癌の可能性を否定する．
　膵管癌の場合には，造影CTにおいて遅延相にかけての漸増性の造影効果が認められることが多い．術前画像で診断される腫瘍進展範囲以上に浸潤を認める場合があるため，外科剝離断端を陰性にするべく周囲神経叢，後腹膜脂肪織，隣接する臓器（副腎など）とともに摘出する．膵管癌が否定された場合，腫瘍進展範囲に従った切除を考慮する．特にNET，ACCはリンパ節転移の可能性があり，郭清を伴う切除が必要である．

病理のポイント

　膵管内にポリポイドに増殖する腫瘍の肉眼所見，組織所見，免疫組織化学の鑑別点を 表1 に記す．

（江﨑　稔，平岡伸介）

参考文献

2章　診断のための基本知識

肝胆膵の画像診断
- 女屋博昭．肝 CT 診断の基本に立ち返って．Liver Cancer 2013；19：5-10.
- 上田和彦ほか．コロナ濃染の今日的意義．肝胆膵画像 2009；11：25-31.
- 貴田岡正史ほか．日本超音波医学会用語・診断基準委員会 肝腫瘍の超音波診断基準．超音波医学　2012；39：317-26.
- Hayashi M, et al. Correlation between the blood supply and grade of malignancy of hepatocellular nodules associated with liver cirrhosis：evaluation by CT during intraarterial injection of contrast medium. AJR 1999；172：969-76.
- Narita M, et al. Expression of OATP1B3 determines uptake of Gd-EOB-DTPA in hepatocellular carcinoma. J Gastroenterol 2009；44：793-8.
- Tsuboyama T, et al. Hepatocellular carcinoma：hepatocyte-selective enhancement at gadoxetic acid-enhanced MR imaging-correlation with expression of sinusoidal and canalicular transporters and bile accumulation. Radiology 2010；255：824-33.
- Kitao A, et al. Hepatocellular carcinoma：signal intensity at gadoxetic acid-enhanced MR Imaging‒correlation with molecular transporters and histopathologic features. Radiology 2010；256：817-26.

肝生検と局所（ラジオ波）治療
- 日本肝臓学会編．肝細胞癌の治療選択における妥当な基準は？　科学的根拠に基づく肝癌診療ガイドライン．東京：金原出版；2013. p.14-16.
- Tsuchiya K, et al. Expression of keratin 19 is related to high recurrence of hepatocellular carcinoma after radiofrequency ablation. Oncology. 2011；80：278-88.
- Komuta M, et al. Clinicopathological study on cholangiocellular carcinoma suggesting hepatic progenitor cell origin. Hepatology. 2008；47：1544-56.
- Ziol M, et al. Intermediate hepatobiliary cells predict an increased risk of hepatocarcinogenesis in patients with hepatitis C virus-related cirrhosis. Gastroenterology. 2010；139：335-43.
- Uenishi T, et al. Cytokeratin 19 expression in hepatocellular carcinoma predicts early postoperative recurrence. Cancer Sci. 2003；94：851-7.
- Yamashita T, et al. EpCAm-positive hepatocellular carcinoma cells are tumor-initiating cells with stem/progenitor features. Gastroenterology. 2009；136：1012-24.
- Sherman M, et al. Screening for hepatocellular carcinoma：the rationale for the American Association for the Study of Liver Disease recommendations. Hepatology. 2012；56：793-6.
- Frericks BB, et al. Qualitative and quantitative evaluation of hepatocellular carcinoma and cirrhotic liver enhancement using Gd-EOB-DTPA. AJR Am J Roentgenol. 2009；193：1053-60.
- Saito K, et al. Gd-EOB-DTPA enhanced MRI for hepatocellular carcinoma：quantitative evaluation of tumor enhancement in hepatobiliary phase. Magn Reson Med Sci. 2005；4：1-9.
- Kawada N, et al. Improved diagnosis of well-differentiated hepatocellular carcinoma with gadolinium ethoxybenzyl diethylene triamide pentaacetic acid-enhanced magnetic resonance imaging and Sonazoid contrast-enhanced ultrasonography. Hepatol Res. 2010；40：930-6.

膵・胆道の内視鏡下生検・細胞診
- Vilmann P, et al. Endoscopic ultrasonography with guided fine needle aspiration biopsy in pancreatic disease. Gastrointest Endosc. 1992；38：172-3.
- Iglesias-Garcia J,et al. Influence of on-site cytopathology evaluation on the diagnostic

accuracy of endoscopic ultrasound-guided fine needle aspiration (EUS-FNA) of solid pancreatic masses. Am J Gastroenterol. 2011；106 (9)：1705-10.
・近藤　哲ほか．胆管癌の診断と治療　外科の立場から．日本消化器病学会雑誌．2005；102：873-9.
・Itoi T, et al. Preoperative diagnosis and management of thick-walled gallbladder based on the results of bile cytology using an endoscopic transpapillary gallbladder drainage tube. Gastrointest Endosc. 2006；64：512-9.
・入澤篤志ほか．膵癌診療の最前線－超音波内視鏡下穿刺－．日本消化器病学会雑誌．2003；100：280-91.
・Katanuma A, et al. Tumor seeding after endoscopic ultrasound-guided fine-needle aspiration of cancer in the body of the pancreas. Endoscopy. 2012；44 Suppl 2：160-1.
・真口宏介ほか．膵癌診断における内視鏡膵生検（Endoscopic Pancreatic Biopsy：EPB）の有用性と意義．Gastroenterological Endoscopy. 1992；34：1292-305.
・小山内　学ほか．通常型膵管癌における経乳頭的生検・ブラッシング細胞診の成績．Gastroenterol Endosc. 2008；50：400-5.
・Iiboshi T, et al. Value of cytodiagnosis using endoscopic nasopancreatic drainage for early diagnosis of pancreatic cancer：establishing a new method for the early detection of pancreatic carcinoma in situ. Pancreas. 2012；41：523-29.

分子標的治療

・Moore MJ, et al. Erlotinib plus gemcitabine compared with gemcitabine alone in patients with advanced pancreatic cancer：a phase Ⅲ trial of the National Cancer Institute of Canada Clinical Trials Group. J Clin Oncol. 2007；25：1960-6.
・日本肝臓学会編．科学的根拠に基づく肝癌診療ガイドライン 2013 年版．東京：金原出版；2013.
・Llove JM, et al. Sorafenib in advanced hepatocellular carcinoma. N Engl J Med. 2008；359：378-90.
・Cheng AL, et al. Efficacy and safety of sorafenib in patients in the Asia-Pacific region with advanced hepatocellular carcinoma：a phase Ⅲ randomized, double-blind, placebo-controlled trial. Lancet Oncol 2009；10：25-34.
・重篤副作用疾患別対応マニュアル　手足症候群．平成 22 年 3 月　厚生労働省．
・Pascal H, et al. Comparison of Chemoradiotherapy (CRT) and Chemotherapy (CT) in Patients with a Locally Advanced Pancreatic Cancer (LAPC) Controlled after 4 Months of Gemcitabine with or without Erlotinib：Final Results of the International Phase III LAP 07 Study. ASCO 2013, #LBA 4003.
・Okusaka T, et al. Phase Ⅱ study of erlotinib plus gemcitabine in Japanese patients with unresectable pancreatic cancer. Cancer Sci 2011；102：425-31.
・日本膵臓学会　膵癌診療ガイドライン改訂委員会編．科学的根拠に基づく膵癌診療ガイドライン　2013 年版．東京：金原出版；2013.

3章　肝・胆・膵腫瘍の概要と鑑別診断

肝細胞癌

・日本肝癌研究会編．臨床・病理　原発性肝癌取扱い規約（第 5 版）．東京：金原出版；2008.
・Theise ND, et al. Hepatocellular carcinoma, In：WHO Classification of Tumours of the Digestive System (4th ed). Lyon；IARC：2010.
・日本肝臓学会．肝癌診療マニュアル（第 2 版）．東京：医学書院；2010.

混合型肝癌

・日本肝癌研究会編．臨床・病理　原発性肝癌取扱い規約（第 5 版）．東京：金原出版；2008.
・Theise ND, et al. Combined hepatocellular-cholangiocarcinoma. In：Bosma FT, et al. editors. WHO classification of tumours of the digestive system, 4th Edition. World Health

- Organization Classification of Tumours. Geneva：WHO Press；2010. p.225-7.
- 日本肝癌研究会追跡調査委員会. 第18回全国原発性肝癌追跡調査報告（2004〜2005）. 肝臓. 2010；51（8）：460-84.

肝芽腫

- 日本病理学会小児腫瘍組織分類委員会編. 小児腫瘍組織カラーアトラス第5巻 肝臓・胆嚢・膵臓腫瘍. 東京：金原出版；2010. p. 3-30.
- Zimmermann A, Saxena R. Hepatoblastoma. In：Bosman FT, et al. ed. WHO classification of Tumor the digestive system, 4th edition. World Health Organization Classification of Tumors. WHO Press；2010. p. 228-35.
- Ishak KG, et al. AFIP Atlas of the Tumor Pathology. Tumor of the Liver and Intrahepatic Bile Ducts. Washington, DC：American Registry of Pathology; 2001. p. 159-83.
- 佐々木文章. 血液・腫瘍性疾患 肝芽腫. 小児内科. 2009；41 増刊：1253-7.
- 佐々木文章. 典型例の画像と病理 肝腫瘍 肝芽腫の画像と病理. 肝胆膵. 2004；49：607-11.

肝内胆管癌

- 日本肝癌研究会編. 臨床・病理 原発性肝癌取扱い規約（第5版補訂版）. 東京：金原出版；2009.
- Nakanuma Y, et al. Intrahepatic cholangiocarcinoma. In：Bosman FT, et al. eds. World Health Organization Classification of tumours of the Digestive System. Lyon：IARC Press；2010：217-24.
- Blechacz B, et al. Cholangiocarcinoma：advances in pathogenesis, diagnosis, and treatment. Hepatology. 2008；48：308-21.
- Aishima S, et al. Proposal of progression model for intrahepatic cholangiocarcinoma：clinicopathologic differences between hilar type and peripheral type. Am J Surg Pathol. 2007；31：1059-67.
- Nakanuma Y, et al. Multistep carcinogenesis of perihilar cholangiocarcinoma arising in the intrahepatic large bile ducts. World J Hepatol 2009；1：35-42.

胆管嚢胞腺癌・腺腫

- 日本膵臓学会編. 膵癌取扱い規約. 第5版. 東京：金原出版；2002.
- Hamilton SR, Aaltonen LA eds. Tumor of Digestive System. World Health Organization. Lyon；IARC Press；2000.
- 日本肝癌研究会編. 臨床・病理 原発性肝癌取扱い規約（第5版）. 東京：金原出版；2008.
- Chen TC, et al. Intraductal papillary neoplasia of the liver associated with hepatolithiasis. Hepatology. 2001；34：651-8.
- 中沼安二ほか. 胆管内乳頭状腫瘍（粘液性）腫瘍―胆管乳頭腫（症）, 胆管内発育型の肝内胆管癌, 乳頭型の肝外胆管癌, 粘液産生胆管腫瘍およびその関連病変を含む疾患名称となり得るか―. 胆と膵. 2006；27：73-9.
- 尾島英知. 肝臓の胆管嚢胞腺癌・腺腫の病理学的特長―膵臓の嚢胞腺癌・腺腫との比較を中心に―. 肝胆膵. 2006；52：205-11.
- 近藤福雄. 診断困難例および疾患概念や診断基準の問題点. 肝胆膵. 2006；52：243-9.

肝原発の非上皮性腫瘍

- WHO classification of tumours of the digestive system, Chapter 10. Tumours of the liver and intrahepatic bile ducts. IARC, 2010.
- 宮本大輔ほか. 12年の経過で退行性変化の経過を追えた肝硬化性血管腫の1例. 日消誌. 2011；108：954-61.
- Makhlouf HR, Ishak KG. Sclerosed hemangioma and sclerosing cavernous hemangioma of the liver：a comparative clinicopathologic and immunohistochemical study with emphasis

on the role of mast cells in their histogenesis. Liver. 2002；22：70-8.
- Ishak KG, et al. Tumors of the liver and intrahepatic bile duct. Atlas of tumor pathology, Third series Fascicle 31.
- Watanabe J, et al. Imaging and pathologic findings of pseudolipoma. Hepatology Research. 1998；12：225-32.
- 久岡正典，橋本 洋．炎症性筋線維芽細胞性腫瘍における最近の知見．病理と臨床．2007；25（5）：421-6.
- 全 陽，中沼安二．肝胆道系の炎症性偽腫瘍：その組織分類とIgG4関連病変との異同．病理と臨床．2007；15（5）：445-53.
- Wada Y, et al. Schwannoma of the liver：Report of two surgical cases：Pathol Int. 1998；48（8）：611-7.
- Stocker JT, Ishack KG. Undifferentiated (embryonal) sarcoma of the liver：report of 31 cases.Cancer. 1978；42：336-48.
- Gao J, et al. Undifferentiated embryonal sarcoma of the liver in a child：A case report and review of the literature. ONCOLOGY LETTERS. 2013；5：739-43.
- Mahjoub WK, et al. Primary hepatic lymphoma of mucosa-associated lymphoid tissue type：a case report with cytogenetic study. Int J Surg Pathol. 2008；16：301-7.
- 毛利 昇，宇野澄子．肝・胆・膵のリンパ腫．病理と臨床．1994；12：214-6.
- 円山英明．肝原発悪性リンパ腫．肝臓．2000；41：85-9.

転移性腫瘍

- Disibio G, et al. Metastatic patterns of cancers：results from a large autopsy study. Arch Pathol Lab Med. 2008；931-9.
- Iacoduzio-Donahue C, et al. Secondary tumours of the liver. In：Bosman FT et al, eds. WHO classification of tumors of the digestive system：World Health Organization of Tumors. 4th ed. Lyon：IARC, 2010：251-3.
- 尾島英知，坂元亨宇．転移性肝腫瘍．中沼安二ほか編．キーワードとアルゴリズムで捉える肝胆膵の実践病理診断．東京：文光堂；2013．p.181-4.
- 野々村 昭ほか．【末梢型肝内胆管癌】 バリアント（亜分類） 転移性肝癌と肝内胆管癌との鑑別．肝・胆・膵．50：2005；909-16.
- Konopke R, et al. Location of liver metastases reflects the site of the primary colorectal carcinoma. Scand J Gastroenterol. 2008；43：192-5
- Riopel MA, et al. Intrabiliary growth of metastatic colonic adenocarcinoma：a pattern of intrahepatic spread easily confused with primary neoplasia of the biliary tract. Am J Surg Pathol. 1997；21：1030-6.
- 円山英昭ほか．悪性リンパ腫．中沼安二ほか編．腫瘍病理鑑別診断アトラス 肝癌．東京：文光堂；2010.
- Chu PG, Weiss LM. Keratin expression in human tissues and neoplasms. Histopathology. 2002；40：403-39.
- Chu P, et al. Cytokeratin 7 and cytokeratin 20 expression in epithelial neoplasms：a survey of 435 cases. Mod Pathol. 2000；13：962-72.
- Rullier A, et al. Cytokeratin 7 and 20 expression in cholangiocarcinomas varies along the biliary tract but still differs from that in colorectal carcinoma metastasis. Am J Surg Pathol. 2000；24：870-6.

肝細胞腺腫

- Bioulac-Sage P, et al. Focal nodular hyperplasia and hepatocellular adenoma. In：Bosman F, et al. eds. WHO Classification of Tumours of the Digestive system, 4th eds. Lyon：IARC；2010. p.198-204.
- Kondo F, et al. Nodular lesions associated with abnormal liver circulation. Intervirology. 2004；47：277-87.
- Sasaki M, et al. Serum amyloid A-positive hepatocellular neoplasms in the resected livers

- from 3 patients with alcoholic cirrho sis. Histol Histopathol. 2013；28：1499-505.
- 近藤福雄．非硬変性門脈圧亢進症（肝内血行異常）と肝内結節性病変について（第二報）特に定型例と非定型例の問題解決のために．日本門脈圧亢進症学会雑誌．1999；5：247-56.
- 近藤福雄．肝細胞腺腫と限局性結節性過形成：新 WHO 分類をふまえた良性肝細胞性結節のあたらしい考え方．The Liver Cancer Journal. 2013；5：174-83.
- 近藤福雄ほか．良性肝細胞性結節の病理診断：新 WHO 分類をふまえて．肝臓．2013；54：807-18.
- 近藤福雄．腫瘍鑑別診断のポイントと限界．中沼安二ほか編．腫瘍病理鑑別診断アトラス 肝臓．東京：文光堂；2010. p.205-12.
- 近藤福雄．代表的な形成異常と肝病変．中沼安二編．肝臓を診る医師のための肝臓病理テキスト．東京：南江堂；2013. p.165-8.
- 副島友莉恵ほか．肝細胞腺腫亜型におけるβカテニン蛋白の核内集積と OATP1B3 の発現．肝臓．2012；53：779-80.

限局性結節性過形成とその他の過形成結節

- Bioulac-Sage P, et al. Focal nodular hyperplasia and hepatocellular adenoma. WHO classification of tumours of the digestive system. Lyon：IARC；2010. p.198-204.
- Kojiro M, et al. Clinicopathologic characteristics of focal nodular hyperplasia (FNH) of the liver. J Hep Bil Pancr Surg. 1996；3：106-10.
- Fukukura Y, et al. Angioarchitecture and blood circulation in focal nodular hyperplasia of the liver. J Hepatol. 1998；29：470-5.
- Nakashima O, et al. Unique hypervascular nodules in alcoholic liver cirrhosis：indentical to focal nodular hyperplasia-like nodules? J Hepatol. 2004；41：992-8.
- Louis L, et al. Clinicopathological features of focal nodular hyperplasia-like nodules in 130 cirrhotic explant livers. Am J Gastroenterol. 2006；101：2341-6.
- Wanless IR. Micronodular transformation (nodular regenerative hyperplasia) of the liver：a report of 64 cases among 2500 autopsies and new classification of benign hepatocellular nodules. Hepatology. 1990；11：787-97.
- Sherlock S, et al. Partial nodular transformation of the liver with portal hypertension. Am J Med. 1966；40：195-203.
- Theise ND, et al. Chapter 10：Tumours of the liver and intrahepatic bile ducts：Hepatocellular carcinoma. WHO classification of tumours of the digestive system. Lyon：IARC；2010. p.198-204.

まれな肝腫瘍

- Bioulac-Sage P, et al. Tumours of the liver and intrahepatic bile ducts. In:Bosman FT, et al. eds. WHO Classification of Tumours of the digestive system. 4th edition. World Health Organization Classification of Tumours. Geneva:WHO Press; 2010. p.195-261.
- Goodman ZD, et al. Tumours and tumour-like lesions of the liver. In:Burt AD, et al. eds. MacSween's Pathology of the liver. 6th edition. Edinburgh：Churchill Livingstone；2012. p.761-851.
- 内田俊和．肝細胞の腫瘍／胆管細胞の腫瘍／肝細胞と胆管上皮以外の腫瘍．内田俊和編．最新肝臓病理学．東京：中外医学社；1999. p.431-510.
- 神代正道，中島 収．肝細胞癌／肝癌以外の結節性病変．神代正道編．肝病理標本の読み方．東京：日本メディカルセンター；2001.p71-95.
- 大部 誠．その他の肝細胞性悪性腫瘍．中沼安二，坂元亨宇編．腫瘍病理鑑別アトラス 肝癌．東京：文光堂；2010. p.47-56.

肝外胆管癌

- 日本肝胆膵外科学会編．臨床・病理 胆道癌取扱い規約．第 6 版．東京：金原出版，2013.
- Bosman FJ, et al. WHO Classification of Tumours of the Digestive System. Lyon：IARC；2010.

- Ojima H, et al. Intraductal carcinoma component as a favorable prognostic factor in biliary tract carcinoma. Cancer Sci. 2009；100（1）：62-70.

胆嚢癌

- 日本胆道外科研究会編．臨床・病理 胆道癌取扱い規約．第5版．東京：金原出版；2003.
- 日本肝胆膵外科学会編．臨床・病理 胆道癌取扱い規約．第6版．東京：金原出版；2014.
- Bosman FT, et al. eds. World Health Organization Classification of Tumours of the Digestive System. Lyon：IARC Press；2012, P.265-73.
- Donohue JH, et al. The National Cancer Data Base report on carcinoma of the gallbladder, 1989-1995. Cancer. 1998；83（12）：2618-28.
- Okada K, et al. Clinical significance of wall invasion pattern of subserosa-invasive gallbladder carcinoma. Oncol Rep. 2012；28（5）：1531-6.
- Kijima H, et al. Pathological characteristics of early to advanced gallbladder carcinoma and extrahepatic cholangiocarcinoma. J Hepatobiliary Pancreat Sci. 2014；21（7）：453-8.
- 鬼島　宏ほか．胆道．病理と臨床．19（臨増／早期癌・境界病変）；2001. p. 98-107.

腺腫

- 日本肝胆膵外科学会編．臨床・病理 胆道癌取扱い規約．第6版．東京：金原出版；2014.
- Bosman FT, et al. eds. World Health Organization Classification of Tumours of the Digestive System. Lyon：IARC Press；2012, p. 265-73.
- Chang HJ, et al. Mutation and altered expression of beta-catenin during gallbladder carcinogenesis. American Journal of Surgical Pathology. 2002；26（6）：758-66.
- 鬼島　宏ほか．胆嚢隆起性病変の病理学．消化器科．1992；17：99.
- Takei K, et al. p53 and Ki-67 immunoreactivity and nuclear morphometry of 'carcinoma-in-adenoma' and adenoma of the gall-bladder. Pathology international. 1996；46（11）：908-17.
- 鬼島　宏．胆嚢・胆管．向井　清ほか編．外科病理学．第4版．東京；文光堂；2006, p.665-98.
- Kaiser A, et al. The adenoma-carcinoma sequence applies to epithelial tumours of the papilla of Vater. Zeitschrift fur Gastroenterologie. 2002；40（11）：913-20.
- Adsay V, et al. Intracholecystic papillary-tubular neoplasms (ICPN) of the gallbladder (neoplastic polyps, adenomas, and papillary neoplasms that are ≥ 1.0cm)：clinicopathologic and immunohistochemical analysis of 123 cases. The American journal of surgical pathology. 2012；36（9）：1279-301.

上皮内腫瘍

- Nakanuma Y, et al. Intrahepatic cholangiocarcinoma. In：Bosman FT, et al. eds. WHO classification of Tumours of the Digestive System, 4th ed. World Health Organization Classification of Tumours. Geneva：WHO Press；2010, p.217-24.
- Albores-Saavedra J, et al. Carcinoma of the gallbladder and extrahepatic bile ducts. In：Bosman FT, et al. eds. WHO classification of Tumours of the Digestive System, 4th ed. World Health Organization Classification of Tumours. Geneva：WHO Press；2010, p.266-73.
- Klöppel G, et al. Precancerous lesions of the biliary tree. Best Pract Res Clin Gastroenterol. 2013；27：285-97.
- Zen Y, et al. Biliary intraepithelial neoplasia：an international interobserver agreement study and proposal for diagnostic criteria. Mod Pathol. 2007；20：701-9.

腫瘍類似病変

- Rosai J. Rosai and Ackerman's Surgical Pathology, 10th. ed. Mosby, 2011.
- Mills SE. Sternberg's Diagnostic Surgical Pathology, 5th ed. Lippincott Williams & Wilkins, 2010.

- Albores-Saavedra J, et al. Tumors of the Gallbladder, Extrahepatic Bile Ducts, and Ampulla of Vater（Atlas of Tumor Pathology, 3rd Series）, American Registry of Pathology, 2000.
- Ash-Miles J, et al. More than just stones：A pictorial review of common and less common gallbladder pathologies. Curr Probl Diagn Radiol. 2008；37：189-202.
- Lewy AD, et al. Benign tumors and tumorlike lesions of the gallbladder and extrahepatic bile ducts：Radiologic-pathologic correlation radiographics. 2002；22：387-413.

まれな胆道腫瘍

- 日本胆道外科研究会編．胆道癌取扱い規約．第5版．東京：金原出版；2003.
- 日本肝胆膵外科学会編．胆道癌取扱い規約．第6版．東京：金原出版；2014.
- Albores-Saavedra J, et al. AFIP Atlas of the tumor pathology third series Fascicle 27：Tumors of the Gallbladder, Extrahepatic bile ducts, and Ampulla of vater. Washington DC：American Registry of pathology. 2007.
- Okabayashi T, et al. Adenosquamous carcinoma of the extrahepatic biliary tract：clinicopathological analysis of Japanese cases of this uncommon disease. J Gastroenterol. 2005；40（2）：192-9.
- Hara S, et al. Invasive micropapillary variant of the gallbladder adenocarcinoma and its aggressive potential for lymph node metastasis. Biomed Res. 2010；31（2）：89-95.

膵管癌

- 日本膵臓学会編．膵癌取扱い規約．第6版補訂版．東京：金原出版；2013.
- Hruban RH, et al. Ductal adenocarcinoma of the pancreas. In：Bosman FT, et al. eds. WHO classification of Tumours of the digestive system, 4th edition. World Health Organization Classification of Tumours. Geneva：WHO Press；2010. p.281-91.
- Hruban RH, et al. AFIP Atlas of the Tumor Pathology Fourth Series Fascicle 6：Tumors of the Pancreas. American Registry of Pathology. Washington, DC. 2007.
- Fukushima N, et al. Ductal adenocarcinoma variants and related neoplasms. In：Bosman FT, et al. eds. WHO classification of Tumours of the digestive system, 4th edition. World Health Organization Classification of Tumours. Geneva：WHO Press；2010. p.292-5.
- Hruban RH, et al. Pancreatic intraepithelial neoplasia. A new nomenclature and classification system for pancreatic duct lesions. Am J Surg Pathol. 2001；25：579-86.

膵管内腫瘍

- Adsay NV, et al. Intraductal neoplasms of the pancreas. In：Bosman FT, et al., eds. WHO Classification of Tumours of the Digestive System. Lyon：IARC；2010. P.304-13.
- Furukawa T, et al. Classification of types of intraductal papillary-mucinous neoplasm of the pancreas：a consensus study. Virchows Arch. 2005；447：794-9.
- Furukawa T, et al. Prognostic relevance of morphological types of intraductal papillary mucinous neoplasms of the pancreas. Gut. 2011；60：509-16.
- Furukawa T, et al. Whole-exome sequencing uncovers frequent GNAS mutations in intraductal papillary mucinous neoplasms of the pancreas. Sci Rep. 2011；1：161.
- 日本膵臓学会編．膵癌取扱い規約．第6版．東京：金原出版；2009.
- Tanaka M, et al. International consensus guidelines 2012 for the management of IPMN and MCN of the pancreas. Pancreatology. 2012；12：183-97.
- Wu J, et al. Whole-exome sequencing of neoplastic cysts of the pancreas reveals recurrent mutations in components of ubiquitin-dependent pathways. Proc Natl Acad Sci U S A. 2011；108：21188-93.
- Wu J, et al. Recurrent GNAS mutations define an unexpected pathway for pancreatic cyst development. Sci Transl Med. 2011；3：92ra66.
- Yamaguchi H, et al. Intraductal tubulopapillary neoplasms of the pancreas distinct from pancreatic intraepithelial neoplasia and intraductal papillary mucinous neoplasms. Am J

Surg Pathol. 2009；33：1164-72.
- Yamaguchi H, et al. Somatic mutations in PIK3CA and activation of AKT in intraductal tubulopapillary neoplasms of the pancreas. Am J Surg Pathol. 2011；35：1812-7.
- Yamaguchi H, et al. The discrete nature and distinguishing molecular features of pancreatic intraductal tubulopapillary neoplasms and intraductal papillary mucinous neoplasms of the gastric type, pyloric gland variant. J Pathol. 2013；231：335-41.

漿液性・粘液性嚢胞腫瘍

- Compagno J, Oertel JE. Microcystic adenomas of the pancreas (glycogen-rich cystadenomas)：a clinicopathologic study of 34 cases. Am J Clin Pathol. 1978；69：289-98.
- Zamboni G, et al. Mucinous cystic neoplasms of the exocrine pancreas. In：Bosman FT, et al. eds. WHO classification of Tumors of the digestive system, 4th edition. World Health Organization Classification of Tumor. Geneva：WHO Press；2010.
- 日本膵臓学会編. 膵癌取扱い規約. 第6版補訂版. 東京：金原出版；2013.
- Kimura W, et al. Multicenter study of serous cystic neoplasm of the Japan pancreas society. Pancreas. 2012；3：380-7.
- Kosmahl M, et al. Serous cystic neoplasms of the pancreas：an immunohistochemical analysis revealing alpha-inhibin, neuron-specific enolase, and MUC6 as new markers. Am J Surg Pathol. 2004；3：339-46.
- Ohhashi K, et al. Four cases of mucous secreting pancreatic cancer. Prog Digest Endosc. 1982；20：348–51.
- Yamao K, et al. Clinicopathological features and prognosis of mucinous cystic neoplasm with ovarian-type stroma：a multi-institutional study of the Japan pancreas society. Pancreas. 2011；40：67-71.
- Zamboni G, et al. Mucinous cystic tumors of the pancreas：clinicopathological features, prognosis, and relationship to other mucinous cystic tumors. Am J Surg Pathol. 1999；23：410-22.
- Fukushima N, et al. Characterization of gene expression in mucinous cystic neoplasms of the pancreas using oligonucleotide microarrays. Oncogene. 2004；23：9042-51.
- Tanaka M, et al. International consensus guidelines 2012 for the management of IPMN and MCN of the pancreas. Pancreatology. 2012；12：183-97.

充実性偽乳頭状腫瘍

- Klöppel G, et al. Solid-pseudopapillary neoplasm of the pancreas. In：Bosman FT, et al. eds. WHO Classification of Tomours of the Digestive System (4th ed). Lyon：International Agency for Research on Cancer (IARC)；2010. p. 327-30.
- Hruban RH, et al. Tumors of the pancreas. AFIP Atlas of Tumor Pathology, Fourth Series, Fascicle 6. Washington, DC：American Registry of Pathology, 2007.
- Notohara K, et al. Solid pseudopapillary neoplasm：pathological diagnosis and distinction from other solid cellular tumours of the pancreas. Diagn Histopathol. 2008；14：266-74.
- Notohara K, et al. Solid-pseudopapillary tumor of the pancreas：immunohistochemical localization of neuroendocrine markers and CD10. Am J Surg Pathol. 2000；24：1361-71.
- Deshpande V, et al. Solid pseudopapillary neoplasm of the ovary：a report of 3 primary ovarian tumors resembling those of the pancreas. Am J Surg Pathol. 2010；34：1514-20.
- Tanaka Y, et al. Frequent beta-catenin mutation and cytoplasmic/nuclear accumulation in pancreatic solid-pseudopapillary neoplasm. Cancer Res. 2001；61：8401-4.
- Chen C, et al. Melanocytic differentiation in a solid pseudopapillary tumor of the pancreas. J Gastroenterol. 2004；39：579-83.
- Tang LH, et al. Clinically aggressive solid pseudopapillary tumors of the pancreas：a report of two cases with components of undifferentiated carcinoma and a comparative clinicopathologic analysis of 34 conventional cases. Am J Surg Pathol. 2005；29：512-9.

膵神経内分泌腫瘍

- Hruban RH, et al. Tumors of the pancreas：AFIP Atlas of Tumor Pathology：4th ed：Washington, D.C.：American Registry of Pathology；2007. p.251-304.
- Odze RD, Goldblum JR：Surgical Pathology of the GI Tract, Liver, Biliary tract, and Pancreas：2nd ed：Philadelphia：Saunders；2009. p.939-44.
- Kleihues P, Sobin LH. World Classification of Tumours of the Digestive System：World Health Organization Classification of Tumours：4th ed：Lyon：IARC Press；2010. p.322-30.
- Iacobuzio-Donahue CA, Montgomery E. Gastrointestinal and Liver Pathology：2nd ed：Philadelphia：Saunders；2011. p.550-6.
- 日本膵臓学会．膵癌取扱い規約．第6版補訂版．東京：金原出版；2013．

腫瘍類似病変

- 自己免疫性膵炎臨床診断基準 2011. 日本膵臓学会・厚生労働省難治性膵疾患に関する調査研究班．膵臓．2012；27：17-25．
- Notohara K, et al. Idiopathic chronic pancreatitis with periductal lymphoplasmacytic infiltration. Am J Surg Pathol. 2003；27：1119-27.
- Kojima M, et al. Autoimmune pancreatitis：Frequency, IgG4 expression, and clonality of T and B cells. Am J Surg Pathol. 2007；31：521-8.
- Kajiwara M, et al. Incidence of the focal type of autoimmune pancreatitis in chronic pancreatitis suspected to be pancreatic carcinoma：experience of a single tertiary cancer center. Scand J Gastroenterol. 2008；43：110-6.
- Suda K, et al. Histopathologic characteristics of autoimmune pancreatitis based on comparison with chronic pancreatitis. Pancreas. 2005；30：355-8.

まれな膵腫瘍

- Bosman FT, et al. eds. WHO Classification of Tumours of the Digestive System 4th Edition. Lyon：International Agency for Research on Cancer；2010. p.279-337.
- 大池信之．非膵管上皮系腫瘍の鑑別診断．病理と臨床．2013；31：285-96．

4章　病理検体の取り扱い

肝

- 尾島英知．病理標本の取扱い方 腫瘍病理鑑別疾患アトラス 肝癌．東京：文光堂；2010. p.7-13．
- 尾島英知，坂元亨宇．各論 肝臓．「病理と臨床」常任編集委員会編．病理と臨床 臨時増刊号 外科病理マニュアル．東京：文光堂；2008. p.160-7．

胆道

- 尾島英知．病理標本の取扱い方．腫瘍病理鑑別診断アトラス 肝癌．東京：文光堂；2010. p.7-13．

5章　症例の実際

症例4　臨床的に肝門部胆管癌と鑑別困難な Mirizzi 症候群の一例

- McSherry CK, et al. The Mirizzi syndrome：Suggested classification and surgical treatment. Surg Gastroenterol. 1982；1：219-25.
- Csendes A, et al. Mirizzi syndrome and cholecystobiliary fistula：a unifying classification. Br J Surg. 1989；76：1139-43.
- Lai EC, Lau WY. Mirizzi syndrome: history, present and future development. ANZ J Surg. 2006；76：251-7.
- 及川哲郎ほか．肝門部胆管狭窄を来し悪性疾患との鑑別に苦慮した，Mirizzi 症候群の1例．

胆と膵. 2002；23：71-5.
- Berland LL, et al. CT appearance of Mirizzi syndrome. J Comput Assist Tomogr. 1984；8 (1)：165-6.
- Tanaka N, et al. Evolution of Mirizzi syndrome with biliobiliary fistula. J Gastroenterol. 1995；30 (1)：117-21.
- Ravo B, et al. The Mirizzi syndrome：preoperative diagnosis by sonography and transhepatic cholangiography. Am J Gastroenterol. 1986；81 (8)：688-90.
- 山口晃弘．Mirizzi症候群に対する手術のポイント．二村雄次編．Knack & Pitfalls 胆道外科の要点と盲点 第2版．東京：文光堂；2009. p.92-3.

症例5　粘液産生胆管癌
- 尾島英知, 坂元亨宇．WHO分類（2010）における粘液産生性胆道系腫瘍の位置づけ．胆と膵．2013；34：359-62.

索引

太字：病理写真

欧字

ACTH 産生腫瘍　**155**
AFP　63，74，80，118，295，302
AFP 産生腺癌　221，**222**
Beckwith-Wiedemann 症候群　79
BilIN　190，**192**，**193**，**194**，196
　　組織所見　192
B 型肝炎　62，332
CA 19-9　74，89，98，160，171，191，228，243
capillarization　62
CD34　62，65
CEA　74，89，98，160，171，191，228，243
Child-Pugh 分類　58
cholangiocellular carcinoma（CoCC）　35
CK 19　35，332
cytokeratin パターン　125
C 型肝炎　62
C 型慢性肝炎　335
desmoplasia　92
diffuse type　6
Edmondson 分類　68
endoscopic naso-gallbladder drainage（ENGBD）　44
endoscopic retrograde cholangiopancreatography（ERCP）　29，40
endoscopic sphincterotomy（EST）　43
EUS-guided fine-needle aspiration（EUS-FNA）　40
　　検体　43
　　小病変の―　46
FⅧ Rag　62
familial adenomatous polyposis（FAP）　79
fibrolamellar hepatocellular carcinoma（FLC）　150，**151**
FNH-like nodule　139，143，**144**
focal nodular hyperplasia（FNH）　2，129，131，135，139，140，**141**，142
gastrointestinal stromal tumor（GIST）　15，43，**124**
Glisson 鞘　5
IgG4 関連硬化性胆管炎（IgG4SC）　8，95，201，**212**

indeterminate mucinproducing cystic neoplasm　263
intermediate hepatobiliary cells　35
intracystic papillary neoplasm of the gallbladder（ICPN）　**189**
intracystic papillary neoplasms（IPNs）　7
intraductal and papillary variants　297
intraductal papillary mucinous neoplasm（IPMN）　15，241，**243**，**245**，**247**，**248**，**249**，259，263
　　鑑別　251
　　膵切離断端切除　21
intraductal papillary neoplasm of the bile duct（IPNB）　5，97，**100**，**187**，190，192，193，**194**，195，**197**
intraductal papillary-mucinous adenoma（IPMA）　21
intraductal papillary-mucinous carcinoma（IPMC）　21
intraductal tubulopapillary neoplasm（ITPN）　241，**244**，**250**
　　鑑別　251
Kupffer 細胞　3
Kupffer 相　24
Luschka 管過形成　205
lymphoepithelioma like HCC　**67**
Mallory 小体　66
Mirizzi 症候群　6，344
mixed acinar-neuroendocrine carcinoma　**298**
mixed adenoneuroendocrine carcinoma（MANEC）　**283**，297
mucinous cystic neoplasm（MCN）　97，**101**，254，259，261，**262**
neuroendocrine carcinoma（NEC）　**280**，**281**，282
neuroendocrine tumor（NET）　120，221，259，271，**272**，**278**，**280**，300
neurofibromatosis　15
nonalcoholic steatohepatitis（NASH）　62
pale body　66，**67**
Pancreatic intraepithelial neoplasia（PanIN）　17，21，235，**236**，237
　　組織所見　236

pancreatic neuroendocrine neoplasms
　（PanNENs）　274
partial nodular transformation（PNT）
　144
PIVKA-Ⅱ　63，74
rapid on-site cytological evaluation（ROSE）
　　43
Rokitansky-Aschoff 洞　6，204，**205**
serous cyst adenocarcinoma（SCC）　255
serous cyst adenoma（SCA）　255
serous cystic neoplasm（SCN）　2，254，
　258
solid-pseudopapillary neoplasm（SPN）
　15，43，**268**，283，300，305
squamoid nests　**304**
vascular lake　**82**
Vater 乳頭部炎　8
Vater 乳頭部癌　167
von Hippel-Lindau 病　15
wash-out　63
Zollinger-Ellison 症候群　15

あ
悪性間葉糸腫瘍　157
悪性線維性組織球腫　293
悪性リンパ腫　43，116，225

い
異型結節　2，69，**70**
異所性膵組織　210
印環細胞癌　93，**177**

え
エルロチニブ　53，54
炎症性偽腫瘍　113
炎症性筋線維芽細胞性腫瘍　293

お
黄色肉芽腫性胆嚢炎　**180**，205，**207**
大型再生結節　2

か
外傷性神経腫　**215**
過形成ポリープ　186，**187**
ガストリノーマ　15
仮性嚢胞　273
家族性大腸腺腫症　79

下部胆管癌　167，168，239
肝外胆管癌　161
　PTC　31
肝芽腫　2
　上皮・間葉混合型　**84**
　胎児型　**81**
　胎芽型　**82**
　大索状型　**83**
　未分化小細胞型　**84**
肝細胞癌　2，**66**，86，138
　CK 19 陰性—　**36**
　CK 19 陽性—　**37**
　CT，MRI 画像の比較　26
　グレート分類　68
　外科治療　47
　血管造影下 CT　28
　硬化型—　**66**，78，95，**149**
　高分化型—　**3**
　低分化型—　**39**，78
　脂肪化　**66**
　進行—　68
　ソナゾイド R 造影超音波検査　25
　治療アルゴリズム　58
　肉眼型診断　64
　免疫組織化学　67
肝細胞癌類似腫瘍　122
肝細胞性悪性腫瘍　147
肝細胞性上皮性結節性病変　2
肝細胞腺腫　2，**134**
　亜型　131
　鑑別診断　131
肝細胞特異性造影剤（Gd-EOB-DTPA）
　28，36
肝細胞マーカー　124
間質浸潤の評価方法　11
肝腫瘍　2
　画像診断　2
　鑑別アルゴリズム　4
　病理診断の手順　3
管状カルチノイド　225
管状腺癌　**164**，175
　高分化型—　**231**
肝静脈　5
肝転移の造影ダイナミック CT　27
肝内胆管癌　4，340

外科治療　48
　　組織分類　88
　　肉眼像　90
癌肉腫　220，**221**
肝門部胆管癌のMRCP　33
肝様癌　235
間葉系過誤腫　112，**114**，**156**
間葉系腫瘍　123

き
偽脂肪腫　113，126，**128**
偽囊胞　277
球状硝子体　66
急性胆嚢炎　203
狭窄性病変　7

け
血液系腫瘍　123
血管筋脂肪腫　111
血管腫　104
　　海綿状―　104，**105**
　　硬化性―　**106**
　　毛細血管性―　**107**
血管肉腫　110
結節性再生性過形成　146
結節性病変　3
限局性結節性過形成　2，129，131，**135**，
　　139，140，**141**，142
　　鑑別診断　131
限局性再生性過形成　2
限局性脂肪化　2
原発性硬化性胆管炎　8，201，**211**

こ
硬化型肝癌　335，**367**
膠原線維の硝子化　92
孤立性肝囊胞　**102**
混合型肝癌　2，**75**，95，**336**
　　肝ステム細胞像を伴った―　**76**
混合型腺神経内分泌癌　223

さ
再生上皮　193
細胆管細胞癌　35

し
自己免疫性膵炎　43，287，289，**291**，292

　　臨床診断基準　288
十二指腸癌　168，239
十二指腸乳頭部癌の外科治療　51
繊毛癌　220
漿液性囊胞腫瘍　2，254，**258**
漿液性囊胞腺腫　255
漿液性囊胞腺癌　255
小細胞癌　**225**
小児血管内皮腫　104，106，**108**
小児腫瘍組織分類　79
上皮内癌の鑑別ポイント　**12**
上皮内病変の評価方法　11
神経芽腫未分化型　86
神経鞘腫　114，**115**，293
神経内分泌癌　**280**，**281**，283
神経内分泌腫瘍　120，221，259，271，
　　272，**278**，**280**，300
浸潤性膵管癌　30，**231**
　　外科治療　51
　　造影ダイナミックCT　32
　　低分化型―　284
浸潤性微小乳頭癌　**226**
迅速細胞診　43

す
膵癌　167
膵管癌　229，**238**，273
　　膵実質の二次性変化　230
膵管上皮置換性腫瘍進展　232
膵管内管状乳頭腫瘍　241，**244**，250
膵管内腫瘍の分類　244
膵管内乳頭粘液性腫瘍　241，**243**，**245**，
　　247，**248**，**249**
　　外科治療　52
膵芽腫　**272**，284，299，301，303
膵実質相　32
膵腫瘍
　　迅速診断　20
　　迅速標本　**21**
　　生検像　**20**
　　肉眼型　16，17
　　病理診断の手順とポイント　16，18
　　分類　19
膵神経内分泌腫瘍　274
　　多形性―　277

膵神経内分泌微小腺腫　**279**
膵切離断端診断　20
膵腺房細胞癌の鑑別疾患　300
膵内分泌腫瘍　43
髄様癌　234，**235**
髄様腫瘍　229

せ
線維上皮性ポリープ　204
前癌病変　68
腺筋腫（症）　7，205
腺筋腫性過形成　204，**206**
腺腫　183
腺腫内癌　**184**，**185**
先天性巨大肝血管腫　155
先天性胆管拡張症　7，8
先天性胆道拡張症　201，210
腺扁平上皮癌　93，**219**，232，**233**
腺房細胞癌　**272**，283，294，**296**，**297**，304
腺房細胞腺腫　299
腺房細胞嚢胞腺癌　296
腺房細胞嚢胞腺腫　**299**
線毛性前腸性肝嚢胞　103

そ
早期肝細胞癌　68，**69**
造血巣　**83**
総胆管の過形成粘膜　**199**
ソラフェニブ　53，56

た
退形成癌　232，**233**
大細胞神経内分泌癌　**224**
多血性肝細胞癌のGd-EOB-DTPA造影MRI　29
胆管　5
胆管癌　344
　　POCS下生検　45
　　外科治療　49
胆管拡張　8
胆管細胞腺腫　126，**127**
胆管周囲嚢胞　**103**
胆管腫瘍　8
　　画像所見から考えるべき疾患　8
胆管上皮性悪性腫瘍　154

胆管上皮　4
胆管上皮内腫瘍の分類　190
胆管切離断端　21
胆管切離断端診断　10
胆管内乳頭状腫瘍　5，97，**100**，**187**，190，192，**194**，197
胆管粘膜の異型性　210
胆管嚢胞性腫瘍の分類　97
胆管嚢胞腺癌　98，**99**
胆管の狭窄　8
胆管の術中迅速診断　10
胆管の壁肥厚　9
胆管付属腺　**214**
胆石症　201
胆道癌の肉眼的形態分類　172
胆道内乳頭状腫瘍性病変　186
胆嚢炎　201
胆嚢癌　6，7
　　外科治療　50
　　進行—　**173**
　　早期癌　**174**
胆嚢管癌　6，7，167
胆嚢頸部癌　7，167
胆嚢コレステロールポリープ　**209**
胆嚢腫瘍　6
　　画像所見から考えるべき疾患　7
胆嚢腺筋症　179，**180**
胆嚢腺腫　180，**183**，**184**
胆嚢内乳頭状腫瘍　7
胆嚢粘膜　**174**
胆嚢粘膜上皮の幽門腺化生　**207**
胆嚢の壁肥厚　6

ち
中部胆管癌　167
超常磁性酸化鉄造影剤（SPIO）　28
貯留嚢胞　265

て
手足症候群予防のための患者指導ポイント　60
低異型度上皮内癌　188
低分化（型）腺癌　78，164，**176**
転移（性）癌　181，**199**，239
転移性肝癌　96，118，**121**
　　外科治療　48

と
動脈相 31

に
肉腫様癌 93
二房性胆嚢 **202**
乳頭状過形成 **208**, **213**
乳頭腺癌 163, **175**, 234, **235**
乳頭部 Brunner 腺過形成 214
乳頭部慢性炎症 213

ね
粘液癌 93, **165**, **177**, 232, 233
粘液性嚢胞腺腫 97, **101**, 254, 259, 261, **262**
粘液貯留嚢胞 205
粘液嚢胞性腫瘍 5
　外科治療 52

の
嚢胞性腫瘍 5

は
杯細胞カルチノイド 225
破骨細胞型巨細胞 234

ひ
非自己免疫性慢性膵炎 287, **290**
非上皮性腫瘍 5

ふ
複合型腺神経内分泌癌 **285**, 297

へ
平滑筋肉腫 116, **123**, 157
平衡相 31, 32
ヘパトイド胃癌 **122**
扁平上皮癌 122, 219

ほ
ホルマリン固定検体 311

ま
慢性膵炎 **238**
慢性胆嚢炎 6, 203

み
未熟神経外胚葉性腫瘍 284
未分化癌 151, **152**, 219, **220**
未分化肉腫 112, **113**

も
毛細血管化 62
門脈 5
門脈腫瘍栓 5
門脈相 31

り
良性肝細胞性結節 133
　分類 130
良性間葉系腫瘍 155
リンパ管腫 104, 107, **108**
リンパ上皮腫様肝細胞癌 153, **154**
リンパ上皮嚢腫 277
リンパ濾胞性胆嚢炎 203

る
類上皮血管内皮腫 109

ろ
ロゼット様配列 **82**

中山書店の出版物に関する情報は、小社サポートページを御覧ください．
http://www.nakayamashoten.co.jp/bookss/define/support/support.html

---

癌診療指針のための病理診断プラクティス
肝・胆・膵腫瘍

2014年12月15日　初版第1刷発行Ⓒ　〔検印省略〕

総編集	青笹克之（あおざさかつゆき）
専門編集	坂元亨宇（さかもとみちいえ）
副編集	平岡伸介（ひらおかのぶよし），尾島英知（おじまひでのり）
発行者	平田　直
発行所	株式会社 中山書店
	〒113-8666 東京都文京区白山 1-25-14
	TEL 03-3813-1100（代表）　振替 00130-5-196565
	http://www.nakayamashoten.co.jp/
DTP製作	株式会社明昌堂
印刷・製本	三報社印刷株式会社

Published by Nakayama Shoten Co.,Ltd.　　　Printed in Japan
ISBN 978-4-521-73676-1
落丁・乱丁の場合はお取り替え致します

本書の複製権・上映権・譲渡権・公衆送信権（送信可能化権を含む）
は株式会社中山書店が保有します．
JCOPY ＜(社)出版者著作権管理機構 委託出版物＞
本書の無断複写は著作権法上での例外を除き禁じられています．複
写される場合は，そのつど事前に，(社)出版者著作権管理機構（電話
03-3513-6969，FAX 03-3513-6979，e-mail: info@jcopy.or.jp）の許諾を
得てください．

本書をスキャン・デジタルデータ化するなどの複製を無許諾で行う行
為は，著作権法上での限られた例外（「私的使用のための複製」など）
を除き著作権法違反となります．なお，大学・病院・企業などにおいて，
内部的に業務上使用する目的で上記の行為を行うことは，私的使用に
は該当せず違法です．また私的使用のためであっても，代行業者等の
第三者に依頼して使用する本人以外の者が上記の行為を行うことは違
法です．

当直と救急の現場で使える 腹部救急超音波診断

救急超音波の検査手順がわかる！

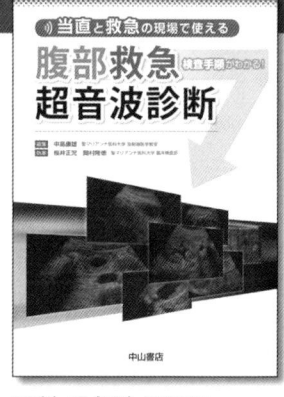

B5判／2色刷／248頁
定価（本体7,500円＋税）
ISBN978-4-521-73978-6

● 編集
中島康雄
（聖マリアンナ医科大学放射線医学教授）

● 著
桜井正児，岡村隆徳
（聖マリアンナ医科大学臨床検査部）

緊急を要する救急の現場で，超音波診断はなくてはならない検査である．本書では1枚の画像で救急疾患を解説するだけでなく，超音波検査の手順に沿ってエコー像を順に提示することで，プローブをあてる順番が一目で分かるよう解説している，画期的な腹部救急超音波の解説書．典型症例だけでなく，非典型例も豊富に掲載．

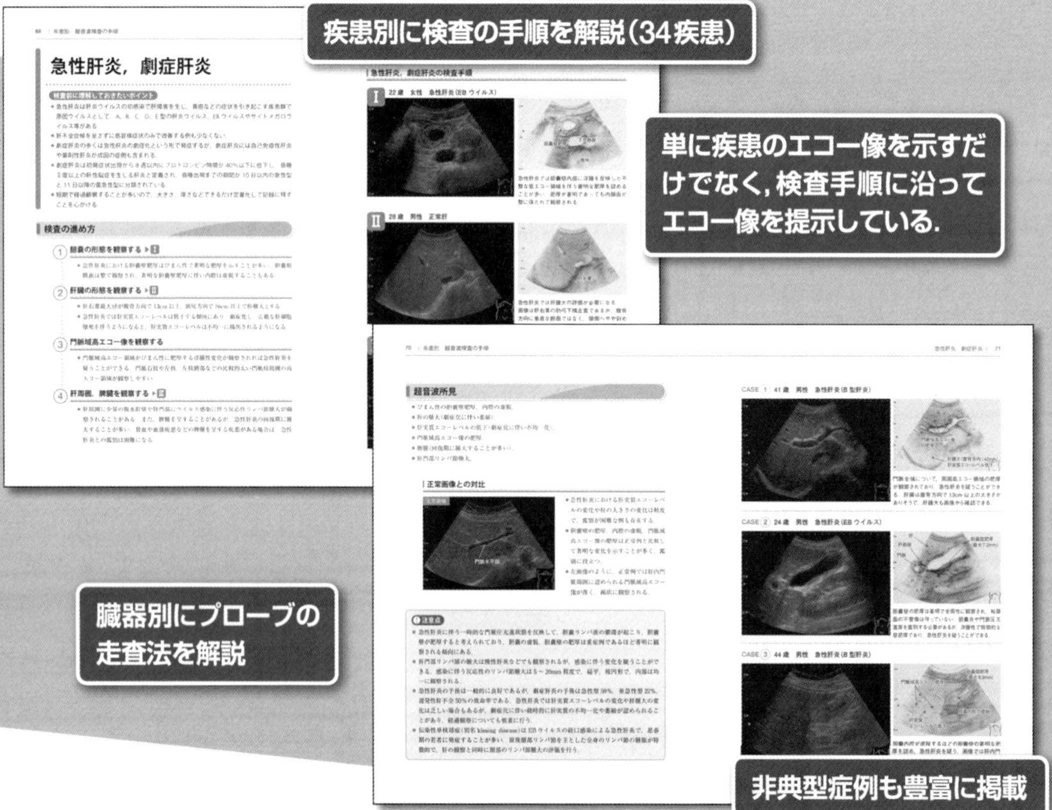

疾患別に検査の手順を解説（34疾患）

単に疾患のエコー像を示すだけでなく，検査手順に沿ってエコー像を提示している．

臓器別にプローブの走査法を解説

非典型症例も豊富に掲載

中山書店 〒113-8666 東京都文京区白山1-25-14　TEL 03-3813-1100　FAX 03-3816-1015
http://www.nakayamashoten.co.jp/

臨床病理カンファレンス（CPC）を紙面上で再現した
泌尿器癌の専門書

実践的 泌尿器腫瘍病理診断
ーカンファレンス形式で学ぶー

【編集】
筧　善行（香川大学医学部泌尿器科 教授）
賀本敏行（宮崎大学医学部泌尿器科 教授）

B5判／並製／312頁／オールカラー
定価（本体11,000円+税）
ISBN 978-4-521-73699-0

カンファレンス形式でまず症例を提示し，泌尿器科医からみた疑問点と病理医の解説で治療への指針を与える第I部と，教科書的なテキストとして最新情報を基にした基礎知識を得られる第II部という二部構成．

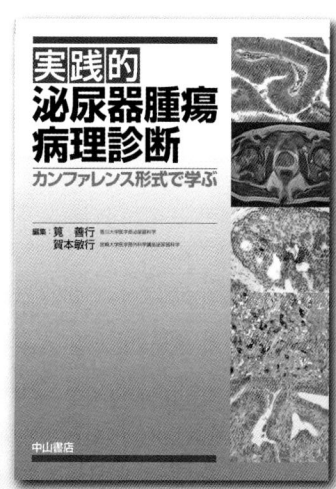

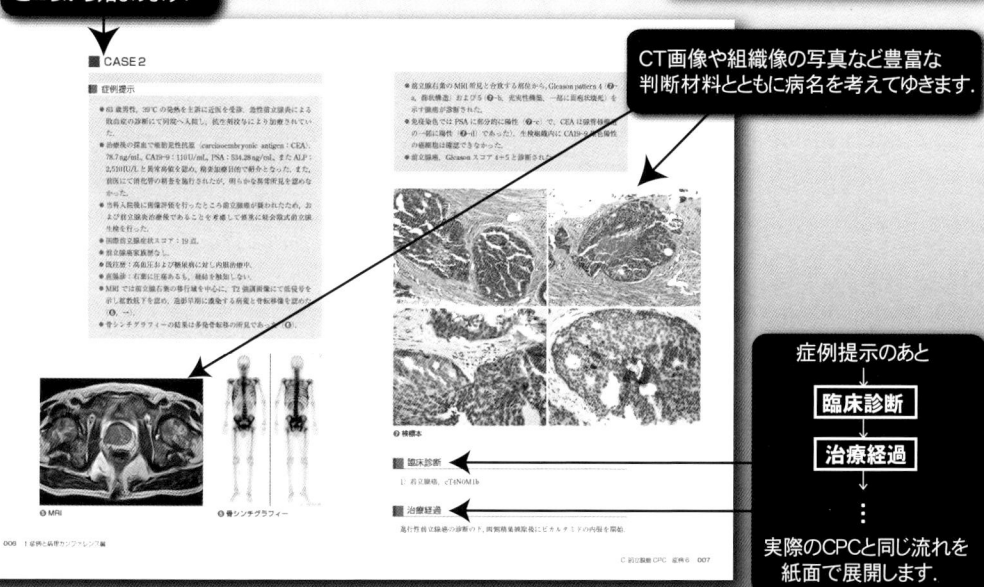

第I部のサンプルページ

中山書店　〒113-8666　東京都文京区白山1-25-14　TEL 03-3813-1100　FAX 03-3816-1015
http://www.nakayamashoten.co.jp/

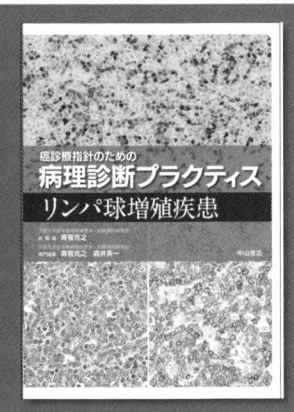

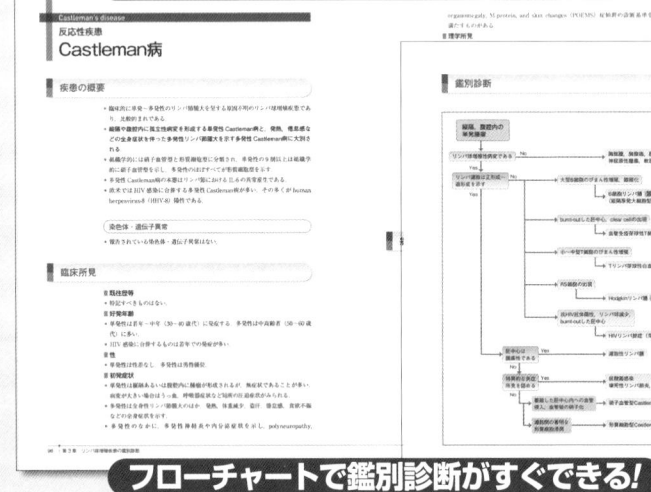

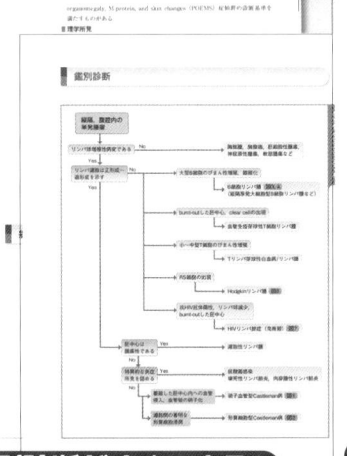

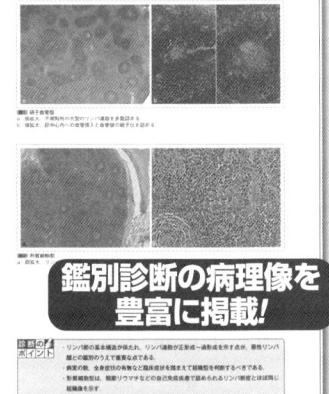